Springer-Lehrbuch

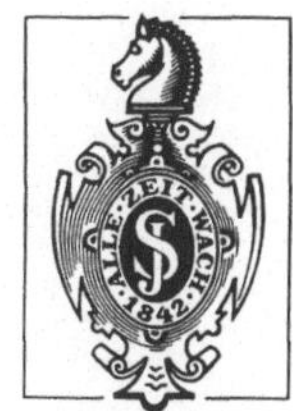

Thomas Elbert   Brigitte Rockstroh

Psycho-pharmakologie

Anwendung und Wirkungsweise von Psychopharmaka und Drogen

Mit 29 Abbildungen und 11 Tabellen

Karikaturen von Dr. med. Peter Banholzer

Springer-Verlag Berlin Heidelberg New York
London Paris Tokyo Hong Kong

Priv.-Doz. Dr. Thomas Elbert
Priv.-Doz. Dr. Brigitte Rockstroh
Universität Tübingen – Psychologisches Institut
Abteilung Klinische und Physiologische Psychologie
Gartenstraße 29, D-7400 Tübingen

ISBN-13:978-3-540-51945-4 e-ISBN-13:978-3-642-75276-6
DOI: 10.1007/978-3-642-75276-6

CIP-Titelaufnahme der Deutschen Bibliothek
Elbert, Thomas: Psychopharmakologie: eine Einführung in die Wirkungsweise und Anwendung von Psychopharmaka und Drogen / Thomas Elbert; Brigitte Rockstroh. Mit Karikaturen von Peter Banholzer. – Berlin; Heidelberg; New York; London; Paris; Tokyo; Hong Kong: Springer, 1990
(Springer-Lehrbuch)
ISBN-13:978-3-540-51945-4

NE: Rockstroh, Brigitte:

Einbandgestaltung: W. Eisenschink, Heddesheim
Satz: Verfasser

2126/3145-543210 – Gedruckt auf säurefreiem Papier

Frau Johanna Rockstroh
und Frau Hildegard Elbert
zum 75. bzw. 70. Geburtstag gewidmet.

Vorbemerkung

Die letzten Zeilen dieses Buches verfaßten wir im Allgäu, an Maria Himmelfahrt, also an jenem Tag, an dem in den Kirchen die Kräuterbuschl geweiht werden. „Die Weihbuschl enthält nicht nur Schafgarbe, Thymian, Pfefferminze, Wohlgemut, Johanniskraut, sondern auch eine Gelbrübe, eine rote Rübe, einen Lauchstengel, ein Sellerieblatt und sogar ein paar Blumen aus dem Garten. Die Heilkräuter werden in Krankheitsfällen verwendet, auch in das Viehfutter wird davon etwas eingeschnitten, damit der Stallsegen erhalten bleibt. Aufbewahrt wird die Kräuterbuschl unter dem Dachfirst, wo sie vor allem den Blitz abhalten soll." [1]

Angesichts dieses sterbenden Brauchtums stellt sich uns die Frage, warum es sich nicht hat vermeiden lassen, den naturwissenschaftlich-medizinischen Fortschritt mit der totalen Aufgabe uralter Erfahrungen und Ahnungen um Heilung und Wohlergehen zu bezahlen. Vielleicht deshalb, weil kausale Erklärungen, weil Erkenntnisse über Wirkmechanismen fehlten? Wohl kaum, denn wie der Leser bald bemerken wird, sind gerade im Bereich der Neurowissenschaften und der Psychopharmakologie Modelle über Wirkmechanismen hypothetisch oder fehlen ganz. Vielleicht, weil ein Heilerfolg nicht sicher vorhersehbar, nicht stringent nachweisbar war? Aber dies gilt gerade auch für den Bereich der jungen Psychopharmakologie! Ersetzen wir etwa alten Glauben durch die 'Religion Naturwissenschaft'? Aber gerade der naturwissenschaftliche Erfolg baute eigentlich darauf, altes Wissen in neuen Sichtweisen zu integrieren. Diese Regel verdient im Bereich des biopsychologischen Erkenntnisfortschritts besondere Beachtung. Ein Modell kann immer nur eine vereinfachte Annäherung an die Wirklichkeit sein. Eine bessere Näherung muß bei Vereinfachung das simplere Modell mitenthalten.

Vielleicht finden wir hierin die Erklärung der gestellten Frage. Vielleicht war das evolutionär, also nicht nach naturwissenschaftlicher

---

[1] Adler, K. (1985) Lebenslandschaft. Mitteilungen aus dem Allgäu. Elster, Moos/Baden-Baden, S. 120

Dialektik gewachsene Wissen der Alten zu komplex und so nicht in unsere heutigen, zu disziplinären Modelle integrierbar. Der Physiker wird der Ansicht widersprechen, daß Kräuterbuschl unter dem Dachfirst sehr effektiv vor Blitzschlag schützen, der Psychologe aber sollte den Wert der Buschl erkennen. Nicht der Dachstuhl, sondern die Bewohner des Hauses sollen geschützt werden! Auch die gründlichste Kenntnis von Elektro- und Thermodynamik wird den Respekt und die Faszination, vor allem aber die Angst vor Blitz und Donner nicht ändern. Und dagegen ist das Weihbuschl nicht so schlecht, dann Alprazolam und andere Anxiolytika versteckt nur der Allgäuer heimlich auf dem Dachboden.
Durch die Integration naturwissenschaftlichen, medizinischen und psychologischen Wissens, durch den Fortschritt der Neurowissenschaften, wird unser Verständnis der biochemischen Grundlagen von Bewußtsein und Verhalten und der Wirkung von Psychopharmaka und psychoaktiven Drogen auf eine qualitativ neue Stufe gestellt. Vieles muß zwar zum gegenwärtigen Zeitpunkt hypothetisch oder gar spekulativ bleiben; wir glauben aber, daß künftiges Wissen auf heutigem aufbauen wird. Dies fordert eine neurowissenschaftlich ausgerichtete Abhandlung über psychotrope Substanzen. Diesem Ansatz trägt das vorliegende Buch Rechnung.
Dank gilt unseren Studenten, deren Mitarbeit, Kritik und Ermunterung zum vorliegenden Lehrbuch geführt haben. Die Grundlagen dieses Buches sind aus Vorlesungen, Seminaren, Diskussionen und Studien an der Universität Tübingen und an der University of Delaware (BR) bzw. an der Pennsylvania State University und der Stanford University Medical School (TE) hervorgegangen. Mit Rat und Tat standen uns an diesen Einrichtungen hervorragende Kollegen zur Seite. Unser Dank gilt Prof. Dr. Niels Birbaumer (Universitäten Tübingen und Padua), Prof. Walton T. Roth, M.D. (Stanford University), Prof. Frances K. Graham und Prof. Robert F. Simons (University of Delaware) sowie Prof. Robert M. Stern (Pennsylvania State University).

Lindenberg, im August 1989

Inhaltsverzeichnis

Teil I – Grundlagen

Teil II – Psychopharmaka

Teil III – Drogen

Teil I

Grundlagen

1 Einführung

Einige Beispiele von Behandlungen mit Psychopharmaka und Anwendungen psychotroper Substanzen sollen veranschaulichen, welcher Praxis und welchen Problemen ein Therapeut – Arzt oder Psychologe – sich gegenübergestellt sehen kann. Es folgen Definitionen zentraler Begriffe sowie ein kurzer Abriß der Geschichte der Psychopharmakologie. Dieses Kapitel führt illustrativ in die Thematik des Buches, das Gebiet der Psychopharmakologie im weiteren Sinne und den aktuellen Bereich 'sozialer' und Rauschdrogen, ein.

Beispiele von Behandlungen mit Psychopharmaka

Beispiel 1: "Der Postbeamte konnte die Kunden vor dem Schalter nicht mehr ertragen. Er spürte, wie ihre Blicke jeder Bewegung folgten, die er in seinem Glaskäfig vollführte. Seine Gefühle rebellierten. Er wollte Schutz vor den Beobachtern und Hilfe für seine mitgenommenen Nerven. Der niedergelassene Neurologe verschrieb ihm kleine weiße Tabletten, die der Beamte von nun an jedesmal schluckte, bevor er den Schalter öffnete. Alle Angst und Unruhe waren von da an wie weggeblasen. Über die gequälte Seele des Beamten wuchs eine schützende Haut. Die Pillen, die das Wunder vollbrachten, ließen sich beim Arzt jedesmal leicht wieder besorgen. Sie hießen dunkel und einschmeichelnd wie ihre wohltuende Wirkung 'Adumbran'. ... Eine Weile hielten die Pillen das Leben des Beamten in Ordnung. Sie gehörten zum Alltag wie die Tasse Kaffee am Morgen und die Zigarette nach dem Mittagessen. ... Nach einiger Zeit bemerkte der Beamte, daß er ohne die Tabletten nicht mehr leben konnte. ... Der niedergelassene Arzt, der den Postbeamten mit den Tabletten versorgt hatte, weigerte sich strikt, seinen Patienten in eine Entzugsklinik einzuweisen. 'Sie sind nicht süchtig', versicherte er dem ängstlich gewordenen Mann und bot ihm an, andere, 'nicht abhängig machende' Pillen zu verschreiben. Auf eigene Faust meldete sich der Beamte dennoch in der Klinik. Während des radikalen Entzugs schlief er neun Tage lang keine Sekunde. Eine übermenschlich große Angst drohte ihn zu zerquetschen. Er schwitzte und zitterte am ganzen Leib, sein Herz raste. Nächtelang starrte er von Todesangst erfüllt in das Licht der Laterne vor dem Fenster. Seiner Frau sagte er jeden Abend Lebewohl, als würde er sie am nächsten Morgen nicht wiedersehen. 'Ich glaubte jede Minute zu sterben', erinnert er sich, und die Tränen rollen ihm dabei immer noch übers Gesicht. Erst nach zwölf Monaten war er für das Leben ohne Pillen wiederhergestellt."[1]

Beispiel 2: Eine 40jährige, allein lebende Angestellte leidet seit vielen Jahren an deutlichen Stimmungsschwankungen. Manchmal fällt ihr wochenlang das Aufstehen am Morgen fast unüberwindlich schwer, sie muß sich zwingen zur Arbeit zu gehen, hat abends weder Appetit noch Lust, sich etwas zu kochen oder auszugehen. Nachts liegt sie stundenlang wach und grübelt. Sie ahnt bereits, daß sich ein solches Tief wieder einmal anbahnt, wenn sie keine Lust mehr hat, ihren sonst regelmäßigen und gern betriebenen Freizeitaktivitäten Kirchenchor und Kegeln nachzugehen. Solche Phasen ängstigen sie um so mehr, je mehr sie sich lebhaft die Zeiten in Erinnerung ruft, in denen sie am Morgen guten Mutes aus dem Bett gesprungen war, vor Energie gestrotzt hatte. Dann hätte sie am liebsten die ganze Welt umgekrempelt, angefangen bei ihrem Arbeitsplatz, dann wurde der Urlaub geplant; ja, sie konnte reisen, stundenlang hatte sie mit Freundinnen telefoniert oder ihre Wohnung umgeräumt. Unverständlich bleibt für sie, warum ihre Kollegen und Freunde sie gerade dann als überdreht und als Nervensäge kritisiert hatten und warum ihre Veränderungswünsche und gutgemeinten Kritiken bei Vorgesetzten auf wenig Gegenliebe gestoßen waren. Auf dem Höhepunkt eines solchen 'Hochs' finden Freunde sie in einem Zustand völliger Überdrehtheit vor, sie gerät über Beruhigungsversuche in Wut, wirft mit Gegenständen, schließlich fliegt eine Vase durch die geschlossene Fensterscheibe.
Der von den Freunden in ihrer Ratlosigkeit herbeigerufene Hausarzt veranlaßt die Einweisung in eine psychiatrische Klinik. Dort wird eine bipolare Depression diagnostiziert und die Behandlung mit Lithium eingeleitet. In der ersten Zeit leidet die Patientin unter gastrointestinalen Beschwerden, Folgen der Lithiumeinnahme. Inzwischen, nach einigen Jahren, sind diese Nebenwirkungen schwächer geworden. Wohl fühlt sie sich jedoch nicht. Sie denkt oft an frühere Zeiten, als sie – in der Erinnerung "immer" – vergnügt und unternehmungslustig war, fühlt sich jetzt eigentlich dauernd schwunglos und ohne rechten Antrieb. Aus ihren früheren Erfahrungen heraus deutet sie diese

[1] Aus "Dieser Bärenkram muß weg" ; DER SPIEGEL (1988), 35.

Schwunglosigkeit als Anzeichen, daß wieder ein Tief bevorstehen könnte. Das ängstigt und bedrückt sie. Der behandelnde Arzt zögert, die tägliche Lithium-Dosis zu verändern, da – wie er ihr erklärt – nur ein konstanter Lithiumspiegel verhindern könne, daß sie wieder total überdreht werde oder in tiefste Depression abrutsche. Er verschreibt ihr jedoch zusätzlich ein stimmungsaufhellendes Antidepressivum.

Beispiel 3: Ein 67jähriger Mann leidet nach dem plötzlichen Tod seiner lebenslustigen Frau unter Schlafstörungen. Er liegt nächtelang grübelnd wach und fühlt sich tagsüber zerschlagen, müde, lustlos. Kurz vor dem Tod seiner Frau ist er pensioniert worden; er langweilt sich, weil viele seiner ehemaligen Kollegen und Freunde noch berufstätig sind. Früher war ihm ein Mittagsschläfchen am Wochenende eine liebe Gewohnheit, nun hat er täglich Zeit dazu. Wenn das Fernsehprogramm ihn am Abend nicht lockt, geht er früh zu Bett, liest oder denkt an frühere gemeinsame Reisen mit seiner Frau. Nach einiger Zeit belasten ihn die Einschlafstörungen sehr, er denkt bereits vor dem Zubettgehen daran, ob es ihm wohl in dieser Nacht gelingen werde, einzuschlafen. Er versucht, sich durch Lesen im Bett schläfriger zu machen und vermeidet am Abend aufregende Fernsehfilme. Als er bei einer Routineuntersuchung dem Hausarzt gegenüber seine Schlafstörungen erwähnt, verschreibt dieser ihm ein leichtes Schlafmittel. Die ersten Nächte sind eine Erholung, er schläft rasch ein, schläft traumlos die Nacht durch und fühlt sich am Morgen ausgeruht und weniger depressiv. Als er nach zwei Wochen regelmäßiger Tabletteneinnahme eine Nacht sehr unruhig schläft und am Morgen wie zerschlagen mit Kopf- und Gliederschmerzen aufwacht, führt er dies auf einen längeren Abend bei Freunden zurück, der mit heftigen Diskussionen und einigen Gläschen Sekt verbunden war. Vorsichtshalber nimmt er am folgenden Abend eine halbe Tablette mehr ein – mit Erfolg. Im Verlauf der nächsten Wochen beobachtet er jedoch, daß er trotz der Tabletten wieder schlechter schläft, von Alpträumen gequält wird, sich morgens auch ohne Alkoholgenuß am Abend zerschlagen fühlt, den ganzen Tag unter Kopfschmerzen und Schlappheit leidet. Versuchsweise läßt er die Schlaftabletten weg, wälzt sich daraufhin aber die ganze Nacht schlaflos im Bett herum. Von Angst ergriffen, diese Schlafstörungen trotz Schlaftabletten könnten nur auf einer ernsthaften körperlichen Krankheit basieren, sucht er erneut den Arzt auf.

Beispiel 4: Ende der 70er Jahre erregte eine Reportage Aufsehen, die dann auch als Buch veröffentlicht und später verfilmt wurde: Die Geschichte der

Christiane F., eines der 'Kinder vom Bahnhof Zoo'.[1] Wir zitieren im folgenden einige markante, die Entwicklung der Drogenabhängigkeit charakterisierende Sätze.

Christiane beschreibt zum Beispiel zunächst, wie sie in ihrer Clique mit Haschisch vertraut wird: "Ich rauchte jeden Abend. Diejenigen, die in der Clique Geld hatten, gaben den anderen was ab. Ich fand auch nichts mehr dabei, Haschisch zu rauchen. ... Die Sozialarbeiter von der Kirche, die im Club aufpaßten, quatschten uns gelegentlich an, wenn wir rauchten. ...die meisten gaben gleich zu, daß sie auch schon geraucht hätten. Die kamen von der Universität, aus der Studentenbewegung, und da war wohl Haschischrauchen was ganz Normales gewesen. Und diese Typen sagten dann nur, wir sollten das nicht übertreiben, und das nicht als Fluchtmittel gebrauchen und so etwas. Vor allem sollten wir nicht auf harte Drogen umsteigen." Ihre Freunde in der Clique lassen sie kurz darauf "echt gute Trips" (LSD) probieren. Christiane beschreibt ihre Erlebnisse zum Beispiel so: "Es war der reine Wahnsinn. Ich glaubte, ich wäre in einer Blechdose, in der einer mit einem Riesenlöffel rumrührt. Der Krach dieser U-Bahn im Tunnel war Wahnsinn. ...Die Leute in der U-Bahn hatten furchtbare Fratzen. Nur daß man in ihren Gesichtern jetzt noch viel deutlicher sah, was für ekelhafte Spießer das waren..." Als es dann "einen Stillstand" gibt, Shit (Haschisch) und Trips (LSD) nicht mehr den "richtigen Kick" geben, weil man sich "daran gewöhnt" hatte, probiert die Clique Aufputschmittel, Schlafmittel, macht "einen richtigen Streifzug durch die pharmazeutische Industrie". Nach und nach stiegen immer mehr Mitglieder der Clique auf Heroin um, "das H schlug auch in Gropiusstadt wie eine Bombe ein", und schließlich spritzt ein Freund, bereits ein alter Fixer, Christiane Heroin. Sie fühlt sich toll, als Braut, endlich mit dem Freund auf einer Höhe, sie schmieden Pläne und haben Träume. Bei der weiteren Entwicklung ihrer Abhängigkeit schildert Christiane eher das glückliche Zugehörigkeitsgefühl zur Gruppe als phantastische Wirkungen des Heroins, sie schildert auch recht nüchtern eine Hepatitis, ihre immer häufiger werdenden Fahrten zum Bahnhof Zoo, das Spritzbesteck in der Tasche, den "turkey", der sich später einstellt, also ständiger Speichelfluß, Bauchschmerzen und Durchfall, Schüttelfrost, Gliederschmerzen und Schlappheit. Gegen Ende des Berichtes liest man dann Zeilen wie "Eine Woche ging das so. Anschaffen, Druck, Anschaffen, Druck ..." Christiane spritzt 1 g Heroin, eine Überdosis, in dem Bewußtsein, daß dies sie töten könnte; sie wacht jedoch wieder auf und macht weiter, sie wird verhaftet und von ihrer Mutter aus der Berliner Szene heraus zu Verwandten in eine norddeutsche Kleinstadt gebracht. "Ich dachte, vielleicht hat mir meine Mutter tatsächlich das Leben gerettet. Weiter dachte ich nicht. Ich wollte nicht weiterdenken. Seit meinem mißglückten Goldenen Schuß wollte ich überhaupt nicht mehr nachdenken." Aber auch in Hamburger Jugendclubs kommt sie mit Leuten zusammen, "die haschten und Trips schmissen. Ich habe mal eine Pfeife mitgeraucht und mich auch mal davor gedrückt". Sie kommt zusammen mit oder wegen

---

[1] Christiane F. (1978) Wir Kinder vom Bahnhof Zoo. Hamburg, STERN-Buch.

der "astreinen Clique", in der sie sich geborgen fühlt, von Heroin runter. "Ich habe mal ganz dumm gefragt, warum das alles bloß nicht ohne Törnen gehe. Und da haben sie gesagt, das sei echt eine dämliche Frage: Wie man denn abschalten solle von dem ganzen Scheiß am Tage?" Christianes Geschichte ist auch ein Zeugnis für die Rolle der Verfügbarkeit harter Drogen bei der Entwicklung von Abhängigkeit: "In unserer Kleinstadt gibt es keine Szene für harte Drogen. Wer harte Drogen nimmt, flippt meistens in Hamburg rum. ...Man wird nicht so leicht zum H verführt wie in Berlin. ...Wenn man aber H will, kriegt man es natürlich ohne Schwierigkeiten. ...Es kommen auch manchmal Dealer vorbei, die haben einen richtigen Drogen-Bauchladen. Wenn man so einen Typen fragt, ob er was zum Törnen habe, sagt der: Was willst du haben? Valium, Valeron, Shit, Trips, Koks oder H?"

Es lohnt sich immer wieder, Beispiele einer Indikation für Psychopharmaka zu betrachten, sich die Mannigfaltigkeit ihrer Wirkungen und Nebenwirkungen vor Augen zu halten. Aber auch die Geschichte eines Kettenrauchers, eines Alkoholikers, eines Kokainschnupfers, eines Magersüchtigen, der ständig Appetitzügler schluckt, gibt ein Beispiel für den Wirkungsbereich **psychoaktiver** oder **psychotroper** Substanzen. Die erzählten Beispiele können die Vielfalt der Wirkungen ebenso wie die Probleme der Indikationen und unerwünschter Wirkungen nur andeuten, denen Ärzte und Psychologen oftmals gegenüberstehen. Beim Umgang mit Manisch-Depressiven beispielsweise oder mit Angstpatienten oder mit schlafgestörten Personen muß man wissen, ob – und mit welchen Wirkungen und Nebenwirkungen – diese Patienten medikamentös behandelt werden. Das Wissen um molekularbiologische Mechanismen psychotroper Substanzen im Zentralnervensystem kann viele ihrer Wirkungen auf Verhalten und Erleben, sowie auf vegetative Funktionen erklären. Es soll daher auch das Fundament des vorliegenden Buches bilden.
Nahezu täglich wird an Zeitungsnotizen oder Nachrichten deutlich, daß sich der Mißbrauch bestimmter psychotroper Substanzen ausbreitet wie die Metastasen eines Krebsgeschwürs. Mitmenschen, Mitglieder unserer Gesellschaft werden in ihrer Handlungsfähigkeit und in ihrer Lebensfreude eingeschränkt. Mit wachsendem Gesundheitsbewußtsein, aber auch mit der zunehmenden Erkenntnis über Folgeschäden und ihrer entsprechenden Kosten für das Gesundheitswesen wird versucht, Nikotin- und Alkoholmißbrauch einzuschränken. Herointote, HIV-Infektion bei Fixern, Drogenkriminalität, drogenabhängige Jugendliche sind Schlagworte aus einem Bereich, der vermehrt Raum in der ärztlichen und psychologischen Praxis einnehmen wird. Das Wissen um die Wirkungen von Rauschdrogen, Alkohol und Nikotin im ZNS, auf Erleben und Verhalten ist ebenso wie das Wissen um Prozesse der Abhängigkeitsentwick-

lung unabdingbare Grundlage für die vorurteilslose praktische Arbeit auf dem Sektor der Drogenberatung und der Behandlung Abhängiger.

Begriffsbestimmungen und Definitionen

Psychopharmaka, psychotrope Substanzen, psychiatrische Pharmakotherapie, Suchtmittel, Drogen – man stößt in Lehrbüchern, aber auch zunehmend in populärwissenschaftlichen Artikeln auf eine ganze Reihe von Termini. Was wird unter den gebräuchlichsten Begriffen verstanden:

- **Arzneimittel** kennzeichnet lediglich, daß es sich um eine käufliche Substanz handelt, die zu Heilzwecken eingesetzt wird;
- eine Bezeichnung als **Medikament** setzt voraus, daß die Substanz chemisch definiert ist;
- **Pharmaka** ist der Oberbegriff für Medikamente oder Arzneimittel;
- **Pharmakologie** bezeichnet die Wissenschaft, die den Angriffsort und den Wirkungsmechanismus von Medikamenten spezifiziert;
- **Psychopharmaka** sind Medikamente, die drei definitorische Kriterien erfüllen müssen: sie müssen **obligatorisch psychotrope** Effekte haben und wegen dieser psychotropen Effekte **gezielt** eingesetzt werden.

- Obligatorisch bedeutet, daß die psychotrope Wirkung notwendige Bedingung ist, um eine Substanz als Psychopharmakon zu bezeichnen;
- psychotrop (psychoaktiv) bedeutet, daß die Substanz ihre Wirkungen im Zentralnervensystem, auf psychische Prozesse entfaltet;
- gezielter Einsatz bedeutet, daß die Substanz wegen ihrer zentralnervösen Effekte entweder zur Behandlung psychischer Störungen oder zur Modulierung psychischer Zustände eingesetzt wird. Letzteres Kriterium hat zur Differenzierung zwischen Psychopharmaka im engeren Sinne und Psychopharmaka im weiteren Sinne geführt (siehe Kapitel 2).

Unter Psychopharmaka versteht man insbesondere "Arzneimittel, welche über einen neurobiologischen Angriffsort psychische Wirkungen entfalten, die psychiatrische Symptome und Syndrome günstig beeinflussen",[1] bzw. "Substanzen, für die nach kurzfristiger oder nach langfristiger Verabreichung in methodisch einwandfreien Untersuchungen an Tieren und an Menschen zweifelsfrei ein psychotroper Effekt nachgewiesen worden ist. Es muß außerdem gesichert sein, daß dieser psychotrope Effekt auf der Wirkung des Pharmakons selbst

---

[1] Langer,G. & Heimann,H. (1984) Psychopharmaka. Berlin/Heidelberg, Springer-Verlag, S.VII.

oder auf der Wirkung seiner Metaboliten auf Strukturen des Zentralnervensystems beruht."[1]

- Als **psychotrope Substanzen** werden alle diejenigen Stoffe bezeichnet, die über ihre zentralnervösen Effekte auf Erleben und Verhalten wirken. Zu dieser Kategorie sind also einmal **Psychopharmaka** zu rechnen, die wegen ihrer psychotropen Wirkungen therapeutisch eingesetzt werden. Eine andere Gruppe psychotrop wirkende Substanzen, deren Einsatz nicht primär therapeutisch ist, wohl aber durch ihre Erlebens- und Verhaltenswirkungen motiviert wird, werden als Genuß- oder Suchtmittel, **soziale Drogen** oder **Rauschdrogen** von den Psychopharmaka abgegrenzt. (Ein Überblick über die Einteilung psychotrop wirkender Substanzen folgt in Kapitel 2.)
- **Psychopharmakologie** bezeichnet das spezielle Gebiet der Pharmakologie, das die pharmakologischen Kenntnisse zentralnervös wirksamer Substanzen mit Wirkungen auf die Psyche zusammenfaßt.
- **Pharmakopsychologie** befaßt sich mit der Modifizierung normalpsychischer Abläufe durch Pharmaka.
- **Pharmakopsychiatrie** erstreckt sich sowohl auf die Erforschung der für die Psychiatrie zu nutzenden therapeutischen Wirkungsqualitäten von Psychopharmaka, als auch auf die Manifestation psychischer Störungen durch Pharmaka.

Ergänzt werden diese Bereiche durch die neurowissenschaftlichen Disziplinen Biochemie, Neurophysiologie, Neuroanatomie, welche Funktion und Wirkungsweise chemischer Stoffe und von Rezeptoren in zentralnervösen Strukturen spezifizieren. Die neurowissenschaftlichen Disziplinen müssen als entscheidender Teil der Psychopharmakologie verstanden werden, da sich die psychotropen Wirkungen von Psychopharmaka über ihre Wirkungen auf chemische Botenstoffe und Rezeptoren im Gehirn erklären lassen.

Wichtig – nicht nur im Bereich der Psychopharmakologie – ist schließlich die Kenntnis der Termini, die der **Kennzeichnung von Pharmaka** dienen. Ein und dasselbe Pharmakon kann drei verschiedene Namen haben:

- Die Definition der **chemischen** Struktur gibt genaue Auskunft über den Inhalt des Pharmakons; allerdings wäre sie für den Sprachgebrauch und die Verständigung in der täglichen Praxis eher unpraktisch. Ein Beispiel wäre

7-Chlor-1,3-dihydro-1-methyl-5-phenyl-2H-1,4-benzodiazepin-2-one

---

[1] Benkert,O. & Hippius,H. (1980) Psychiatrische Pharmakotherapie. Berlin/Heidelberg, Springer-Verlag, S.3/4.

• Man kennzeichnet daher die Substanz im allgemeinen mit dem **Freinamen**, im Englischen als **generic** oder **international nonproprietary name (INN)** bezeichnet; im zuvor genannten Beispiel wäre der INN:

Diazepam, eine Substanz aus der Klasse der Benzodiazepine.

• Die von unterschiedlichen Firmen auf den Markt gebrachten Produkte erhalten **Handelsnamen**; dabei kann die gleiche Substanz unter verschiedenen Namen vermarktet werden, im zuvor genannten Beispiel wäre der Handelsname:

Valium

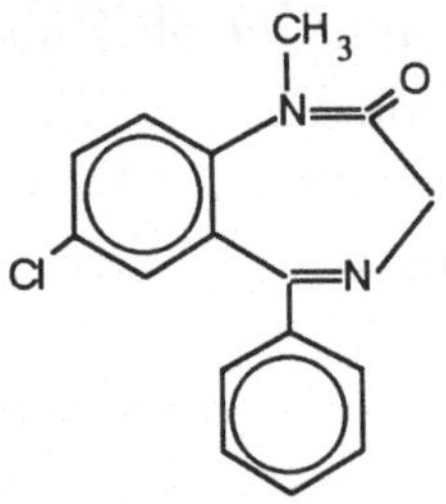

CH_3 N O Cl N

7-Chlor-1,3-dihydro-1-methyl-5-phenyl-2H-1,4-benzodiazepin-2-one

Freiname: Diazepam; **Handelsname:** Valium® (Roche)

Schließlich kann sich hinter einem Handelsnamen auch ein Mischpräparat verbergen: Das Medikament enthält also verschiedene Wirksubstanzen. Etwa enthält das nur in Österreich erhältliche Präparat Harmomed Diazepam und Dosulepin (also ein Benzodiazepin gemischt mit einem trizyklischen Antidepressivum); Somnoral enthält eine Kombination aus Diazepam und Methaqualon. Bei der Substanz mit dem Freinamen Methaqualon handelt es sich um ein Schlafmittel, das seinerseits unter den Handelsnamen Normi-nox in der BRD und der Schweiz bzw. Mozambin in Österreich erhältlich ist.

Geschichte der Psychopharmakologie;

Psychopharmakologie ist ein junges, sich rasch weiterentwickelndes Gebiet, das aber auch sehr alte Wurzeln hat: Psychopharmaka im Sinne psychotrop aktiver Substanzen, die Stimmung, Erleben, Wahrnehmung und Denken beeinflussen, sind seit vielen Jahrtausenden bekannt; z.B. wurde die rauscherzeugende Wirkung des Extraktes unreifer Mohnkapseln, Opium, in China bereits vor 6000 Jahren ausgenutzt; die Schlaf und Wohlgefühl bringende Wirkung von Opium findet man auch in Homers Odyssee beschrieben. Indianische und asiatische Kulturen nutzten die psychotropen Wirkungen bestimmter Pflanzen seit Jahrhunderten unter rituellen und heilenden Aspekten. Ein Beispiel ist die nach dem Augsburger Arzt Leonhard Rauwolf im 16. Jahrhundert so benannte Pflanze Rauwolfia serpentina (ein Wolfs- oder Hundsmilchgewächs), die die psychotrop wirksame Substanz Reserpin enthält (siehe auch Kapitel 11). Wie es heißt, haben die indischen Heilkundigen schon in der Zeit zwischen 1500 und 500 v. Chr. ein aus der Wurzel der Rauwolfiapflanze hergestelltes Pulver als 'Mittel gegen den Wahnsinn' benutzt. In Ceylon, Indien, Thailand und Java wurde die Rauwolfiawurzel auch gegen Schlangenbisse, bei Fieber und als Sedativum eingesetzt. Doch erst in den 30er Jahren dieses Jahrhunderts isolierten indische Chemiker die aktive Substanz Reserpin (nach dem Artnamen des indischen Strauches), und die blutdrucksenkende und psychisch beruhigende Wirkung von Reserpin wurde erst nach dem Zweiten Weltkrieg in umfangreichem Maßstab zur Behandlung von Hypertonie genutzt. Erst ab den 50er Jahren wurde dann die antipsychotische Wirkung der Substanz - vor allem durch den New Yorker Psychiater Nathan Kline - in der westlichen Psychiatrie untersucht. Dies erscheint insofern bemerkenswert, als sich die erste Erwähnung psychotroper Wirkungen der Pflanze bereits in einem Sanskrit-Lehrbuch ca. 800 v. Chr. findet und die sedativen Wirkungen von Rauwolfia serpentina im europäischen Raum bereits 1563 von dem portugiesischen Arzt Garcia de Orta beschrieben und später von dem deutschen Botaniker Kamel (1661–1701) ergänzt worden waren.

Auch die Wirkung von Rauschdrogen wurde schon früh immer wieder beschrieben. So erzählt der spanische Franziskanermönch Bernhardino de Sahagun in seinen Aufzeichnungen Mitte des 16. Jahrhunderts, wie in Ritualen der Azteken bestimmte Pilzarten und Kaktusformen sowohl als Heilmittel genutzt wurden als auch um Räusche zu erzeugen. Dabei handelt es sich um Pilze, die das Halluzinogen Psilocybin enthalten, und um den Peyote-Kaktus, der Meskalin enthält (siehe Kapitel 17). Ebenso alt sind die Schilderungen der Wirkung von Koka (Kapitel 16), wobei bereits frühe Berichte (z.B. von Pöppig Anfang des 19. Jahrhunderts) auf die körperlichen und geistigen Schäden habituellen Kokagenusses hinweisen.[1]

Im wesentlichen aber muß die Psychopharmakologie als junges Gebiet bezeichnet werden, da systematische Forschungen zur Wirkung von Pharmaka bei psychischen Störungen bzw. auf psychische Prozesse erst im 20. Jahrhundert einsetzen. Auch die meisten Erkenntnisse zu neurophysiologischen und biochemischen Grundlagen psychischer Störungen sind, wenn sie nicht sogar

---

[1] Wittern,R. (1984) Die Geschichte psychotroper Drogen vor der Ära der modernen Psychopharmaka. In: G.Langer & H.Heimann (Hrsg.) Psychopharmaka. Berlin/Heidelberg, Springer-Verlag, S.11-14.

erst im Zusammenhang mit den zentralnervösen, psychotropen Wirkungen von Pharmaka entdeckt wurden, jüngeren Datums. Im 19. Jahrhundert war die Pharmakotherapie psychischer Störungen noch eher gekennzeichnet durch den Einsatz einer Vielfalt von Mitteln, aber auch von Hilflosigkeit und mangelhaftem Wissen zu Grundlagen (z.B. neurophysiologischer Art) psychischer Prozesse und Störungen. Auch im 19. Jahrhundert wurden noch Brechmittel und Purgativa, Aderlaß und Schröpfköpfe, sogar Hellebros eingesetzt, um den Körper von vermuteten schädlichen Substanzen zu befreien. Bekannt waren im 19. Jahrhundert jedoch bereits zentralnervös dämpfende und erregende Mittel. Dämpfend und analgetisch wirkende Substanzen wie Opium, Belladonna, Äther und Haschisch wurden zur motorischen Ruhigstellung, Narkose und Schmerzbekämpfung eingesetzt, erregende Mittel wie Kampfer, Moschus, Ammoniak, Weingeist zur Stimulation bei Ohnmachten, hysterischen Zuständen und schizophrenen Symptomen. Vergleichsweise viele Schlafmittel wurden in der zweiten Hälfte des 19. Jahrhunderts synthetisiert, z. B. Paraldehyd, Chloralhydrat und Ureide. In der Begeisterung für potente Wirkungen dieser Substanzen wurde unerwünschten Nebenwirkungen oder sogar Gefahren langfristigen Konsums oft erst später die notwendige Beachtung geschenkt.

Ein Wegbereiter zu gezielterer empirischer Forschung im Bereich der Psychopharmakologie war der Franzose Moreau-de Tours (1804–1884), der in Selbstversuchen mit Haschisch und anderen Rauschdrogen psychotische Zustände zu induzieren und damit zu untersuchen trachtete. Obwohl seine Studien keine klinisch verwertbaren Ergebnisse brachten, können sie doch als Schritt in Richtung einer 'experimentellen Psychopharmakologie' betrachtet werden. (Auch waren sie nicht unschuldig am Aufblühen der Haschisch-Clubs in Paris, denen Berühmtheiten wie Balzac und Baudelaire angehörten.)

Ebenfalls als Wegbereiter systematischer Forschung im Bereich klinischer Psychopharmakologie gilt der berühmte Wundt-Schüler Emil Kraepelin (1856-1926), der in ausgedehnten Experimenten die psychotropen Wirkungen von Genuß- und Arzneimitteln (Alkohol, Tee, Äther, Morphium, Chloralhydrat) erforschte. Kraepelin gilt entsprechend als der Begünder der – von ihm so genannten – 'Pharmakopsychologie'. Kraepelin gab seinen Versuchspersonen das jeweilige Mittel ein und stoppte dann die Zeit, die sie brauchten, um Zahlen zu addieren oder auswendig zu lernen.[1]

Die gezielte Entwicklung und Überprüfung von Psychopharmaka muß teilweise als Produkt der explosionsartigen Entwicklung im Bereich der Pharmaka

---

[1] Kraepelin,E. (1892) Über die Beeinflussung einfacher psychischer Vorgänge durch einige Arzneimittel. Jena.

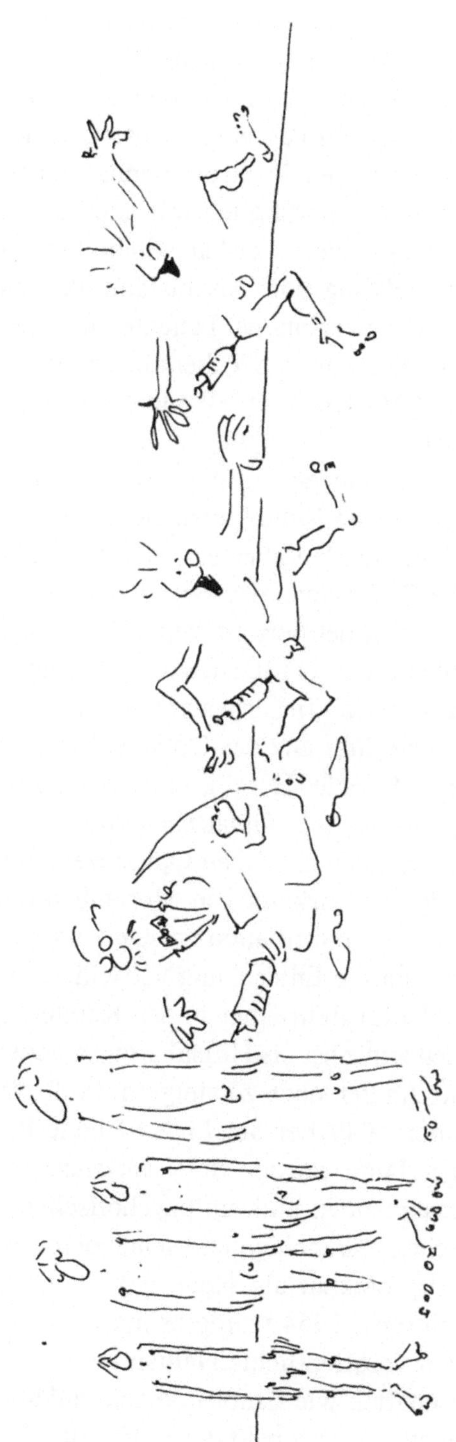

..„als Wegbereiter systematischer Forschung gilt E. Kraepelin (1856-1926), der in ausgedehnten Experimenten die psychotrope Wirkungen von Arzneimitteln erforschte“..

generell betrachtet werden. Auf der Suche nach neuen Pharmaka wurden oft zufällig psychotrope Wirkungen von chemischen Substanzen festgestellt und diese dann gezielt unter psychopharmakologischem Gesichtspunkt tierexperimentell und an psychiatrischen Patienten getestet. Viele der noch heute eingesetzten Psychopharmaka waren in ihrer chemischen Struktur Ende der 40er Jahre bekannt, alle waren ursprünglich mit anderer als psychopharmakologischer Zielsetzung synthetisiert worden. Phenothiazine und Imipramin wurden z.B. bei der Entwicklung von Antihistaminika 'entdeckt', Lithiumsalze wurden ursprünglich als Salzersatz bei Patienten mit Herz-Kreislauf-Störungen eingesetzt, bei der Entwicklung von Tuberkulosemitteln stieß man auf die antidepressiv wirkenden MAO-Hemmer. (Weitere Beispiele werden in den einzelnen Kapiteln gegeben).

Viele psychotropen Substanzen wurden zwar bereits in den 20er und 30er Jahren synthetisiert, systematische Versuche an psychiatrischen Patienten in nenneswertem Umfang werden aber erst seit den 50er Jahren durchgeführt. Neurophysiologische Grundlagen der Wirkung vieler dieser Psychopharmaka konnten schließlich erst in den letzten Jahren aufgedeckt werden, vieles liegt immer noch im Dunkeln. Um ein illustratives Beispiel zu nennen: Die analgetische und rauscherzeugende Wirkung von Opium ist seit 6000 Jahren bekannt, die wirksame chemische Substanz des Opiums, Morphin, wurde 1805 isoliert, das erste synthetische Morphin, Heroin, kam 1898 auf den Markt, 1967 gelang der Nachweis morphinsensitiver Opiatrezeptoren im Gehirn, 1975 der Nachweis der endogenen Liganden an diesen Opiatrezeptoren, der Endorphine, eine überzeugende Theorie der Wirkung von Morphinen und Endorphinen bei der Vermittlung von noxischer Information entstand erst in den letzten Jahren.

Ein anderes Beispiel gibt die Entdeckung antischizophrener Medikamente, sogenannter Neuroleptika (ausführlicher in den Kapiteln 9 und 10 beschrieben): Phenothiazine wurden zunächst als Hilfspharmaka entwickelt, um die sedierenden Effekte von Barbituraten noch zu steigern. In diesem Zusammenhang synthetisierte Charpentier 1949 bei der Firma Rhône-Poulenc Chlorpromazin. Anfang der fünfziger Jahre wurden die französischen Psychiater Delay und Deniker auf die beruhigenden und antipsychotischen Wirkungen von Chlorpromazin bei manischen, paranoiden und schizophrenen Patienten aufmerksam. Ab 1952 fand Chlorpromazin als Neuroleptikum Eingang in die psychiatrischen Praxen in Europa, 1954 wurde es auf dem amerikanischen Markt zugelassen. Kurz darauf veröffentlichte Nathan Kline eine Arbeit über Reserpin, das ähnliche Eigenschaften wie Chlorpromazin aufzuweisen schien. Vor Einführung der Neuroleptika waren bald die Hälfte aller Betten in Hospitälern von psychiatrischen Patienten belegt, wobei schizophrene Patienten wiederum die Hälfte bildeten. Diese hohe Zahl verwundert nicht, wenn man bedenkt, daß die Diagnose einer Schizophrenie damals einer Verurteilung zu einem 50 Jahre langen Aufenthalt in Krankenhäusern und Heimen gleichkommen konnte. Bald nach Einführung von Chlorpromazin nahm die Anzahl hospitalisierter schizophrener Patienten dramatisch ab; sie beträgt heute nur noch ein Drittel des Wertes aus den 30er Jahren. In der Folge widmete man sich der gezielten Entwicklung weiterer Substanzen mit ähnlichem Wirkungsspektrum; ein Produkt dieser Forschung war Haloperidol.

Welche Bedeutung hatten die Einführung von Psychopharmaka und die Erforschung neurowissenschaftlicher Grundlagen auf die psychiatrische Praxis, auf die Behandlung psychischer Störungen? Wie bereits die Schilderung der Geschichte von Chlorpromazin nahelegt, änderte sich mit der Einführung von Pharmaka die psychiatrische Behandlung grundlegend: statt vormaliger Langzeithospitalisierung konnten Patienten nun nach kürzerem Klinikaufenthalt, nach Diagnose und medikamentöser Einstellung in Familie und Sozialleben entlassen werden. Patienten wurden mit Hilfe von Psychopharmaka schneller bereit für andere therapeutische Maßnahmen, wurden 'behandlungsfähig', die Nachteile der Langzeithospitalisierung, wie z.B. soziale Entfremdung, wurden reduziert. Nachteile der sich fast explosionsartig ausbreitenden Psychopharmaka-Behandlung sind die erheblichen unerwünschten Wirkungen, aber auch das manchmal zu sehr gewachsene Vertrauen in die Heilkraft einer 'Pille'.

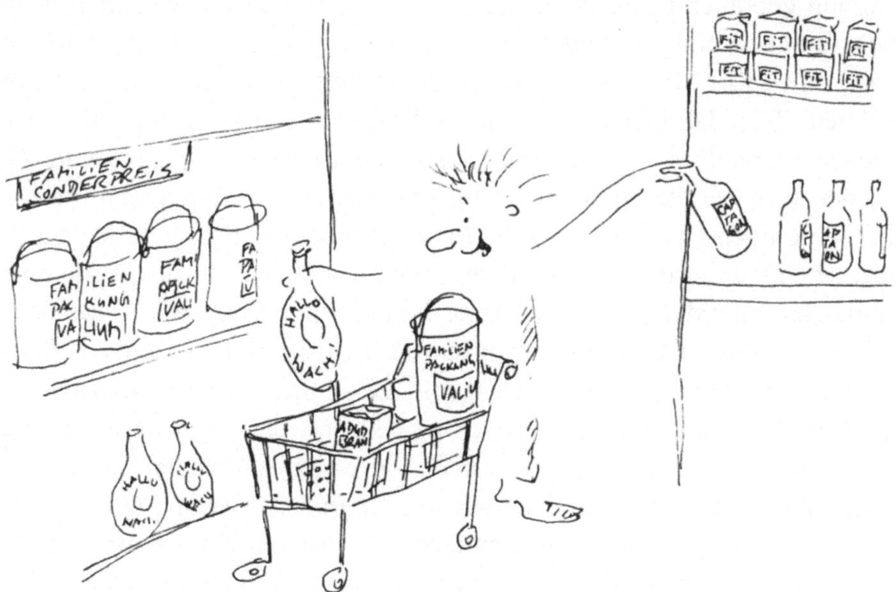

Es kann und konnte nicht ohne negative Auswirkungen bleiben, daß die Entwicklung von Psychopharmaka meist nicht von einer biochemischen Hypothese über die zu behandelnde Krankheit ausgehen konnte. Ein drastisches Beispiel liefert die Geschichte der neben Chlorpromazin und Reserpin dritten großen Zufallsentdeckung der 50er Jahre: Meprobamat. Dieser Stoff war Ende der 40er Jahre synthetisiert worden, und zwar im Rahmen von Versuchen, um die antibakteriellen Wirkungen des Penicillins zu ergänzen. Frank Berger, ein aus Pilsen stammender Pharmakologe, der während des Zweiten Weltkriegs fliehen mußte, hatte eine Reihe von Substanzen Mäusen injiziert. Bei einer Gruppe von chemischen Verbindungen bemerkte er eine stark muskelentspannende, ja sogar temporär paralysierende Wirkung. Berger überlegte daraufhin, daß solche Effekte klinisch nutzbar sein könnten, etwa bei Patienten, die nach einem Schlaganfall unter einer spastischen Lähmung mit starker Muskelkontraktion leiden. Dieser Spasmus bedingt einen Gutteil der Behinderung. Tatsächlich erwies sich eine der Substanzen, Mephenesin, als hochwirksames Mittel zur Entspannung der Muskulatur auch beim Menschen.

Bei weiteren Untersuchungen ähnlich wirkender Stoffe schien ein großer Wurf gelungen: Meprobamat (chemisch von Mephenesin abgeleitet, 1951 als erster Tranquilizer eingeführt) entspannte zwar weniger die Muskeln, dafür aber um so mehr die Seele. Unter dem Handelsnamen Miltaun 1955 eingeführt, erwies es sich als angstlösende Substanz mit spektakulärem kommerziellen Erfolg. Es wurde behauptet, daß Miltaun nicht die sedierenden Wirkungen des zuvor zur Sedierung gebräuchlichen Phenobarbitals hätte, so daß die Patienten in ihrer Arbeitsfähigkeit und den tagtäglichen Lebensvollzügen nicht beeinträchtigt würden und daß Miltaun selektiv auf Gehirnmechanismen wirke, die Angst regulieren. Zehn Jahre später verschwand Miltaun wieder, nachdem es vielen ähnlichen Verbindungen, insbesondere aber dem Konzept angstlösender Pharmaka den Weg bereitet hatte. Bei längerem Gebrauch zeigten sich drastische Nebenwirkungen (wie Linsen-und Hornhauttrübung). 1967 wurden die Meprobamat-Präparate in den USA dem Gesetz zur Kontrolle des Arzneimittel-Mißbrauchs unterstellt. Fünfzig Ärzte hatten auf Befragen erklärt, daß die ständige Einnahme von Meprobamat in hohen Dosen Benommenheit, Rausch- und Dämmerzustände, Depressionen und Persönlichkeitsveränderungen zur Folge habe. Die Gefahren einer Abhängigkeitsentwicklung wurden für einige Substanzen erst nach und nach sichtbar. Ein weiteres Beispiel hierfür wären die Benzodiazepine, die Meprobamat ablösten. In den 50er und 60er Jahren als 'Wundermittel' gegen Angst, Spannungen, Alltagsstreß gefeiert und als Alternative zu den stärker dämpfenden, mit mehr Nachwirkungen belasteten Barbituraten eingesetzt, ließen schon 10 Jahre später die hohen Verschreibungs- und Verbrauchszahlen einen an Mißbrauch mahnenden Konsum ahnen (ca. jeder zehnte Mann und jede fünfte Frau nehmen 'Tranquilizer' ein, 2-3% der Bevölkerung jeden Tag bzw. jede Nacht). Inzwischen sind die Gefahren der Abhängigkeitsentwicklung von Benzodiazepinen dokumentiert.

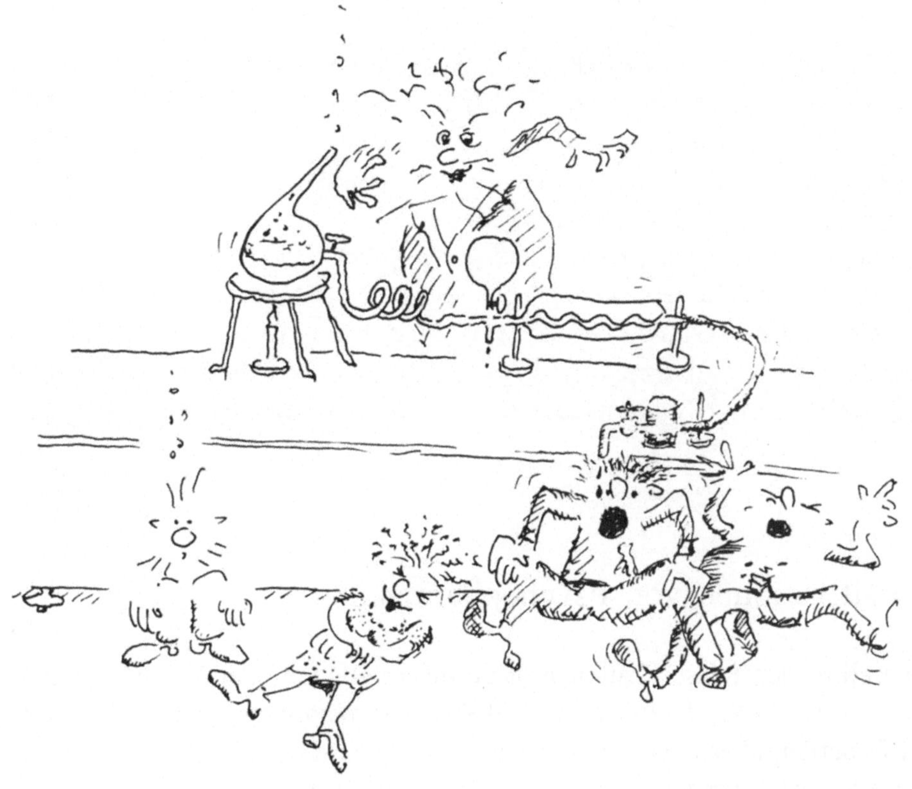

Läßt sich die Zukunft der Psychopharmakologie erahnen? Von seiten der pharmazeutischen Industrie zielen Forschungs- und Entwicklungsbemühungen wohl primär auf größere Wirkungsspezifität von Substanzen ab. Auch mögen gesellschaftliche Gegebenheiten bestimmte Störungsbilder fördern – z.B. streßbedingte Krankheiten, geriatrische Probleme –, die den Bedarf für spezifische Psychopharmaka wecken und Marktlücken öffnen. Andererseits wäre zu hoffen, daß das wachsende neurophysiologische Grundlagenwissen zu zentralnervösen Wirkungen psychotroper Substanzen ebenso wie zu neurophysiologischen und biochemischen Prozessen bei bestimmten Störungsbildern eine gezieltere Entwicklung von Pharmaka zuließe.

2 Klassifikation psychotroper Substanzen

Es gibt verschiedene Möglichkeiten, psychotrope Substanzen zu ordnen, sie in ein bestimmtes Klassifikationsschema zu bringen. Im folgenden wird ein kurzer Überblick über mögliche und gebräuchliche Klassifikationen von Psychopharmaka und psychoaktiven Substanzen gegeben. Die für dieses Lehrbuch gewählte Klassifikation legt – soweit sinnvoll – die Wirkungen der Substanzen auf neuronaler und auf psychischer Ebene als Ordnungsschema zu Grunde. Dabei stößt man zum einen auf das Problem, daß Wirkungen unklar oder nicht bekannt sind, zum anderen liegen oft komplexere oder Mehrfachwirkungen vor. Ohne eine gewisse Willkür kommt also beim gegenwärtigen Erkenntnisstand eine Klassifikation kaum aus.

Klassifikationen von Psychopharmaka

Generell dienen Klassifikationen dazu, Informationen oder Ergebnisse zu ordnen oder zu strukturieren. Damit soll eine Verständigung zwischen Forschern und Experten, aber auch zwischen verschiedenen Disziplinen möglichst weltweit erleichtert werden. Je umfassender theoretische Konzepte eines wissenschaftlichen Gebietes sind, desto eher gehen daraus auch Ordnungsstrukturen hervor. Gerade pharmakologische Informationen können jedoch von völlig unterschiedlichen theoretischen Ebenen aus klassifiziert werden. Die Möglichkeiten reichen von der Ordnung nach chemisch ähnlichen Strukturen bis zur Klassifikation nach entsprechenden therapeutischen Einsatzmöglichkeiten. Hinzu kommt, daß sich Psycho- und Neuropharmakologie teilweise noch im Zustand des Datensammelns befinden und noch kaum umfassende gesicherte theoretische Gebäude erstellt werden konnten. Aus diesen Gegebenheiten erwachsen Probleme für die Erstellung von Schemata, also von Richtlinien oder Rastern, nach denen Informationen zu klassifizieren sind. Je nach Perspektive, beispielsweise in Abhängigkeit vom Wissenschaftszweig, vom Erkenntnisstand, von hervorragenden Merkmalen der zu klassifizierenden Information, können sich recht unterschiedliche Raster anbieten. Da strukturiertes Wissen leichter angeeignet und eingesetzt werden kann, erweist es sich als zweckmäßig, verschiedene Klassifikationsschemata zu benutzen, die ausreichend spezifisch, aber auch umfassend genug sind, um die Einordnung der Informationen des jeweilig primär interessierenden Gebiets unzweideutig zuzulassen.

Allgemein kann man Stoffe, die auf das Zentralnervensystem wirken, in drei große Klassen unterteilen:

- **Nicht-selektiv zentralnervös dämpfende** Substanzen unterdrücken neuronale Aktivität unspezifisch, d.h. an praktisch allen Nervenzellen. Dazu gehören beispielsweise Anästhetika und Narkosemittel, Alkohol und Barbiturate.
- **Nicht-selektiv zentralnervös aktivierende** Substanzen wirken gleichfalls auf alle neuronale Strukturen, wie etwa Coffeïn, oder sie blockieren inhibitorische Impulse, wie etwa Strychnin.
- Substanzen, die **selektiv** ZNS-Funktionen modulieren, wirken dämpfend oder aktivierend nur auf bestimmte neuronale Bereiche. Diese Substanzen sind natürlich neurowissenschaftlich wie therapeutisch von besonderem Interesse. Dazu zählen alle Psychopharmaka im engeren Sinne (siehe unten), aber z.B. auch Antiparkinson-Mittel und viele Antiepileptika.

In der Psychopharmakologie sollen Klassifikationsschemata die Strukturierung und Untergliederung der Vielzahl psychotrop wirksamer Substanzen erlauben. Dabei zeigt sich, daß mit dem rasch wachsenden Forschungs- und Erkenntnisstand in den Bereichen Psycho- und Neuropharmakologie und Pharmakopsychologie sowie mit der ständig wachsenden Zahl neuentwickelter Pharmaka auch ständig neue Klassifikationsschemata vorgeschlagen werden.

Psychopharmaka wurden nach folgenden Gesichtspunkten klassifiziert:

- Nach ihrer **chemischen Struktur** (siehe dazu Kapitel 3); dieser Ansatz, von dem sicherlich Chemiker und Pharmazeuten profitieren, wenn es gilt, Substanzen zu entwickeln, erfreut sich aus verschiedenen Gründen keiner großen Verbreitung: Zum einen würde er zwar eine sehr präzise, aber eine im Anwendungsbereich sehr unzweckmäßige Klassifikation beinhalten, da Pharmaka mit ähnlicher chemischer Struktur sich in ihren Wirkungen deutlich unterscheiden können, während chemisch völlig unterschiedliche Stoffe nahezu identische Wirkungen auf Nervenzellen haben können oder ähnliche therapeutische Wirkungen aufweisen können.

- Nach **legalen und illegalen** psychoaktiven Stoffen; eine solche Klassifikation unter juristischen Aspekten erscheint vielleicht für die Strafverfolgung notwendig, in wissenschaftlichen und therapeutischen Bereichen erweist sie sich als wenig hilfreich.
- Nach **psychotropen Effekten**, z.B. in zentralnervös exzitatorische und zentralnervös inhibitorische Substanzen.

Auf den Franzosen Delay, einen der Entdecker des ersten Neuroleptikums, geht die Einteilung in folgende drei große Gruppen von Psychopharmaka zurück:

Psycholeptika	– Psychopharmaka mit vorwiegend zentralnervös dämpfender Wirkung (Neuroleptika, Tranquilizer und Hypnotika).
Psychoanaleptika	– Psychopharmaka mit vorwiegend zentralnervös erregender Wirkung (Antidepressiva, Stimulantien, bestimmte Psychotomimetika).
Psychodysleptika	– Psychopharmaka, die regelhaft psychopathologische Phänomene hervorrufen.

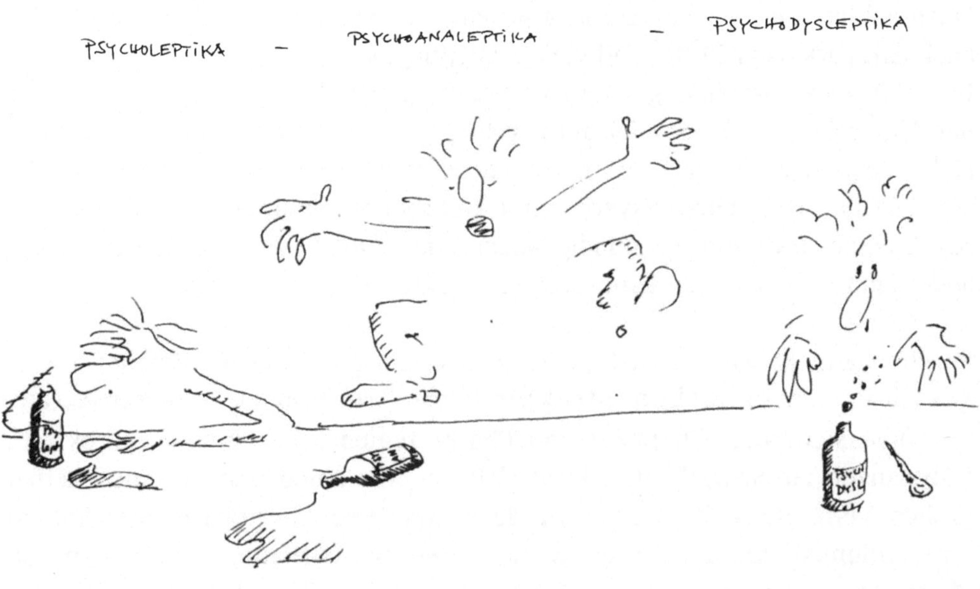

... „Auf den Franzosen Delay geht die Einteilung in die drei großen Gruppen von Psychopharmaka zurück" ...

Als Vorteil dieses globalen Schemas wird erachtet, daß es Spekulationen über psychologische Wirkungsmechanismen umgeht. Aus mehr praktischem Blickwinkel würden sich Psychiater und Psychologen jedoch eine darüber hinausgehende Berücksichtigung psychischer (psychotroper) Wirkungen wünschen, die bereits eine Zuordnung zu oder Indikation für spezifische Störungsbilder zuläßt.

• Aus diesem eher anwendungsbezogenen, **klinischen** Blickwinkel heraus ist eine Klassifikation nach Psychopharmaka im engeren Sinne und Psychopharmaka im weiteren Sinne verbreitet.

Psychopharmaka im engeren Sinne müssen allen drei definitorischen Kriterien eines Psychopharmakons (siehe Kapitel 1) genügen, sie müssen obligatorisch psychotrope Wirkung entfalten und wegen dieser psychotropen Wirkungen gezielt zur Linderung oder Heilung psychischer oder psychiatrischer Störungen eingesetzt werden. Dieser Kategorie werden zugerechnet:

- **Neuroleptika** (im angelsächsischen Sprachgebrauch auch *major tranquilizer*) als Psychopharmaka, die gezielt zur Behandlung schizophrener Störungen eingesetzt werden; z.B. Chlorpromazin (Largactil®), Haloperidol (Haldol®);
- **Antidepressiva** als Psychopharmaka, die gezielt zur Behandlung depressiver Störungen eingesetzt werden; z.B. Imipramin (Tofranil®), Amitriptylin (Tryptizol®), **Lithium**salze dienen zur Behandlung manischer Zustände;
- **Tranquilizer, Anxiolytika** (im angelsächsischen *minor tranquilizer*), die gezielt zur Behandlung von Angst- und Spannungszuständen eingesetzt werden; z.B. Benzodiazepine wie Diazepam (Valium®) oder Chlordiazepoxid (Librium®);
- **Psychostimulantien**, die als Psychopharmaka gezielt zur Behandlung kindlicher Hyperaktivität eingesetzt werden wie z.B. Methylphenidat (Ritalin®) und Metamphetamin (Pervitin®) oder bei Narkolepsie Verwendung finden.

(Anzumerken ist hier, daß Tranquilizer nicht durchgängig als Psychopharmaka im engeren Sinne betrachtet werden können, beispielsweise dann nicht, wenn Spannungszustände, Schlafstörungen und Ängste nicht als psychiatrische Störungen definiert werden. Eine Reihe von Psychostimulantien hat ebenfalls keine psychiatrische Indikation; diese Gruppe findet sich daher unter beiden Kategorien, Psychopharmaka im engeren Sinne und Psychopharmaka im weiteren Sinne, aufgelistet.)

Psychopharmaka im weiteren Sinne haben obligatorisch psychotrope Wirkung, werden jedoch nicht gezielt zur Behandlung psychisch-psychiatrischer Störungen eingesetzt. Dieser Kategorie werden zugeordnet:

- **Schlafmittel, Hypnotika**, die zur Beruhigung und Schlafinduktion eingesetzt werden; z.B. Barbiturate wie Phenobarbital (Luminal®) oder Benzodiazepine wie Nitrazepam (Mogadan®);

– **Antikonvulsiva, Antiepileptika**, die zur Kontrolle von epileptischen Anfällen dienen, z.B. Phenobarbital (s.o.), Diazepam (Valium®), Carbamazepin (Tegretal®).
– **Analgetika** und Opiate; z.B. Morphium, Codein, Heroin.
– **Psychostimulantien**, die zur Aktivierung und Erzielung bestimmter psychischer Zustände genommen werden (Amphetamine oder auch Kokain);
– **Psychotomimetika**, d.h. Rauschmittel, die Veränderungen des Denkens, der Wahrnehmung und des Bewußtseins hervorrufen (Meskalin, LSD, auch als Halluzinogene bezeichnet).
Nachteile dieses Klassifikationssystems sind zum einen eine gewisse Grauzone: Soll man etwa Anxiolytika ('Angstlöser') als Psychopharmaka im engeren oder im weiteren Sinne betrachten? Sind Opiate, wenn sie zur Schmerzbekämpfung eingesetzt werden, noch den Rauschdrogen zuzuordnen? Psychotrop und auf psychische Funktionen wirken auch Substanzen, die mehr in der Neurologie als in der Psychiatrie eingesetzt werden, z.B. Antiepileptika oder Antiparkinson-Mittel. Auch diese 'Psychopharmaka' lassen sich nicht sehr befriedigend in das obige Schema einpassen. Zum anderen kann ein und dieselbe Substanz mehrere therapeutisch nützliche Wirkungen haben und daher in zwei oder drei Klassen fallen; Diazepam wird beispielsweise als Beruhigungsmittel und als Antikonvulsivum eingesetzt. Schließlich muß noch ein gesellschaftlich recht bedeutsamer Bereich psychotroper Substanzen ohne klinisch-therapeutischen Einsatzbereich als weitere Kategorie hinzugefügt werden, nämlich **soziale Drogen.** Dazu zählen Alkohol, Nikotin, Marihuana und auch Coffeïn.

• Unter **neurowissenschaftlicher** Perspektive lassen sich Psychopharmaka schließlich nach den Botenstoffsystemen klassifizieren, mit denen die betreffende Substanz primär interagiert bzw. nach Hypothesen, welches Transmittersystem und welcher Rezeptortyp bei der jeweiligen Störung primär betroffen ist. (Eine Einführung in und eine Übersicht über die Botenstoffsysteme werden in Kapitel 6 und 7 gegeben.)
– Neuroleptika und Antiparkinson-Mittel wirken vor allem auf **dopaminerge** Bahnen;
– Antidepressiva interagieren insbesondere mit **Noradrenalin und Serotonin**; aber auch
– Psychostimulantien aktivieren das noradrenerge System;
– Halluzinogene interagieren mit serotonergen Rezeptoren;
– Tranquilizer, Schlafmittel, Antikonvulsiva, Alkohol wirken vor allem am **GABA**ergen System;
– Opiate simulieren vor allem den **endorphinergen** Botenstoff.

Auch diese Klassifikation ist unzureichend. Sie birgt keine Möglichkeit, Indikationsstellungen für Psychopharmaka abzuleiten, es sei denn, auch Störungsbilder ließen sich spezifisch Transmittersystemen zuordnen. Der aktuelle Forschungsstand erlaubt dies jedoch nur für einige Störungen, und dort eher in Form von Hypothesen, denn als gesicherte Theorien:

- Die Fehlfunktion spezifischer **dopaminerger** Rezeptoren bei einer Untergruppe, einem 'Typ' **schizophrener** Störungen kann als teilweise gesichert gelten; entsprechend können die Wirkungen von **Neuroleptika** erklärt werden.
- Veränderungen in **catecholaminergen** Systemen als Ursache **depressiver** Störungen werden aus den Wirkungen von **Antidepressiva** eher geschlossen als daß sie definitiv nachgewiesen wären.
- Abbau **acetylcholinerger** Neurone stellt eine wesentliche Ursache für die **Alzheimer'sche Krankheit** dar. Das acetylcholinerge System beeinflussende Medikamente befinden sich aber zur Zeit noch in der Entwicklung.
- Unzureichende Funktion des **GABAergen** Systems wird bei **Epilepsien** vermutet, doch nicht alle **antikonvulsiv** wirkenden Pharmaka wirken primär oder ausschließlich auf das GABAerge System. Darüber hinaus wird zunehmend deutlich, daß die meisten Psychopharmaka auf mehr als ein Transmittersystem wirken.

Die Kapitel im Teil II dieses Buches versuchen, die beiden zuletzt genannten Klassifikationsschemata zu integrieren, indem innerhalb eines Kapitels eine Gruppe von Substanzen sowohl hinsichtlich ihrer klinischen Wirkung bei einer bestimmten psychischen oder psychiatrischen Störung als auch hinsichtlich ihrer hauptsächlichen Wechselwirkung mit einem bestimmten Transmittersystem beschrieben wird. Umgekehrt lassen sich aus diesen Wechselwirkungen Hinweise auf die 'Biochemie der Psyche' ableiten, auf neurophysiologische und biochemische Prozesse, die bestimmte Bewußtseins- und Erlebenszustände (z.B. Schlaf, Schmerz) und Formen gestörter Bewußtseins-, Erlebens-, Wahrnehmungs- und Verhaltensprozesse (z.B. Symptome bei Schizophrenien, Morbus Parkinson, Morbus Alzheimer etc.) determinieren.

Als separate Kategorie werden in Teil III Substanzen behandelt, die als 'Genußmittel' und 'Rauschmittel' oder 'Drogen' psychotrope Substanzen ohne therapeutischen Nutzen repräsentieren.

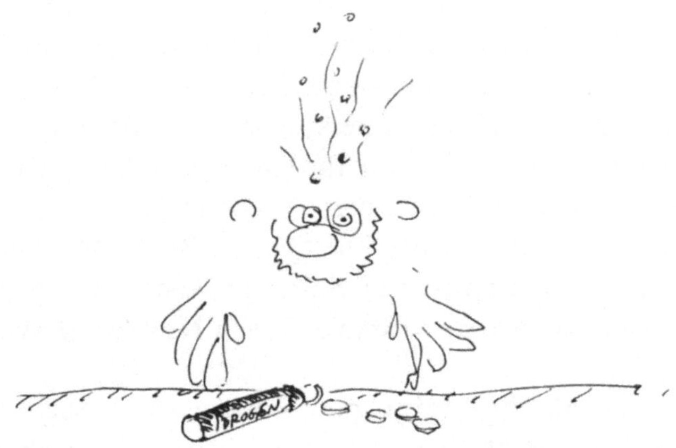

…„als separate Kategorie werden Substanzen behandelt, die als „Drogen" psychotrope Substanzen ohne therapeutischen Nutzen repräsentieren"…

Dabei könnte man entsprechend dem Betäubungsmittelgesetz in legale und illegale Drogen unterscheiden. Diese Unterscheidung ist aber natürlich eher historisch und kulturell gewachsen als wissenschaftlich gerechtfertigt und wäre dementsprechend auch gesellschaftsabhängig. Wir wollen im folgenden die etwas willkürliche Unterscheidung einführen, in **soziale Drogen**, nämlich Alkohol, Nikotin, Cannabis und auch Coffeïn, und **harte Drogen**, d.h. psychotrope Substanzen, die nicht nur ein großes Abhängigkeitspotential aufweisen, sondern auch mit hoher Wahrscheinlichkeit fatale Folgen haben, also zu starker körperlicher und seelischer Beeinträchtigung oder sozialer Zerrüttung führen. Diese Unterscheidung ist zunächst quantitativer Art und an den Grenzen recht willkürlich, der Konsum von Drogen der einen oder anderen Kategorie hat aber – zumindest in unserer Gesellschaft – häufig qualitativ unterschiedliche Konsequenzen. Da soziale Drogen und harte Rauschdrogen unter therapeutischer Perspektive keine große Rolle spielen, bleiben sie oft in der Psychopharmakologie unberücksichtigt. Mißbrauch und Abhängigkeitsentwicklung sind jedoch ein aktuelles Problem für Ärzte wie Sozialarbeiter, Psychiater wie Psychologen. Die zentralnervösen Wirkungen, ebenso wie die aus ihnen erklärbaren Effekte auf Erleben und Bewußtsein, liefern einen zentralen Beitrag zur Erklärung von Abhängigkeitsentwicklungen und sind daher von hoher praktischer Relevanz. Aber auch aus theoretischer Sicht liefern gerade die Wirkungen dieser Drogen erhebliche Einsichten in die biochemischen Grundlagen von Verhalten und Bewußtsein sowie deren pathologischen Abweichungen.

3 Abriß organisch-chemischer Grundlagen

In diesem Kapitel wird ein kurzer Überblick über die chemischen Begriffe gegeben, die im weiteren Verlauf des Buches immer wieder vorkommen. Viele Abschnitte können zwar auch ohne chemische Kenntnisse verstanden werden, doch erfordert das ernsthafte Studium pharmakologischer Zusammenhänge einige Grundlagenkenntnisse in organischer Chemie und Biochemie. Auch im folgenden Kapitel gehen wir davon aus, daß der Leser solche Grundkenntisse erworben hat; es soll dazu dienen, anhand von Stichworten die wichtigsten Begriffe und Fakten ins Gedächtnis zurückzurufen.

Kohlenwasserstoffe

Organische Chemie kennzeichnet die Chemie der Kohlenstoffverbindungen; es erscheint bemerkenswert, daß weit mehr Verbindungen bekannt sind, die Kohlenstoff enthalten, als Verbindungen, in denen kein Kohlenstoff vorkommt. Dies liegt daran, daß ein Kohlenstoffatom vier Bindungsstellen besitzt, also sozusagen vier Arme, mit denen es sich an anderen Atomen, insbesondere auch anderen Kohlenstoffatomen, 'festhalten' kann. Auf diese Weise können sich komplexe Kettenmoleküle und Ringstrukturen bilden; manche von ihnen - etwa Proteine - können Tausende von Atomen in einem Molekül vereint enthalten.
Bei der einfachsten organischen Verbindung werden die vier Bindungsstellen des Kohlenstoffatoms (C) einfach mit vier der einwertigen (sozusagen 'einarmigen') Wasserstoffatome (H) besetzt. Man erhält CH_4, **Methan**, den einfachsten **Kohlenwasserstoff**:

```
   H          H H                 H              H H
   |          | |                 |              | |
H - C - H  H - C - C - H       H - C - OH     H - C - C - OH
   |          | |                 |              | |
   H          H H                 H              H H

 Methan      Äthan             Methanol        Äthanol
```

Jeder der vier Bindungsstriche repräsentiert ein Elektronenpaar. Man kann auch eines der H-Atome weglassen und die verbleibende CH_3-Gruppe mit dem freiwerdenden Arm an andere Strukturen binden. Die CH_3-Gruppe wird als **Methyl** bezeichnet. Ein Beispiel ist Methylalkohol oder Methanol, bei dem eine OH-Gruppe (Hydroxylgruppe, also ein Sauerstoffatom und ein Wasserstoffatom) an die Methylgruppe gebunden ist. Die Verbindung zweier Methylgruppen - also C_2H_6 - ergibt das Gas Äthan. Daraus leiten sich die Begriffe Äthyl und Äthylalkohol ab, letzteres wird auch als **Äthanol** bezeichnet. Spiritus, wie er z.B. im Spirituskocher verwendet wird, ist eine Mischung aus Methanol und Äthanol. Beide Alkohole, also Äthanol (Weingeist) und Methanol (Holzgeist), sind psychoaktiv; Methanol ist allerdings hoch giftig und bewirkt selbst in kleinen Mengen neuronale Schäden und Blindheit. Und obwohl es in alkoholischen Getränken nur in äußerst geringen Mengen vorkommt, verursacht es mit die typischen 'Kater'symptome (siehe dazu Kapitel 19). Wird aus primären Alkoholen Wasserstoff abgespalten, wird der Alkohol also dehydriert, so entstehen Aldehyde (**AL**kohol **DEHYD**rogenatus).

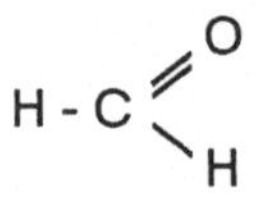

```
       O              O
      //             //
H - C          H C - C
      \         3      \
       H                H

Formaldehyd     Acetaldehyd
```

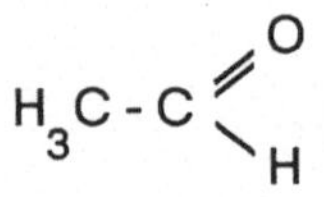

Formaldehyd wird heute in großem Umfang auf petrochemischer Grundlage durch katalytische Oxidation von Methan gewonnen. Es ist ein stechend riechendes, giftiges Gas, das sich in Wasser gut löst. Formalin ist eine 40%ige wäßrige Lösung, die als Desinfektionsmittel und als Konservierungsmittel verwendet wird. Weitere Kohlenwasserstoffe sind Propan (C_3H_8) und Butan (C_4H_{10}). Die Formel C_4H_{10} gibt bei genauerer Betrachtung aber nicht ausreichend Auskunft über die Struktur einer Substanz, wie folgende Beispiele zeigen:

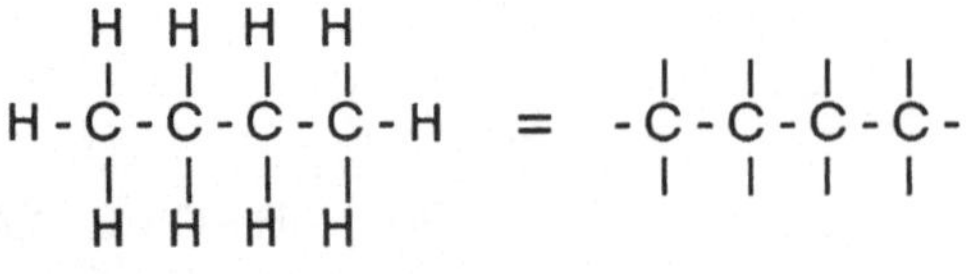

```
    H   H   H   H                                |   |   |
    |   |   |   |          |   |   |   |       - C - C - C -
H - C - C - C - C - H  =  - C - C - C - C -          |
    |   |   |   |          |   |   |   |           - C -
    H   H   H   H                                    |

   Butan (n-Butan)                            Isobutan (i-Butan)
```

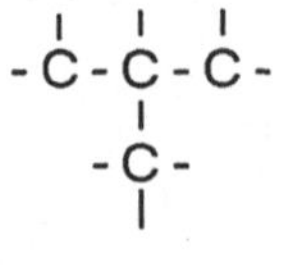

In den beiden rechten Formeln sind der Einfachheit halber die Buchstaben 'H' für die Wasserstoffatome einfach weggelassen. Es ist leicht ersichtlich, daß sich die räumlichen Ladungsstrukturen der beiden Moleküle unterscheiden. Man bezeichnet solche Formen als **Isomere**. Wir werden in Kapitel 6 sehen, daß es oft gerade die räumliche Verteilung der Ladungsschwerpunkte ist, die die spezifischen biologischen Wirkungen hervorruft. Rezeptoren kann man mit einem Schloß vergleichen, das durch eine bestimmte Schlüsselform geöffnet werden kann. Verschiedene Schlüssel öffnen unter Umständen das gleiche Schloß, wenn beide an kritischen Punkten die gleiche Form aufweisen. In ähnlicher Weise können verschiedene Moleküle, denen eine bestimmte räumliche Ladungsverteilung gemein ist, sich an ein und denselben Rezeptortyp binden. Umgekehrt ist es nicht erstaunlich, daß unterschiedliche Isomere unterschiedliche biologische Wirksamkeit entfalten. Insbesondere existieren auch spiegelbildliche Ladungsverteilungen ein- und desselben Moleküls, sogenannte **Stereoisomere**. Man stelle sich vor, daß eine Ladungsstruktur in ihrer räumlichen Form der rechten Hand ähnelt; dann gleicht ihr Spiegelbild der linken Hand. Hat der zugehörige Rezeptor die Form eines rechten Handschuhs, dann ist unmittelbar verständlich, daß ein bestimmtes Molekül den Rezeptor aktivieren kann, während sein spiegelgleiches Gegenstück dazu kaum in der Lage ist. Man kennzeichnet die beiden unterschiedlichen Formen je nachdem, ob sie die Schwingungsrichtung polarisierten Lichtes nach rechts oder links drehen mit d (dextrorotatorisch) und l (levorotatorisch). Beispielsweise ist d-Amphetamin 3- bis 4fach wirksamer als l-Amphetamin, linksdrehendes Adrenalin 15- bis 20fach potenter als d-Adrenalin.

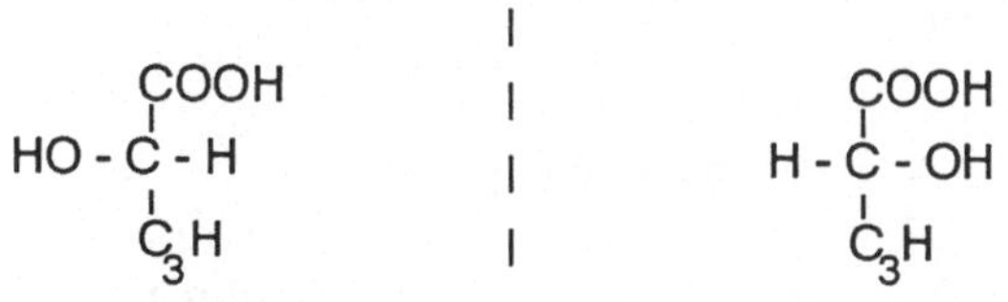

COOH	COOH
|	|
HO - C - H	H - C - OH
|	|
C_3H	C_3H
d- Milchsäure	l- Milchsäure

Carbonsäuren, wie die Milchsäure, sind Stoffe mit einer Carboxylgruppe, d.h. sie besitzen die Struktur R-COOH. Sie können leicht ein Proton abgeben und wirken daher sauer. Fettsäuren bilden eine homologe Reihe mit der Formel $C_nH_{2n+1}COOH$. Einfachste Vertreter sind die Ameisensäure (HCOOH) und die Essigsäure (CH_3COOH). Die Salze der Essigsäure heißen Acetate.

Verbindungen mit Mehrfach-, also mit Doppel- oder Dreifachbindungen bezeichnet man als **ungesättigte** Verbindungen:

Äthylen Acetylen

Äthylen und Acetylen sind farb- und fast geruchloses Gase, die bei höheren Konzentrationen (Äthylen erst bei über 60%) narkotisierend wirken. Acetylen wurde als Narkosemittel ('Narcylen') eingesetzt, wird aber heute nicht mehr verwendet, weil es hochexplosiv ist.

Ketten von Kohlenstoffatomen - gleichgültig ob gesättigt oder ungesättigt, ob hintereinander gereiht wie bei Butan oder in Verzweigungen angeordnet wie bei Isobutan - werden als **aliphatische**, 'offene' Kohlenwasserstoffe bezeichnet. Neben den aliphatischen Kohlenwasserstoffen spielen zyklische Verbindungen eine wichtige Rolle als Grundbausteine. Sehr häufig wird uns **Benzol** begegnen. In dieser wichtigen Grundstruktur sind sechs Kohlenstoffatome ringförmig symmetrisch angeordnet, jede zweite Bindung zwischen ihnen ist eine Doppelbindung. Da diese Doppelbindungen eher durch eine ringförmige Elektronenwolke beschrieben werden als durch ortsfeste Elektronenpaare, werden sie oft auch als Kreis in der Wabe dargestellt:

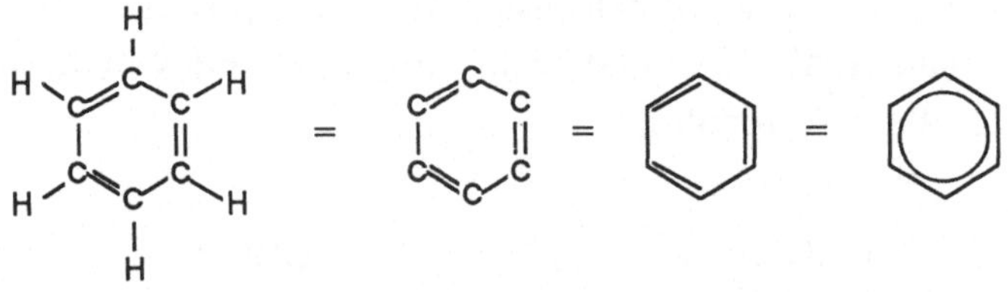

Benzolring

In Strukturformeln, die Benzolringe enthalten, verzichtet man der Einfachheit halber meist auf die explizite Kennzeichnung der Wasserstoffatome durch die Buchstaben 'H' und der Kohlenstoffatome durch 'C' und folgt der Konvention, daß das Zusammentreffen mehrere Bindungen (Striche) immer den Ort eines Kohlenstoffatoms anzeigt, wenn nicht ein entsprechender Buchstabe ein anderes Element signalisiert. Ebenso signalisieren alle einwertigen Bindungen Wasserstoffatome, ohne daß diese extra gekennzeichnet sind.

Ringverbindungen wie solche, die den Benzolring enthalten, heißen auch **aromatische** Verbindungen. Ersetzt man wieder ein oder mehrere Wasserstoffatome durch OH-Gruppen, so erhält man aromatische Alkohole. Beispiele sind Phenol und Catechol:

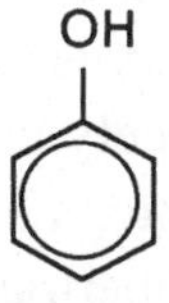

Phenol 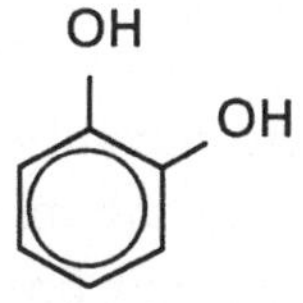 Catechol

Oftmals wird der Buchstabe R (für **R**adikal, **R**est, **R**esidual) eingeführt, um eine beliebige organische Gruppe zu kennzeichnen. Dann läßt sich z.B. die Familie der Alkohole als R-OH schreiben.

Amine

Amine leiten sich von Ammonium (NH_3) her, wobei eines oder mehrere H-Atome des Ammoniums durch andere Gruppen ersetzt werden. Wird nur ein Wasserstoffatom ersetzt, so spricht man von primären oder **Monoaminen** ($R-NH_2$). Entsprechend kennzeichnet 'R-NH-R' die Gruppe der sekundären Amine. Bei tertiären Aminen sind alle drei Wasserstoffatome durch andere Gruppen ersetzt. Monoamine, bei denen der Catecholring einen Bestandteil von R darstellt, heißen **Catecholamine**. Eine Reihe von Neurotransmittern, also von chemischen Überträgersubstanzen, über die Information von einer zur nächsten Nervenzelle übertragen wird, sind Catecholamine, z.B. Adrenalin, Noradrenalin und Dopamin (siehe Kapitel 6).

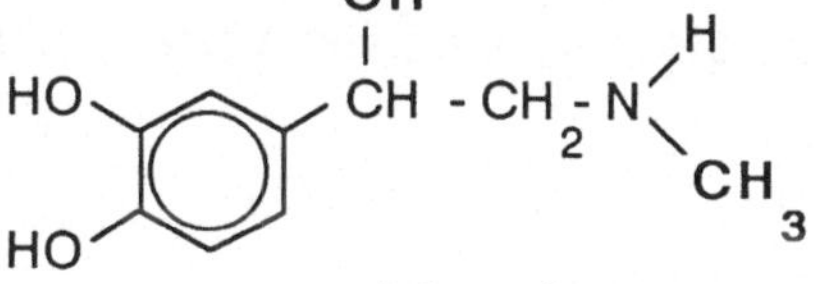

Adrenalin

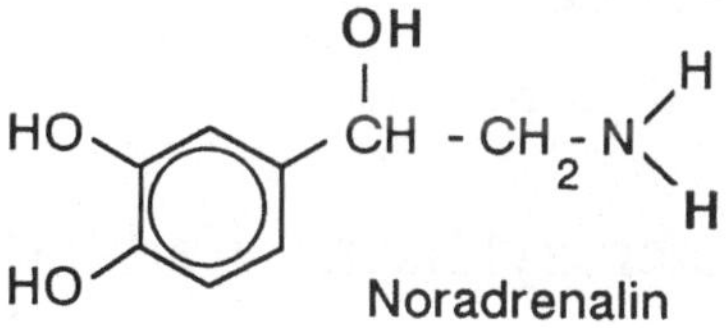

Noradrenalin

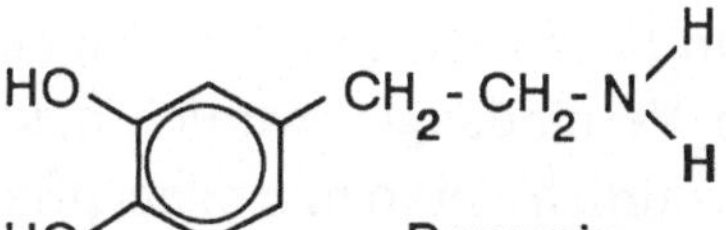

Dopamin

Adrenalin und Noradrenalin (in Anlehnung an die angelsächsische Terminologie auch als Epinephrin und Norepinephrin bezeichnet) dienen auch als Hormone. Sie werden von Drüsen am oberen Ende der Nieren, genauer aus dem inneren Teil der Nebennierendrüsen, dem Nebennierenmark, ausgeschüttet. Einer der wichtigsten Neurotransmitter ist Acetylcholin (ACh). ACh ist der einzige Transmitter an der muskulären Endplatte, d.h. daß die Signale von den Nervenzellen auf die Muskeln nur über ACh übertragen werden können. ACh spielt aber auch im autonomen Nervensystem und als Neurotransmitter im ZNS eine wichtige Rolle und wird mit so unterschiedlichen Verhaltensweisen wie Nahrungsregulation und Wasseraufnahme, Schlaf und Aktivation, Lernen und Gedächtnis und motorischer Aktivität in Verbindung gebracht (siehe Kapitel 6). Bei ACh handelt es sich um ein quartäres Amin:

$$CH_3-\overset{\overset{O^{\ominus}}{\|}}{C}-O-CH_2-CH_2-\overset{\oplus}{N}(CH_3)_3 \qquad \text{Acetylcholin}$$

Da der Stickstoff nur dreiwertig ist, gelingt es den Sauerstoffatomen, Elektronen auf ihre Seite zu ziehen, so daß um den Stickstoff ein positiver Ladungsschwerpunkt entsteht. Diese Eigenschaft bildet den Schlüssel zu einer bestimmten Art von Rezeptoren, den sogenannten nikotinergen Rezeptoren. Während die meisten Substanzen am Rezeptor vorbeiwandern, passen Stoffe mit diesem Dipol wie Schlüssel in das Schloß, binden sich also an den Rezeptor und verändern so Eigenschaften in der Zellmembran, zu der der Rezeptor gehört. Bestimmte Substanzen, die in diesem Punkt eine ähnliche Charakteristik in der Ladungsverteilung aufweisen, wie etwa Nikotin, passen wie ein 'Nachschlüssel' in das gleiche Schloß, aktivieren den Rezeptor also auf ähnliche Weise wie die körpereigene Substanz.

Heterozyklische Verbindungen

Nun lassen sich auch in den Ringen Kohlenstoffatome durch Atome anderer Elemente (etwa Stickstoff, N) ersetzen. Diese Verbindungen werden heterozyklisch genannt. **Alkaloide** sind Beispiele natürlich vorkommender, pflanzlicher Stoffe, bei denen an einer oder mehreren Stellen Stickstoffatome eingebaut sind und die sehr starke psychische und pharmakologische Effekte haben können. Beispiele für psychoaktive pflanzliche Alkaloide sind Nikotin im Tabak, Coffeïn im Kaffee-, Tee- oder Guanastrauch oder das in der Hanfpflanze vorkommende Delta-9-Tetrahydrocannabinol (THC, Kapitel 20). **Indole**, die ebenfalls im Kondensat des Tabakrauchs vorkommen, sind wichtige Grundbausteine, da der wichtige Neurotransmitter Serotonin ein Indolamid darstellt:

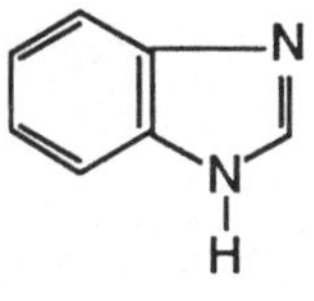

Benzimidazol

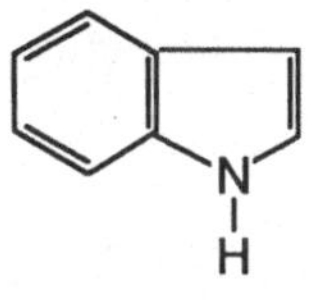

Indol

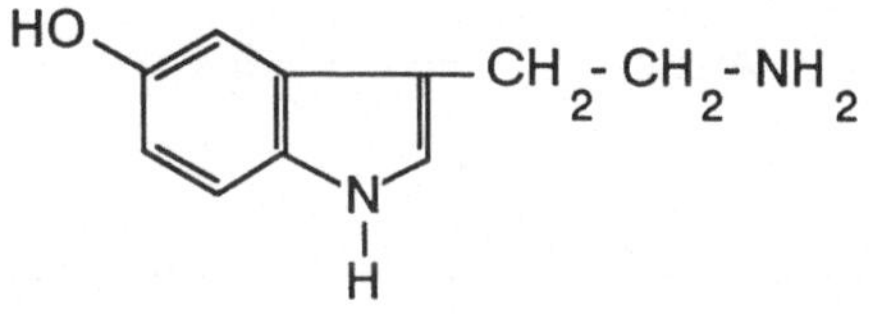

HO– … –CH_2-CH_2-NH_2

Serotonin (5-Hydroxytryptamin, 5-HT)

Die Bezeichnung 5-Hydroxytryptamin weist auf die strukturelle Charakteristik eines Amins mit einer Hydroxylgruppe am fünften Kohlenstoffatom im Benzolring hin. Benzimidazole haben narkotische Wirkungen, da sie mit dem serotonergen Transmittersystem interagieren. Ein weiteres bekanntes Indolamid ist LSD (Lysergsäure-Diäthylamid), dessen potente psychotrope Wirkung ebenfalls über seine strukturelle Ähnlichkeit mit Serotonin erklärt wird.

Aminosäuren und Proteine

Bei Aminosäuren handelt es sich um organische Säuren, die eine Aminogruppe und eine Carboxylgruppe (COOH) enthalten. Ersetzt man beispielsweise in Essigsäure (CH_3COOH) eines der in der Methylgruppe vorkommenden Wasserstoffatome durch eine Aminogruppe, so erhält man die Aminosäure Glycin, die auch als Neurotransmitter eine wichtige Rolle spielt (Kapitel 6). Glutaminsäure und γ-Aminobuttersäure (GABA) sind weitere Aminosäuren, die als Neurotransmitter wirken.

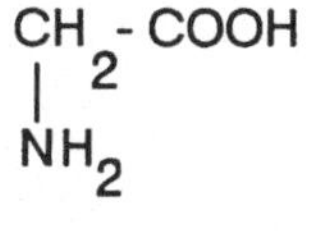

$CH_2(NH_2)$-COOH

Glycin

$CH_2(NH_2)$-CH_2-CH_2-COOH

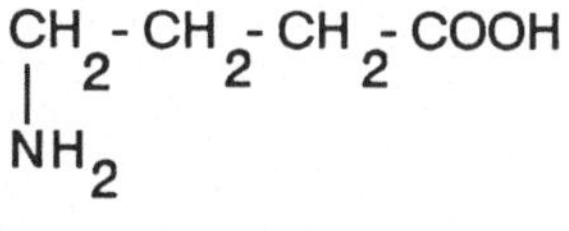

GABA (γ-Aminobuttersäure)

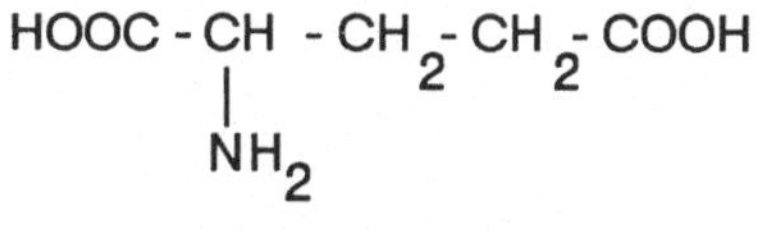

HOOC-$CH(NH_2)$-CH_2-CH_2-COOH

Glutaminsäure

Zwei Aminosäuren können leicht durch eine Peptidbindung verbunden werden, wobei ein Molekül Wasser freigesetzt wird:

$$CH_3-\underset{\displaystyle NH_2}{\underset{|}{CH}}-\overset{\displaystyle O}{\overset{/\!/}{C}}-OH \quad H-\underset{\displaystyle H}{\underset{|}{N}}-CH_2-COOH \longrightarrow CH_3-\underset{\displaystyle NH_2}{\underset{|}{CH}}-\overset{\displaystyle O}{\overset{/\!/}{C}}-NH-CH_2-COOH$$

$$H_2O$$

Alanin + Glycin → Alanylglycin + Wasser

Werden mehrere (5 bis 35) Aminosäuren über solche Peptidbindungen miteinander verbunden, so handelt es sich um ein **Polypeptid**. Meistens spricht man der Einfachheit halber von einem Peptid, obwohl man ein Polypeptid meint. Peptide spielen als endogene Informationsträger eine wichtige Rolle (Kapitel 7). Viele Hormone, etwa solche, die vom Hypothalamus freigesetzt oder die aus der Hypophyse ausgeschüttet werden, sind Peptide. ACTH, ein Hormon, das in der Nebenierenrinde die Sekretion von Corticosteroiden bewirkt, besteht aus einer Kette von 39 Aminosäuren. Endorphine bilden einen anderen Ausschnitt aus der Aminosäurensequenz des 'Vorläufer'peptids (Proopiomelanocortin $_{1-91}$, Kapitel 7), das auch die Sequenz von ACTH umfaßt. Bei höheren Anzahlen von Aminosäuren und auch bei mehreren Ketten aus Polypeptiden spricht man von Proteinen.

Merke:

$-OH$	**Hydroxylgruppe**
$-NH_2$	**Aminogruppe**
$=NH$	**Iminogruppe**
$-C=O$	**Carbonylgruppe**
$-C(=O)-OH$	**Carboxylgruppe**
$-C(=O)-H$	**Aldehyde**
$-C(=O)-O-$	**Ester**
$-F$, $-Cl$, $-Br$, $-J$	**Halogenide**

Vertiefende Literatur

Siegel,G.J., Albers,R.W., Agranoff,B.W., Katzman,R. (1981) (Eds.) Basic Neurochemistry, 3rd ed. Boston, Little Brown.

Darüberhinaus jedes einführende Lehrbuch in die organische Chemie.

4 Pharmakokinetik und Pharmakodynamik

Bevor ein Psychopharmakon auf Bewußtseins- und Verhaltensebene Einfluß nehmen kann, muß es spezifisch auf das Gehirn wirken können, und dazu muß es in den meisten Fällen erst einmal dorthin gelangen. Charakteristika der Aufnahme einer Substanz in und Verteilung über die Blutbahn, sowie Merkmale der Aufnahme ins Gehirn nach Durchqueren der Blut-Hirn-Schranke (siehe dazu Kapitel 5) – was der Substanz auf ihrem Weg vom Mund oder der Injektionsnadel bis zum Gehirn widerfährt – kennzeichnen die **Pharmakokinetik** der Substanz. Die Wechselwirkungen der Substanz mit Rezeptorstrukturen und Transmittersystemen *im* Gehirn, die letztendlich die Qualität der Bewußtseins- und Verhaltenseffekte determinieren, beschreibt die **Pharmakodynamik**. Der zweite Ast der pharmakokinetischen Phase betrifft den Weg der Substanz vom Gehirn zum ausscheidenden Organ, umfaßt also Biotransformation, die metabolische Umwandlung von der zentralnervös wirksamen Form der Substanz in ihre 'eliminierbare' Form, sowie ihre Ausscheidung. Beide Phasen bestimmen die psychotrope Wirkung einer Substanz, wobei sich pharmakokinetische Gesetzmäßigkeiten eher auf die Wirkungsintensität, pharmakodynamische Prozesse eher auf die Wirkungsqualität auswirken. Im folgenden Kapitel wird ein Überblick über Grundbegriffe und Gesetzmäßigkeiten der Pharmakokinetik und Pharmakodynamik gegeben. Entscheidende Grundlagen der Pharmakodynamik, nämlich Eigenschaften der zentralnervösen Synapsen, den Schaltstellen zwischen Nervenzellen, und der Botenstoffe (Transmitter) werden ausführlicher in den nachfolgenden Kapiteln 6 und 7 behandelt.

Grundbegriffe der Pharmakokinetik

Bevor ein Pharmakon verabreicht wird, sollten seine pharmakokinetischen Eigenschaften bekannt sein, denn diese beeinflussen deutlich seine Wirkungen. Diese Notwendigkeit illustrieren die Beispiele in Abb. 4.1. Dasselbe gilt für

Metaboliten einer Substanz, vor allem wenn diese ihrerseits wieder ins Gehirn gelangen und dort psychotrope Wirkungen entfalten können. Leider ist unser pharmakokinetisches Wissen bei vielen Pharmaka noch lange nicht ausreichend.

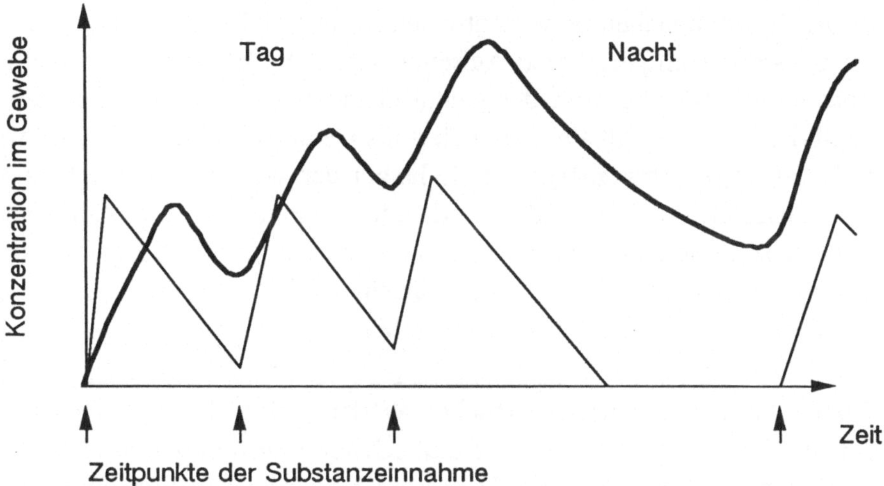

Abb. 4.1. Schematischer Zeitverlauf der Ansammlung von Substanzen im Gewebe. Die Konzentration hängt nicht nur von der angenommenen Menge, sondern vor allem von der Aufnahmegeschwindigkeit und der Abbaurate ab, wie die beiden dargestellten Linien für zwei fiktive Pharmaka verdeutlichen sollen. Eine annähernde Konstanz der täglichen Fluktuationen wird wegen einer Erhöhung der Abbauraten über die Zeit oftmals erst nach 1–3 Wochen erreicht

Galenik

Galenik bezeichnet die Form, in der eine Substanz vorliegt oder 'verpackt' wird, also beispielsweise als Tablette, als in Gelatine oder Plastikkapseln transportiertes Pulver, als schluck- oder injizierbare Flüssigkeit oder als inhalierbares Gas. Manche Substanzen lassen sich nur in gelöster Form, z.B. in wäßrigen oder 'Vehikel'-Lösungen verabreichen. Die Form, in der eine aufzunehmende Substanz vorliegt, beeinflußt bereits die Geschwindigkeit, mit der die Substanz aufgenommen werden kann: Ein inhaliertes Gas gelangt über die Lungenbläschen wesentlich schneller ins Blut und ins Gehirn (z.B. Inhalationsnarkotika, Tabakrauch) als eine Gelatinekapsel, die geschluckt und im Magen 'geknackt' werden muß und deren Wirksubstanz in den Darm weitergeleitet wird, um dort endlich in die Blutbahn aufgenommen zu werden.

Aufnahme - Absorption - Resorption

Alle drei Termini stehen im wesentlichen für den gleichen Prozeß, den Eintritt einer Substanz vom peripheren Aufnahmeort in die Blutbahn. Der Aufnahmeort bestimmt zusammen mit der galenischen 'Verpackung' der Substanz, wie schnell diese in die Blutbahn und weiter ins Gehirn gelangt, er determiniert die **Anflutungsgeschwindigkeit**. Je länger der Weg bis zur Blutbahn und je mehr Barrieren zu überwinden sind, um so langsamer die Anflutungsgeschwindigkeit, um so langsamer setzen die Wirkungen der Substanz ein, umso langsamer aber auch mögliche unerwünschte Nebenwirkungen, was einen gewissen Spielraum für Gegenmaßnahmen läßt.

Schnelle Anflutung führt zum raschen Wirkungseintritt, möglicherweise aber auch zu schnell einsetzenden und damit schwer kontrollierbaren Nebenwirkungen. Langsame Anflutung erlaubt bessere Kontrolle von Wirkungen und Nebenwirkungen auf Kosten verzögerten Wirkungseintritts.

Die prinzipiellen Möglichkeiten der Aufnahme sind

• **oral**, d.h. die Substanz wird über den Mund aufgenommen, gelangt über den Magen in den Dünndarm und wird dort über die Darmzottenmembran in die Blutbahn aufgenommen. Voraussetzung für die orale Applikationsform einer Substanz ist, daß diese nicht bereits von der Magensäure in unwirksame Moleküle aufgespalten oder umgewandelt wird. Wenn die Substanz jedoch mit entsprechenden Schutzhüllen umgeben ist, sollte sie im Dünndarm so aufgespalten werden können, daß sie die Darmzottenmembran passieren kann. Vorteile oraler Aufnahme sind
- vergleichsweise einfache Applikation (z.B. gegenüber Injektion),
- langsame Anflutung und damit kontrollierbarer Wirkungseintritt.

Nachteile oraler Applikation sind
- mögliche unerwünschte Wirkungen im Magen-Darm-Trakt (z.B. Brechreiz, Übelkeit, Diarrhoe),
- unkontrollierbarer Substanzverlust aufgrund von Abbauprozessen in Magen und Darm (z.B. Aufspalten durch Magensäure),

– mögliche Beeinflussung der Aufnahmegeschwindigkeit durch Magenmotilität, Magensaftzusammensetzung und Magenfüllung. Ist die Magenmotilität herabgesetzt, wie dies etwa bei älteren Personen oder im Koma der Fall sein kann, so werden Pharmaka langsamer resorbiert. Ein niedriger pH-Wert des Magensaftes fördert die Aufnahme einiger, hemmt die Aufnahme anderer Substanzen. Unmittelbar nach üppigen Mahlzeiten ist die Resorptionsgeschwindigkeit vermindert. Wohl die meisten Leser haben schon erfahren, daß Alkohol auf leeren Magen sehr viel schneller wirkt als nach einer üppigen Mahlzeit.

• Bei **rektaler** Applikation wird die Substanz ebenfalls über die Darmzottenmembran in die Blutbahn aufgenommen. In Mast- und Dickdarm erfolgt die Resorption jedoch deutlich langsamer und in geringerem Maße als im Dünndarm. Rektale Applikation ist daher nur geraten, wenn nicht unbedingt in bestimmter Zeit eine bestimmte Blutkonzentration (Wirkspiegel) erreicht werden soll. Dieser Nachteil rektaler Applikation wiegt oft schwerer als der Vorteil, daß die gastrointestinalen Beschwerden der oralen Aufnahme umgangen werden. Von rektaler Applikation wird bei Psychopharmaka eher selten Gebrauch gemacht.

• Unter **parenteraler** Applikation versteht man die Aufnahme mehr oder weniger direkt in die Blutbahn durch intravenöse, intramuskuläre oder subkutane Injektion. Vorteile dieses Aufnahmeweges sind

– exakte Dosierungsmöglichkeit, da kein Substanzverlust (wie etwa bei oraler Aufnahme) zu erwarten ist,

– schnelle Anflutungsgeschwindigkeit und damit schneller Wirkungseintritt.

Als nachteilig ist zu berücksichtigen, daß Substanzen parenteral meist nicht selbst verabreicht werden können und daß schnelle Anflutungsgeschwindigkeit auch die Gefahr unkontrollierbar einsetzender Nebenwirkungen (z.B. allergischer Reaktionen) birgt.

• Bei **inhalatorischer** Aufnahme geht die Substanz in den Lungenbläschen in die Lungenalveolen, also in die Blutbahn über. Die Anflutungsgeschwindigkeit ist bei inhalatorischer Aufnahme besonders hoch, zum einen aufgrund des kurzen Weges zum Blutkreislauf, zum anderen, weil die Substanz über den Lungenkreislauf schnell und ohne eventuell dezimierende Passage durch die Leber (s.u.) ins Gehirn gelangt. Der inhalatorische Weg wird daher gewählt, wenn besonders schnelle zentralnervöse Wirkungen angestrebt werden, etwa zur Narkose, aber auch bei Einnahme von Drogen (Teil III). Voraussetzung für diesen Weg ist natürlich, daß die Substanz in Form eines Gases vorliegt. Dies begrenzt die Zahl inhalatorisch applizierbarer psychotroper Substanzen entscheidend.

• Schließlich können Pharmaka über **Haut und Schleimhäute** resorbiert werden. Substanzen können z.B. geschnupft, also über die Nasenschleimhaut in die Blutbahn aufgenommen werden. Beispiele hierfür sind das Schnupfen von Rauschdrogen wie Kokain, aber auch das Tabakschnupfen. **Perlingual** lassen sich nur Substanzen applizieren, die über die Zunge und Mundschleimhaut aufgenommen werden; dies gilt für einige Lokalanästhetika und Koronartherapeutika, jedoch kaum für Psychopharmaka.

Unter **Resorption** versteht man die Aufnahme einer Substanz von der Körperoberfläche ins Blut- oder Lymphsystem, von wo aus dann die Verteilung im Gesamtorganismus erfolgt. Da Pharmaka nur wirksam werden, wenn sie in bestimmter Konzentration den Wirkort erreichen, ist ausreichende Resorption wichtig.[1] Ungestörter Resorption entgegen stehen Membranen (Kapitel 5). Resorption, ebenso wie Verteilung und Elimination, bedeutet Überwindung von Membranen.

Verteilung

Hat eine Substanz die Membranbarriere zur Blutbahn überwunden, so wird sie im Blutkreislauf durch den Körper gespült. Entlang dem Konzentrationsgefälle zwischen Plasmakonzentration und Gewebskonzentration verteilt sich die Substanz entsprechend im Gewebe. Pro Minute zirkulieren 5 Liter Blut im großen Kreislauf. Eine Substanz könnte also relativ schnell zur Blut-Hirn-Schranke gelangen – dies um so mehr, als das Gehirn außerordentlich gut durchblutet ist: Bei einem relativen Anteil zum Körpergewicht von 2–2,5% befinden sich jeweils 15–16% der Gesamtblutmenge im Gehirn. Diejenige Menge einer Substanz, die die Blutbahn bzw. den Wirkort unverändert erreicht, wird mit ihrer **Bioverfügbarkeit** gleichgesetzt. Diese schwankt in Abhängigkeit organismischer Variablen ebenso wie in Abhängigkeit der Applikationsform: bei intravenöser Applikation beträgt die Bioverfügbarkeit z.B. gegenüber oraler Applikation 100%. Meist passiert die Substanz beim ersten Blut'kreislauf' die Leber, in der ein Teil der Substanz bereits metabolisiert, also enzymatisch umgewandelt und abgebaut wird. Diesen Effekt, der einen relativen Verlust an Wirksubstanz, die das Gehirn erreicht, und damit einen relativen Verlust möglicher psychotroper Wirkung bedeutet, bezeichnet man als **First-pass-Effekt**.

[1] Mutschler, E. (1986) Arzneimittelwirkungen. Stuttgart, Wissenschaftliche Verlagsgesellschaft.

Ist der First-pass-Effekt einer Substanz sehr groß (wie z.B. bei einigen β-Rezeptorenblockern, Koronartherapeutika oder Lokalanästhetika, so ist dies bei der Dosierung oder der Applikationsform (z.B. perlingual) zu berücksichtigen. Dennoch gilt die Blut- oder **Plasmakonzentration** einer Wirksubstanz als relativ guter Index für die Menge der Wirksubstanz, die ins Gehirn gelangt. Charakteristika des Blutkreislaufs begünstigen einen raschen Transport von Substanzen zum Gehirn sowie deren Verteilung.
Hat eine Substanz die Blut-Hirn-Schranke passiert und sich im Gehirngewebe verteilt, so folgt im nächsten Schritt die Wechselwirkung mit dem Rezeptor, die **pharmakodynamische Phase**. Prinzipien und Charakteristika dieser Interaktionen werden in den Kapiteln 6 und 7 behandelt; daher soll hier nur ein kurzer Überblick über Grundbegriffe der Pharmakodynamik gegeben werden. Ergänzen wir jedoch zuvor die Grundbegriffe der Pharmakokinetik anhand des zweiten Astes der pharmakokinetischen Phase, der Biotransformation und Elimination.

Biotransformation – Stoff'wechsel'

Um vom Wirkort – dem Gehirn – zurück in die Blutbahn und von der Blutbahn in Ausscheidungsorgane zu gelangen, muß die Substanz umgewandelt werden, muß ein Substanzmolekül so verändert werden, daß eine solche Passage möglich wird. 'Biotransformation' kennzeichnet diese Umwandlung der Substanz, wobei eine hauptsächliche Voraussetzung für die Ausscheidung die Umwandlung der Substanz von fettlöslicher in wasserlösliche Form darstellt. Biotransformationen finden im Gewebe, bei psychotropen Substanzen auch im Gehirn und in der Leber statt. Im Gehirn werden psychotrope Substanzen durch sogenannte **Phase-I-Reaktionen** inaktiviert und diffundieren entsprechend dem Konzentrationsgefälle zurück ins Blut. Metaboliten (Oxidationsprodukte) vieler Psychopharmaka bleiben jedoch lipidlöslich und können daher wieder zurück ins Gehirn diffundieren und dort erneut psychotrope Wirkungen entfalten. Einige Antidepressiva und einige Benzodiazepine bilden zum Beispiel solchermaßen **aktive Metaboliten**. Die Bildung lipidlöslicher und aktiver Metaboliten ist insofern zu berücksichtigen, als es bei anhaltender konstanter Zufuhr zu einer Anhäufung aktiver Substanzen kommen kann, wodurch psychotrope Effekte ebenso wie psychotrope und vegetative Nebenwirkungen intensiviert und/oder verlängert werden.

Phase-I- und Phase-II-Reaktionen:

Unter Phase-I-Reaktionen der Biotransformation versteht man die Veränderung des Pharmakonmoleküls z.B. durch Oxidation, Reduktion oder Hydrolyse, unter Beteiligung von Enzymen wie z.B. Oxidasen, Mono- oder Dioxygenasen. Durch Konjugation, d.h. durch Kopplung des so entstandenen Metaboliten mit anderen, körpereigenen Substanzen (z.B. Aminosäuren, aktiviertem Sulfat, aktivierter Essigsäure, aktivierter Glucoronsäure, S-Adenosylmethionin) wird oft Wasserlöslichkeit und damit eine Elimination der Substanz ermöglicht. An diesen Reaktionen der Phase II sind meist spezifische Transferasen beteiligt.

Der Haupteffekt des Stoffwechselprozesses läßt sich wie folgt zusammenfassen:

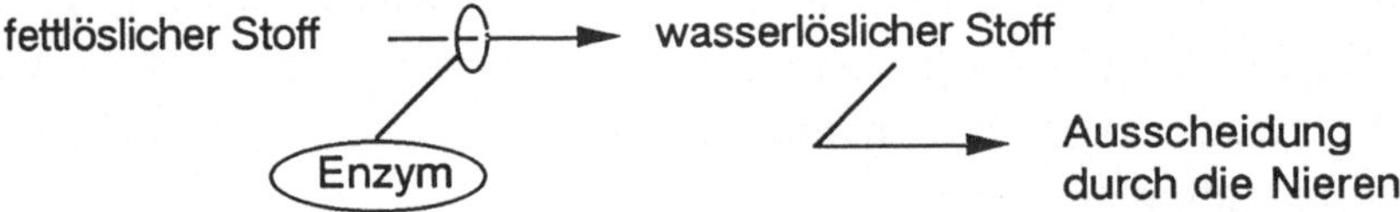

Die enzymatische Umwandlung der Substanzen von lipophiler in hydrophile Form erfolgt primär in der **Leber**. Wie gesagt, ist diese Umwandlung die entscheidende Voraussetzung für die Ausscheidung über die Nieren, da lipophile Substanzen nach der glomerulären Filtration in den Nierentubuli rückresorbiert würden. Die Umwandlung erfolgt weitgehend über substratunspezifische **Enzyme**. Am häufigsten erfolgt eine Oxidation. Das hauptsächliche Enzym ist hierbei Cytochrom 450, dessen Konzentration in der Leber entsprechend den Bedürfnissen geregelt wird. Alkohol führt beispielsweise zu vermehrter Bildung von Cytochrom 450, daher metabolisieren Personen mit hohem Alkoholkonsum (unter Abstinenz) auch eine ganze Reihe von Pharmaka (beispielsweise Barbiturate und andere Schlafmittel) schneller als Personen, die nur gelegentlich Alkohol trinken. Umgekehrt stehen für den Abbau von Barbituraten bei gleichzeitigem Alkoholkonsum weniger Enzyme zur Verfügung, sie werden also langsamer abgebaut. Die Wirkungen beider 'Drogen' verstärken sich gegenseitig.

Angesichts dieser entscheidenden Funktion der Leber für die Biotransformation pharmakologischer Substanzen liegt es auf der Hand, daß optimale Funktionstüchtigkeit dieses Organs eine wesentliche Voraussetzung für normale Biotransformation von Psychopharmaka darstellt. Nur in untergeordnetem Maße erfolgt enzymatische Biotransformation auch in Darm, Niere, Lunge, Haut, Milz, Muskulatur und Blut. Abbauprozesse von Pharmaka sind bei eingeschränkter Leberfunktion, z.B. im Alter, bei geschädigtem Leberparenchym durch Alkohol (Kapitel 19) oder Krankheiten, verändert. Die Biotransformation von Pharmaka in der Leber wird ferner durch Pharmaka selbst beeinflußt, wenn diese die Bildung von Enzymen anregen.

Enzyminduktion:
Bestimmte Pharmaka, vor allem lipidlösliche Substanzen mit langer Verweildauer in der Leber, induzieren eine verstärkte Bildung von Enzymen, die an der Biotransformation der betreffenden Substanz, aber auch an der ähnlicher Pharmaka und körpereigener Substanzen wie Steroidhormonen oder Vitaminen beteiligt sind. In der Folge ist die Biotransformation der betreffenden Substanzen erhöht, sind Abbau und Elimination beschleunigt. Damit läßt aber auch die psychotrope Wirkung der Substanz nach, und schließlich treten Nebenwirkungen infolge des verstärkten Abbaus körpereigener Substanzen auf.
Konsequenzen der Enzyminduktion sind
• eine bei gleichbleibender Dosierung erniedrigte Plasmakonzentration, d.h. erniedrigter Wirkspiegel der Substanz, • Abfall des Plasmaspiegels körpereigener Wirkstoffe unter das Normalniveau, • Abfall des Wirkspiegels anderer Pharmaka unter das angestrebte oder erforderliche Niveau. Um diese Konsequenzen der Enzyminduktion auszugleichen, müssen • die Dosis der betreffenden Substanz erhöht oder die Einnahmefrequenz gesteigert werden, • der Abfall im Wirkspiegel anderer Pharmaka oder körpereigener Stoffe kompensiert werden. **Enzyminduktion gilt als entscheidende Ursache für die Entwicklung metabolischer Toleranz** (siehe dazu Kapitel 15).
Psychopharmaka, die die Enzyminduktion stark anregen, sind
• Hypnotika (vor allem Barbiturate), • einige Antiepileptika (vor allem Hydantoine); weniger intensiv wirken • Antidepressiva der Imipramin-Gruppe • das Neuroleptikum Chlorpromazin. (Starke Enzyminduktoren außerhalb der Klasse der Psychopharmaka sind z.B. Insektizide, bestimmte Antirheumatika und bestimmte orale Antidiabetika).

Elimination

Die Ausscheidung von Pharmaka erfolgt zum größten Teil über die **Niere**, in geringerem Maße biliär, d.h. über die Fäzes, oder pulmonal, d.h. über die Lungen. Während auch lipidlösliche Substanzen noch glomerulär filtriert werden, können hydrophile Substanzen tubulär nicht mehr rückresorbiert werden und werden daher ausgeschieden. Ausmaß und Geschwindigkeit der Resorption, welche den Gesetzmäßigkeiten passiver Diffusion folgt, variieren mit dem pH-Wert des umgebenden Milieus, des Urins: schwache Basen werden bei saurem Urin stärker ausgeschieden, schwache Säuren bei eher alkalischem Milieu. Die Ausscheidung selbst, tubuläre Sekretion, ist ein aktiver Prozeß eines in den Zellen der proximalen Tubuli gelegenen Transportsystems. Die Kenntnis dieser Vorgänge kann z.B. bei der Behandlung von Vergiftungen aufgrund überdosierter Pharmaka sehr hilfreich sein: Beispielsweise wirkt die schwache Base Natriumbikarbonat einer Intoxikation nach einer Überdosis des Schlafmittels Phenobarbital oder eines anderen sauren Barbiturats entgegen, während eine Überdosis des alkalischen Amphetamins mit einer i.v. Injektion von Ascorbinsäure bekämpft werden kann.
Es gibt auch Substanzen, die ohne Umwandlung direkt durch die Nieren ausgeschieden werden. Ein Beispiel ist Lachgas. Ein anderes sind berauschende Inhaltsstoffe eines Fliegenpilzes, dessen Genuß bei sibirischen Völkern verbreitet war. Nicht selten wurde der halluzinogenhaltige Urin für eine Wiederverwendung gesammelt, um die berauschende Wirkung zweimal auszunutzen. Da auch Rentiere von dem Stoff berauscht werden und ihn mit ihrer feinen Nase leicht entdecken können, bemerkte ein Reisebericht: "It is likely to make it dangerous to relieve oneself in the open when there are reindeer around."[1]
Der Leser möge die vielen praktischen Hinweise in diesem Buch beherzigen.

Meßgrößen pharmakokinetischer Prozesse

Die genannten Parameter der pharmakokinetischen Phase, Resorption, Verteilung und Biotransformation, determinieren die Konzentration der Wirksubstanz in Gehirn und Blutplasma zu jedem Zeitpunkt. Diese Konzentrationen dienen als grobes Maß für die mögliche Wirkungsintensität bei gegebener

[1] Wasson, R. (1968) Soma, Divine Mushroom of Immortality. New York, Harcourt; zitiert nach Leavitt, F. (1982) Drugs and Behavior. New York, Wiley.

Dosierung der Substanz. Gebräuchlich sind folgende Maße der Dosis-Wirkungs-Beziehung:

- **Plasma-Halbwertszeit** (auch Eliminations- oder biologische Halbwertszeit, HWZ oder t_{50}) kennzeichnet die Zeit, in der der Blutspiegel einer Substanz auf die Hälfte des Wertes der maximalen Konzentration abgesunken ist. Die Plasma-Halbwertszeit wird als Grundlage für die Berechnung der Dosierung z.B. bei Langzeitmedikation herangezogen: Dosierungshöhe und -intervall bestimmen sich so, daß die Plasma-Halbwertszeit konstant bleibt.
- Als **Wirkungs-Halbwertszeit** bezeichnet man das Zeitintervall, innerhalb dessen die Wirkung der Substanz (gemessen an beobachtbaren und subjektiv erlebten Effekten) auf die Hälfte der ursprünglichen Wirkungsintensität abgesunken ist.

Zur Bedeutung der Halbwertszeiten:
Eine konstante Plasmakonzentration wird ungefähr innerhalb von vier Halbwertszeiten erreicht. Das bedeutet auch, daß eine optimale Dosierung für einen Patienten nicht vor Ablauf mehrerer Halbwertszeiten ermittelt werden kann. Pharmaka mit langen Halbwertszeiten können einmal täglich verabreicht werden, Stoffe mit kurzen Halbwertszeiten müssen dagegen entsprechend häufiger gegeben werden. Übersteigt die Plasma-Halbwertszeit das Dosierungsintervall, so kommt es zur **Kumulation** der Wirksubstanz im ZNS (siehe Abb. 4.1). Diese kann eine Intensivierung oder Verlängerung der Wirkungen bedingen oder auch adverse, 'paradoxe' Reaktionen auslösen. Kumulation von Barbituraten beispielsweise führt zu starken Müdigkeitsgefühlen am Tage oder auch zu 'paradoxen' Erregungszuständen (siehe Kapitel 13). Verändern sich z.B. mit dem Alter Charakteristika von Biotransformation und Elimination, so können steigende Halbwertszeiten bei zu hoher Dosierung ein Überschreiten der Biotransformationskapazität der Leber und der Eliminationskapazität der Nieren anzeigen. Manche Substanzen entfalten ihre Hauptwirkungen während des Konzentrationsanstiegs im Gewebe. Ein Beispiel ist Valium mit einer Eliminationshalbwertszeit von 20–100 Stunden, aber einer sehr viel kürzeren Wirkungsdauer nach einmaliger Gabe. Die Halbwertszeit ist aber deshalb noch nicht bedeutungslos, da auch hier die Regel gilt, daß mehrere Halbwertszeiten abgewartet werden müssen, bevor sich ein konstanter Wirkspiegel einstellt. Bei Valium mit bis zu vier Tagen Halbwertszeiten bei manchen Patienten bedeutet dies, daß etwa zwei Wochen abgewartet werden müssen, bis sich eine annähernd konstante Konzentration einstellt.

• Zur Charakterisierung der Elimination einer Substanz kennzeichnet das Maß der **Clearance** das Plasmavolumen, das pro Zeiteinheit von einer Substanz befreit wird. In die Plasma-Clearance gehen Eliminationsgeschwindigkeit und Verteilungsvolumen ein.

• Neben der Bestimmung und Kontrolle der Halbwertszeiten basiert die Dosierung eines Pharmakons in der Praxis auf der zuvor in Prüfphasen bestimmten **therapeutischen Breite:** Als **ED_{50}** wird diejenige Einzeldosis einer Substanz gekennzeichnet, bei der 50% einer Stichprobe eine Wirkung zeigen. **LD_{50}** bezeichnet die Dosis im Tierexperiment, die bei 50% einer Stichprobe letal wirkt. Der Quotient aus LD_{50} und ED_{50} definiert die therapeutische Breite oder Sicherheit des Pharmakons. Im Humanbereich ist die obere Grenze der therapeutischen Breite definiert über Anzeichen einer Intoxikation. Ziel bei der Entwicklung von Substanzen ist natürlich eine möglichst große therapeutische Breite.

Grundbegriffe der Pharmakodynamik

Die Pharmakodynamik beschreibt die Wechselwirkungen einer Substanz mit Strukturen und biochemischen Stoffen im Gehirn. Bei psychotropen Stoffen werden zwei Klassen differenziert, nämlich unspezifisch wirkende Substanzen, die ihre Wirkungen primär auf Prozesse des Energiestoffwechsels entfalten oder generell stabilisierend auf Membranen wirken, und spezifisch wirkende Substanzen, deren Wirkung auf einer Interaktion zwischender Substanz und einem **Rezeptor** beruht.

Rezeptoren sind makromolekulare Strukturen, im allgemeinen Proteine, die die Fähigkeit besitzen, funktionelle Komplexe mit einer biochemischen Substanz, einem Neurotransmitter- oder Pharmakonmolekül, zu bilden. Diese Komplexbildung setzt voraus, daß Membranstruktur und Molekülstruktur selektiv zueinander passen, ähnlich wie ein bestimmter Schlüssel nur in ein bestimmtes Schloß, die rechte Hand nur in den rechten Handschuh passen. Die 'passende' Molekülstruktur bindet bevorzugt an die entsprechende Membranstruktur, d.h. sie zeigt spezifische Affinität zum spezifischen Rezeptor. Substanzen mit hoher Affinität zu einem Rezeptor bezeichnet man als Liganden. Die Fähigkeit eines Pharmakons, nach Bildung eines Substanz-Rezeptor-Komplexes einen biologischen Effekt auszulösen, nennt man 'intrinsische Aktivität'.

Ein Rezeptor kann durch endogene Liganden wie Pharmaka stimuliert oder inhibiert werden. Stimuliert eine Substanz einen Rezeptor, so bezeichnet man sie als **Agonisten**, hemmt sie den Rezeptor, so handelt es sich um einen **Antagonisten.** Psychopharmaka wirken auf Rezeptoren als Agonisten, wenn sie sowohl Affinität wie intrinsische Aktivität aufweisen. Als Antagonisten werden Pharmaka bezeichnet, die agonistische Wirkungen verhindern oder vermindern.

• **Kompetitive** Antagonisten verfügen über hohe Affinität, entfalten aber keine instrinsische Aktivität, sie blockieren also den Rezeptor und verhindern so die Wirkungen der endogenen Liganden, also etwa der Neurotransmitter.

• **Nicht-kompetitive** Antagonisten führen zur Veränderung der Rezeptorkonformation, so daß sich in der Folge die Komplexbildung für Agonisten verändert.

• **Funktionelle Antagonisten** wirken selbst agonistisch und schwächen dadurch die Wirkung eines weiteren Agonisten am gleichen Rezeptor ab.

Rezeptoren, die im Zentralnervensystem die Wirkungen biogener Botenstoffe (Neurotransmitter) oder pharmakologischer Substanzen vermitteln, liegen vor allem an der Schaltstelle zwischen zwei Neuronen, der **Synapse** (siehe Kapitel 6). Die Zahl von Rezeptoren kann variieren, und zwar in Abhängigkeit endogener Liganden ebenso wie in Abhängigkeit pharmakologischer Liganden. Veränderte Rezeptorzahlen können auch durch Krankheiten, z.B. Autoimmunerkrankungen wie Myasthenia gravis, bedingt sein.

Wie wirken nun Psychopharmaka auf die Impulsübertragung zwischen zwei Neuronen? Psychopharmaka können auf die verfügbare Menge an Botenstoffen zwischen den Neuronen Einfluß nehmen oder sich an Stelle der Botenstoffe an deren zentralnervöse Rezeptoren binden. **Psychopharmaka aktivieren** die Neurotransmission,

• wenn sie die Synthese von Neurotransmittern (den Botenstoffen) stimulieren,
• wenn sie agonistisch auf den Rezeptor wirken,
• wenn sie die Wirkung transmitter-abbauender Enzyme im synaptischen Spalt hemmen,
• wenn sie die Inaktivierung des Transmitters durch Wiederaufnahme in die präsynaptischen Vesikel hemmen,
• wenn sie präsynaptische Autorezeptoren, die die Sekretion von Transmittern regulieren, hemmen.

Psychopharmaka **inhibieren** die Neurotransmission,

• wenn sie deren Synthesekette unterbrechen,

- wenn sie als Antagonisten den postsynaptischen Rezeptor blockieren,
- wenn sie präsynaptische Autorezeptoren stimulieren.

Auch verschiedene Pharmaka und Drogen können sich entsprechend den dargestellten Prozessen in ihren Wirkungen gegenseitig beeinflussen, und zwar in recht unterschiedlicher Weise. Wegen der Vielzahl der Substanzen und Substanzklassen liegen empirische Kenntnisse nur vereinzelt vor. Wollte man die Wechselwirkung von je zwei aus nur zwanzig verschiedenen Pharmaka untersuchen, ergäben sich bereits 190 Kombinationen. Diese Zahl steigt in die Tausende, erlaubt man noch Kombinationen von drei oder vier Substanzen. Und zugelassen sind nicht zwanzig, sondern mehrere tausend Pharmaka. Man könnte daher glauben, daß Kombinationen unterschiedlicher Präparate recht selten verschrieben werden und nur dann, wenn die auftretenden Wechselwirkungen gut bekannt sind. Weit gefehlt! Die meisten psychiatrischen Patienten nehmen täglich mehrere verschiedene Pharmaka zu sich, nicht selten mehr als ein halbes Dutzend. Es verwundert nicht, daß die Nebenwirkungen mit der Anzahl der Präparate positiv korreliert und beabsichtigte Wirkungen verdeckt werden.

Die bisherigen Ausführungen lassen eigentlich annehmen, daß Charakteristika der Pharmakokinetik und Pharmakodynamik substanzspezifisch für alle Personen gleich sind. Leider können jedoch verschiedene Personen auf verschiedene Stoffe völlig unterschiedlich reagieren, was bei der Dosierung von Psychopharmaka ebenso wie bei der Beurteilung ihrer Wirkungen zu berücksichtigen ist. Mögliche Modulatoren der Pharmakawirkungen sind:

- **Organismische Variablen** wie

– das Alter: Bei Kindern ist das Enzymsystem noch nicht ausgereift, bei älteren Personen sind Stoffwechselprozesse bereits wieder verlangsamt und Eliminationsprozesse reduziert. Personen beider Gruppen können daher leicht überstark auf eine für Erwachsene 'normale' Dosis reagieren (siehe Kapitel 14);

– das Körpergewicht: Verteilt sich die gleiche Dosis auf ein größeres Volumen, weil mehr Gewebe oder Blutvolumen vorhanden sind, so sinkt die Konzentration entsprechend;

– biologische Rhythmen: Wie aus Abb. 4.1 ersichtlich wird, können Aufnahme und Wirkung von Substanzen mit der circadianen Rhythmik biologischer Prozesse variieren, möglicherweise auch mit infradianen (monatlichen, jahreszeitlichen) Rhythmen. Beispielsweise spritzte man einer Stichprobe von Mäusen

das Gift Escherichia coli Endotoxin abends, einer zweiten Stichprobe morgens. Während von der ersten Stichprobe 80% starben, wirkte bei der zweiten Gruppe das Gift nur in 15% der Fälle letal;
- konstitutionelle und genetische Variablen (einschließlich Geschlecht und Rasse: z.B. weisen 45–60% Inder oder Angehörige der kaukasischen Rasse eine langsamere Deaktivation des MAO-Hemmers Isoniazid auf, bei Japanern und Chinesen fallen dagegen nur 10–15% diesbezüglich auf;
- der allgemeine Gesundheitszustand: Wie bereits ausgeführt, beeinflußt die Funktionstüchtigkeit vor allem der Leber und der Nieren die Biotransformation und Elimination von Psychopharmaka und damit ihre Wirkungsdauer und Wirkungsintensität entscheidend.

Weitere Modulatoren sind

• Eigenschaften der Substanz, vor allem ihre Dosis-Wirkungs-Beziehung und Eigenschaften, die Toleranzentwicklung fördern.

• Psychologische und Umwelteinflüsse: Wohl am besten bekannt ist hierbei der **Placebo**-Effekt, der Wirkungen in Abhängigkeit der Erwartung beschreibt. Placebos führen nicht nur zu vermeintlichen klinischen Wirkungen, sondern oft auch zu den von der eigentlichen Droge, dem Verum, erwarteten Nebenwirkungen, z.B. Mundtrockenheit, Übelkeit oder Kopfschmerzen. Sogar Fälle von Abhängigkeit von Placebos sind berichtet worden. Einfluß auf die Wirkung einer psychotropen Substanz nehmen ferner die Aufgabenstellung bzw. Tätigkeit in der Erhebungssituation und die soziale Umgebung der Person. Aber auch physikalische Variablen wie Umgebungstemperatur oder Lärm können eine Rolle spielen.

Der Placebo-Effekt:
'Placebo' ist die pharmakopsychologische Bezeichnung für ein Leerpräparat, das sich äußerlich nicht von einem wirkungsvollen Präparat unterscheidet und zu Zwecken der Kontrolle von Erwartungs- und Suggestionseffekten eingesetzt wird. Als Placebo-Effekt bezeichnet man generell die Veränderung eines körperlichen oder psychischen Zustandes aufgrund der Erwartungen des Patienten an die therapeutische Maßnahme. Manchmal wirkt der Glaube an die Pille stärker als die Wirksubstanz selbst. Schmerzen verschwinden auch nach Einnahme einer Zuckerpille oder nach Infusion einer Kochsalzlösung, wenn der Betroffene glaubt, ein potentes Analgetikum bekommen zu haben. Insofern impliziert jede Prüfung der Wirksamkeit eines Pharmakons auch die Prüfung des Placebo-Effektes durch den Vergleich von Gruppen, die das Verum einnehmen, mit Gruppen, die eine inaktive Substanz in gleicher Umgebung, unter

gleichen Bedingungen und mit gleichen Erwartungen, einnehmen. Selbst Nicht-Betroffene, z.B. der verschreibende Arzt, sind nicht gegen den Placebo-Effekt gefeit: Ärzte, denen man zwei unterschiedlich aussehende Substanzen zur Prüfung übergab mit der Information, daß es sich bei einer Substanz um ein Placebo, bei der anderen um ein Verum handelte, beobachteten bei ihren Patienten auf das vermeintliche Verum hin die entsprechenden Verbesserungen, obwohl es sich bei beiden Substanzen um Placebos handelte. Im psychologischen Bereich beschreibt der **Rosenthal-Effekt** ein ähnliches Phänomen: Experimentatoren und Therapeuten beeinflussen Ergebnisse durch ihre eigenen Erwartungen an dieselben. Auch bei nicht-pharmakologischen Therapien wirkt der Glaube an die Behandlung, an den Therapeuten, wirken andere unspezifische Faktoren wie die Zuwendung, die der Patient erfährt, als Placebo. Könnte man sich den Placebo-Effekt zunutze machen, so ließen sich sicherlich schädigende und belastende Pharmaka einsparen; allerdings erweist sich der Placebo-Effekt selten als stabil und zerfällt mit zunehmender Katamnesedauer.

Vertiefende Literatur

Mutschler,E. (1986) Arzneimittelwirkungen. Stuttgart, Wissenschaftliche Verlagsgesellschaft.

Leavitt,F. (1982) Drugs and Behavior. New York, Wiley.

5 Die Blut-Hirn-Schranke

Bringt man einen geeigneten Farbstoff, etwa Trypanblau, in den Blutkreislauf eines Tieres, so färbt sich das Körpergewebe der meisten Organe entsprechend an, nicht jedoch das Gehirn und nicht die cerebrospinale Flüssigkeit. Dieses von Paul Ehrlich 1885 beobachtete Phänomen führte seit den 30er Jahren unseres Jahrhunderts zur Aufdeckung eines 'Schutzschildes', den die Natur errichtet hat, um giftige, schädigende oder störende Substanzen aus dem Gehirn fernzuhalten, der Blut-Hirn-Schranke – im angelsächsischen Sprachgebrauch als **BBB** (blood-brain-barrier) bezeichnet. Wie wir in Kapitel 4 gesehen haben, wird eine Substanz über verschiedene Applikationswege in den Blutkreislauf aufgenommen. Um von dort an die Rezeptoren im Gehirn zu gelangen und dort mit Neurotransmittern zu interagieren, muß die Substanz die Blut-Hirn-Schranke überwinden. Wie dies geschieht, wie die Blut-Hirn-Schranke realisiert ist und welche Konsequenzen aus ihr für die Wirkung von Psychopharmaka erwachsen, wird in diesem Kapitel beschrieben.

Aufbau und Wirkungsweise der Blut-Hirn-Schranke

Es fördert nicht gerade den Stolz des Menschen, feststellen zu müssen, daß sein Gehirn zu 80% aus Wasser besteht, wobei der Wasseranteil in extrazellulären Räumen nur 20% ausmacht. Im Schädel befindet sich etwa die gleiche Menge an Blut und an cerebrospinaler Flüssigkeit (CSF), nämlich ca. 75ml. Die cerebrospinale Flüssigkeit ähnelt einem Filtrat des Blutplasmas, jedoch sind einige Unterschiede für die Funktion des Gehirns, vor allem für die Erregbarkeit der Gehirnzellen, von zentraler Bedeutung. So sind die Konzentrationen von Kalium, Bicarbonat, Calcium und Glukose in der extrazellulären Flüssigkeit des Gehirns niedriger als im Blut, während sich Chlorionen und Magnesium in größerem Maße im Blut finden. Dieser Unterschied kommt sowohl durch Filtrierung aus den Kapillaren, als auch durch Sekretion (im Plexus choroideus) zustande. Da sich cerebrospinale Flüssigkeit und extrazelluläre Flüssigkeit im Gehirn im Gleichgewicht befinden, entspricht die Schranke zwischen Blut und cerebrospinaler Flüssigkeit der Blut-Hirn-Schranke, während es keine CSF-Hirn-Schranke gibt.

Man darf sich die Blut-Hirn-Schranke nicht als eine kompakte Barriere aus einem einzigen Stoff oder einer einzigen Schicht vorstellen; vielmehr handelt es sich um eine **Membran**struktur, die aus einer Reihe von Komponenten in und an den Wänden der Blutgefäße im Gehirn besteht. Dabei spielen zwei Zellschichten am Übergang zwischen Plasma und Gehirn die wesentliche Rolle: eine Schicht charakteristischer sogenannter Endothelzellen bildet die Kapillarwände; diese ist von einer Schicht Gliazellen umgeben. Drei morphologische Eigenschaften unterscheiden die Kapillaren im Gehirn von denjenigen in anderen Organen:

- Die Verbindungen zwischen den kapillären Endothelzellen sind so dicht, daß nur außerordentlich kleine Moleküle sie passieren können (man bezeichnet diese auch als 'tight junctions', d.h. dichte Verbindungen).
- In diesen Zellen befinden sich außergewöhnlich viele Mitochondrien.
- Die Kapillaren im Gehirn sind von Astrozyten umgeben, deren Füßchen in die Gefäßwand reichen (Abb. 5.1). Aufgrund dieser Eigenschaften können nur wenige Molekülarten - beispielsweise Sauerstoff und Kohlendioxid - zwischen Blut und cerebrospinaler Flüssigkeit bzw. Gehirn hin und her diffundieren. Insbesondere geladene Teilchen (Ionen) und große Moleküle können diese Membran nicht durchdringen: für große Moleküle sind die Poren zwischen den kapillären Endothelzellen zu klein. Außerdem muß ein Molekül, um durch die Zellen zu wandern, die polare Umgebung des Wassers und der Plasmaproteine verlassen können und in die nicht-polarisierte Umgebung der Lipidschicht der Zellmembrane eindringen können. Geladene oder stark polarisierte Moleküle kleben am Wasser und am Eiweiß und können daher nicht ins Gehirn eindringen. Damit große Moleküle wie Aminosäuren und Glukose trotzdem die Barriere zum Gehirn durchdringen können, existieren spezielle aktive Transportmechanismen, d.h. es gibt Trägermoleküle, die eine Affinität zu spezifischen Molekülen aufweisen. Passende, an ein Trägermolekül geheftete Substanzen können so neutralisiert werden und folglich die Blut-Hirn-Schranke überwinden. Wenigstens acht verschiedene solcher Trägermechanismen sind bekannt (s.u.). Man kann das Kapillarendothelium im Gehirn daher als eine Art sekretorische Membran betrachten. Der Begriff 'Schranke' kann in diesem Zusammenhang leicht mißverstanden werden, da es sich bei der Blut-Hirn-Schranke nicht um eine physikalische Barriere handelt, sondern um einen

dynamischen Stofftransport zwischen Blut und ZNS. Die Gliazellen (Astrozyten), die das Endothelium umgeben, dürften für die aktuelle Arbeitsweise der Blut-Hirn-Schranke von untergeordneter Bedeutung sein. Ihre Rolle besteht eher darin, die Struktur und Funktion der im Endothelium bestehenden Barriere aufrechtzuerhalten.

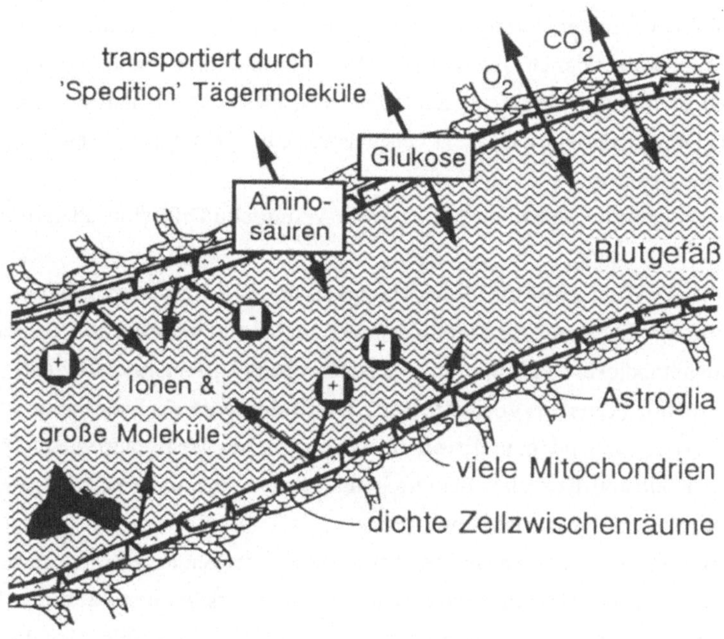

Abb.5.1. Die Blut-Hirn-Schranke verhindert, daß große oder geladene Moleküle aus dem Blutkreislauf ins Gehirn gelangen können. Nur bestimmte große Moleküle werden mittels aktiver Transportmechanismen durch die Wand befördert

Membranen, Barrieren des Stofftransportes:

Membranen bestehen im wesentlichen aus einer doppelten Lipidschicht, in die mosaikartig Proteinmoleküle eingelagert sind. Über Proteine, die sich durch diese Schichten erstrecken, werden **Poren** gebildet, durch die Substanzen die Membran passieren können. Die Größe dieser Poren variiert zwischen 90-150 Å bei Kapillaren und 8 Å bei Nervenzellen. (Die Gesamtdicke einer Zellmembran wird auf ca. 80 Å geschätzt.) Die Passage einer Substanz durch eine Membran erfolgt entweder über die Lipidstrukturen vermittels Diffusion lipidlöslicher Substanzen, oder über die Penetration hydrophiler Substanzen oder kleiner Moleküle durch die Poren.

Prinzipiell können Substanzen Membranen passieren,

- wenn es sich um sehr kleine Moleküle handelt (z.B. Gase, Chlorionen, Harnstoff),
- wenn sie gut lipidlöslich sind, d.h. hohe Affinität zu Membranlipiden aufweisen und damit durch die Membran diffundieren können; Salzverbindungen dissoziieren oft in Wasser in ihre Ionen, d.h. sie sind wasserlöslich (hydrophil), aber aufgrund ihrer Ladungen schlecht lipidlöslich. Handelt es sich um größere Ionen, so werden diese extrem langsam ins Blut aufgenommen. Man macht sich diesen Effekt beispielsweise bei Depotpräparaten zunutze, wenn also eine langsame Aufnahme angestrebt wird,
- wenn aktive Transportmechanismen (z.B. Carrier-vermittelte Diffusion, Phago- oder Pinozytose) zur Verfügung stehen.

Bei der **passiven Diffusion** ist die Geschwindigkeit des Stofftransports direkt proportional zum Konzentrationsgefälle durch die Membran sowie zur Membranfläche, aber umgekehrt proportional zur Membrandicke. Der Proportionalitätsfaktor heißt Diffusionskoeffizient.

Bei der **erleichterten (Carrier-vermittelten) Diffusion** wird ein hydrophiles Molekül an einen Träger ('Carrier') gebunden, und zwar an ein spezifisches Membranprotein. Über den so gebildeten Carrier-Substrat-Komplex, der durch die Membran diffundieren kann, können auch hydrophile Substanzen Membranen überwinden.

Aktive Transportmechanismen sind bei Transporten entgegen dem Konzentrationsgefälle oder bei Transporten großer Moleküle wie Aminosäuren oder bestimmten Zuckern erforderlich. Bei der Phago- oder Pinozytose (übersetzt: Zellfressen oder -trinken) stülpt sich die Membran aus, um das Substrat zu umschließen. Beispiel für einen solchen Transport wäre die Aufnahme von Vitamin D über Magenschleimhaut und Darmzotten.

Das Ausmaß des Stofftransportes wird von einer Reihe von Variablen beeinflußt, von der Kontaktzeit mit der Resorptionsfläche (die beispielsweise in Magen und Darm von Motilität und Füllungszustand abhängt) und der Größe der Resorptionsfläche. Der Dissoziationsgrad einer Substanz und damit deren Lipidlöslichkeit schwankt mit dem pH-Wert des umgebenden Milieus: Alkalische Substanzen ionisieren in saurem Milieu wie etwa dem Magensaft stärker und sind entsprechend weniger lipidlöslich, werden also im Magen schlechter resorbiert, während sie im alkalischen Milieu des Dünndarms besser die Darmzottenmembranen passieren. Schwach saure Substanzen sind dagegen aufgrund eines geringeren Dissoziationsgrades im sauren Milieu des Magens lipidlöslicher und werden entsprechend gut resorbiert. Die Wechselwirkung dieser Einflußfaktoren läßt sich daran illustrieren, daß saure Substanzen auch im Dünndarm in großem Ausmaß resorbiert werden, weil dem behindernden Effekt des Milieus die fördernden Effekte einer großen Kontaktfläche und einer - bei der Länge des Dünndarms - langen Kontaktzeit gegenüberstehen. Entsprechend verändern sich Parameter der Substanzaufnahme bei Verkürzung der Passagezeit, etwa bei Diarrhoe oder Einnahme von Laxanzien.

Prinzipiell unterscheidet man **fünf verschiedene Membrantypen** im Organismus
• Zellwände • Kapillaren • Synapsen • die Blut-Hirn-Schranke und • die Plazenta.
Darmzotten- und Kapillarmembranen haben relativ große Poren, so daß vergleichsweise großmolekulare Stoffe passieren können, ausgenommen sind an Proteine gebundene Stoffe.

Geladene, also hydrophile Teilchen können diese Schranke nicht durchqueren, es sei denn, es existiert für sie ein spezieller Transportmechanismus. Neben den Trägermolekülen gibt es für einige Ionen wie z.B. Kalium auch entsprechende Pumpen. Lipophile Stoffe durchdringen dagegen leicht die Membran der Endothelzellen, und zwar um so rascher, je niedermolekularer sie sind. Viele größere Proteine gelangen ebenfalls nicht in die extrazellulären Flüssigkeiten des Gehirns. Lipidlösliche Stoffe wie Kohlendioxid, Sauerstoff und auch viele Pharmaka durchqueren die Blut-Hirn-Schranke also rasch, Bicarbonat dagegen nicht. Die Aufnahmegeschwindigkeit lipidlöslicher Stoffe wird nur durch den cerebralen Blutfluß begrenzt.

Unter den hydrophilen Stoffen, die aktiv durch die Schranke transportiert werden, befinden sich Aminosäuren, Fettsäuren und substituierte Carbonsäuren (wie Laktate, Pyruvat, Acetoacetat, β-Hydroxybutyrat), sowie Nucleinsäurenvorläufer, Schilddrüsenhormone und Cholin. Aminosäuren, die im Gehirn selbst nicht synthetisiert werden können, durchdringen die Blut-Hirn-Schranke viel schneller als nicht-essentielle Aminosäuren. Dabei nimmt man wenigstens drei verschiedene Mechanismen allein für den Transport von Aminosäuren an: einen Mechanismus für große neutrale, einen für basische und einen für saure Aminosäuren. Während die Träger von Glukose und Carbonsäuren normalerweise nur zur Hälfte besetzt sind, sind diejenigen der Aminosäuren normal gesättigt. Da ein Träger verschiedene Aminosäuren transportieren kann, stehen diese untereinander im Wettbewerb um den Transport.

Das spezielle Transportsystem für Zucker, Aminosäuren und bestimmte Stoffwechselprodukte führt zu einer Reihe von Konsequenzen. So kann der Neurotransmitter Dopamin das Gehirn nicht über die Blutbahn erreichen, seine Vorstufe L-Dopa aber sehr wohl. Diese Fähigkeit von L-Dopa, die Blut-Hirn-

Schranke zu durchqueren, macht man sich in der Behandlung vom Morbus Parkinson zunutze, bei der eine Degeneration dopaminerger Neuronen besteht (siehe Kapitel 10). Ein anderes Beispiel ist die Bildung des Neurotransmitters Serotonin aus der Aminosäure Tryptophan. Da die Aufnahme von Kohlenhydraten die Konzentration von Aminosäuren senkt, nicht aber die von Tryptophan, kann Tryptophan leichter die Blut-Hirn-Schranke durchdringen, da Konkurrenten fehlen. Wir werden in Kapitel 11 sehen, daß dieser Mechanismus bei bestimmten Formen der Depression und bei Heißhunger nach Kohlenhydraten eine Rolle spielt.

Funktion und Dysfunktion der Blut-Hirn-Schranke

Die Eigenschaft der Blut-Hirn-Schranke, eine dynamische und selektive Barriere vor allem für geladene Moleküle zu bilden, lassen auf ihre Funktion schließen, der homöostatischen Aufrechterhaltung des chemischen Milieus im Gehirn. Der Eintritt notwendiger Metaboliten wird erleichtert, unerwünschten oder gar toxischen Stoffen sowie systemischen Neurotransmittern und Neurohormonen, die das Gleichgewicht der Botenstoffe im Gehirn beeinflussen würden, wird der Zutritt zum Gehirn dagegen erschwert. Auch wird vasoaktiven Substanzen der Zugang zur glatten Muskulatur der cerebralen Arteriolen verwehrt. Der cerebrale Blutfluß kann so entsprechend den metabolischen Bedürfnissen der die Blutgefäße umgebenden Neuronen lokal reguliert werden. Folglich zeigt sich eine hohe Korrelation zwischen fokalen Erhöhungen der neuronalen Feuerraten und Zunahmen im regionalen cerebralen Blutfluß. (Etwa erhöht taktile Reizung in sensomotorischen Arealen, genauso wie visuelle Stimulation in der Sehrinde, den Blutfluß um fast ein Drittel.)

Man darf sich die Blut-Hirn-Schranke aber keineswegs als einen trägen, immer gleich wirkenden Filter vorstellen. Die Endothelzellen reagieren beispielsweise auf chemische und physikalische Reize deutlich mit einer Modulation ihrer Permeabilität. Der Transport durch die Blut-Hirn-Schranke regelt sich in Abhängigkeit metabolischer Bedürfnisse und Möglichkeiten. So beeinflußt Insulin die Glukoseaufnahme. Wenn man dagegen fastet, kann sich das Gehirn nicht mehr allein auf den Glukosestoffwechsel stützen, sondern es werden auch Carbonsäuren, die aus dem Fettstoffwechsel hervorgehen, im Gehirn metabolisiert. Bei einer Reihe von Erkrankungen, z.B. bei bestimmten infektiösen Erkrankungen wie Gehirnhautentzündung, bei Tumoren oder Gehirnläsionen, beobachtet man strukturelle Veränderungen – vor allem der Astrozyten – an den Hirnkapillaren, und damit verliert die Blut-Hirn-Schranke ihre Effektivität. Bei Durchtränkung des Gehirns mit hyperosmolaren Lösungen werden die interzellulären Räume in den Gefäßwänden vergrößert, und in der Folge erhöht sich die Permeabilität. Wahrscheinlich läßt der osmolare Streß die Zellen schrumpfen, ein Prozeß, der sich innerhalb einer halben Stunde wieder normalisiert. Da dabei bisher keine Schädigungen der Gefäßwände festgestellt werden konnten, wird nun versucht, diesen Vorgang klinisch nutzbar zu machen, etwa bei der Chemotherapie von Tumoren, indem wasserlöslichen Stoffen kurzfristig der Weg durch die Blut-Hirn-Schranke geöffnet wird.

Die circumventrikulären Organe – Fenster zum Gehirn

Eine Möglichkeit, Prozesse im Gehirn zu beeinflussen, ohne die Blut-Hirn-Schranke zu passieren, besteht für Substanzen über die sogenannten circumventrikulären Organe. Viele Farbstoffe lagern sich an Plasmaproteine an und färben das Gewebe, nicht aber das Gehirn, da der Protein-Farbstoff-Komplex die Blut-Hirn-Schranke nicht durchdringen kann. In einigen Regionen nahe des III. und IV. Ventrikels färbt sich das Gewebe aber doch. Bei diesen Regionen handelt es sich um die circumventrikulären Organe, die dem Gehirn dazu dienen, eine Reihe von Botenstoffen im Blutkreislauf zu entdecken. Zu diesem Zweck ist die Blut-Hirn-Schranke an wenigen Stellen 'löchrig', besitzt das Gehirn quasi 'Fenster', durch die es mit entsprechenden Rezeptoren Informationen über im Blut kreisende Stoffe gewinnen kann. Dies ermöglicht auch die Regulation von Botenstoffen, die das Gehirn seinerseits teilweise durch die circumventrikulären Organe in den Blutkreisluaf sezerniert.

Die circumventrikulären Organe sind in der Mitte des Gehirns in den Wänden des dritten und vierten Ventrikels gelegen. Sie besitzen eine Reihe struktureller und funktioneller Besonderheiten, die die Kommunikation mit anderen Systemen – sowohl über Botenstoffe als auch neuroelektrisch – ermöglichen. Auffällig ist ihr dichtes und hochpermeables Netzwerk an Kapillaren. In jüngster Zeit mehren sich experimentelle Hinweise, denen zufolge diese Organe Regulationszentren der neurohumoralen Kontrolle für eine Reihe von homöostatischen Funktionen bilden. Die Wasseraufnahme und -regulation etwa hängt von der Koordination der circumventrikulären Organe ab, die periphere 'Durst'-signale integrieren.

Jedes circumventrikuläre Organ hat ein Volumen von etwa 1 mm^3. Sieben solcher 'Zwerge' sind bekannt (Abb. 5.2).

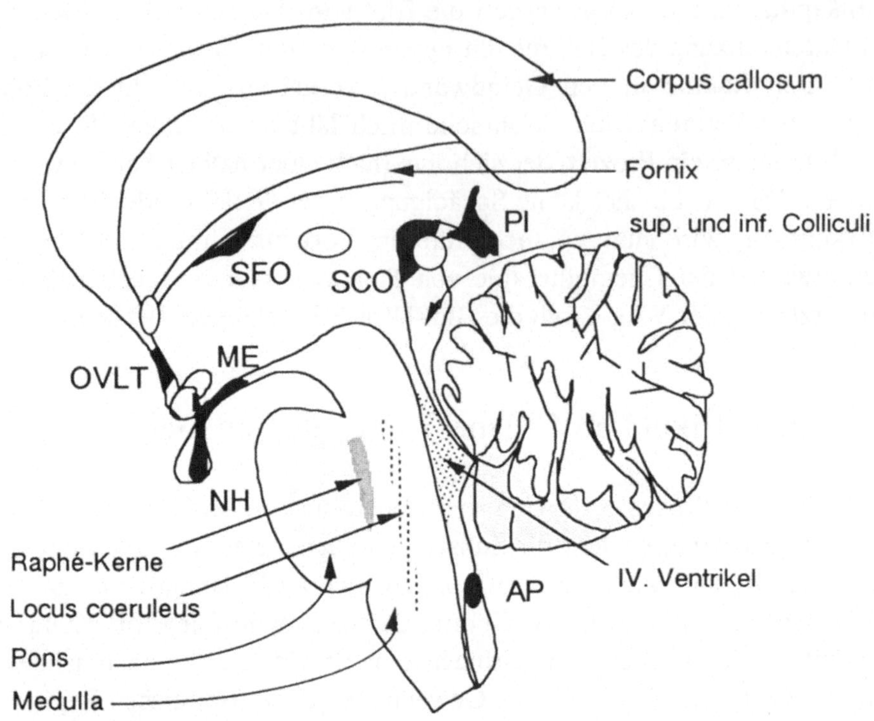

Abb. 5.2. Lage der sieben circumventrikulären Organe: Pinealorgan (PI), Neurohypohyse (NH), mediane Eminenz (ME), subkomissurales Organ (SCO), subfornikuläres Organ (SFO), Area postrema (AP) und Organum vasculosum (OVLT) der Lamina terminalis[1]

Vertiefende Literatur

Bradbury, M. (1979) The Concept of the Blood-Brain Barrier. New York, Wiley.

Neuwelt,E.A. (1989) (Ed.) Implications of the Blood-Brain Barrier and its Manipulation. New York, Plenum Press.

Weindl, A. (1983) The Blood-Brain Barrier and its role in the control of circulating hormone effects on the brain. In: D. Ganten & D. Pfaff (Eds.) Central Cardiovascular Control. Berlin/ Heidelberg, Springer-Verlag, S. 151-168.

---

[1] In Anlehnung an Weindl, A. & Schinko, I (1980) Zirkumventrikuläre Organe und Ventrikelsystem. In: D. Dommasch & H.G.Mertens (Hrsg.) Cerebrospinalflüssigkeit - CSF. Stuttgart/New York, Thieme, S. 66-78.

6 Neurotransmitter – Botenstoffe im Gehirn I

Beispiel: Acetylcholin und Morbus Alzheimer

Chemische Stoffe, die der Übertragung von Information zwischen zwei Nervenzellen dienen, bezeichnet man als Neurotransmitter. Psychoaktive Substanzen beeinflussen die Impulsübertragung zwischen Neuronen über ihre Wirkung auf Neurotransmitter, und sie verändern damit die Wirkungsweise von Neurotransmittern. Die Wirkung psychoaktiver Substanzen ist aber nicht an jeder Schnittstelle zwischen zwei Neuronen gleich ausgeprägt, wie es etwa bei Anästethika der Fall ist. Vielmehr wirkt ein Psychopharmakon in der Regel nur an einem ganz bestimmten Bruchteil aller Synapsen. Je besser wir die Mechanismen synaptischer Impulsübertragung verstehen lernen, um so besser werden wir die Wirkungsweisen psychoaktiver Stoffe begreifen. In diesem Kapitel sollen daher einige Grundprinzipien der synaptischen Übertragung rekapituliert werden. Um den Mechanismus der 'Neurotransmission' verstehen zu können, wird zunächst eine kurze Übersicht über die beiden Hauptkategorien von Gehirnzellen, Neurone und Gliazellen, gegeben und der prinzipielle Aufbau eines Neurons erläutert. Anschließend werden Aufbau und Mechanismus von Synapsen und die Wege, auf denen die Information in die postsynaptische Zelle gelangt, diskutiert. Allgemein wird erläutert, auf welche Weisen chemische Substanzen auf die synaptische Übertragung Einfluß nehmen können. Die Wirkungsweise eines Neurotransmitters wird am Beispiel des Acetylcholins dargestellt, die Auswirkung einer Funktionsstörung in einem Neurotransmittersystem (hier Acetylcholin) am Beispiel der Alzheimer'schen Erkrankung illustriert. Da weitere Neurotransmitter im Zusammenhang mit bestimmten Störungsbildern und der Wirkung von Psychopharmaka in späteren Kapiteln ausführlicher behandelt werden, folgt am Ende dieses Kapitels nur ein tabellarischer Überblick über die wichtigsten Neurotransmitter, ihre Synthese und ihr Vorkommen in spezifischen Hirnregionen.

Gehirnzellen

Die Zellen im Gehirn unterteilen sich in zwei große Klassen: Neurone dienen der Informationsverarbeitung und -speicherung, Gliazellen versorgen und stützen die Neurone.

Neurone: Der Informationsaustauch zwischen Neuronen bildet die Grundlage unseres Denkens, Handelns und Fühlens. Ein Neuron empfängt Impulse aus einem anderen Neuron über dessen Endigungen am Dendritenbaum oder am Soma (Abb. 6.1) und gibt seinerseits Impulse über das Axon weiter. Diese folgen dem 'Alles-oder-Nichts'-Gesetz, d.h. ein einzelnes Neuron kann nur ruhen oder feuern, dies aber gleichzeitig an Tausenden von Schnittstellen mit anderen Neuronen. Diese Schnittstellen heißen **Synapsen** (vom griechischen Wort für 'Kontakt'). Angesichts der ca. 25 Milliarden Neurone im menschlichen Gehirn kann man sich leicht ausrechnen, daß ein Neuron von einem beliebigen zweiten Neuron im Gehirn meist nur wenige Synapsen entfernt sein kann. Nehmen wir beispielsweise an, daß ein durchschnittliches Neuron 5000 nächste Nachbarn hat, dann besitzt es 25 Millionen übernächste Nachbarn, und schon nach drei Synapsen ergäbe sich eine Zahl, die mehr als zehnmal über den Milliarden Nervenzellen des menschlichen Gehirns läge. Das bedeutet auch, daß viele Neurone spätestens nach drei Synapsen wieder mit sich selbst verschaltet sein müssen!

Glia (nach dem griechischen Wort für Klebstoff) bilden ungefähr 85% aller Zellen im Gehirn. Man unterscheidet folgende Klassen von Gliazellen: **Astrozyten** (so genannt wegen ihrer sternförmigen Gestalt) füllen den Raum zwischen Neuronen, trennen und isolieren synaptische Endigungen, und füllen bei Läsionen Narben und Zwischenräume aus; man bezeichnet dies auch als 'Reparaturfunktion'. Sie verfügen ferner über Endfüßchen, mit denen sie sich an den Wänden der Hirnkapillaren anheften. Aufgrund dieser engen Beziehung sind sie in den Stoffaustausch zwischen Kapillaren und Neuronen involviert, denen sie Nahrungsstoffe weitergeben. Indem sie Nahrungsstoffe selektiv aus den Gefäßwänden der Kapillaren aufnehmen und deren Endothelzellen stützen, bilden sie auch einen Teil der Blut-Hirn-Schranke (siehe Kapitel 5). Gliazellen bilden ferner die Myelinschicht, die schnellere Impulsweiterleitung in den Axonen ermöglicht (im ZNS **Oligodendrozyten**, im ANS **Schwann-Zellen**, bei sensiblen Ganglien **Satellitenzellen** genannt). Alle anderen Gliazellen werden als **Mikroglia** bezeichnet; sie gelangen aus den Kapillaren ins Nervensystem und wirken dort als Makrophagen.[1]

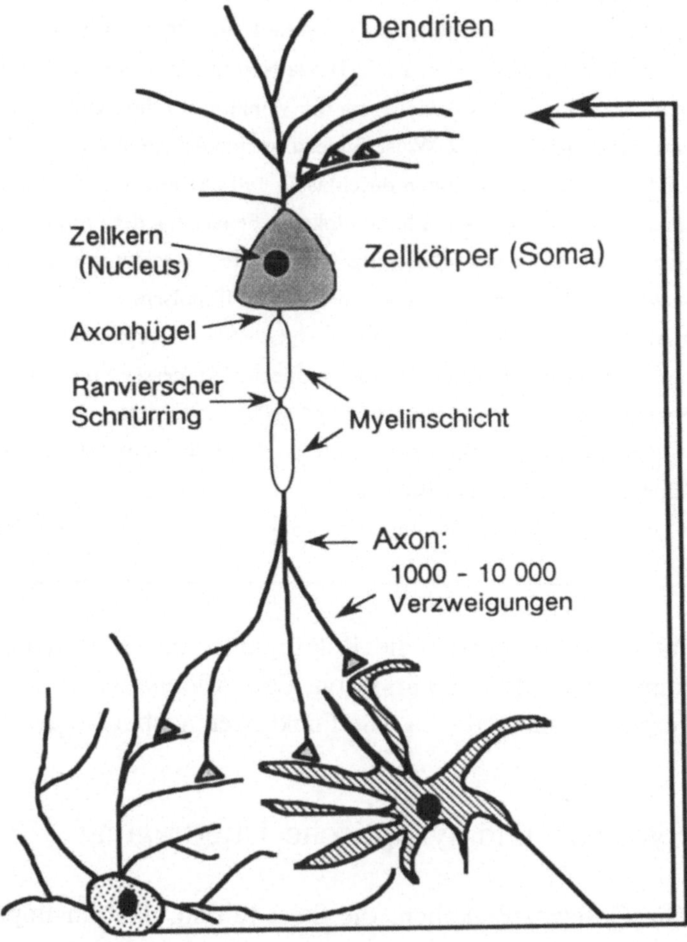

Abb. 6.1. Schematische Darstellung einer Pyramidenzelle. Diese Zellart bildet ungefähr 80% der in der Hirnrinde vorkommenden Neurone. Am Dendritenbaum erreichen mehrere tausend Eingänge aus anderen Neuronen die Zelle. Die ankommenden Impulse rufen je nach Synapse erregende (EPSPs) und hemmende (IPSPs) Veränderungen an der postsynaptischen Membran hervor. Diese summieren sich am Axonhügel. Wird dort eine bestimmte Schwelle überschritten, so feuert die Zelle und gibt so ihrerseits Information über ihre Axonterminalen (unten) weiter, z.B. an weitere Pyramidenzellen oder auch an sternförmige Zellen

---

[1] Netter,F. (1987) Farbatlanten der Medizin, Band 5: Nervensystem I. Stuttgart/New York, Thieme, S. 152.

Inzwischen rückt man zunehmend mehr von der Einschätzung ab, daß Glia ausschließlich 'passiv' stützende und versorgende Funktionen zukommen und wird zunehmend auch auf 'aktive' Funktionen aufmerksam:[1]

• Astrozyten spielen eine besondere Rolle beim Stoffwechsel von Glutamat, einem wichtigen exzitatorischen Transmitter, und von γ-Amino-Buttersäure (GABA), dem hauptsächlichen inhibitorischen Transmitter im ZNS. Beide Neurotransmitter werden in Astrozyten in Glutaminsäure umgewandelt, die wiederum die Vorstufe für die Synthese von neuem GABA und Glutamat darstellt. Auf diese Weise findet also eine Art 'recycling' von GABA und Glutamat statt.

• Glia sind für Kaliumionen durchlässig und puffern so den Ausstrom von Kalium in die extrazelluläre Flüssigkeit bei hohen lokalen Feuerraten der umliegenden Nervenzellen. Insofern tragen Glia zum ionalen Gleichgewicht in der Umgebung von Neuronen bei – eine Voraussetzung für die Weiterleitung von neuronalen Impulsen.

• Ähnlich wie Neuronen verfügen auch Glia über Rezeptoren (Kapitel 4): beispielsweise wurde ein noradrenalin-bindender Gliarezeptor entdeckt, dessen Stimulation innerhalb der Gliazelle die Produktion des 'second messenger' cAMP (s.u.) fördert.

• In der Blut-Hirn-Schranke (Kapitel 5) sind Glia an den Verbindungen ('tight junctions') der kapillären Endothelzellen beteiligt.

• Gliazellen scheinen als antigen-präsentierende Zellen Immunreaktionen im Gehirn zu vermitteln.

Intensiv wird derzeit die Beteiligung von Glia an neurologischen Erkrankungen wie Morbus Parkinson, Epilepsie und Chorea Huntington untersucht.[1] Insgesamt sind jedoch gliale Funktionen noch nicht ausreichend verstanden.

Synapsen und synaptische Übertragung

Die Gesetzmäßigkeiten, die dazu führen, daß ein Impuls das Axon entlangwandert, gelten für alle Neurone gleichermaßen. Ein Stoff, der mit der axonalen Impulsweiterleitung interferiert, würde also praktisch alle Nervenzellen gleichermaßen beeinträchtigen. Dies ist bei einigen Substanzen der Fall, die als lokale Anästhetika verwendet werden. Von psychoaktiven Substanzen ist eine gewisse Selektivität, d.h. eine Beeinflussung von nur einem Teil des neuronalen Informationsaustausches zu erwarten. Eine solche selektive Wirkung ist dadurch möglich, daß verschiedene Neurone an den Synapsen, also an den Verbindungen zwischen den Neuronen, unterschiedliche chemische Botenstoffe

[1] Kimelberg,H.K. & Norenberg,M.N. (1989) Astrocytes. Scientific American, April 1989, S. 44-52.

einsetzen, um den elektrischen Impuls zu übertragen. Die Erkenntnis, daß der elektrische Impuls nicht einfach die Synapse überspringt, sondern daß Neurotransmitter den Impuls 'dosiert' übertragen, hat sich erst Mitte unseres Jahrhunderts durchgesetzt. In Abb. 6.2 ist dieser Mechanismus der Neurotransmission veranschaulicht.

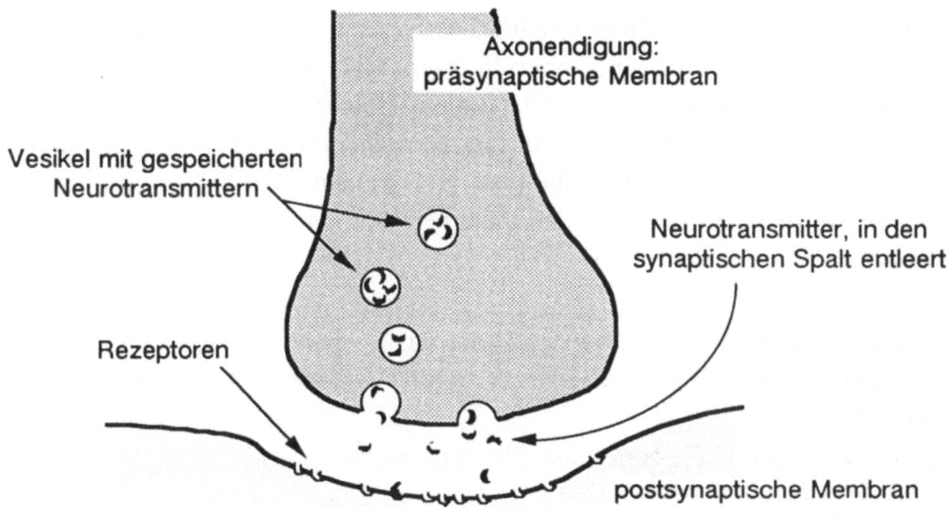

Abb. 6.2. Modell einer Synapse: Kommt an den axonalen Endigungen der Neurone ein Aktionspotential an, so setzt dessen elektrischer Impuls eine chemische Substanz frei, die über den synaptischen Spalt zur postsynaptischen Membran wandert. Dort trifft dieser Neurotransmitter dann auf Stellen in der Membran, an die er sich leicht bindet, sogenannte Rezeptoren. Die Verbindung Neurotransmitter – Rezeptor löst spezifische Veränderungen im postsynatischen Neuron aus

An der postsynaptischen Membran kann die Verbindung von Neurotransmitter und Rezeptor zwei im wesentlichen entgegengesetzte Prozesse zur Folge haben: Die Erregung der postsynaptischen Zelle kann wahrscheinlicher werden, es entsteht ein EPSP (exzitatorisches postsynaptisches Potential), die postsynaptische Membran wird depolarisiert. Transmitter, die eine solche Reaktion am postsynaptischen Rezeptor auslösen, bezeichnet man entsprechend als exzitatorische Transmitter. Oder eine mögliche Erregung der postsynaptischen Zelle wird gehemmt, die postsynaptische Membran hyperpolarisiert, ein IPSP (inhibitorisches postsynaptisches Potential) wird durch die Neurotransmitter-Rezeptor-Verbindung ausgelöst. Die synaptische Übertragung muß möglichst schnell vonstatten gehen können. Ein Neurotransmitter darf nur relativ kurze Zeit wirken, soll er nicht das nächste zu übertragende Signal blockieren. Zwei Mechanismen entfernen Neurotransmitter schnell aus dem synaptischen Spalt:

- Abbau durch spezifische Enzyme und
- Wiederaufnahme ('reuptake') in die präsynaptischen Vesikel; dazu besitzt die präsynaptische Membran ein enzymatisches System, das Neurotransmitter außerhalb der Zelle erkennt und unter Energieverbrauch in die Zelle 'saugt'.

Präsynaptische Wiederaufnahme ist der hauptsächliche Prozeß der synaptischen Inaktivierung von Neurotransmittern. Der Mechanismus der Wiederaufnahme ermöglicht, daß dieselben Moleküle des Neurotransmitters wieder und wieder eingesetzt werden können, ohne daß viele neu von der Zelle synthetisiert werden müssen.

Ein **Neurotransmitter** ist ein Stoff, der aus einem Neuron in den synaptischen Spalt ausgeschüttet wird, um ein anderes Neuron in spezifischer Weise zu beeinflussen.

Folgende Kriterien definieren einen Neurotransmitter:

- er wird im Neuron synthetisiert,
- er wird dort in präsynaptischen Endigungen gespeichert, um bei Erregung in hinreichenden Mengen ausgeschüttet zu werden und die postsynaptische Membran zu beeinflussen.
- Wenn eine dem Neurotransmitter gleiche chemische Substanz verabreicht wird, ruft sie die gleichen Wirkungen wie die endogen produzierte Substanz hervor.
- Es existieren ein oder mehrere spezifische Mechanismen, um die Substanz wieder aus dem synaptischen Spalt zu entfernen, vor allem enzymatischer Abbau und präsynaptische Wiederaufnahme.

Bindet sich ein Neurotransmitter an die postsynaptische Membran, so kommt es dort zu zellulären Mechanismen, die in einer Änderung der Polarisierung dieser Membran resultieren. Dies geschieht in der Regel dadurch, daß die Bindung von Rezeptor und Neurotransmitter enzymatisch auf die Synthese eines zweiten Botenstoffes innerhalb des postsynaptischen Neurons wirkt. Der zweite Botenstoff ('second messenger') phosphoryliert ein bestimmtes Protein und reguliert so zelluläre Funktionen. Ein Beispiel ist die Umwandlung von Adenosintriphosphat (ATP) in cyklisches Adenosinmonophosphat (cAMP):

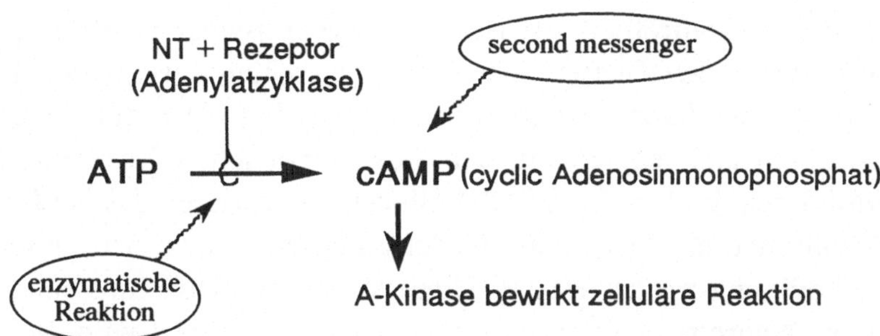

Dabei bildet der Neurotransmitter-Rezeptor-Komplex nicht das Enzym selbst, sondern stimuliert oder inhibiert das Enzym Adenylatzyklase. Ob ein Rezeptor dabei stimulierend oder hemmend auf die enzymatische Reaktion wirkt, hängt davon ab, welches Guanosintriphosphat (GTP)-bindende Protein an ihn gebunden ist. Die Bildung von cAMP stimuliert seinerseits die Phosphorylierung von Proteinen. Diese wiederum wirken dann auf die Ionenkanäle in der Zellmembran und verändern somit deren Polarisierung. Ein weiteres, komplexeres 'Second-messenger'-System bildet der Phosphoinositid-Zyklus, in dem auf eine Reihe enzymatischer Reaktionen, u.a. auch auf die Bildung von cyklischem Guaninmonophosphat (cGMP) aus GTP Einfluß genommen wird.

Der englische Pharmakologe Henry Dale formulierte (so Eccles 1957) ein Postulat, nachdem ein Neuron an all seinen Synapsen den gleichen Neurotransmitter einsetzt. Dieses Postulat ist als **Dalesche Regel** bekannt. Später erkannte man aber, daß in ein und demselben Neuron neben den niedermolekularen Neurotransmittern (d.h. aus wenigen Atomen zusammengesetzten Molekülen) oft auch neuroaktive Peptide (siehe Kapitel 7) bei der synaptischen Übertragung eine Rolle spielen. Die erweiterte Dalesche Regel besagt daher:

Ein Neuron setzt an allen seinen Synapsen die identische Kombination chemischer Botenstoffe ein.

Der Neurotransmitter Acetylcholin (ACh)

Als erster Neurotransmitter wurde Acetylcholin (ACh) 1921 von Otto Loewi, einem deutschen Physiologen, in Experimenten am Vagusnerv entdeckt. ACh wird in einem einzigen enzymatischen Schritt synthetisiert, und zwar aus Cholin, das in vielen Nahrungmitteln enthalten ist, und aus Acetyl-Coenzym A, der

Hauptsäure im Essig. Die Reaktion zu ACh wird dabei durch das Enzym Cholinacetyltransferase kontrolliert. ACh wird in synaptischen Vesikeln gespeichert und von dort in den synaptischen Spalt ausgeschüttet, wenn ein Aktionspotential entlang dem Axon bis zum Terminal wandert. ACh durchquert den synaptischen Spalt und reagiert mit dem postsynaptischen Rezeptor. Seine Wirkung wird durch das Enzym Acetylcholinesterase beendet, das die Bindung zwischen Cholin und der Essigsäure wieder aufbricht. Cholin wird in die präsynaptische Endigung zurückgesaugt. Diese Wiederaufnahme nur eines Teils des wirksamen Neurotransmitters ist untypisch, in der Regel wird das ganze Transmittermolekül wiederaufgenommen.

ACh bildet nicht nur den einzigen Überträger an der neuromuskulären Endplatte und einen wichtigen Neurotransmitter im autonomen Nervensystem (postganglionär in parasympathischen und präganglionär in sympathischen und parasympathischen Fasern), es spielt auch im ZNS, einschließlich der Großhirnrinde eine wichtige Rolle. Obwohl ACh der erste 'entdeckte' Neurotransmitter war, ist die Lokalisation cholinerger Neurone und cholinerger Bahnen (Projektionen) im Gehirn noch nicht vollständig aufgeklärt. Cholinerge Neurone mit ihren Zellkörpern finden sich konzentriert im Nucleus basalis Meynert, einer nahe der Amygdala gelegenen Struktur. Von dort aus projizieren die Axone zu den Nuclei amygdalae und durchziehen fast den gesamten Neokortex. Afferenzen zum Nucleus basalis Meynert entstammen primär limbischen und paralimbischen Strukturen.[1] Acetylcholinerge Zellkörper im und um das Septum projizieren zu Hippocampus, Cerebellum, Frontalkortex und anderen kortikalen Arealen; Zellkörper im basalen Vorderhirn und der Area praeoptica weisen Projektionen zu den Nuclei amygdalae auf; Zellkörper in der Habenula projizieren zum ventralen Tegmentum und zum Nucl. interpeduncularis.[2] Hohe Konzentrationen von ACh und ACh-kontrollierenden Enzymen, sowie ACh-Rezeptoren finden sich im Striatum; von dort gehen cholinerge Projektionen zum extrapyramidalmotorischen System. Und schließlich erweist sich der Locus coeruleus als Terminale für cholinerge Neuronen.[3]

---

[1] Tagliavini,F. (1987) The basal nucleus of Meynert. In: G.Adelman (Ed.) Encyclopedia of Neuroscience. Amsterdam, Elsevier, S.115.

[2] Kimura,R., McGeer,P.L., Peng,J.H., McGeer,E.G. (1981) The central cholinergic system studied by choline acetyltransferase immunohistochemistry in the cat. J.Comp. Neurol. 200, S.151-201.

[3] Robinson,S. (1985) Cholinergic pathways in the brain. In: M.M. Sing, D.M.Warburton, H.Lal (Eds.) Central Cholinergic Mechanisms and Adaptive Dysfunctions. New York, Plenum Press, S. 37-62. Fibiger,H.C. & Vincent,S.R. (1987) Anatomy of central cholinergic neurons. In: H.Meltzer (Ed.) Psychopharmacology. New York, Raven Press, S.211 ff.

Bei ACh-sensitiven Rezeptoren unterscheidet man vor allem zwei Typen, den **muskarinergen** und den **nikotinergen Rezeptor.**[1] Nikotinerge Synapsen sind exzitatorisch, ionotrop (d.h. sie wirken durch Öffnung von Ionenkanälen) und vermitteln schnelle Wirkungen. Muskarinerge Rezeptoren sind metabotrop, vermitteln also ihre Wirkungen über eine Veränderung der Membranstruktur, wodurch weitere Botenstoffe (cGMP) aktiviert werden, die chemische Reaktionen auslösen; muskarinerge Rezeptoren vermitteln entsprechend langsamere Wirkungen.

Angesichts der weitverzweigten Anordnung cholinerger Neurone sowie der vielfältigen Interaktion mit anderen Neurotransmittern und Neuropeptiden auf allen Ebenen (siehe Kapitel 7) verwundert nicht, daß ACh auch mit der Steuerung vieler Verhaltensweisen in Verbindung gebracht wird. Nachdem zunächst cholinerge Effekte an der motorischen Endplatte untersucht worden waren, betrachtete man ACh lange Zeit als den wesentlichen exzitatorischen Transmitter. Inzwischen haben sich jedoch exzitatorische Aminosäuren wie Glutamat (Glutaminsäure), Aspartat (Asparaginsäure), vor allem aber den NMDA-Rezeptor aktivierende Neurotransmitter (siehe Tabelle 6.1) als weitaus bedeutsamere und verbreitete exzitatorische Transmitter herausgestellt. Neben der Steuerung motorischer Reaktionen wird ACh Bedeutung bei Lernen, Gedächtnis- und Aufmerksamkeitsprozessen, bei genereller Aktivierung und Schlafregulation beigemessen. Diese Vielfalt – und damit Unspezifität – dürfte eher die enge Verzahnung von Botenstoffen als eine ubiquitäre Rolle von ACh widerspiegeln. Wohl am ehesten läßt sich eine spezifische Bedeutung von ACh auf **Aufmerksamkeit** im Sinne begünstigter Reizselektion und fokussierter Aufmerksamkeit bei paralleler kortikaler Aktivierung nachweisen.

Substanzen, die die cholinergen Synapsen stimulieren können (cholinerge Agonisten), oder solche, die die cholinerge synaptische Übertragung blockieren (Antagonisten), sind der Menschheit seit langem bekannt. Ein berühmter Stoff, der modulierend auf die Übertragung bestimmter cholinerger Synapsen wirkt, ist **Nikotin**. Aufgrund seiner Ähnlichkeit mit einer bestimmten Charakteristik in der räumlichen Ladungsstruktur mit dem Neurotransmitter ACh wirkt Nikotin ACh-agonistisch. Einer der ACh-Antagonisten ist **Atropin**, das in der Tollkirsche vorkommt und medizinisch in der Augenheilkunde sowie als Arzneimittel verwendet wird.

---

[1] Watson,M., Roeske,W.R., Yamamura,H.I. (1987) Cholinergic receptor heterogeneity. In: H.Meltzer (Ed.) Psychopharmacology. New York, Raven Press, S. 241ff.

Atropos war die Parze, die den Lebensfaden durchschnitt, und an sie wird Linné gedacht haben, als er der Pflanze den Namen *Atropa belladonna* gab. Da Atropin auch den Muskel lähmt, der die Pupille verengt, haben Frauen früher Tollkirschenextrakt in die Augen geträufelt, um schöne, große Augen zu erhalten, um eine 'bella donna' zu sein. Der Verzehr von Tollkirschen ruft schwere Nervenstörungen mit Wutanfällen hervor, schon drei bis vier Beeren können den Tod bringen. Bevor das Opfer stirbt, verliert es sein Gedächtnis, wird desorientiert und in einer Reihe weiterer geistiger Fähigkeiten beeinträchtigt. Atropin blockiert den Nervus vagus und damit dessen regulatorische Funktion auf das Herz. Die spezifische Beeinträchtigung mentaler Funktionen belegt eine direkte Wirkung auch auf das ZNS.

ACh spielt auch bei Insekten eine wichtige Rolle; Inhibitoren von Acetylcholinesterase, des abbauenden Enzyms, finden bei der Herstellung von Insektiziden Verwendung. Das Opfer wird so durch Anreicherung von ACh vergiftet. Auch bei kleinen Kindern besteht die Gefahr, daß der Atmungsapparat gelähmt wird, wenn sie versehentlich ein Insektizid einnehmen.

ACh und die Alzheimer'sche Krankheit

Die Lebenserwartung eines Mannes beträgt heute ungefähr 71 Jahre, die einer Frau 78 Jahre. Die Lebenserwartung wächst bei Personen über 50 mit einer Rate von einem Monat pro Jahr. Wenn sich in Zukunft die Behandlung und Prävention der hauptsächlichen Todesursache westlicher Industrienationen – der Herz-Kreislauf-Erkrankungen – verbessern und vielleicht auch vorbeugende Maßnahmen gegen Krebs greifen, ist zu erwarten, daß sich die Lebensspanne noch erheblich (auf 100–120 Jahre) verlängern wird. Bereits die heute sichtbare Entwicklung zeigt aber eine neue, altersgebundene 'Epidemie' auf, nämlich **demente Störungen**, der Zerfall geistiger Funktionen. Milde Formen der Demenz findet man schon bei jeder zehnten Person über 65 Jahre, etwa ein Viertel aller über 80jährigen leidet unter Demenz. In der Bundesrepublik Deutschland betrifft dies immerhin 200000 Personen. In 40–60% der Fälle ist die Alzheimer'sche Erkrankung für den Abbau geistiger Funktionen verantwortlich. Bei dieser Form der Demenz zeigen sich im Frühstadium Vergeßlichkeit, vorübergehende Verwirrung, Perioden der Ruhelosigkeit, aber auch Lethargie und Fehler in der Urteilsbildung. Vor allem das Erinnern an nahe zurückliegende Ereignisse, also die Gedächtnis**bildung** ist beeinträchtigt, während die Erinnerung an lange zurückliegende Erlebnisse erhalten bleibt oder sogar intensiviert sein kann. Der Verlauf der Alzheimer'schen Krankheit ist recht variabel; es kann 5–15 Jahre dauern, bevor das Endstadium erreicht wird. Dann geht die Kontrolle aller körperlichen Funktionen und aller geistigen Fähigkeiten verloren.

Die Untersuchung der Gehirne von an Alzheimer'scher Erkrankung Verstorbenen zeigte, daß ACh und dessen Enzyme, Cholinacetyltransferase und Acetylcholinesterase, sehr stark verringert waren, auch gegenüber Proben aus an anderen Todesursachen verstorbenen Personen gleichen Alters. Auch die Aufnahme von Cholin und ACh-Synthese sind deutlich reduziert. Der Rückgang der Cholinacetyltransferase korreliert beispielsweise mit dem Ausmaß der kognitiven Störungen.[1] Neben generellen Anzeichen von Hirnatrophie fallen bei Patienten mit Morbus Alzheimer massive neuronale Degenerationen auf, vor allem im Meynert-Kern (zwischen 30 und 90%) und im Locus coeruleus; nicht vermindert ist dagegen die Zahl muskarinerger ACh-Rezeptoren in kortikalen Strukturen, die cholinerge Projektionen erhalten. Die Schlußfolgerung liegt nahe, die Ursache für die Alzheimer'sche Krankheit bzw. ihre Symptome in defizitären cholinergen Projektionen von subkortikalen zu neokortikalen Strukturen zu suchen. Doch sollte hierbei berücksichtigt werden, daß bei Alzheimer-Patienten degenerative Erscheinungen in vielen Hirnregionen beobachtet werden und daß angesichts der engen Verzahnung von Transmittersystemen auch andere Systeme nicht mehr angemessen funktionstüchtig sind.

Die Frage, die sich ebenso stellt, ist, ob man Patienten mit Alzheimer'scher Krankheit nicht durch Gabe von ACh behandeln könnte. ACh selbst wird aber durch Enzyme im Körper schnell zerstört und dringt wegen seiner starken Polarisierung auch nicht durch die Blut-Hirn-Schranke. Aber das Vorläufermolekül Cholin gelangt über einen speziellen Transportmechanismus ins Gehirn. Die Verabreichung hoher Dosen Cholin war therapeutisch jedoch nicht erfolgreich, vermutlich weil die Patienten auch einen Mangel an Acetyltransferase aufweisen, dem Enzym also, das ACh synthetisiert. Die Wirksamkeit cholinomimetischer Agenzien dürfte entscheidend davon abhängen, wieviele der acetylcholinergen Synapsen noch intakt und funktionsfähig sind. Denkbar wäre die Entwicklung eines Derivats von ACh, das die Blut-Hirn-Schranke durchqueren kann. Vielleicht könnte auch ein Neuropeptid, das cholinerge Neurone moduliert, Erleichterung bringen. An solchen und anderen Möglichkeiten, die Alzheimer'sche Krankheit zu behandeln oder wenigstens die Symptome zu lindern, arbeitet die Pharmaindustrie derzeit fieberhaft, und es ist nicht unwahrschein-

---

[1] Perry,E.K. (1987) Cortical neurotransmitter chemistry in Alzheimer's disease. In: H.Meltzer (Ed.) Psychopharmacology. New York, Raven Press, S.890; und Coyle,J.T. (1987) Alzheimer's disease. In: G.Adelman (Ed.) Encyclopedia of Neuroscience. Amsterdam, Elsevier, S.30.

lich, daß erste Präparate in Kürze auf dem Markt zur Erprobung kommen werden.

Niedermolekulare Neurotransmitter

Man kann die Botenstoffe, die an der neuronalen Informationsübertragung beteiligt sind, in zwei Klassen unterteilen:

- **niedermolekulare Neurotransmitter** und
- **Neuropeptide** (d.h. neuroaktive Peptide).

Die Botenstoffe beider Systeme unterscheiden sich in Molekülgröße und Synthese: Niedermolekulare Transmitter sind positiv geladene Ionen, die im Cytoplasma gebildet werden, wobei der enzymatische Aufbau wenige Schritte, also relativ kurze Synthesestrecken, umfaßt. Vorläufer niedermolekularer Transmitter entstehen aus hauptsächlichen Stoffwechselzyklen im Neuron. Bei neuroaktiven Peptiden handelt es sich dagegen um Aminosäuresequenzen, die nur in den Ribosomen der Zellkörper synthetisiert, d.h. 'zusammengenäht' werden können. Aufgrund der prinzipiellen chemischen Unterschiede und auch unterschiedlicher Wirkungsweisen beider Klassen werden wir die Neuropeptide im nächsten Kapitel gesondert behandeln.

Wir haben am Beispiel von ACh einen niedermolekularen Neurotransmitter und eine mit seiner Funktionsstörung verknüpfte Erkrankung behandelt. Im folgenden Abschnitt wollen wir eine Übersicht über die weiteren derzeit bekannten Neurotransmitter geben. Im einzelnen wird dann in den folgenden Kapiteln auf die jeweiligen Botenstoffe Bezug genommen. Die in der Daleschen Regel zusammengefaßte Erfahrung besagt, daß die Übertragung bei jeweils einer Reihe von Neuronen über einen bestimmten Neurotransmitter bzw. eine bestimmte Kombination von Transmittern vermittelt wird. Am Beispiel von ACh haben wir gesehen, daß die Zellkerne von Neuronen, an denen ein und derselbe Transmitter die chemische Informationsübertragung vermittelt, in bestimmten Gehirnstrukturen (wie dem Nucl. basalis Meynert und dem Septum) konzentriert sind. Man kann also bestimmte Klassen von Neuronen anhand ihrer Botenstoffe unterscheiden und Botenstoffsysteme verschiedenen Bahnen oder Strukturen im Gehirn zuordnen.

Zehn niedermolekulare Neurotransmitter sind derzeit nachgewiesen (eine Übersicht gibt Tabelle 6.1). Mit Ausnahme von ACh handelt es sich dabei um Aminosäuren oder deren Derivate (biogene Amine). Diese werden nach der folgenden Regel synthetisiert:

Aminosäure ⟶ Neurotransmitter

⇑

(spezifisches) Enzym kontrolliert die Synthese

Die einzelnen Wege der Synthese sind – soweit bekannt – in Tabelle 6.1 zusammengestellt. Die biochemische Verwandtschaft zwischen den verschiedenen Synthesewegen läßt vermuten, daß auch die catecholaminergen und indolaminergen Neurone Ähnlichkeiten aufweisen. Dies könnte zur Folge haben, daß Störungen in einem Transmittersystem auch verwandte Transmittersysteme beeinträchtigen, daß bei einer Gefühls- und Verhaltensstörung Veränderungen in mehreren Transmittersystemen gefunden werden, und daß schließlich auch psychotrope Substanzen nicht nur auf ein Transmittersystem wirken. In Kapitel 11 werden wir z.B. Ergebnisse anführen, die auf Störungen sowohl in noradrenergen als auch serotonergen Bahnen bei Depressionen hinweisen.
Bis Mitte der 70er Jahre hatte man nicht mehr als fünf verschiedene Neurotransmitter genauer studiert. Entsprechend wurden auch die zentralnervösen Wirkungen der meisten Psychopharmaka bisher vornehmlich auf eben diese Handvoll Transmitter bezogen. Inzwischen wurden aber nahezu hundert Botenstoffe entdeckt, und fast täglich kommt ein neuer 'Fund' hinzu. Es ist durchaus denkbar, daß auch diese Botenstoffe mit psychotropen Substanzen interagieren oder Ziele psychotroper Substanzen darstellen, und es ist ebenso denkbar, daß sie aufgrund möglicher höherer Spezifität für therapeutische Ansätze noch mehr geeignet sind. Die Entwicklung entsprechender neuer Substanzen und deren klinische Überprüfung steht allerdings noch aus.

Vertiefende Literatur

Zu Nervenzellen, Synapsen und neuronaler Übertragung:

Kandel E.R. & Schwartz,J.H. (1985) Principles of Neural Science. 2nd ed. New York, Amsterdam, Oxford, Elsevier.

Zu Acetylcholin:

Singh,M.M., Warburton,D.M., Lal,H. (1985) (Eds.) Central Cholinergic Mechanisms and Adaptive Dysfunctions. New York, Plenum Press.

Zur Alzheimer'schen Krankheit:

Iversen,L.L., Iversen, S.D., Snyder ,S.H. (1988) Psychopharmacology of the Aging Nervous System. Handbook of Psychopharmacology, Vol. 20. New York, Plenum Press.

Tabelle 6.1. Übersicht über niedermolekulare Neurotransmitter (spezifische Enzyme sind fettgedruckt)

Transmitter	Biosynthese (Enzyme)	Vorkommen und Funktion
Acetylcholin (ACh) (1920 entdeckt)	Acetyl CoA + Cholin → ACh (**Cholinacetyltransferase**) (Essigsäure + CoA → Acetyl CoA) (**Acetylkinase**)	Überträgersubstanz an der neuromuskulären Endplatte (Skelettmuskulatur) der Wirbeltiere, ANS, an vielen ZNS-Synapsen, vor allem im Nc.basalis Meynert; ACh erhält den Wachzustand, Schlaf, Aktivation, Nahrungs-, Wasseraufnahme, schneller NT (im Gegensatz zu den langsameren Katecholaminen), ca. 5-10% aller Synapsen
Biogene Amine		
Dopamin (DA) (1958 entdeckt)	L-Tyrosin → L-Dopa → DA (**Tyrosinhydroxylase**; **L-Dopa Decarboxylase**)	Corpus striatum (→ Parkinson'sche Erkrankung) Mesolimbisch - Frontalkortex (→ Schizophrenie) Motorische Kontrolle, Aufmerksamkeit? ca. 0,5 % der Synapsen im Gehirn
Noradrenalin (NA) (1930 entdeckt)	DA → L-NA (**Dopamin β-Hydroxylase**) (L-NA → L-Adrenalin)	Locus coeruleus - Hirnstamm (mit Projektionen zum Hypothalamus, Thalamus, limbischen System, Kortex); vermittelt Notreaktionen (Flucht, Kampf), z.B. Beschleunigung der Pulsfrequenz, Anstieg des Blutdrucks; verengt die Bronchien, kontrolliert Aktivation und Schlaf (wird mit depressiven Störungen in Verbindung gebracht); 0,5% der Synapsen im Gehirn

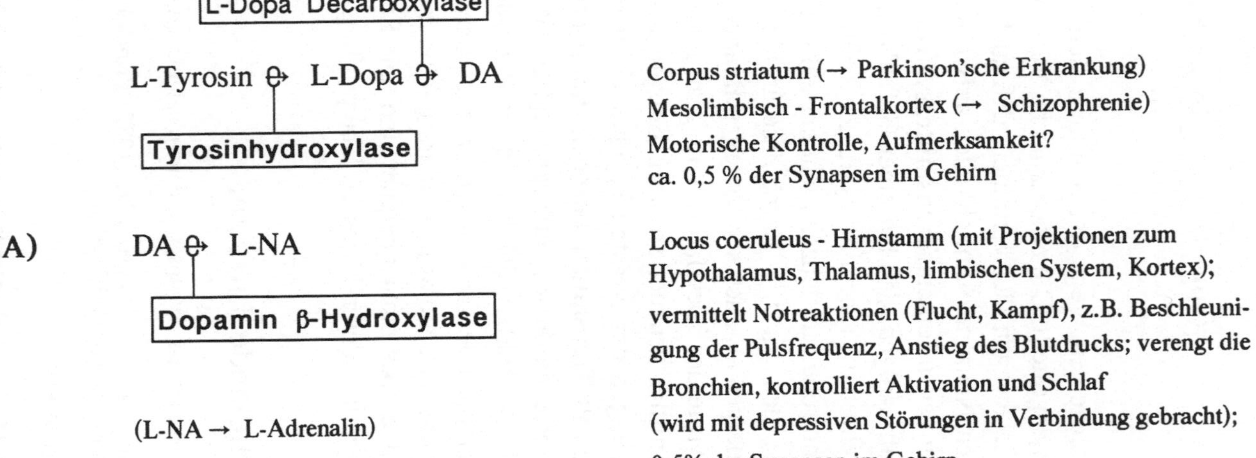

Serotonin (5HT) = 5-Hydroxytryptamin (1970 entdeckt)	Tryptophan → 5-HTP → 5 HT (Tryptophan → 5-HTP: **Tryptophan-Hydroxylase**; 5-HTP → 5 HT: 5HTP-Decarboxylase)	Raphé-Kerne (Projektion zum Kortex, limbischen System und Striatum) Kontrolle von Schlaf, Aktivation, Stimmungen (Psychotomimetika), 0,5 % der Synapsen im Gehirn
Tryptophan kann nicht vom Organismus des Säugers synthetisiert werden.		
Histamin	Histidin → Histamin (Histidin-Decarboxylase) ?Spezifität?	Histamin spielt eine Rolle in der Peripherie, bei Allergien und in der Regulation der Magensäure und ist außerdem ein NT, Schlaf-Wach-Rhythmik, ?emotionales Verhalten?
Aminosäuren		
γ-Aminobuttersäure (GABA)	Glutaminsäure → GABA (**Glutamin-Decarboxylase**)	inhibitorischer NT #1 höherer ZNS-Strukturen 1/4-1/3 aller Synapsen (nahezu ausschließlich in Hirn und Rücken Hirn und Rückenmark. Wirkt beruhigend und sedierend.
Glutaminsäure **Asparaginsäure** **Homocysteïnsäure**	allgemeiner Stoffwechsel ....?........	exzitatorische NT #1, Cerebellum, Kortex → Striatum, Assoziationsareale, Kommisuren, kortikofugale Fasern; bisher sind keine Wirkstoffe bekannt, die spezifisch Glutamat beeinflussen, synthetische Stoffe wie NMDA (N-Methyl-D-Aspartat) binden sich an spezifische Rezeptoren
Glycin	allgemeiner Stoffwechsel	inhibitorischer NT niedriger ZNS-Bereiche (Rückenmark)

7 Neuropeptide – Botenstoffe im Gehirn II

An der Informationsübertragung zwischen Neuronen im ZNS sind im wesentlichen zwei chemische Systeme beteiligt: Das erste Botenstoffsystem, Neurotransmitter, wurde in Kapitel 6 behandelt. Das folgende Kapitel ist dem zweiten System gewidmet, der **neurohormonalen Übertragung**. Die meisten Hormone oder Peptide, die zunächst primär mit Wirkungen in der Peripherie (z.B. auf Nebennieren, Verdauungsapparat, Muskeln etc.) in Verbindung gebracht wurden, hat man inzwischen auch im ZNS lokalisieren können. Daraus folgert man, daß solche **Neuro**hormone eine Rolle bei der zentralnervösen Informationsübertragung spielen. Da es sich bei Neurohormonen um kurze Aminosäurensequenzen, also um Peptide (siehe Kapitel 3) handelt, werden diese meist als **Neuropeptide** bezeichnet. Wie Neurotransmitter, so werden auch Neuropeptide durch bestimmte psychoaktive Substanzen beeinflußt. Diese Mechanismen können einerseits bestimmte Wirkungen von Psychopharmaka erklären, andererseits wird das zunehmende Verständnis neuropeptiderger Funktionen zur gezielteren Entwicklung neuer Psychopharmaka führen. Nach einer kurzen Rekapitulation der strukturellen Charakteristika von Neuropeptiden und ihrer Regulation werden in diesem Kapitel die Besonderheiten neuropeptiderger Übertragung im Vergleich zur Übertragung durch Neurotransmitter und das Zusammenspiel von Neurotransmittern und Neuropeptiden erläutert. Dies bildet den Hintergrund für das Verständnis der Wechselwirkung von Psychopharmaka und Neuropeptiden, wie sie am Beispiel der Wirkungen von Opiaten und Endorphinen in Kapitel 8 erläutert wird.

Neuropeptide

Der Leser wird wissen, daß Hormone charakteristische Wirkungen an peripheren Orten (z.B. Verdauungsapparat, Stoffwechsel, Muskulatur etc.) entfalten, die auch zur Kennzeichnung dieser Botenstoffe dienen. Zu diesen peripheren Wirkorten werden die in den endokrinen Drüsen (z.B. Hypophyse, Schilddrüse, Thymusdrüse, Nebennieren, Ovarien, Hoden) gebildeten Hormone über die Blutbahn transportiert.

> Der Terminus **Hormon** basiert auf der griechischen Bezeichnung für 'Botenstoff'. Wie aus der allgemeinen Physiologie bekannt ist, kennzeichnet der Begriff die Besonderheit dieses Systems, bei dem chemische Stoffe fern des Einsatzortes synthetisiert werden, über die Blutbahn zum Effektor transportiert werden und erst dort, evtl. nach enzymatischer Umwandlung, ihre spezifischen Wirkungen entfalten.

Viele dieser 'peripheren' Hormone hat man inzwischen jedoch auch im ZNS lokalisieren können. Dies ist insofern erstaunlich, als – wie wir in Kapitel 5 gesehen haben – diese Stoffe eigentlich nicht aus dem peripheren Kreislauf ins Gehirn eindringen können. Beispielsweise kann das von der Hypophyse in den Blutkreislauf ausgeschüttete ACTH (**a**drenoc**o**rticotropes **H**ormon), das in der Nebennierenrinde (Adrenokortex) die Sekretion von Kortikosteroiden bewirkt, die Blut-Hirn-Schranke nicht überwinden; dennoch konnte es in einer Reihe von Gehirnstrukturen in erheblicher Konzentration nachgewiesen werden. In den letzten 10 Jahren wurden über 30 Peptide in zentralnervösen Strukturen identifiziert, und die Zahl entdeckter Neuropeptide steigt laufend mit der Entwicklung geeigneter Nachweisverfahren. Weil diese Peptide, die zunächst als Hormone mit Angriffsort in der Peripherie identifiziert wurden, jedoch auch am zentralnervösen 'Zielorgan', dem Neuron, Erregung oder Hemmung verändern, werden sie als **neuroaktive Hormone** bzw. – da alle neuroaktiven Hormone Peptide sind – als **Neuropeptide** bezeichnet. Die Lokalisation von Peptiden in spezifischen Hirnstrukturen, ihre spezifischen Effekte an neuronalen Membranen, ihre enge Nachbarschaft mit Neurotransmittern in präsynaptischen Strukturen und ihre Wechselwirkungen mit Neurotransmittern am postsynaptischen Rezeptor machen wahrscheinlich, daß neuroaktive Peptide eine zweite zentrale Klasse chemischer Botenstoffe bilden.

Neuropeptidforschung ist ein junges Gebiet, dessen ständig wachsenden Erkenntnisse, die Entdeckungen neuer Neuropeptide und die Erforschung ihrer Charakteristika und Funktionen, derzeit noch kaum in endgültige Ordnungszusammenhänge gebracht werden können. Trotzdem kann man bereits eine gewisse Systematik einführen und einige Merkmale der Neuropeptidsynthese und -regulation hervorheben.

Neuropeptide werden oft nach dem Ort kategorisiert, an dem sie zuerst lokalisiert wurden. Diese Anordnung wurde auch in der folgenden Übersicht gewählt, hat aber den Nachteil, daß sie die Gehirnfunktionen der Neuropeptide wahrscheinlich wenig oder gar nicht repräsentiert. Auch eine häufig vorgenommene Kategorisierung aufgrund chemischer Verwandtschaft dürfte nicht mehr Einsichten in die funktionale Bedeutung der Neuropeptide bringen.

Kategorien von Neuropeptiden des Säugetiergehirns:[1]
Hypothalamische Releasing-Hormone: Thyreotropin-Releasing-Hormon (TRH), Gonadotropin-Releasing-Hormone (Gn-RH oder LH-RH), Corticotropin-Releasing-Hormon (CRH), Wachstumshormon-Releasing-Hormon (GH-RH), melanocytenstimulierendes Hormon-Releasing-Hormon (MSH-RH), Prolactin-Releasing-Hormon (PRL-RH) bzw. die jeweiligen inhibitorischen Releasing-Hormone GH-IH, MSH-IH und PRL-IH
Peptide der Neurohypophyse (Hypophysenhinterlappen, HHL): Vaspopressin/Adiuretin, Oxytocin, Neurophysin
Hormone der Adenohypophyse (Hypophysenvorderlappen, HVL): adrenocorticotropes Hormon (ACTH), β-Endorphin, melanocytenstimulierendes Hormon (α-MSH), Prolactin, Wachstumshormon (GH, auch somatotropes Hormon, STH), Thyreotropin (TSH), gonadotrope Hormone: follikelstimulierendes Hormon (FSH), luteinisierendes Hormon (LH), interstitielle Zellen stimulierendes Hormon (ICSH)
Neuroregulatorische Peptide des hypothalamisch-hypophysären Bereichs: Enkephaline, Endorphine, Substanz P, Neurotensin
Invertebraten-Peptide: FMRF-Amid, Hydrakopf-Aktivator
Gastrointestinale Peptide (Darmpeptide): Vasoaktives intestinales Peptid (VIP), Cholecystokinin (CCK), Gastrin, Substanz P, Neurotensin (NT), Methionin-Enkephalin, Leucin-Enkephalin, Insulin, Glukagon, Bombesin, Secretin, Somatostatin, Motilin [Neuropeptid Y (NPY)]
Mit Schlafregulation assoziierte Peptide: Delta-Sleep-Inducing Peptide (DSIP), VIP, Arginin-Vasotocin (AVT; lokalisiert in der Zirbeldrüse)
Andere Bradykinin, Angiotensin II, Carnosin, Homocarnosin, Dynorphine

[1] Nach Krieger,D.T. (1983) Brain Peptides: What, where, and why? Science, 222, 977-985. und Voigt,K.H. & Fehm,H.L. (1983) Psychoendokrinologie. Int.Welt 6, 130-136.

Neuropeptide werden von einer bestimmten Gruppe von Zellen produziert: Die spezifische Struktur von Peptiden, d.h. deren spezifische Aminosäurensequenz, ist im Genom, in der DNS kodiert. Über die Boten-RNS (messenger RNS, mRNS) erfolgt die Synthese größerer Proteine, sogenannter 'Vorläufer' (precursor)-Proteine an den Ribosomen im Zellkörper. Diese Proteine erfahren im Golgi-Apparat weitere Übersetzung und Reifung und werden dort in sekretorische Granulae gespeichert. Obwohl jede Zelle über Ribosomen und Golgi-Apparat verfügt, sind nur bestimmte (vermutlich embryologisch in enger Verwandtschaft angelegte) Zellen in der Lage, Neuropeptide zu produzieren. Funktion der Granulae ist zum einen die Umwandlung bzw. Aufspaltung der langkettigen 'Vorläufer' durch enzymatische Prozesse[1] in kürzere Neuropeptide, zum anderen der Transport dieser Neuropeptide an ihre Effektororte, die Nervenendigungen. Die Granulae enthalten neben den Neuropeptiden noch andere Proteine und Metalle und zeichnen sich ferner durch leicht basisches Milieu (pH 5,5–6) aus, Besonderheiten, die möglicherweise die Umwandlung in kürzere Peptidsequenzen in dieser 'posttranslationalen' Phase begünstigen.

Strukturelle und funktionelle Ähnlichkeit von Neuropeptiden legen eine Gruppierung in 'Familien' nahe: Wie gesagt, sind die sogenannten Vorläufer- oder 'Precursor'-Peptide, lange Aminosäurenketten oder Polyproteine, Ausgangsstoffe für Neuropeptide. Ein solcher Vorläufer ist beispielsweise das **Proopiomelanocortin (POMC)**, eine Sequenz von ungefähr 265 Aminosäuren. Durch enzymatische Aufspaltung werden unterschiedliche Peptide abgespalten, z.B. umfaßt **ß-LPH** (**ß-L**ipotropes **H**ormon) die Aminosäurensequenz 1–91. ß-LPH kann seinerseits in die bekannten Bruchstücke **ACTH** (Sequenz 1–39) und **β-Endorphin** (Sequenz 60–91) aufgespalten werden. ACTH besitzt seinerseits zwei weitere Bruchstellen, woraus **α-MSH** (1–13) und **CLIP** ('corticotropin-like intermediate lobe peptide', 18–39) resultieren können. Andere Vorläuferpeptide sind **Proenkephalin** und **Prodynorphin**. Alle drei Peptide umfassen die gleiche Sequenz von Aminosäuren, unterscheiden sich jedoch hinsichtlich Beginn und Ende der Transkription durch die mRNS. Die Tatsache solcher Vorläufer bedeutet, daß verschiedene Neuropeptide über eine einzige mRNS kodiert werden. Dies hat den Vorteil, daß aus einem Polyprotein mehrere 'Kopien' der gleichen Aminosäurensequenz gebildet werden können. Dies wird am Beispiel der Endorphine anschaulich: 18

[1] Z.B. durch Glykolisation, Amidation, Acetylierung, Phosphoylierung, also vermittels Enzymen (Peptidasen, Proteasen).

verschiedene Peptide mit ähnlicher Funktion, aber Rezeptorspezifität, enthalten die gleiche Sequenz von Aminosäuren: Tyr-Gly-Gly-Phe.
Welche Neuropeptide an welchem Ort aus dem gleichen Vorläufer gebildet werden, hängt weitgehend von den spezifischen umwandelnden Enzymen ab. So wird POMC z.B. im Hypophysenvorderlappen, im Hypothalamus, in der Plazenta und im Magen-Darm-Trakt gefunden, es wird in den einzelnen Strukturen jedoch in unterschiedliche Neuropeptide umgewandelt. Im Hypophysenvorderlappen erfolgt die Zerlegung von POMC in ACTH und β-LPH, im Zwischenlappen und im Gehirn produziertes POMC dagegen wird weiter in α-MSH und β-Endorphin-ähnliche Peptide zerlegt. Wie diese Differenzierung bzw. enzymatische Spezifität entsteht, ist bisher noch nicht aufgeklärt. Darüber hinaus zeigte sich, daß zwar in der Hypophyse, jedoch nicht im Hypothalamus diese beiden Peptide in ihrer acetylierten Form vorkommen. Das gleiche Vorläuferprotein wird also in den verschiedenen Stukturen verschieden weiterverarbeitet, was natürlich einen unterschiedlichen Einsatz erlaubt. Die Funktion eines Neuropeptids im Gehirn kann von der Funktion des gleichen Botenstoffs in der Peripherie recht verschieden sein. Die Blut-Hirn-Schranke sichert die Trennung der Funktionen. Funktionelle Ähnlichkeit von Neuropeptiden der gleichen Familie besteht ferner darin, daß sie von gleichen oder zumindest ähnlichen Rezeptorstrukturen 'erkannt' werden. Dies wird am Beispiel der Opiatrezeptoren in Kapitel 8 erläutert.

Neuropeptide werden präsynaptisch in großen Vesikeln gespeichert: Die präsynaptische Speicherung von Peptiden kann nur in relativ großen Vesikeln erfolgen (ca. 1000 Å), verglichen mit der Speicherung von Neurotransmittern sowohl in großen (wie Catecholamine) als auch in kleinen (500 Å, wie ACh) Vesikeln. Folge dieser unterschiedlichen Speicherung ist unterschiedliche Sensitivität für elektrische Impulse: die Sekretion von Neuropeptiden aus großen präsynaptischen Vesiken bedarf höherfrequenter Impulse als die Sekretion von Neurotransmittern aus kleinen Vesikeln. Nachgewiesen wurde ferner die Bedeutung von Calzium (Ca^{++}) für die synaptische Freisetzung einiger Neuropeptide. Die mögliche gegenseitige Beeinflussung präsynaptischer Neurotransmitter- und Neuropeptid-Ausschüttung ist nach wie vor Gegenstand der Erforschung; auf Beispiele gleichzeitiger Sekretion und synergistischer Wirkung am postsynaptischen Rezeptor wird im nächsten Abschnitt eingegangen.

Regulation von Neuropeptidsynthese und -ausschüttung: In der Hypophyse wird die Synthese und Umwandlung von Peptiden über sogenannte Releasing-Hormone ausgelöst. Von dort werden Peptide über die Blutbahn zu den Effektordrüsen transportiert (für ACTH abgeleitete Hormone z.B. in die Nebennierenrinde), in denen weitere Umwandlung (z.B. zu Glucokortikoiden) erfolgt. Synthese und Ausschüttung werden über differentielle und integrale Rückmeldeschleifen gesteuert. Es ist bekannt, daß in die Schritte der Regulation verschiedene biochemische Stoffe eingreifen, z.B. der Neurotransmitter Dopamin oder der 'second messenger' cAMP. Ferner beeinflussen sich Neuropeptide gegenseitig, z.B. stimuliert Vasopressin die Sekretion von ACTH und *vice versa*, hemmt Somatostatin die Produktion von Insulin, ACTH, TSH und Prolaktin.

Der Abbau von Neuropeptiden im synaptischen Spalt erfolgt vermutlich weitgehend über proteinspaltende Enzyme. Im Gegensatz zu Neurotransmittern, die zum größten Teil über die Wiederaufnahme in präsynaptische Vesikel resorbiert werden, ist Wiederaufnahme für Neuropeptide bisher nicht nachgewiesen worden.

Neurotransmitter	**Neuropeptide**
Synthese im Neuron	Synthese nur im Zellkörper
niedrige Sekretionsschwelle	hohe Sekretionsschwelle
Speicherung in kleinen Vesikeln	Speicherung in großen Vesikeln
Abbau über Wiederaufnahme und über Enzyme	Abbau über Enzyme
Wirkung schnell, kurz	Wirkung langsam, anhaltend

Koexistenz und 'Ko'-Funktion von Neuropeptiden und Neurotransmittern

Ursprünglich hatte man Neurotransmitter und Neuropeptide als getrennte Systeme betrachtet. Da die 'klassischen' niedermolekularen Neurotransmitter nicht einmal in der Hälfte aller Neurone zu finden sind, war es naheliegend anzunehmen, daß auch Neuropeptide Transmitterfunktionen übernehmen. Mit der Entwicklung sensitiverer histochemischer Meßverfahren wurde aber bald erkannt, daß viele Neurone Peptide **und** Neurotransmitter enthalten. Als erste beobachteten Hökfeldt und Mitarbeiter 1977 die Koexistenz von Noradrenalin und Somatostatin im sympathischen Ganglion. Pionierarbeit auf diesem Gebiet leistete auch Dorothy Krieger in New York. Diese Entdeckungen brachten eine neue Forschungsrichtung in Gang.

Tabelle 7.1. **Koexistenz von Neurotransmittern und Neuropeptiden**[1]

Transmitter	Peptid	Hirnstruktur
Dopamin	CCK	ventrales Mesencephalon
	Neurotensin	Nucl. arcuatus
Noradrenalin	Enkephalin,VIP	Locus coeruleus
	NPY	LC, Medulla oblongata
	Vasopressin	LC
Adrenalin	Neurotensin	Medulla oblongata
	NPY	"
	Substanz P	"
Serotonin	Substanz P	Rückenmark, Medulla oblongata,
	TRH	"
	CCK	"
	Enkephalin	" Area postrema
	VIP	Raphé-Kerne
Acetylcholin	Enkephalin	Rückenmark, Obere Olivenkerne
	Substanz P	Pons
	VIP	Kortex, Area postrema
GABA	Somatostatin	Thalamus, Kortex, Hippocampus
	CCK	Kortex
	NPY	"
	Enkephalin	Retina, Pallidum, Basalganglien
Glycin	Neurotensin	Retina

Tabelle 7.1 gibt einen Überblick über die derzeit immunohistochemisch nachgewiesene Koexistenz von Neurotransmittern und Neuropeptiden sowie über die Hirnregionen, in denen die jeweiligen Neurotransmitter und Neuropeptide enthaltenen Neurone lokalisiert wurden. Die Verteilung dieser Koexistenzen weist z.T. deutliche Spezifität aus, d.h. bestimmte Paarungen von Neurotransmitter und Neuropeptid kommen in bestimmten zentralnervösen Strukturen

[1] Nach Hökfeldt,T., Johansson,O., Holets,V., Meister,B., Melander,T. (1987) Distribution of neuropeptides with special reference to their coexistence with classical transmitters. In: H.Meltzer (Ed.) Psychopharmacology. New York, Raven Press, S.405. Die angegebenen Gehirnstrukturen stützen sich auf tierexperimentelle Befunde.

vor. Solche Paarungen legen die Vermutung eines gezielten Zusammenwirkens für bestimmte Funktionen nahe. Beispielsweise findet sich Dopamin in Gemeinschaft mit CCK in ventralen mesencephalen Neuronen, jedoch nicht in hypothalamischen Neuronen; hingegen werden Dopamin und Neurotensin offensichtlich im hypothalamischen Nucl. arcuatus 'kooperierend' eingesetzt. Neurone im Locus coeruleus, die Noradrenalin und NPY (Neuropeptid Y, ein Peptid mit Tyrosinamid am C-terminalen Ende, das mit Nahrungsaufnahme in Verbindung gebracht wird) enthalten, projizieren unter anderem zum Hypothalamus, während noradrenerge Neurone ohne NPY vor allem zum Rückenmark und zu kortikalen Strukturen projizieren. Substanz P, Enkephaline, Serotonin und Acetylcholin kommen gemeinsam in Neuronen des Septums, Nucl. accumbens, Nucl. caudatus, ventromedialen Hypothalamus, Nucl. amygdalae, Raphé-Kernen, im periaquäduktalen Grau, in Rückenmark und Medulla oblongata vor, also weitverzweigt in Systemen, die allgemein mit der Regulation motivationalen und emotionalen Verhaltens sowie mit Schmerzerleben in Verbindung gebracht werden (siehe dazu Kapitel 8).

Was impliziert das gemeinsame Vorkommen von Neuropeptid und -transmitter in einem Neuron? Zunächst einmal können Neuronterminale offensichtlich mehrere Botenstoffe sezernieren. Wie bereits angeführt, sind beide Botenstoffe in unterschiedlich großen Vesikeln gespeichert. Das bedeutet, daß die Vesikel auf elektrische Impulsfrequenzen, die die Axonterminalen erreichen, unterschiedlich sensitiv mit der Sekretion des Botenstoffes reagieren. Während die in kleineren Vesikeln gespeicherten Neurotransmitter bei geringen Impulssalven ausgeschüttet werden, kommt das Neuropeptid womöglich erst bei hoher oder anhaltender Erregung zum Einsatz. Eine Spezifizierung solcher 'Ko'-Funktionen beider Überträger ist zwar noch nicht abgeschlossen, doch wird aus allen bisherigen Befunden und Beobachtungen auf eine 'Hilfsfunktion' von Neuropeptiden geschlossen. Neuropeptide modulieren die synaptische Übertragung und werden daher auch als **Neuromodulatoren** bezeichnet, weil sie beispielsweise lokal unspezifischer, langsamer, möglicherweise länger anhaltend wirken sowie erst auf höherfrequente Impulse reagieren.

Spezifische Interaktionen zwischen Neuropeptiden und Neurotransmittern wurden sowohl präsynaptisch als auch postsynaptisch nachgewiesen. So zeigt sich z.B., daß CCK präsynaptisch die Sekretion von Noradrenalin inhibiert. Da die CCK-Sekretion 'träger' anläuft als die Noradrenalin-Sekretion, wird vermutet, daß über diesen Mechanismus exzessive Catecholaminsekretion verhindert werden kann. In Kapitel 11 werden wir sehen, daß die Entleerung der Noradrenalinspeicher mit depressiver Symptomatik in Verbindung gebracht wird. Könnte CCK bzw. ein CCK-Agonist präventiv eingesetzt werden? Diese und eine Reihe ähnlicher Fragen wird man erst nach der Entwicklung entsprechend wirkender psychotroper Substanzen beantworten können. Ein anderes Beispiel für eine 'Ko'-Funktion liefern Acetylcholin und **VIP** (vasoactive intestinal peptide). Beide Stoffe werden präsynaptisch gemeinsam sezerniert. Beide wirken synergistisch, indem sie die Durchblutung und die Speichelsekretion in den Speicheldrüsen der Katze steigern. Dabei kann VIP allein die Speichelsekretion nicht induzieren oder erhöhen, jedoch die entsprechende Wirkung von Acetylcholin stimulieren oder potenzieren. Erinnern wir uns an die Darstellung der Alzheimer'schen Erkrankung in Kapitel 6. Vielleicht könnte man ja über einen peptidergen Mechanismus zentrale Wirkungen von Acetylcholin modulieren. Aber auch hier stellt sich noch das Problem, geeignete Substanzen oder Träger zu entwickeln, die die Blut-Hirn-Schranke überwinden.

Schließlich lassen sich für bestimmte Neuropeptide postsynaptisch, also am Rezeptor, direkte agonistische Wirkungen nachweisen. **DBI** (Diazepin-binding-inhibitor-Peptide, eine Sequenz von 105 Aminosäuren) bindet am GABA-Rezeptor an den gleichen sensitiven Stellen und mit der gleichen pharmakologischen Wirkung wie Benzodiazepine (siehe Kapitel 12), jedoch mit stärkerer Affinität als Benzodiazepine. DBI kann Benzodiazepine vom GABA-Rezeptor verdrängen und muß gleichzeitig als eine Art 'endogenes Benzodiazepin' betrachtet werden.

Weitere Wechselwirkungen werden auf höherer Ebene der Regulation angenommen. Beispielsweise stimulieren Dopamin und Noradrenalin die Produktion von CRH (Dopamin nur in hoher Konzentration, Noradrenalin in umgekehrt U-förmiger Dosis-Wirkungs-Beziehung). Umgekehrt stimulieren ACTH, MSH oder Somatostatin den Metabolismus von Acetylcholin (z.B. im Hippocampus); Vasopressin moduliert die Aktivität von Noradrenalin, MSH die von Serotonin im Hypothalamus und in limbischen Strukturen.

Neurotransmitter und Neuropeptide kommen in den gleichen Neuronen vor. Die spezifische Koexistenz in bestimmten zentralnervösen Strukturen mit bestimmten Projektionen läßt auf 'funktionelle' Kooperation schließen. Die spezifischen Sekretionsmerkmale von Neuropeptiden weisen ihnen 'neuromodulatorische' Funktion zu. Wechselwirkungen wurden prä- und postsynaptisch nachgewiesen. Die Interaktion kann die Form gegenseitiger Inhibition (Kontrolle), Potenzierung und Stimulation (agonistische Wirkung) haben.

Vertiefende Literatur

Costa, E. & Guidotti, A. (1987) Neuropeptides as cotransmitters: modulatory effects at GABAergic synapses. In: H.Meltzer (Ed.) Psychopharmacology. New York, Raven Press, S. 425-436.

Eipper,B.A., May,V., Cullen,E., Sato,S.M., Murthy, A.S., Mains,R.E. (1987) Cotranslational and posttranslational processing in the production of bioactive peptides. In: H.Meltzer (Ed.) Psychopharmacology. New York, Raven Press, S. 385-400.

Hökfeldt, T., Johansson, O., Holets, V., Meister, B., Melander, T. (1987) Distribution of neuropeptides with special reference to their coexistence with classical transmitters. In: H.Meltzer (Ed.) Psychopharmacology. New York, Raven Press, S. 401-416.

Krieger, D.T. (1983) Brain Peptides: What, Where, and Why? Science, 222, 977-985.

Schwartz, J.H. (1985) Chemical messengers: small molecules and peptides. In: E.R. Kandel & J.H. Schwartz (Eds.) Principles of Neural Science. Amsterdam, Elsevier, S.148-158.

Teil II

Psychopharmaka

8 Endorphine, Opiate und Analgetika

Nachdem in Kapitel 7 Neuropeptide als 'zweites' wesentliches Botenstoff- oder Übertragungssystem im ZNS vorgestellt wurden, kann im nächsten Schritt die Bedeutung von Neuropeptiden für die Wirkung psychoaktiver Substanzen veranschaulicht werden. Dies soll am Beispiel der Endorphine als Neuropeptide in ihrer Wechselwirkung mit Opiaten als psychoaktiver Substanzen geschehen. Opiate wirken analgetisch, sie lindern Schmerzen. Bisher ist es trotz enormer Anstrengungen nicht gelungen, andere auch nur annähernd so wirksame Schmerzmittel zu finden. Der Einsatz von Opiaten fordert bekanntlich einen hohen persönlichen und gesellschaftlichen Tribut, denn Opiate machen abhängig. Das Leben des Heroinabhängigen wird ruiniert, kriminelle Delikte, die begangen werden, um weiteren Heroinkonsum zu ermöglichen, bedeuten jährliche gesamtgesellschaftliche Verluste in Milliardenhöhe. Auf Probleme, die aus dem Einsatz von Opiaten als Rauschdrogen erwachsen, wird in Kapitel 15 noch einmal Bezug genommen. Wenn wir verstehen lernen, wie Opiate wirken, lassen sich vielleicht Wege finden, um Abhängigkeit und andere negative Auswirkungen zu reduzieren, ohne auf die Vorteile von Opiaten, etwa Schmerzen zu lindern und Wohlbefinden herbeizuführen, verzichten zu müssen.
Anschließend an die kurze Darstellung des Schmerzgeschehens und seiner Beeinflussung durch Opiate und Endorphine wird am Ende des Kapitels ein kurzer Überblick über andere Analgetika gegeben.

Endorphine

Vornehmlich zwei Beobachtungen deuteten auf die Existenz spezifischer Rezeptoren für die Vermittlung von Opiateffekten hin. Zum einen reichen bereits winzigste Mengen eines Morphins aus, um einer Person Schmerzen zu nehmen oder sie in angenehme Gefühlszustände zu versetzen. Damit läßt sich die Wirkung von Morphinen nicht mehr einfach mit globalen Effekten auf metabolische Prozesse erklären. Wirkt ein Pharmakon, indem es in viele Zellen diffundiert

und dort den Zellmetabolismus ändert, dann sind größere Mengen erforderlich, um subjektiv spürbare Effekte zu erzielen. Die Dosis-Wirkungs-Beziehung von Morphinen ließ dagegen auf deren Wirkung an speziellen Rezeptoren schließen.
Ein zweiter bedeutsamer Hinweis auf die Wirkungsweise von Morphinen ergab sich aus der Beobachtung, daß Morphine in hoher Dosierung zu Atemdepression führen, diese lebensgefährliche Wirkung jedoch durch Gabe von Naloxon und ähnlichen Stoffen rasch aufgehoben werden kann. Naloxon ist ein Morphin-Antagonist, d.h. er weist eine sehr ähnliche chemische Struktur auf wie Morphin, löst jedoch an der postsynaptischen Membran nicht die gleichen chemischen bzw. elektrophysiologischen Prozesse aus wie Morphin. Er 'blockiert' im Gegenteil sogar die postsynaptische Membran für Morphin-Effekte. Die Wirkung von Morphin-Antagonisten legte also ebenfalls die Annahme eines spezifischen Morphinrezeptors nahe.
Beide Beobachtungen lenkten die Forschung auf die Lokalisierung von neuronalen Membranstrukturen, an die Morphine mit hoher Affinität binden würden, von **Opiatrezeptoren.** Mittels radiologischer Methoden stellte man fest, daß sich Opiate nicht gleichmäßig im neuronalen Gewebe verteilen, sondern bevorzugt an bestimmte Stellen binden, wo sie mit anderen Opiaten konkurrieren. Auf diese Weise konnte man Anfang der 70er Jahre die Existenz von Opiatrezeptoren sichern, ohne endogene Liganden bzw. Agonisten zu kennen. Natürlich konnte man aufgrund der Existenz von Opiatrezeptoren im Rückenmark und Gehirn auch annehmen, daß körpereigene Stoffe existieren müssen, die sich an diese Rezeptoren binden. Die systematische Suche führte dann zur Entdeckung von Neuropeptiden, die sich an Opiatrezeptoren binden, den **Enkephalinen und Endorphinen.** Dabei handelt es sich um Bruchstücke, die durch enzymatische Spaltung aus einer längeren Aminosäurenkette wie dem aus 91 Aminosäuren bestehenden β-Lipotropin herausgebrochen werden (β-Lipotropin wiederum entsteht aus dem 'Vorläufer'-Peptid POMC; siehe Kapitel 7). β-Endorphin besteht aus 31 Aminosäuren, wobei die Sequenz am N-terminalen, die freien Aminosäuren tragenden Ende mit der Sequenz von Enkephalinen deckungsgleich ist: Tyr-Gly-Gly-Phe. Met-Enkephalin und Leu-Enkephalin, die jeweils fünf Aminosäuren umfassen, unterscheiden sich eben durch die dieser Sequenz folgende 'letzte' Aminosäure, nämlich Methionin bei Met-Enkephalin und Leucin bei Leu-Enkephalin. Schließlich findet sich die charakteristische Sequenz Tyr-Gly-Gly-Phe auch bei anderen Peptiden wie z.B. dem Dynorphin (aus dem 'Vorläufer'-Peptid Prodynorphin), dem β-Kasomorphin oder dem α-Neo-Endorphin.

β-Endorphin wird – als **Hormon** – zusammen mit ACTH und β-Lipotropin aus der Adenohypophyse sezerniert, stimuliert durch CRH (Corticotropin Releasing Hormon). Endorphine und Enkephaline greifen in die Regulation der Hormonsekretion ein, sie gehören also zu den 'regulierenden Hypothalamus-Hormonen' (siehe Kapitel 7), indem sie beispielsweise die Sekretion von Vasopressin oder Oxytocin aus der Neurohypophyse hemmen. Endorphine befinden sich aber auch zusammen mit Neurotransmittern in Nervenendigungen und werden dort durch elektrische Impulse freigesetzt; sie haben also Funktionen eines Neurotransmitters bzw. Neuromodulators. Endorphine und Enkephaline werden durch Peptidasen rasch abgebaut, längere Peptide möglicherweise in die genannten Pentapeptide zerlegt. Diese Labilität geht auch mit einer geringeren Affinität zu den entsprechenden Rezeptoren (s.u.) einher. Infolgedessen unterscheiden sich die körpereigenen Endorphine in ihrer pharmakologischen und psychotropen Wirksamkeit von synthetisierten Substanzen, die z.B. durch Einführung von D-Aminosäuren stabiler und 'affiner' gemacht werden.

Zur Namensgebung von **Enkephalinen und Endorphinen:** Die Bezeichnung 'Enkephalin' ist abgeleitet aus dem griechischen Terminus für 'im Kopf', sie wurde von den Entdeckern der Enkephaline, Hughes und Kosterlitz, zur Kennzeichnung ganz bestimmter Peptide gewählt, nämlich der ersten entdeckten körpereigenen Substanzen, die auf Opiatrezeptoren wirken. Der Terminus 'Endorphin' bezieht sich dagegen auf alle **endo**genen Substanzen mit **morphin**-ähnlicher Wirkung, er kennzeichnet also ebenfalls eine Gruppe von Peptiden, aber anhand eines anderen klassifikatorischen Merkmals. Beide Begriffe werden aber oft gleichgesetzt.

Als **Neuromodulatoren** finden sich Endorphine und Enkephaline in der Substantia gelatinosa (Lamina II) des Rückenmarks, in Hirnstammkernen (XII, X) und der Formatio reticularis, im periaquäduktalen Grau, dem Colliculus inferior dorsalis, Nucl. accumbens, Nucl. amygdala, Globus pallidus, in dorsomedialen Thalamuskernen, in der Habenula, dem Kortex und in den Nervengeflechten verschiedener Organe. β-Endorphinerge Fasern nehmen vom Nucl. arcuatus des Hypothalamus ihren Ausgang und erstecken sich zu Thalamus, Pons und periaquäduktalem Grau. Enkephalinerge Neuronen finden sich in Striatum, Hypothalamus, Hirnstamm und Rückenmark.[1] Die Wirkung von Endorphinen wird – wie der Name schon sagt – vor allem als 'morphin–' bzw 'opiat-' ähnlich' beschrieben und auf zentralnervöser Ebene über die Wirkung dieser Peptide an 'morphin-' bzw. 'opiat'-sensitiven Rezeptoren erklärt. Im folgenden werden zunächst diese Wirkungen von Morphinen bzw. Opiaten und Merkmale und Verteilung der entsprechenden Rezeptoren beschrieben, bevor wir auf die psychoaktiven Wirkungen von Endorphinen zurückkommen.

---

[1] Siehe auch Herz,A. (1984) Biochemie und Pharmakologie des Schmerzgeschehens. In: M.Zimmermann & H.O.Handwerker (Hrsg.) Schmerz. Berlin/Heidelberg, Springer-Verlag, S.63 oder Snyder,S.H. (1986) Drugs and the Brain. New York, Scientific American Library, S.57.

Die Opium-Geschichte:

Opium, der eingetrocknete Saft von unreifen Mohnkapseln, wird als Rauschmittel seit wenigstens 6000 Jahren verwandt. Bekannt sind die Bilder von 'Opiumhöhlen' des Fernen Ostens. Opium (Nepunthe) wird bereits in Homers Odyssee als Schlaf und Wohlsein bringend beschrieben, und in römischen Malereien wurde Somnus, der Gott des Schlafes, oft mit einem Korb voll Mohnkapseln dargestellt. Auch als Analgetikum, als schmerzstillendes Mittel, wurde Opium seit jeher eingesetzt. Und ebenso wie die 'erwünschten' Wirkungen scheint auch die folgenschwerste 'unerwünschte' Wirkung wahrscheinlich seit jeher bekannt gewesen zu sein: anhaltender Opiumkonsum macht abhängig. Genauso wie die schmerzstillenden und euphorisierenden Wirkungen des Opiums beschreibt Thomas DeQuincey, der Opium erstmals zur Bekämpfung von Zahnschmerz nahm, 1821 in seinen "Bekenntnissen eines Opiumrauchers" die Probleme der Abhängigkeit. Dieser Bericht wirkte jedoch eher als Anreiz, Opium zu rauchen, denn als Warnung, zumindest in der britischen Schriftstellerwelt des 19. Jahrhunderts.
1805 gelang es dem Deutschen Friedrich Sertürner, die wirksame chemische Substanz des Opiums zu isolieren, die er 'Morphium' nannte: nach Morpheus, dem Gott der Träume. Zunächst erschien die damit verbundene Einschränkung im Gebrauch – Morphium läßt sich nicht oral verabreichen wie Opium, sondern nur intravenös – als Vorteil, da die Applikation kontrollierter war. Ein Irrglaube, der angesichts der wachsenden Anzahl Heroin injizierender Abhängiger heutzutage kaum ausgeführt werden muß. Die ersten systematischen und verbreiteten Einsätze als Analgetikum erlebte Morphium im amerikanischen Bürgerkrieg (1861–1865) und im preußisch-französischen Krieg von 1870/71. Die danach von vielen beschriebene 'Soldatenkrankheit' war nichts anderes als Morphiumabhängigkeit.
Das 20. Jahrhundert ist gekennzeichnet durch die Suche nach Morphinderivaten und der Synthetisierung von Morphinderivaten wie dem **Heroin**. Zwei Acetylgruppen, an das Morphiummolekül gehängt, erleichtern den Durchtritt durch die Blut-Hirn-Schranke. Der schnelle Anstieg der Opiatkonzentration im Gehirn führt zu Euphorie und Rauschgefühlen. Ein orgasmusartiges Gefühl dauert 30 bis 60 Sekunden an. Darauf folgt eine euphorische Phase, die mit einem tiefen Gefühl von tranceartiger Ruhe einhergeht. Je nach Dosis dauert dieser Zustand über Stunden an. Es stellen sich Müdigkeit, eine labile Gefühlslage, ein Dämmerzustand, Apathie und motorische Retardierung ein. Bayer vermarktete 1898, zwei Jahre nachdem Aspirin in den Handel gelangt war, als erste Firma Heroin in einem Hustenmittel, und pries dieses neue Hustenmittel als 'nicht süchtig machend' im Gegensatz zu anderen, das Opiumalkaloid Codein enthaltenden Hustenmittel. Trotz der weltweit zugänglichen literarischen Schilderungen von Abhängigkeit und Entzugssymptomen und trotz sicherlich verfügbarer Statistiken wurde das Abhängigkeitspotential von Heroin lange Zeit nicht erkannt.

Opiate

Opium enthält zwei Gruppen von Alkaloiden, Phenanthenderivate wie Morphin, Codein und Thebain, und Benzylisochinolinderivate wie Papaverin, Narkotin und Narcein. Während sich die Phenanthenderivate durch die als für Opiate 'typisch' beschriebenen Wirkungen und Nebenwirkungen (s.u.) auszeichnen, treten diese Wirkungen bei Benzylisochinolinderivaten nicht ein. Morphinderivate sind vornehmlich Esther und Äther des Morphins oder entstehen durch die Anlagerung andersartiger Ringstrukturen. Teilweise synthetische Derivate des Morphins sind Diamorphin (Heroin) und Dihydromorphine, vollsynthetische Morphinderivate, die eher aufgrund ähnlicher Wirkungen als aufgrund struktureller Vergleichbarkeit als 'Derivate' bezeichnet werden können, sind Pethidin und Methadone. Als 'partielle Agonisten' kennzeichnet man schließlich Substanzen, die strukturell Morphin ähnlich sind, aber auch zu einem gewissen Anteil morphin-antagonistische Wirkungen entfalten; hierzu gehören Derivate der Benzomorphan-Gruppen wie Pentazocin, das Endoethylen-Morphinan-Derivat Buprenorphin und das Phenylamino-cyclohexenyl-Derivat Tilidin, das eine Struktur ähnlich dem Pethidin aufweist.

Tabelle 8.1. Beispiele für Opiate

INN	Handelsname
Opium	Pantopon-"Roche", Opium titratum (10% Opium), Extractum Opii (20% Opium), Tinctura Opii (1% Opium)
Morphin	z.B. Morphinum hydrochloricum, MBK, MST Mundipharma
Diamorphin	Heroin
Codein	z.B. Codicept, Codipront
Nicomorphin	Vilan
Hydromorphon	Eukodal
Pethidin	Dolantin
Levomethadon	L-Polamidon
Normethadon	Ticarda
Fentanyl	Fentanyl "Janssen"
Alfentanil	Rapifen
Pentazocin	Fortral
Buprenorphin	Temgesic
Tilidin	Valoron

Alle genannten Opiate wirken **schmerzhemmend**, wobei weniger die sensorische Komponente, die Schmerzlokalisation, als die emotionale Komponente, das Schmerzerleben, beeinflußt werden (s.u.). Wichtig dabei ist die Spezifität der Schmerzhemmung, denn Temperatur- oder Berührungsreize können uneingeschränkt wahrgenommen werden. Derivate, die Codein enthalten, und Substanzen der Methadon-Gruppe wirken ferner **antitussiv**, d.h. sie inhibieren den Hustenreiz. Die meisten Morphin-Derivate[1] führen eine wohlige, euphorische Stimmung herbei, wirken sedierend und reduzieren Angst- oder Unlustgefühle und innere Unruhe. Unterschiede in diesen Wirkungen zwischen Morphinderivaten werden entsprechend eher als 'quantitativ' denn als 'qualitativ' beschrieben.[2] Die Wirkungsintensität einzelner Substanzen wird gern in Relation zur Wirkungsintensität des Morphins ausgedrückt, beispielweise:

Morphin- und Dihydromorphin-Derivate	wirken gleich stark wie Morphin
Pethidin	wirkt 5 x schwächer als Morphin
Methadone	wirkt 4 x stärker als Morphin
Fentanyl	wirkt 100 x stärker als Morphin
Benzomorphane	erreichen 1/3 der Morphinwirkung
Buprenorphin	wirkt 40 x stärker als Morphin
Tilidin	wirkt ähnlich dem Pethidin

Nebenwirkungen von Opiaten: Die wohl gefährlichste, zentralnervös vermittelte Nebenwirkung von Morphin-Derivaten ist die Inhibition des Atemzentrums im Hirnstamm: Morphine wirken atemdepressorisch. Dies kann sich vor allem bei rascher oder starker Dosissteigerung von hoch lipidlöslichen Derivaten, die entsprechend schnell ins Gehirn gelangen (z.B. Heroin, Fentanyl), lebensgefährlich auswirken. Auch der Effekt der 'Stecknadelpupillen', Miosis, dürfte über Strukturen im Hirnstamm vermittelt sein. Auf peripher physiologischer Ebene reduzieren Morphin-Derivate die Kontraktilität der glatten Muskulatur und verändern so den Muskeltonus. Opiate führen zu erhöhter Kontraktion des Pylorussphinkters und gehemmter Peristaltik sowie verringerter Magensaftsekretion; Folgen sind verzögerte Magenentleerung und Obstipation. Übelkeit und Erbrechen stellen sich vor allem bei akutem Einsatz von Morphinen ein. Die tonuserhöhende Wirkung wirkt sich auch auf die glatte Muskulatur anderer Organe und Sphinkteren aus, z.B. die der Gallenblase und der Harnblase. Schweißausbrüche treten infolge reduzierter Hem-

---

[1] Bei Methadonen sind die euphorisierenden Wirkungen schwächer ausgeprägt.

[2] Siehe z.B. Stumpf,C. (1984) Neuropharmakologie. Berlin/Heidelberg, Springer-Verlag.

mung der Schweißdrüsenaktivität auf. Hemmung vagaler Reflexe und dadurch verringerter Tonus der Gefäßmuskulatur führt zu orthostatischer Hypotonie. Erhöhte Histaminfreisetzung in der Haut führt manchmal zu Juckreiz, Urtikaria etc.
Eine der gravierendsten unerwünschten Wirkungen von Morphinderivaten ist die Entwicklung von **Abhängigkeit**. Bei wiederholter Zufuhr entwickelt sich Toleranz gegenüber den analgetischen und euphorisierenden Wirkungen, bei langfristiger Zufuhr und/oder Absetzen der Substanz stellen sich Entzugssymptome ein, die den angenehmen Wirkungen entgegengesetzt sind: dysphorische Stimmung, Schmerzüberempfindlichkeit, innere Unruhe, Aggressivität, Ängste, daneben körperliche Symptome wie Tremor, Schlafstörungen, Schweißausbrüche, Appetitlosigkeit, Gänsehaut, Tränen- und Speichelfluß, Bauchkrämpfe, Erbrechen und Diarrhoe.

Wirkungsintensität, -dauer und -eintritt von Opiaten werden neben ihren Effekten am Rezeptor durch **pharmakokinetische** Merkmale beeinflußt. Morphin wird als hydrophile Substanz bei oraler Applikation nur langsam resorbiert und gelangt entsprechend verzögert und nach ausgeprägtem First-pass-Effekt (siehe Kapitel 4) reduziert ins Gehirn. Halbsynthetisierte Morphine sind wesentlich lipophiler und passieren – vor allem bei intravenöser Applikation – sehr rasch die Blut-Hirn-Schranke. Ein Beispiel ist Diamorphin (Heroin), das aufgrund außerordentlich schneller Anflutung sehr rasche und sehr starke psychotrope Wirkungen auslöst, oft beschrieben als explosionsartige Veränderungen in Stimmung und Erleben ('flush'). Synthetische Derivate wie Pethidin und Methadon sind ebenfalls lipophil und werden auch bei oraler Applikation rasch und gut resorbiert.
Opiate werden unterschiedlich rasch metabolisiert, was sich auf ihre Wirkungsdauer auswirkt. Morphinderivate werden vor allem unter Beteiligung aktivierter Glucoronsäure metabolisiert und in konjugierter Form renal und biliär ausgeschieden. Ähnliches gilt für partielle Agonisten wie Pentazocin und Buprenorphin. Pethidin, ein Ester, wird durch Hydrolyse relativ schnell inaktiviert und renal ausgeschieden, es hat infolgedessen eine wesentlich kürzere Wirkungsdauer als Morphin. Die kürzeste Wirkungsdauer hat Fentanyl mit einer Halbwertszeit von 30 Minuten; Fentanyl wird daher bevorzugt für kurzfristige Analgesie in der Anästhesiologie eingesetzt. Methadone weisen mit einer Halbwertszeit von 24 bis 36 Stunden wohl die längste Wirkungsdauer auf (was man beim Heroinentzug zu nutzen versucht; siehe Kapitel 15). Ein gewisser Anteil am Abhängigkeitspotential wird diesen pharmakokinetischen Eigen-

schaften zugeschrieben: Beispielsweise wird das Abhängigkeitspotential bei Pethidin, das schwächere und kürzere Wirkungen hat, als geringer eingestuft als das Abhängigkeitspotential von Methadonen mit intensiverer und längerer Wirkung und als das von Heroin mit raschem, intensivem Wirkungseintritt. Die hauptsächlichen Ursachen der Abhängigkeitsentwicklung dürften jedoch in pharmakodynamischen Merkmalen der Opiate und in psychologischen Bedingungen zu suchen sein (s.u.).

Zentralnervöse Wirkungen von Morphinen – die Wirkung an Opiatrezeptoren: Opiatrezeptoren wurden bereits früh vermutet. Die Existenz von agonistisch wirkenden Substanzen legte eine solche Vermutung nahe. Bereits 1967 schlug Martin die Differenzierung von drei Klassen morphin-sensitiver Rezeptoren vor, die er nach den mit größter Affinität bindenden chemischen Agenzien bezeichnete. Der endgültige Nachweis von Opiatrezeptoren mittels radioaktiver Tracer gelang dann 1973 gleichzeitig Snyder, Pert und Mitarbeitern in Baltimore, Simon in New York und Terenius in Schweden. Nachgewiesen sind folgende Opiatrezeptoren:[1]

- μ (Mu) – nach **M**orphin; Substanzen mit hoher Affinität zu diesem Rezeptor haben vor allem euphorisierende, analgetische und atemdepressorische Wirkungen; differenziert werden verschiedene μ-Rezeptoren, μ1 und μ2, die sich zum einen durch ihre Affinität für Morphinderivate voneinander unterscheiden, zum anderen dadurch, daß Enkephaline eher an μ1 binden.
- κ (kappa) – **K**etocyclazocine (ein Benzomorphan), aber auch Dynorphin zeigen hohe Affinität zu diesem Rezeptortyp; Substanzen, mit hoher Affinität zu diesem Rezeptor lösen vor allem dysphorische und halluzinatorische Effekte aus, vermitteln wohl aber auch Analgesie.
- σ (sigma) – nach dem synthetischen SKF 10,047 oder N-allylnormetazocin. Dieser Rezeptor wird mit psychotomimetischen Wirkungen assoziiert.
- ε (eta) – nach Endorphinen als bevorzugt bindender Substanz;
- δ (delta) – Rezeptoren, an die vor allem Enkephaline binden.

Entsprechend der Bindungsaffinität und der ausgelösten Reaktion am Opiatrezeptor lassen sich nun Agonisten, Antagonisten und partielle Agonisten/Antagonisten differenzieren. Antagonistische Effekte entstehen mit der Umwand-

[1] Siehe auch Pasternak,G.W. (1987) Opioid receptors, multiple. In: G.Adelman (Ed.) Encyclopedia of Neuroscience. Amsterdam, Elsevier, S. 887/8.

lung des Morphinmoleküls, vor allem durch ungesättigte Substituenten anstelle der Methylgruppe am Stickstoff.

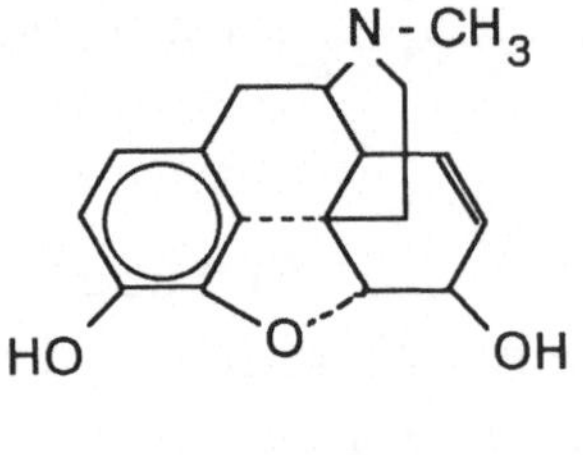

Morphin

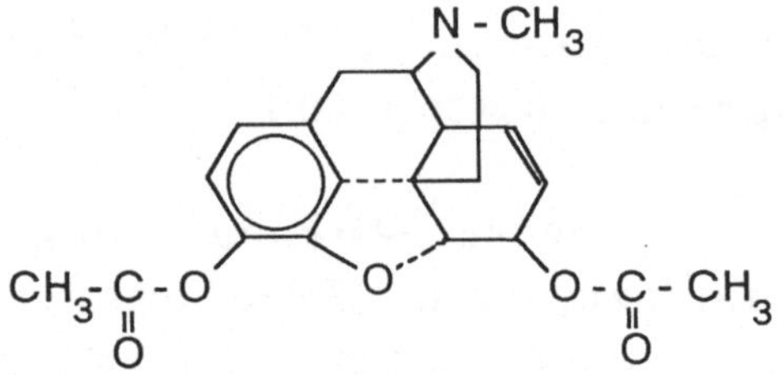

Heroin

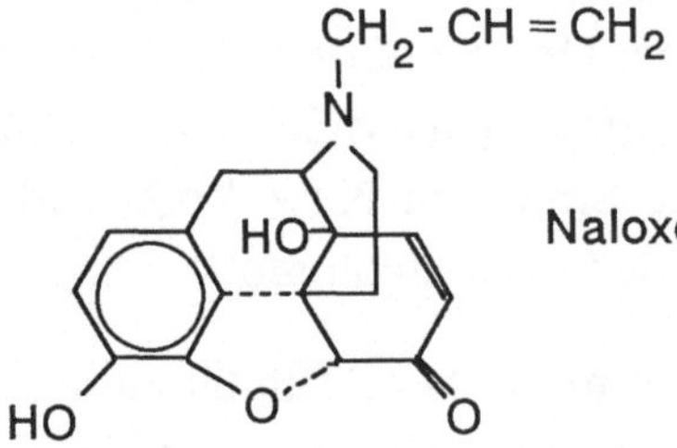

Naloxon

Opiat-Rezeptor-**Agonisten**	Opiat-Rezeptor-**Antagonisten**
Morphin	Naloxon
Dihydro-Derivate (z.B. Oxymorphan)	Naltrexon
Morphinan-Derivate (z.B. Levorphanol)	Levallorphan
Benzazocin-Derivate (z.B. Phenazocin)	
Methadon	
Partielle Opiat-Rezeptor-**Agonisten/Antagonisten**	
Pentazocin (stark agonistisch, schwach antagonistisch)	
Buprenorphin (stark agonistisch, schwach antagonistisch)	
Nalorphin (schwach agonistisch, stark antagonistisch)	
Tilidin (Agonist) wird im Handelspräparat (Valoron®) mit Naloxon (Antagonist) im Verhältnis 12:1 fix kombiniert.	

Snyder und Mitarbeiter entdeckten auch, daß die Na^+-Konzentration in der Lösung, in der sich die Opiatrezeptoren befinden, einen entscheidenden Einfluß auf die Wirkungsintensität von Opiat-Agonisten und -Antagonisten hat: Bei höherer Konzentration der Natriumionen verringert sich die Effektivität der Agonisten, während sich Antagonisten stärker an den Rezeptor binden. Da der 'second messenger' cAMP über enzymatische Schritte reguliert wird, die Na^+ einsetzen, ist denkbar, daß ein solches zweites Botenstoffsystem den Rezeptor moduliert (siehe Abb. 8.1).

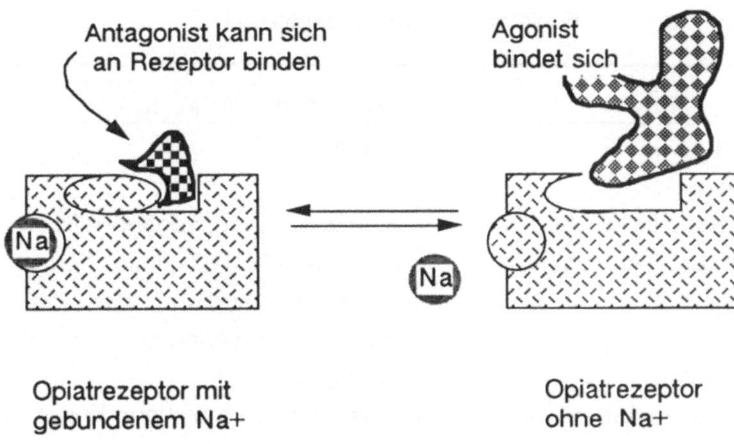

Abb. 8.1. Natrium-Bindungstheorie nach Snyder: Natriumionen lagern sich in den Rezeptor ein und verändern dessen Struktur so, daß nun nicht mehr Agonisten, sondern Antagonisten, die eine andere räumliche Struktur besitzen, vorzugsweise an den Opiatrezeptor anlagern. Das kleinere, ebenfalls einfach positiv geladene Lithiumion produziert einen ähnlichen, aber schwächeren Effekt, nicht jedoch die 'zu großen' Alkaliione Kalium, Rubidium oder Cäsium

Opiatrezeptoren sind im ZNS weit verteilt, sie finden sich nahezu in allen zentralnervösen Strukturen vom Rückenmark bis zum Diencephalon. Bindungsstudien und Effekte lokal applizierter Agonisten und Antagonisten machen deutlich, daß die Lokalisation spezifischer Opiatrezeptoren offensichtlich für spezifische psychotrope Effekte verantwortlich gemacht werden kann. So werden in Rückenmark, Hirnstamm und Thalamus primär μ-Rezeptoren nachgewiesen, die analgetische Wirkungen vermitteln. Die Analgesie wird z.B. durch Applikation des Morphin-Antagonisten Naloxon in diese Strukturen aufgehoben. Die Dichte der μ-Rezeptoren liegt in diesen Strukturen bis zu zehnmal höher als die Dichte von δ-Rezeptoren. μ-Rezeptoren im Hirnstamm (Tractus solitarius) vermitteln die atemdepressorischen und antitussiven Wirkungen von Morphinderivaten. Euphorisierende Wirkungen werden durch Stimulation der μ-Rezeptoren im Bereich des Locus coeruleus und des limbischen Systems (vor allem Nucl. amygdalae) ausgelöst. Kerne im Tectum steuern die Pupillenkontraktion; hohe Konzentration von Opiatrezeptoren in diesen Kernen dürften für den unter Opiatwirkung typischen Effekt der 'Stecknadelpupille' (Miosis) verantwortlich sein.

Tabelle 8.2. Lage und Funktion von Opiatrezeptoren[1]

Ort	Vermittelte Wirkung
Rückenmark:	Analgesie
Hirnstamm:	
Nucl. des Tractus solitarius, Nucl. ambiguus, Nucl. commissuralis	Atemdepression, vagale Reflexe, orthostatische Hypotonie, Hemmung der Magensaftsekretion
Area postrema	Übelkeit, Erbrechen
Locus coeruleus	Euphorie
Habenula - Nucl. interpeduncularis Nc. parabrachialis	über limbisches System: Euphorie
Tectum - Superior Colliculus, Nucl. ventralis des lateralen Kniekörpers	Miosis
Thalamische Kerne: Nucl. medialis, interne und externe Laminae, Nucl. centromedianis, Nucl. periventricularis	Analgesie
Nucl. amygdalae	emotionale Wirkungen
Basalganglien:	
Nucl. caudatus, Putamen, Globus pallidus, Nucl. accumbens	Rigor

[1] Nach Snyder, S.H. (1986) Drugs and the Brain. New York, Scientific American Library, S. 45.

Endorphine - Endogene Liganden an Opiatrezeptoren

Seit Hughes und Kosterlitz 1975 in Schottland die Aminosäurensequenzen der Endorphine und Enkephaline als endogene Liganden an Opiatrezeptoren bestimmt haben, sind 18 Peptide identifiziert worden, die entsprechend selektiv an Opiatrezeptoren binden. Allen diesen Peptiden gemeinsam ist die Aminosäurensequenz Tyr-Gly-Gly-Phe sowie eine NH_2-Endgruppe, auch wenn sie von unterschiedlichen 'Vorläufer'-Peptiden abstammen.
Ähnlich wie für Opiate beschrieben, so weisen auch verschiedene Enkephaline/Endorphine spezifische Affinität für die verschiedenen Opiatrezeptoren auf:

Rezeptortyp	endogener Ligand	Opiat[1]
μ (Mu)	Enkephaline (μ_1)	Morphin (μ_1, μ_2)
δ (Delta)	Enkephaline	?, Ethylketozyklazocin
κ (Kappa)	Dynorphin	Benzomorphane
σ (Sigma)	?	Benzomorphan (SKF10,047)
ε (Epsilon)	β-Endorphin	?

Wenn Endorphine als endogene Liganden an Opiatrezeptoren binden, entfalten sie dann auch die gleichen Wirkungen wie Morphinderivate, und - wenn ja - ließen sie sich als Alternative zur Schmerzbekämpfung einsetzen? Wie von Hughes und Kosterlitz bereits nachgewiesen, führt im Tierversuch intraventrikuläre Applikation von Enkephalin zu 10 Minuten anhaltender Analgesie. Für analgetische Wirkungen von Endorphinen beim Menschen sprechen verschiedene Befunde, etwa vermehrte Ausschüttung von Endorphinen (gemessen an Blut- oder Liquorspiegel) bei starken Schmerzen (Geburtsschmerz) oder bei Streß zusammen mit ACTH, erniedrigte Endorphinspiegel bei chronischen Schmerzpatienten, Patienten mit Schizophrenien oder Depressionen, die meist hyperalgetisch reagieren, oder Befunde, daß analgetische Effekte der Akupunktur und ähnlicher Verfahren bei Gabe von Endorphin-Antagonisten wie Naloxon unterbrochen werden.
Gegen den Einsatz von Endorphinen als Analgetika anstelle von Morphinen spricht zunächst vor allem ihr Charakteristikum der Hydrophilie, das die Passage der Blut-Hirn-Schranke für oral oder intravenös verabreichte Endorphine

---

[1] Nach Herz,A. (1984) Biochemie und Pharmakologie des Schmerzgeschehens. In: M. Zimmermann & H.O.Handwerker (Hrsg.) Schmerz. Berlin/Heidelberg, Springer-Verlag, S.65 und Pasternak, G.V. (1987) Opioid receptors. In: H. Meltzer (Ed.) Psychopharmacology. New York, Raven Press, S.283.

praktisch verhindert bzw. unrealistisch hohe Dosierung erforderlich macht. Erst ab 40 mg führt ß-Endorphin ca. 8 Stunden lang zu Schmerzfreiheit. Dem könnte eine Veränderung der Endorphin-Struktur bei synthetischen Derivaten abhelfen, wobei vor allem erhöhte Lipophilie und Stabilität angestrebt wird. Als Nachteil erkauft man sich damit aber auch ein den Morphinen ähnliches Abhängigkeitspotential, da solche Endorphinderivate langsamer abgebaut werden, also länger und intensiver am Rezeptor wirken, sowie eventuell Toleranz herbeiführen können.

Opiate, Endorphine und Analgesie

Wie lassen sich die analgetischen Wirkungen von Morphinderivaten vor dem Hintergrund dieser Erkenntnisse zu Opiatrezeptoren und Enkephalinen/Endorphinen erklären? Zum Verständnis dieser Pharmakon – Peptid – Rezeptor – Interaktion ist das Wissen um Schmerzleitung und Schmerzverarbeitung wesentlich. Schmerz ist ein komplexes und zunächst rein subjektives Phänomen, das sich sicherlich nicht umfassend innerhalb dieses Kapitels abhandeln läßt. Der interessierte Leser sei daher an die einschlägige Literatur zu Schmerz verwiesen (s.u.). Wir wollen im folgenden aber kurz diejenigen Aspekte aufgreifen, die für das Verständnis der Analgetika-Wirkung essentiell sind.

Schmerz ist ein vielfältiges Phänomen, es umfaßt die Sinneswahrnehmung der Schmerzwahrnehmung und -lokalisation (Nozizeption), die emotional-motivationale Reaktion des Schmerzerlebens ebenso wie die behaviorale Komponente des Schmerzverhaltens, die dem Ziel der Abwehr von oder des Schutzes vor schädigenden Einflüssen (Noxen) auf den Organismus dient. Informationen über Noxen werden über **Schmerzrezeptoren** in der Peripherie (beim 'somatischen Schmerz': Haut, Muskeln, Gelenken) oder in den Eingeweiden (beim sog. 'viszeralen' Schmerz) aufgenommen. Bei Schmerzrezeptoren handelt es sich vornehmlich um freie Nervenendigungen, die durch mechanische, thermische und chemische Reize stimuliert werden. Die Weiterleitung der Information erfolgt über myelinisierte, schnell leitende Fasern der Aδ-Gruppe (Leitungsgeschwindigkeit ca. 30 m/s) und/oder nicht-myelinisierte, langsamere Fasern der C-Gruppe (Leitungsgeschwindigkeit um 1 m/s). Die Art der Weiterleitung bestimmt die Qualität des Schmerzes (siehe Schaukasten). **Chemische Stoffe**, die bei Noxen an peripheren Nozizeptoren, primär den C-Faserendigungen, freigesetzt werden, sind Kinine, Histamine, Prostaglandine, Acetylcholin, Serotonin, Kalium- und Wasserstoffionen. Protonen wirken in hoher Konzentration (beginnend bei einem pH-Wert von 6) als Schmerzstoff, Kaliumionen sind weniger potent. Prostaglandine und Acetylcholin sensibilisieren in niedrigerer Konzentration

Schmerzrezeptoren. Acetylcholin und Serotonin bewirken in hoher Konzentration Schmerz. Bei Gewebsschädigungen werden Histamine und Kinine (vor allem Bradykinin) freigesetzt, die ebenfalls schmerzerzeugend wirken.

Bei der afferenten Weiterleitung der Schmerzinformation kommt es zunächst zur Umschaltung in der **Substantia gelatinosa des Rückenmarks**, die sich durch besonders hohe Konzentration von freien Nervenendigungen auszeichnet. Hier erfolgen die Verschaltung mit segmentalen motorischen Efferenzen (z.B. Flexoreflexe), mit segmentalen sympathikotonen Efferenzen (z.B. reflektorische Durchblutungsänderung), die Verschaltung mit vegetativen Afferenzen (wie sie in der Topographie der Headschen Zonen zum Ausdruck kommt) und schließlich die Umschaltung auf den im Vorderseitenstrang verlaufenden **Tractus spinothalamicus**. Über den Tractus **neo-spinothalamicus** gelangen die Impulse schnell (primär Aδ-Fasern) zum ventrobasalen Thalamus und – über den Tractus thalamo-corticalis – zum Gyrus postcentralis; über diesen Weg wird also primär die Schmerzlokalisation vermittelt. Der Tractus **spinoreticulo-mesencephalis** erreicht die Formatio reticularis und deren pontine Verschaltungen; über diesen Weg werden vegetative Komponenten der Schmerzreaktion (Atmung und Kreislauf) vermittelt. Der Tractus **palaeo-spinothalamicus** verläuft zu intralaminären Thalamuskernen, über die Impulse zum limbischen System sowie zu kortikalen Arealen geleitet werden; diesem Weg wird die Vermittlung der emotional-motivationalen Komponente, des Schmerzerlebens, zugeschrieben. **Absteigende Bahnen** verlaufen vom Frontalkortex parallel zum Tractus spinothalamicus mit Verbindungen zum limbischen System, periaquäduktalen Grau (PAG), Locus coeruleus und Raphé-Kernen; diese Bahnen ermöglichen über Synapsen in den Hinterhörnern des Rückenmarks die efferente Beeinflussung des Schmerzerlebens.

Substanz P: wurde nach einem **P**uder benannt, der aus Gehirnextrakten isoliert wurde und ähnlich wie Histamin und Acetylcholin isolierte Darmpräparate erregt. Es besteht aus 11 Aminosäuren, wird in Spinalganglienzellen synthetisiert und von dort durch axonalen Transport zu Nervenendigungen in der Peripherie (z.B. in der Zahnpulpa) und im Rückenmark transportiert, wo es in besonders hoher Konzentration in der Substantia gelatinosa zu finden ist. Substanz P wird durch elektrische Impulse hoher Intensität freigesetzt, ähnlich wie Aδ- und C-Fasern. Substanz P findet sich jedoch auch in anderen zentralnervösen Bereichen. Seine Funktion dort ist zum Teil noch nicht geklärt. Beispielsweise interagiert Substanz P mit Dopamin, indem es im Striatum die Dopamin-Ausschüttung steigert und die Dopamin-Umsetzung beschleunigt.

In der Impulsübertragung sind ebenfalls chemische Stoffe involviert: in den Hinterhörnern des Rückenmarks finden sich die Peptide **Substanz P**, CCK und der Transmitter Serotonin, die agonistisch wirken, also die Weiterleitung der noxischen Information fördern. Das ebenfalls im Rückenmark lokalisierte Peptid Neurotensin wirkt teils agonistisch, teils antagonistisch. Auf Hirnstammebene wirken CCK (teils agonistisch, teils antagonistisch) und Bradykinin. In den

absteigenden Bahnen wurden primär die Neurotransmitter Serotonin und Noradrenalin sowie Enkephaline lokalisiert und mit efferenter Inhibition der Impulsübertragung auf Rückenmarksebene in Verbindung gebracht.
Die afferente Schmerzleitung kann z.B. durch Streß moduliert werden: Viele werden bereits die Erfahrung gemacht haben, daß Streß schmerzempfindlicher macht. Aber auch über efferente Bahnen kann Schmerzerleben beeinflußt werden, beispielsweise wird Schmerzerleben durch Ablenkung, Auto- oder Fremdsuggestion gemildert, Schmerzen werden in ritualistischem Kontext weniger intensiv empfunden.

	Somatischer Schmerz		**Viszeraler Schmerz**
	Oberfläche	Tiefe	
Rezeptoren	Haut	Muskeln, Bindegewebe	Eingeweide
Auslöser	freie Nervenendigungen	chemische Stoffe, die als Folge von Gewebsschädigungen in die Extrazellulärflüssigkeit gelangen	
Fasern	Aδ (5-30 $\frac{m}{s}$) schnell	C (0,5-2 $\frac{m}{s}$) langsam	
Latenz	kurz	lang	
Qualität	hell, schnell gut lokalisierbar	dumpf, dröhnend, langsam, schlecht lokalisierbar stark affektbetont, schwer zu ertragen	
Dauer	kurz	anhaltend	
Verhalten	Flucht/Abwehr	emotionale und vegetative Reaktionen	
Noxen z.B.	Stich Quetschung	Muskelkrampf Verstauchung	Wehen, Ulkus, Kolik, Herzinfarkt
Opiatwirkung	Opiate ohne Einfluß	Transmitter Substanz P **durch Morphine blockierbar**	

Vergleicht man den Verlauf afferenter und efferenter Bahnen, die mit der Schmerzverarbeitung assoziiert werden, mit den Strukturen, in denen Opiatrezeptoren lokalisiert wurden, so fällt eine deutliche Überlappung auf. μ- und κ-Rezeptoren befinden sich entlang der afferenten schmerzleitenden Bahnen, den Hinterhornwurzeln des Rückenmarks (Substantia gelatinosa), in met- und mesencephale Zentren (periaquäduktales Grau, Raphekerne, medialer Thalamus, Colliculus superior) und im limbischen System, nicht jedoch im Kortex. Dies erklärt, warum Opiate das Schmerz**erleben**, nicht jedoch die Schmerzlokalisation modulieren, und daß Morphine primär dumpfen, langsamen

Schmerz beeinflussen, nicht jedoch hellen, schnellen Oberflächenschmerz. Wir können ferner aus der Lokalisation von Opiatrezeptoren in limbischen Strukturen schließen, daß über dieses System die euphorisierenden Wirkungen von Morphinen vermittelt werden. Ebenso befinden sich Opiatrezeptoren entlang des absteigenden, efferenten Systems.

Aber nicht nur Opiatrezeptoren finden sich entlang afferenter und efferenter Schmerzbahnen in konzentrierter Form, sondern auch endorphinerge Neurone und Bahnen. Endorphine kommen in allen Strukturen vor, in denen auch Substanz P und mit der Schmerzleitung und -hemmung assoziierte Neurotransmitter gefunden werden. Endorphine aktivieren Opiatrezeptoren in der Substantia gelatinosa des Rückenmarks und hemmen dadurch die Freisetzung und Wirkung von Substanz P. Opiate hemmen die Freisetzung von Substanz P aus den zentralen Endigungen der afferenten Neurone. (Dies wird in Abb. 15.1 nochmals illustriert.) Während Endorphine die körpereigenen Agonisten dieser Opiatrezeptoren darstellen, wirken Morphinderivate als 'exogene' Agonisten in gleicher Weise. Dies erfolgt in Wechselwirkung – und nur unter der Voraussetzung dieser Wechselwirkung – mit den Neurotransmittern Serotonin und Noradrenalin in den absteigenden Bahnen: Werden Serotonin und/oder Noradrenalin entlang dieser Bahnen inhibiert, verlieren Morphine ihre analgetische Wirkung. Noradrenerge und enkephalinerge segmentale Interneuron-Systeme werden gemeinsam aktiviert.

Noxen dürften nun das gesamte, eng verzahnte System von Transmittern und Peptiden bei der Schmerzverarbeitung in Gang setzen: Bei der Stimulation der Substantia gelatinosa durch Impulse aus Nozizeptoren wird Substanz P freigesetzt. Aufsteigende Impulse aktivieren das absteigende inhibitorische Transmitter- und Endorphin-System (möglicherweise ist darüber auch die bei noxischer und streßhafter Reizung parallel erhöhte ACTH- und Kortikosteroid-Sekretion zu erklären). In der Folge wird Substanz P über Stimulation der Opiatrezeptoren auf Rückenmarksebene inhibiert. Wahrscheinlich erklären sich so erhöhte Endorphinspiegel während Geburten, erniedrigte Endorphinspiegel bei chronischen Schmerzpatienten oder bei psychiatrischen Patienten mit Hyperalgesien, oder Streßanalgesie unter akuter Belastung, z.B. unmittelbar nach Unfällen, tritt vergleichsweise Schmerzunempfindlichkeit auf. Ausschaltung des Nucl. arcuatus im Hypothalamus, des Ursprungskernes des cerebralen Endorphinsystems bei Ratten, bewirkt eine Abschwächung der Streßanalgesie.

Opiate, Endorphine und Abhängigkeit

Dem therapeutischen Nutzen der analgetischen Wirkung von Morphinderivaten steht deren abhängigkeit-induzierende Wirkung entgegen. Tragen die Erkenntnisse zu Opiatrezeptoren und zu Endorphinen auch zur Klärung des Abhängigkeitspotentials von Morphinen bei? Wiederholte Einnahme von Morphinen führt zu Toleranzentwicklung und Entzugssymptomen (Kapitel 15). Doch entsteht keine metabolische Toleranz aufgrund der Induktion morphinabbauender Enzyme, d.h. das Bedürfnis nach Morphinen wird nicht durch deren schnelleren Abbau und Ausscheidung genährt. Vielmehr entwickelt sich zelluläre Toleranz aufgrund von Veränderungen am Rezeptor. Die Bindung von Morphinen am Opiatrezeptor stimuliert metabolische Prozesse im nachgeschalteten Neuron und cAMP. Es wird nun vermutet, daß es bei wiederholter Morphin-Zufuhr zu Veränderungen des Adenylatzyklase-Systems kommt; z.B. nimmt die Adenylatzyklase-Aktivität zu und hält länger an. In nachgeschalteten Neuronen entwickeln sich Überempfindlichkeiten für Neurotransmitter, z.B. Noradrenalin.[1] Veränderungen am Rezeptor sind meist irreversibel oder zumindest sehr langfristig, was anhaltende Entzugserscheinungen und raschen 'Rückfall' nach einem erneuten Kontakt mit der 'Droge' Morphin erklären könnte. Ferner wird vemutet, daß anhaltende Morphin-Zufuhr zur Inhibition des endorphinergen Systems führt: mit wiederholter Morphin-Zufuhr sinkt die Synthese von β-Endorphin. Solche Veränderungen könnten Entzugserscheinungen wie Hyperalgesie und Dysphorie erklären. Andererseits beobachtet man auch nach extern applizierten Endorphinen Zeichen der Abhängigkeit. Dies läßt sich plausibel nur damit erklären, daß die körpereigenen Endorphine tonisch in vergleichsweise geringen Mengen sezerniert und vor allem rasch enzymatisch abgebaut werden, so daß sie keine Veränderungen am Rezeptor herbeiführen. Externe Zufuhr von Endorphinen ebenso wie von Morphinen gehen außerdem mit psychologischen und sozialen Reizgegebenheiten einher, die im Sinne von Gewohnheitsbildung **psychologische Abhängigkeit** fördern. Schließlich könnte die Affinität unterschiedlicher Morphinderivate zu den unterschiedlichen Rezeptor-Typen zur Erklärung deren unterschiedlicher Abhängigkeitspotentiale beitragen: so weisen Benzomorphane, die bevorzugten Liganden an κ-Rezeptoren, ein geringeres Abhängigkeitspotential auf als Morphinderivate oder partielle Agonisten wie Pentazocin und Buprenorphin, die hohe Affinität zu μ-Rezeptoren aufweisen. (In der Praxis der Schmerz-

[1] Herz, A. (1984) Biochemie und Pharmakologie des Schmerzgeschehens. In: M.Zimmermann & H.O.Handwerker (Hrsg.) Schmerz. Berlin/Heidelberg, Springer-Verlag, S.85.

therapie versucht man manchmal, der Gefahr der Abhängigkeitsentwicklung durch abwechselnde Verabreichung von μ- und κ-Rezeptor-sensitiven Substanzen vorzubeugen. Allerdings laufen chronische Schmerzpatienten kaum Gefahr abhängig zu werden, wenn ihr Plasma-Morphin-Spiegel konstant auf dem zur Analgesie möglichst niedrigen Niveau gehalten wird, so daß euphorisierende Wirkungen nicht erlebt werden.)

Andere Analgetika

Die Anzahl der Schmerzmittel ist unübersehbar, "ein Arsenal von nicht weniger als 623 Medikamenten" hat der zuständige Fachausschuß der Bundesärztekammer in der BRD gezählt.[1] Gegenüber Morphinderivaten werden eine Reihe von Substanzen als 'schwach' wirkende Analgetika bezeichnet, deren gemeinsames Merkmal ist, daß ihre analgetische Wirkung nicht primär zentralnervös sondern eher 'peripher' vermittelt ist: Sie wirken nämlich primär antiphlogistisch (d.h. entzündungshemmend) und antipyretisch (d.h. temperatursenkend) und 'sekundär' analgetisch aufgrund dieser Eigenschaften. Zellschädigungen und entzündliche Prozesse lösen die Freisetzung von Prostaglandinen, Kininen und Histaminen aus, die hinwiederum lokale Kreislaufstörungen (sichtbar in Hautrötungen, Temperaturerhöhungen), Austritt von Leukozyten und Flüssigkeit ins Gewebe und Zellproliferation stimulieren. Alle diese Prozesse reizen periphere Nozizeptoren. Entsprechend können Antiphlogistika, Antipyretika und Antihistaminika als Analgetika eingesetzt werden.

• **Salicylsäure-Derivate:** Bekanntester Vertreter dieser Gruppe ist **Acetylsalicylsäure** (Aspirin®, Alka-Seltzer®, Aspro®, Godamend®, Temagin®). Salicylsäure bildet zwar die eigentlich wirksame Substanz, verursacht aber als Säure so starke Schleimhaut-Irritationen in Magen und Darm, daß die verträglichere Veresterung der phenolischen Hydroxylgruppe mit Essigsäure gewählt wurde. Der Acetylrest wird bei der Passage der Magenschleimhaut bereits teilweise abgespalten. Acetylsalicylsäure wird rasch und gut resorbiert, in der Leber durch Esterhydrolyse metabolisiert und vorwiegend über die Nieren ausgeschieden. Salicylsäure-Derivate wirken antiphlogistisch, schwach und mittelfristig analgetisch (ein Aspirin mit 0,5 g Acetylsalicylsäure erhöht die Schmerzschwelle um 10%, bei 1 g Acetylsalicylsäure hält die analgetische Wirkung ungefähr 4 Stunden an). Die antiphlogistische Wirkung ist an die

[1] Arzneiverordnung in der Praxis, H.2, Köln, 1981.

Merkmale der Azidität und Eiweißbindung gebunden. Entsprechend ergeben sich Nebenwirkungen und die Gefahr der Kumulation aufgrund langsamer Elimination. Nebenwirkungen sind vor allem Sodbrennen, Magenbeschwerden, bis hin zu punktförmigen Blutungen der Magenschleimhaut. Ab 10 g treten Vergiftungserscheinungen aufgrund starker Übersäuerung ein.

- **Anilin-Derivate** (z.B. Phenacetin und Paracetamol) wirken vor allem antipyretisch, also fiebersenkend. Aufgrund ihrer methämoglobin-reduzierenden Effekte können Anilin-Derivate – vor allem bei Kindern – zu Anämien führen. Ferner wurden bei langfristiger Einnahme Leber- und Nierenschäden (z.B. Leberzellnekrosen, Nephritis, Papillennekrosen der Nieren) beobachtet. Anilin-Derivate sollten daher nur kurzfristig und mit größter Vorsicht angewendet werden.
- **Pyrazol-Derivate:** Als Substanzen mit guten analgetischen, antiphlogistischen und antipyretischen Eigenschaften wurden auch Pyrazol-Derivate eingesetzt, vor allem Phenanzone, z.B. Aminophenanzon oder Noramidopyrinmethansulfonat wie Metamizol®, Novalgin® oder Phenylbutazon wie Butazolidin®, Ben-u-ron®) eingesetzt. Nachdem schwerwiegende Nebenwirkungen, vor allem allergische Agranulozytose mit z.T. tödlichem Ausgang und kanzerogene Wirkungen, registriert wurden, ist der Einsatz von Pyrazol-Derivaten nur unter strenger ärztlicher Kontrolle anzuraten. Aufgrund ausgeprägter Eiweißbindung und dadurch sehr langsamem Abbau besteht bei Pyrazol-Derivaten ferner die Gefahr der Kumulation.
- **Heteroaryl- und Aryl-Essigsäure sowie Proprionsäure-Derivate** werden vor allem zur Behandlung rheumatischer Schmerzen eingesetzt (Prototyp Indometcain, Amuno®, Vonum®, Phlogont®). Sie wirken stark antiphlogistisch und antirheumatisch, werden schnell und nahezu vollständig resorbiert. Aufgrund hoher, fast 90%iger Eiweißbindung besteht lange Wirkungsdauer (Plasma-Halbwertszeit 3–11 Stunden). 75% werden in der Leber inaktiviert und renal oder biliär ausgeschieden, 15% werden unverändert über die Nieren ausgeschieden. Nebenwirkungen treten vor allem im gastrointestinalen Bereich auf; in gegenüber Pyrazol-Derivaten geringerem Ausmaß kommt es zu Blutbildschäden, ferner werden Schwindel und Sehstörungen berichtet.
- Schließlich wirken auch **Neuroleptika, Antidepressiva und Antiepileptika** aufgrund ihrer sedierenden und/oder antihistaminergen Effekte 'sekundär' analgetisch und werden in manchen Fällen mit dem Ziel der Analgesie eingesetzt.

Analgetika werden oft in Mischpräparaten, also in Kombination z.B. mit Barbituraten oder Coffeïn angeboten. Der therapeutische Nutzen solcher Mischpräparate bleibt unklar, zumal inzwischen verstärkt auf die gesundheitsschädigenden Wirkungen, vor allem auf Nierenversagen bei Coffein-enthaltenden Mischpräparaten,[1] hingewiesen wird und die Gefahr eines durch die Kombination z.B. mit Barbituraten eingeschlichenen Abhängigkeitspotentials gegeben ist.

Ein Teil der Analgetika ist rezeptfrei erhältlich. Dem europäischen Besucher in der U.S.A. fällt die große Palette auf, die in jedem amerikanischen Supermarkt angeboten wird, ebenso wie die umfangreiche Werbung für Analgetika etwa im Fernsehen. Der Umsatz aller **OTC** (**o**ver-**t**he-**c**ounter, also der rezeptfrei erhältlichen) Medikamente beträgt in den USA jährlich schätzungsweise 8 Milliarden US-$, ein gut Teil davon geht auf Analgetika zurück. In der BRD fallen drei von vier verkauften Packungen in den Bereich der freiverkäuflichen Schmerzmittel. Jeder Bundesbürger beschafft sich durchschnittlich 50 Tabletten pro Jahr.[2] Die Präparate Thomapyrin (ein Mischpräparat aus Acetylsalicylsäure, Paracetamol und Coffeïn), Spalt N, Aspirin und Ben-u-ron zählten in der BRD zu den meistverkauften Arzneimitteln,[1] trotz ihrer offensichtlichen gesundheitsschädigenden Nebenwirkungen. Die Auswertung von Tagebüchern, die Studenten unserer Seminare über vier Wochen hinweg ausgefüllt haben, ergab, daß etwa ein Drittel der US-amerikanischen Studenten, aber keiner der deutschen Seminarteilnehmer in diesem Zeitraum Analgetika einnahmen. (Demgegenüber lag der Konsum von Alkohol und Zigaretten in der deutschen Stichprobe doppelt so hoch wie in der amerikanischen.)

Vertiefende Literatur

Zu Endorphinen und Opiaten:

Kelly,D. (1985) Central representations of pain and analgesia.In: E.R.Kandel & J.H.Schwartz (Eds.) Principles of Neural Science. Amsterdam, Elsevier, 1985, S.331-343.
Pasternak, G. (1987) Opioid receptors. In: H. Meltzer (Ed.) Psychopharmacology. New York, Raven Press, S.281-287.

Zu Schmerz und Analgetika:

Zimmermann,M. & Handwerker,H.O. (1984) (Hrsg.) Schmerz. Berlin/Heidelberg, Springer.

---

[1] Glaeske,G. (1988) Arzneimittelstatistik 1987. In: Infodienst '88 der Deutschen Hauptstelle gegen die Suchtgefahren, S. 21,22.

[2] Langbein,K., Martin,H.P., Sichrovsky,P., Weiss,H. (1983) Bittere Pillen. Köln, Kiepenheuer & Witsch.

9 Schizophrenien und ihre Behandlung mit Neuroleptika

Zu den wichtigsten Psychopharmaka im engeren Sinne (nach Kapitel 2) gehören Neuroleptika, psychoaktive Substanzen also, die gezielt zur Linderung der Symptome schizophrener Störungen eingesetzt werden. Das folgende Kapitel ist diesen antipsychotischen Substanzen gewidmet. Um die Wirkungen von Neuroleptika beurteilen zu können, ist der Übersicht über einzelne Neuroleptika, ihren klinischen Wirkungen und Nebenwirkungen eine Beschreibung des Krankheitsbildes der Schizophrenie vorangestellt. Im ZNS wirken Neuroleptika hauptsächlich an den Dopaminrezeptoren. Zusammenhänge zwischen dem Neurotransmitter Dopamin, der Wirkungsweise von Neuroleptika und schizophrener Symptomatik werden im nächsten Kapitel behandelt.

Schizophrene Störungen

Schizophrene Störungen bilden eine der häufigen und ernsthaftesten mentalen Erkrankungen. Sie dürften so alt sein wie die Menschheit. Bereits in der Antike wurden schizophrene Symptome wie Wahnvorstellungen, Halluzinationen und Katalepsie mit pflanzlichen Stoffen behandelt, z.B. mit Hellebros. Systematische Forschung zu Schizophrenien ist aber eigentlich ein junges Gebiet und wurde erst um die Jahrhundertwende ins Leben gerufen von dem Tübinger Psychiater Emil Kraepelin und dem Schweizer Psychiater Eugen Bleuler. Kraepelin, der zu dem Schluß kam, daß bis dahin als verschieden aufgefaßte psychische Krankheitsbilder (Dementia simplex, Hebephrenie, Katatonie und Dementia paranoides) zusammengehören, erarbeitete 1893 eine Diagnose, die er *Dementia praecox* nannte – 'Demenz' in Anlehnung an die geistige Verwirrung und 'praecox' zur Kennzeichnung des Beginns der Erkrankung in der Adoleszenz oder im jungen Erwachsenenalter. Nicht nur das äußerst heterogene Krankheitsbild, das Bleuler zu Beginn unseres Jahrhunderts anhand einer großen Zahl von Fallbeispielen illustrierte, auch die Erkenntnisse systematischer Forschung, die auf heterogene Determinanten und ursächliche Faktoren

hinweist, begründen die zunehmende Tendenz, statt von 'Schizophrenie' von 'schizophrenen Störungen' oder 'den Schizophrenien' zu sprechen.
Das schizophrene Krankheitsbild umfaßt Störungen kognitiver Prozesse, der Affektivität, des Erlebens der eigenen Persönlichkeit, des Verhaltens. Bleuler charakterisierte mit seiner Namensschöpfung '*Schizophrenie* ' ('schizo' bedeutet spalten und 'phrenos' der Geist) die nach wie vor akzeptierte Hypothese einer 'Basisstörung' in Gestalt eines Bruchs zwischen der kognitiven und der affektiven Seite einer Persönlichkeit. Ein Patient kann beispielsweise lachen, während er ein trauriges Ereignis berichtet, oder zeigt keine Gefühlsregung, wenn er eine lustige oder witzige Begebenheit erzählt. Ein Bruch der assoziativen Verkettungen muß zum Bruch zwischen den Verhaltensebenen führen. Oft wird die Vielfalt schizophrener Symptome auf die kognitive Basisstörung, die Lockerung der assoziativen Verkettungen, zurückgeführt.

Als Grund- oder Hauptsymptome schizophrener Störungen nennt bereits Bleuler[1] **Störungen des Gedankenganges** an erster Stelle, die sich in Zerfahrenheit des Denkens, Beziehungslosigkeit oder ungewohnten Zusammenhängen, Verdichtungen, Kontaminationen, Begriffsverschiebungen oder Symbolbildung, Ideenflucht oder -hemmung, Ablenkbarkeit, Verallgemeinerungen äußern.

"Epaminondas war einer, der namentlich zu Wasser und zu Lande mächtig war. Er hat große Flottenmanöver und offene Seeschlachten gegen Pelopidas geführt, war aber im zweiten punischen Krieg aufs Haupt geschlagen worden durch das Scheitern einer Panzerfregatte. Er ist mit Schiffen von Athen nach Hain Mamre gewandert, hat caledonische Trauben und Granatäpfel hingebracht und Beduinen überwunden. Die Akropolis hat er mit Kanonenbooten belagert und ließ die persische Besatzung als lebende Fackeln verbrennen. Der nachherige Papst Gregor VII. - äh - Nero folgte seinem Beispiel und durch ihn wurden alle Athener, alle romanisch-germanisch-keltischen Geschlechter, die den Priestern gegenüber keine günstige Stellung einnahmen, durch den Druiden verbrannt am Fronleichnamstag dem Sonnengott Baal. Das ist die Periode der Steinzeit, Speerspitzen aus Bronze." (Nachstenographiert[2])

Sekundäre Störungen von Funktionen, die primär intakt bleiben wie Wahrnehmung und Orientierung, sind Sinnestäuschungen wie **Halluzinationen, Illusionen und Wahnideen.** Schizophrene können bizarre Verzerrungen wahrnehmen, die ohne jede Verbindung mit der Wirklichkeit sind. Schizophrene halluzinieren, d.h. sie nehmen Dinge war, die nicht wirklich

---

1 Bleuler, E. (1911) Dementia praecox oder die Gruppe der Schizophrenien. In: G. v.Aschaffenburg (Hrsg.) Handbuch der Psychiatrie. Leipzig/Wien, Deuticke; und Bleuler, E. (1943-1969) Lehrbuch der Psychiatrie. Berlin/Heidelberg, Springer-Verlag.

2 Aus Bleuler,E. (1969) Lehrbuch der Psychiatrie, 11.Auflage. Berlin/Heidelberg, Springer-Verlag, S.44.

existieren. Das kann alle Sinne betreffen, am häufigsten kommen jedoch wohl akustische Halluzinationen vor, z.B. das Hören von Stimmen. Aber auch Körpergefühlsstörungen sind häufig, z.B. das Gefühl, daß der Körper nicht wirklich der eigene ist oder das Gefühl, daß Arme oder Beine wachsen oder die Kontur verlieren. Obwohl die Wahrnehmungsstörungen sich dramatisch anhören, muß man davon ausgehen, daß die grundlegenden Störungen im Denkprozeß des schizophrenen Patienten zu suchen sind. Schizophrene denken nicht auf eine uns gewohnte logische Art und Weise. Sie können Ursache und Wirkung nicht ausmachen und Kontingenzen, also Zusammenhänge, nicht gezielt ermitteln. Das Denken kann durch die Überzeugung gefährdet sein, daß es durch externe Mächte in das Bewußtsein geimpft wird. Schizophrene haben nicht immer das Gefühl, daß sie selbst Kontrolle über ihre eigenen Gedanken und Gedankengänge haben. Letztere Störungen führen auch zu Veränderungen der **Persönlichkeit**, des Erlebens, des eigenen Ichs, d.h. Schizophrene fühlen sich verwandelt, 'depersonalisiert', zerspalten und von außen gelenkt. Auch die **Realitätsauffassung** ist verändert: in Wahnvorstellungen und Halluzinationen sind Geschehnisse der Umwelt in eine bedeutungsgeladene Atmosphäre eingebettet, Wahrnehmungen werden veränderte Bedeutungen zugeschrieben. Als Zeichen veränderter Realitätsauffassung wird auch das Symptom des **Autismus** gedeutet: das Verhalten ist nicht mehr der sozialen Wirklichkeit angepaßt.

Eine Patientin glaubt, der Arzt wolle sie heiraten. Er sagt ihr täglich das Gegenteil; das ist aber ganz wirkungslos. Eine andere singt in einem Anstaltskonzert, aber viel zu lange. Das Publikum lärmt; das ficht sie nicht an, und da sie endlich fertig ist, geht sie stolz befriedigt an ihren Platz.[1]

Störungen der **Affektivität** umfassen Affektlabilität (von Gleichgültigkeit bis zu Überempfindlichkeit und veränderter Grundstimmung), Ambivalenz (d.h. gleichzeitiger Einfluß sich widersprechender Gefühle), Verlust der affektiven Modulationsfähigkeit (Affektsteife und Affektleere). Auch die Gefühlsstörungen können zu sozialer Zurückgezogenheit, zu Angst vor anderen Menschen, zu autistischem Verhalten beitragen.
Auf **Verhaltensebene** zeigen sich Symptome der **Katatonie,** Katalepsie, Stupor, Hyperkinese, Stereotypien, Manierismen.

Wie gesagt, bestehen diese Grundstörungen nicht unabhängig voneinander, und dies wollte Bleuler mit dem Begriff 'Schizophrenie' zum Ausdruck bringen: "Bei der Schizohrenie scheint also – und das will ihr Name besagen – die Gesamtpersönlichkeit aufgelockert, gespalten und der natürlichen Harmonie verlustig, was sich gleichermaßen in der Zerfahrenheit, der Parathymie und der

[1] Beispiele von Bleuler,E. (1969), a.a.O. S. 378.

Depersonalisation äußert."[1] Möglicherweise führen die emotionale Störung, die Angst vor anderen Menschen, die fehlende Einbettung in das soziale Gefüge zu autistischem Verhalten und zur Denkstörung. Genauso denkbar ist natürlich, daß die Denkstörung ursächlich ist und die Gefühlsveränderungen nach sich zieht. Wenn Schizophrene die Welt so unterschiedlich von Gesunden sehen, ist es unwahrscheinlich, daß sie je so wie diese fühlen werden. Der Schizophrene wird sich also zurückziehen, soziale und emotionale Verarmung sind die Konsequenzen. Schließlich könnte auch die Wahrnehmungsstörung eine Krankheitsentwicklung bedingen: Muß man nicht wahnsinnig werden, wenn man die externe Welt nicht richtig von der internen unterscheiden kann, die Zusammenhänge der Außenwelt nicht mit einer gewissen Konstanz wahrnehmen und erfassen kann?

Bei der Schizophrenie handelt es sich um eine schlimme und tragische Erkrankung. Der Patient erleidet massiven psychischen Schmerz, der oft ein Leben lang anhält. Wie bei den später zu behandelnden affektiven Störungen leiden die Kranken unter gestörtem Selbstbewußtsein, veränderter Selbstwahrnehmung, einem krankhaften Gefühls- und Gemütszustand und unter Problemen sozialer Einbettung. Der psychotische Patient ist so ernsthaft gestört, daß er die Fähigkeit zum geistigen und gefühlsmäßigen Austausch mit anderen Personen verliert und oft auch die Bedeutung von wichtigen Ereignissen in seiner Umwelt nicht mehr einschätzen kann.

> Nicht alle Tage nennt die schönsten der,
> Der sich zurücksehnt unter die Freuden wo
> Ihn Freunde liebten wo die Menschen
> Über dem Jüngling mit Gunst verweilten
>
> Friedrich Hölderlin

[1] Bleuler,E. (1969), a.a.O. S. 396.

Die WHO differenziert schizophrene Symptome nach Primär- und Sekundärsymptomen. Die Sekundärsymptome sind auf der Verhaltensebene meßbar:

Primärsymptome	**Sekundärsymptome**
Formale Denkstörungen	Sprach- und Aufmerksamkeitsstörung
Ich-Störungen	Depersonalisationserleben
Wahrnehmungsstörungen	Halluzinationen, Illusionen, Wahn
Affektstörungen	Parathymie, Ambivalenz, Anhedonie
Störungen der Motorik	Katatonie, Stereotypien, Manierismen

Als nicht schizophreniespezifische, im Zusammenhang mit schizophrenen Störungen zusätzlich auftretende Symptome gelten Angst, Anspannung, Erregung, depressive Verstimmungen, Desorientierung, Somatisierung.

Weitere Unterteilungen schizophrener Symptome berücksichtigen das Fehlen gesunden Verhaltens, was als **Negativ- oder Minussymptomatik** bezeichnet wird, im Gegensatz zu produktiven Symptomen, die als **Positiv- oder Plusymptomatik** gekennzeichnet werden.

Plussymptomatik	**Minussymptomatik**
Halluzinationen, Angst	Rückzug, Antriebslosigkeit
Erregung	

Entsprechend vorherrschender Symptome wurden ferner Formen schizophrener Störungen unterschieden: simpel bzw. hebephren (mit Halluzinationen), paranoid (mit Wahn), kataton (mit motorischen Störungen). Diese klassische Unterteilung bildet historische Schritte der Syndrombeschreibung ab und gilt heute nur noch als bedingt brauchbar, da zu große Überschneidungen zwischen Symptomen die scharfe und stabile Trennung von 'Typen' meist unmöglich macht. Im DSM III findet sich dennoch weiterhin die Unterteilung in 'Typen': den desorganisierten Typus, katatonen Typus, paranoiden Typus, undifferenzierten Typus, residualen Typus.[1]
Eine weitere Unterteilung folgt schließlich nach Verlaufsmerkmalen in **reaktiv – prozeßhaft** und **akut – chronisch.**

[1] Eine Differenzierung aufgrund pathophysiologischer Befunde in Typ I und Typ II wird in Kapitel 10 gegeben.

Die derzeit weltweit wohl am häufigsten eingesetzten Diagnose- und Klassifikationsschemata sind DSM III (R)[1] und ICD 9.
Das DSM III umschreibt schizophrene Störungen wie folgt: "Die Hauptmerkmale dieser Gruppe von Störungen sind: das Vorkommen bestimmter psychotischer Merkmale während der aktiven Phase der Erkrankung, charakteristische Symptome, die verschiedene psychische Prozesse betreffen, Verschlechterung eines zuvor bestehenden Leistungsniveaus, Beginn vor dem 45. Lebensjahr und eine Dauer von mindestens 6 Monaten. Die Beeinträchtigung ist nicht durch eine Affektive Störung oder durch eine organisch bedingte psychische Störung verursacht. In irgendeiner Phase der Erkrankung treten bei Schizophrenie immer Wahnphänomene, Halluzinationen oder bestimmte formale Denkstörungen auf" (S.191). Vielfach besteht die Überzeugung, daß die Klassifikation schizophrener Störungen nach DSM III mehr eine Sprachregelung zur Verbesserung von Reliabilität als ätiologisch abgesicherte Dimensionen darstellt.

Als **diagnostische Kriterien** für eine schizophrene Störung gelten (nach DSM III, 1984):

A) Mindestens eines der folgenden Merkmale während einer Phase der Erkrankung: Wahnphänomene (bizarr, körperbezogen, religiös, nihilistisch, mit Verfolgungs- oder Eifersuchtsinhalten; letztere nur, wenn von Halluzinationen begleitet), Halluzinationen (vor allem akustischer Art), Inkohärenz, Lockerung der Assoziationen, unlogisches Denken oder Verarmung sprachlicher Äußerungen (letzteres in Verbindung mit Wahnphänomenen, Halluzinationen, inadäquatem Affekt oder katatonem oder desorganisiertem Verhalten).

B) Verschlechterung gegenüber dem früher bestehenden Leistungsviveau in Beruf, sozialen Beziehungen und Selbstversorgung.

C) Kontinuierliche Zeichen der Erkrankung von mindestens sechs Monaten Dauer irgendwann im Leben eines Betroffenen, davon einige gegenwärtig vorhanden. Der sechsmonatige Zeitraum muß eine aktive Phase der Erkrankung beinhalten, in der Symptome von A) vorhanden waren, mit oder ohne Prodromal- oder Residualphase (s.u.).

D) Depressive oder manische Symptome entwickeln sich nach den psychotischen Symptomen und sind gegenüber den unter A) aufgelisteten Symptomen von kurzer Dauer.

E) Beginn der prodromalen oder aktiven Phase der Erkrankung vor dem 45. Lebensjahr.

F) Nicht Folge einer organisch bedingten psychischen Störung oder einer geistigen Behinderung. (Spezifische diagnostische Kriterien werden für die genannten Subtypen ausgeführt.)

[1] DSM = Diagnostisches und Statistisches Manual Psychischer Störungen (deutsche Übersetzung: Weinheim, Beltz, 1984), ein von der American Psychiatric Association 1980 herausgegebenes Manual, das Symptome, Verlauf, Beeinträchtigungen, prädisponierende Faktoren, Prävalenz etc. psychischer Störungen beschreibt. Revised version DSM III (R) 1987.

Krankheitsverlauf in Episoden: Schizophrenie ist durch psychotische Episoden gekennzeichnet, die oft durch lange Perioden unterbrochen sind, während derer der Kranke nicht offen psychotisch ist, aber dennoch sozial isoliert lebt, flachen Affekt und einen Mangel an Motivation zeigt und sich ekzentrisch verhält. Diese Verhaltensmuster werden als **Residualsymptome** bezeichnet. In der **Prodromalphase** kündigt sich eine psychotische Episode durch sozialen Rückzug, seltsame Verhaltensweisen und eine Vernachlässigung persönlicher Hygiene an (Abb. 9.1).

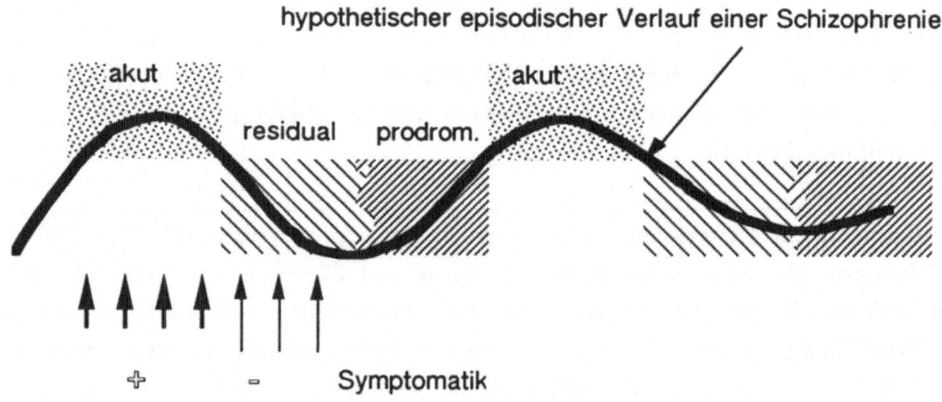

Abb. 9.1. Schematisierter Verlauf einer episodischen Erkrankung. In einer Querschnittsstudie wird man etwa 1/3 der Patienten auf dem Wege einer vermeintlichen Besserung finden, ohne daß irgendwelche therapeutischen Maßnahmen wirksam werden müssen

Epidemiologie: Schizophrene Störungen bilden eine der beiden Hauptklassen psychiatrischer Störungen in der westlichen Welt: 1% der Bevölkerung erkrankt irgendwann im Verlauf des Lebens an einer schizophrenen Störung (für die BRD bedeutet dies eine Prävalenzrate von ca. 600 000 Erkrankungen). Wahrscheinlich leiden weitere 2–3% an milderen schizophrenen Symptomen. Die Inzidenzrate ist in den verschiedensten Ländern und Kulturen etwa gleich. Angaben zur Inzidenz schizophrener Erkrankungen schwanken zwischen 15 und 35 pro 100 000; für die BRD werden ca. 20 000 Neuerkrankungen pro Jahr angegeben, dies entspricht einer Inzidenzrate von 0,05–0,06%. Die Inzidenzrate hat sich in den westlichen Industrienationen in den letzten 50 Jahren nicht deutlich verändert.

Epidemiologische Fakten:	
Prävalenz:	ca. 1%
Inzidenz:	ca. 0,06% (BRD)
Altersmedian (Europa):	25 Jahre für Männer, 33 Jahre für Frauen
Geschlechtsverteilung:	gleiche Häufigkeit bei Männern und Frauen
Sozioökonomischer Status:	häufiger untere sozioökonomische Klassen, kein ursächlicher Faktor (arme und schlecht ausgebildete Patienten erhalten generell negativere Diagnosen); 'Abwärts-Driften' bei Erkrankten sind wahrscheinlich.
Jahreszeitliche Faktoren:	Schizophrene sind häufiger in Wintermonaten geboren (ähnliche Verteilungen bei Viruserkankungen und multipler Sklerose).

Hauptsächliche Verursachungshypothesen: Obwohl viele Lehrbücher eine Reihe von Modellen zur Genese schizophrener Störungen anbieten,[1] erscheint angesichts des derzeitigen Forschungsstandes mehr Vorsicht geraten. Wir wollen im folgenden nur einige mehr oder weniger gesicherte ätiologische Faktoren auflisten:

Genetische Faktoren: 10–15% Verwandter 1. Grades von Schizophrenen leiden an schizophrenen Störungen; sind beide Eltern schizophren, beträgt die Wahrscheinlichkeit für ein Kind zu erkranken 40–70%. Konkordanzraten von 10% werden für dizygote Zwillingen und Geschwister angegeben, von ca. 50% für monozygote Zwillinge.[2] Wäre die Erkrankung ausschließlich genetisch bedingt, müßte die letztere Zahl jedoch nahe 100% liegen. Andererseits spricht die unterschiedliche Rate zwischen ein- und zweieiigen Zwillingen für einen genetischen Einfluß, der auch durch Adoptionsstudien belegt wird. Adoptierte Kinder, deren biologische Eltern an Schizophrenien litten, weisen ebenfalls eine um 10–15% höhere Inzidenz einer schizophrenen Erkrankung auf als Kinder nicht-schizophrener biologischer Eltern. Wahrscheinlich wird primär die Vulnerabilität vererbt, unter Belastungen eine schizophrene Störung zu entwickeln. Der Erbgang ist nach wie vor ungeklärt. Auch Adoptionsstudien

1 Überblicke z.B. bei Scharfetter,C. (1986) Schizophrene Menschen. München, Urban & Schwarzenberg; oder Carson,R.C. (1984) The Schizophrenias. In: H.Adams & P.Sutker (Eds.) Comprehensive Handbook of Psychopathology. New York, Plenum Press, S.411-438.

2 Kendler,K.S. (1987) The genetics of schizophrenia. In: H.Meltzer (Ed.) Psychopharmacology. New York, Raven Press, S. 705-714.

weisen auf die Wechselwirkung zwischen genetischen und frühkindlichen Faktoren hin: Kinder schizophrener Mütter, die vor Abschluß des ersten Lebensjahres adoptiert wurden, entwickelten vergleichsweise weniger Schizophrenien (10–20%) als Kinder, die in der eigenen Familie verblieben, jedoch immer noch häufiger als Kontrollkinder gesunder Familien (1–4%).
Frühkindliche Umgebung: Neben peri- und postnatalen Komplikationen finden sich bei an Schizophrenien Erkrankten kaum Hinweise auf spezifische frühkindliche Erziehungs- und Konflikteinflüsse. Dennoch werden nach wie vor familienpsychiatrische Konzepte vertreten, die Schizophrenien mit fehlgeleiteter emotionaler (Urvertrauen) und kognitiver Entwicklung sowie fehlgeleiteter Entwicklung der Ich-Identität assoziieren, oder Schizophrenien auf pathogene Symbiose, unklare Rollenverteilungen, emotionale Vernachlässigung oder übermäßige Emotionalität und Kritik (im Sinne des 'Expressed-emotion'-Konzeptes), auf zweideutige oder unklare Interaktionen (im Sinne des 'Double-bind'-Konzeptes) zurückführen.
Risikofaktoren: Am intensivsten wird in diesem Zusammenhang das Konzept der 'schizotypen' Persönlichkeit[1] diskutiert, die präpsychotisch gekennzeichnet ist durch Anhedonie, Assoziationszerfall und Zerfahrenheit ('cognitive slippage'), Ambivalenz und soziale Kontaktabwehr. Diese schizotypen Merkmale, die als neuraler Defekt gesehen werden, führen in Wechselwirkung mit aversivem sozialen Lernen zur Ausprägung schizophrener Symptome.
Im Zusammenhang mit genetischen Faktoren und Risikofaktoren fügt die **'Life-event'**-Forschung stützende Befunde hinzu. Eine Dekompensation in schizophrene Störungen findet sich bei entsprechend prädisponierten, 'vulnerablen' Personen häufiger unter psychosozialem Streß, wobei dieser durchaus die von familienpsychiatrischer Seite angeführten Verhaltensweisen, Rollenkonflikte oder emotionalen Konflikte beinhalten kann.
Neurophysiologisch und biochemisch orientierte Hypothesen führen die Denk- und Aufmerksamkeitsstörungen beispielsweise auf gestörte frontokortikale Filterfunktionen, eingeschränkte Fähigkeit zu kontrollierter Informationsverarbeitung und – bzw. aufgrund – gestörter zentralnervöser Übertragung (Transmitter) zurück. Im Zusammenhang mit der Wirkung von antipsychotischer Medikation sind biochemische Hypothesen von besonderem Interesse, allen voran die sogenannte **Dopamin-Hypothese.** Da diese Hypothese primär aus den Wirkungen antipsychotisch wirkender Pharmaka abgeleitet wurde, also als 'rückwärts gewandte' Hypothese charakterisiert werden kann, soll sie erst im Anschluß an die Darstellung der Wirkungsweise von Neuro-

---

[1] Meehl,P. (1962) Schizotoxia, schizotypy, schizophrenia. Am.Psychol. 17, 827-838.

leptika diskutiert werden (Kapitel 10).
Zweifelsohne wäre die Entdeckung der Ursachen der Schizophrenie von überragender Bedeutung – für die Patienten sowie gesamtgesellschaftlich. Bis in die 50er Jahre lebte ein Großteil schizophren Erkrankter in Nervenheilanstalten. Viele der Patienten mußten Lebensbedingungen hinnehmen, die schlechter waren als diejenigen von Gefängnisinsassen, und oft kam die Diagnose einer Schizophrenie einer Verurteilung zu lebenslänglichem Dasein in Anstalten gleich. In den 50er Jahren waren nahezu 50% der Plätze in Krankenhäusern und Anstalten mit psychiatrischen Patienten belegt. Seit dem Einsatz von Psychopharmaka – und wahrscheinlich auch durch ihn, aber auch durch ein Umdenken in der Behandlung psychiatrischer Patienten – hat sich der Anteil psychiatrischer Patienten an der Bettenbelegung auf ein Fünftel gesenkt.

Neuroleptika

Zur Entdeckung und Entwicklung der Neuroleptika: Die pharmakologische Behandlung steht nach wie vor im Mittelpunkt der Behandlung schizophrener Störungen. Der Sammelbegriff 'Neuroleptika' für antipsychotisch wirksame Medikamente wurde 1955 von Delay eingeführt. Delay mag dabei vor allem die Beobachtung einer Beruhigung oder Blockierung motorischer wie kognitiver und emotionaler Erregung im Auge gehabt haben, als er das griechische 'Neurolepsia' (das bedeutet Festhalten, Umklammern des Neurons) als Vorlage für die Namensgebung wählte. Andere Termini, die in ähnlicher Weise hauptsächliche Verhaltenseffekte von Neuroleptika illustrieren, sind 'Antipsychotika', 'major tranquilizer' oder (nur noch ganz selten verwendet) Ataraktika. Die Bezeichnung 'major tranquilizer' findet sich hauptsächlich in angloamerikanischen Lehrbüchern, sie gilt aber wegen der Betonung des Beruhigungseffektes als Sammelbegriff für antipsychotisch wirksame Pharmaka als irreführend und sollte daher nicht mehr verwendet werden.

Die Entdeckung der ersten antipsychotisch wirkenden Substanz, des Neuroleptikums *Chlorpromazin* war – wie oft im Bereich der Psychopharmakologie – mit einer Folge von Zufällen verknüpft. Substanzen, die der Klasse der Neuroleptika zuzuordnen sind, wurden bereits Ende des 19. Jahrhunderts eingesetzt, vor allem als Antiallergika und Antiseptika. Im Zusammenhang mit der Erforschung und Weiterentwicklung von Anästhetika und Antihistaminika wurde auch Chlorpromazin überprüft. Dabei fielen Henri Laborit (Rhône-Poulenc) weniger antihistaminerge als sedierende Effekte bei den Versuchstieren auf. Folglich empfahl Laborit den Einsatz von Chlorpromazin zur Beruhigung agitierter Patienten. Diese Beobachtungen bildeten für Delay und Deniker 1951 den Ausgangspunkt für den Einsatz von Chlorpromazin bei psychiatrischen Patienten. Agitierte, ängstliche, unter Wahnphänomenen und Halluzinationen leidende Patienten wurden ruhiger und 'umgänglicher'. 1952 wurde Chlorpromazin in Europa, 1955 in den USA als Prototyp neuroleptischer Substanzen in die psychiatrische Praxis eingeführt. Parallel zur Entdeckung der antipsychotischen Wirkung von Chlorpromazin durch Delay und Deniker experimentierte der amerikanische Psychiater Nathan Kline mit Extrakten der Pflanze *Rauwolfia serpentina*, deren wirksame chemische Verbindung, *Reserpin*, zur Behandlung von Bluthochdruck eingesetzt wurde. Kline erzielte bemerkenswerte Erfolge mit Reserpin bei der Behandlung psychotischer Patienten und berichtete Veränderungen im Symptombild, die denen nach Gabe von Chlorpromazin ähnlich waren. Auch hinsichtlich ihrer Nebenwirkungen unterschieden sich beide Pharmaka kaum, was um so auffälliger war, als sich beide Substanzen in ihrer chemischen Struktur *nicht* ähnlich sind.

Die Entdeckung und Entwicklung von Neuroleptika trug zu den dramatischen Änderungen in der Psychiatrie während der letzten 50 Jahre bei, vor allem, weil Pharmakotherapie eine Verkürzung der Hospitalisierungszeit und eine Beschleunigung der familiären und gesellschaftlichen Rehabilitation ermöglichte und Patienten schneller für zusätzliche psychotherapeutische Maßnahmen empfänglich machte.

Untergruppen von Neuroleptika: Die verschiedenen Neuroleptika lassen sich sowohl anhand ihrer chemischen Struktur, als auch anhand ihrer klinischen Wirkungen und ihrer Nebenwirkungen differenzieren. Unterschieden werden die hauptsächlichen Gruppen der tricyklischen Neuroleptika, der Butyrophenone, der Indolderivate und Sulpirid.

Tricyclische Neuroleptika: Diese Gruppe von Neuroleptika ist – wie der Name schon sagt – gekennzeichnet durch Ringstrukturen, durch zwei Benzolringe, die über ein Schwefel- (S) und bei Phenothiazin-Derivaten über ein Stickstoffatom (N), bei Thioxanthen-Derivaten über ein Kohlenstoffatom verbunden sind.

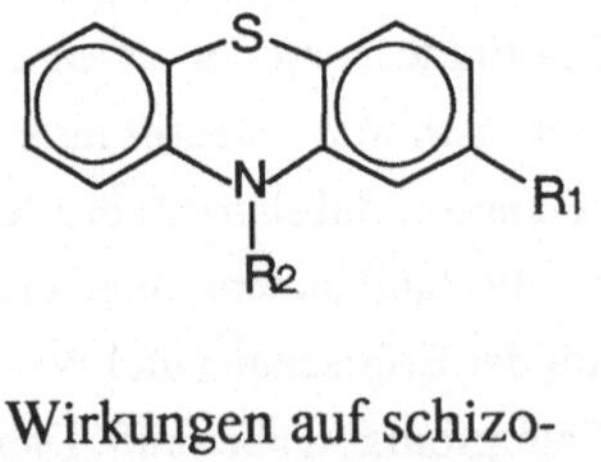

S

N

R1

R2

Phenothiazin-Derivate

Phenothiazin-Derivate unterscheiden sich in ihren Wirkungen auf schizophrene Symptome je nachdem, welches Molekül R1 substituiert und wodurch das Stickstoff-Atom ersetzt wird: Danach unterscheidet man Phenothiazine[1] mit

Strukturformel	INN (Freiname)	Handelsname
Aliphatischer Seitenkette (Chlorpromazin-Typ):		
R1: Cl, R2: $CH_2 - CH_2 - CH_2 - N(CH_3)_2$	Chlorpromazin	Megaphen
R1: H, R2: $CH_2 - CH(CH_3) - CH_2 - N(CH_3)_2$	Levopromazin	Neurocil
Piperidylring (Pecazin-Typ):		
R1: $- S - CH_3$ R2: $- CH_2 - CH_2 -$ (Piperidinring mit N–CH_3)	Thioridazin	Melleril
Piperazinyl-Kette (Perphenazin-Typ):		
R1:H, R2: $- (CH_2)_3 -$N (Piperazinring) N $- CH_3$	Perazin	Taxilan
R1: CF_3, R2: $- (CH_2)_3 -$N (Piperazinring) N $- CH_2 - CH_2 - OH$	Fluphenazin	Dapotum

Wird das Stickstoff-Atom selbst durch ein C-Atom ersetzt, an das wiederum Substituenten angehängt werden können, entstehen **Thioxanthen-Derivate**:

Strukturformel	INN (Freiname)	Handelsname
R1: Cl, R2: $= CH - (CH_2)_2 - N(CH_3)_2$	Chlorprothixen	Truxal
R1: CF_3, R2: $= CH - (CH_2)_2 -$N (Piperazinring) N $- CH_2 - CH_2 - OH$	Flupentixol	Fluanxol

[1] Übersichten finden sich bei Mutschler, E. (1986) Arzneimittelwirkungen. Stuttgart, Wissenschaftl. Verlagsgesellschaft, S. 129ff. oder bei Sachar,E.J. (1985) Disorders of thought: The schizophrenic Syndromes. In: E.R. Kandel & J.H.Schwartz (Eds.) Principles of Neural Science, 2nd ed. Amsterdam, Elsevier, S. 708ff.

Damit tricyklische Neuroleptika wirksam werden können, müssen zwischen dem Stickstoffatom, das die Benzolringe verbindet, und einem Stickstoffatom im Substituenten mindestens drei C-Atome gelagert sein.

F–C₆H₄–C(=O)–CH2–CH2–CH2–N(Piperidin)(R1)(R2)

Butyrophenon-Derivate

Diese zweite große Gruppe von Neuroleptika ist ihrer chemischen Struktur nach den Piperazinen am ähnlichsten, wie wir nachfolgend sehen werden, auch in ihren klinischen Wirkungen. Der Hauptvertreter der Butyrophenone ist Haloperidol.

Strukturformel	**INN (Freiname)**	**Handelsname**
R1: OH, R2: –C₆H₄–Cl	Haloperidol	Haldol, Sigaperidol
R1: H, R2: -CH3	Melperon	Eunerpan
R1: OH, R2: –C₆H₄–CF3	Trifluperidol	Triperidol

Diphenylbutylpiperidine unterscheiden sich von Buryrophenonen durch Ersetzen des Carbonylsauerstoffs durch ein Wasserstoffatom und einen p-Fluor-Phenylrest.

Strukturformel	INN (Freiname)	Handelsname
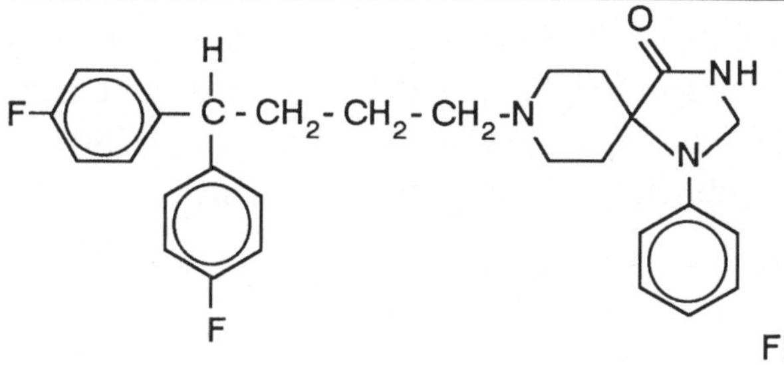	Fluspirilen	Imap
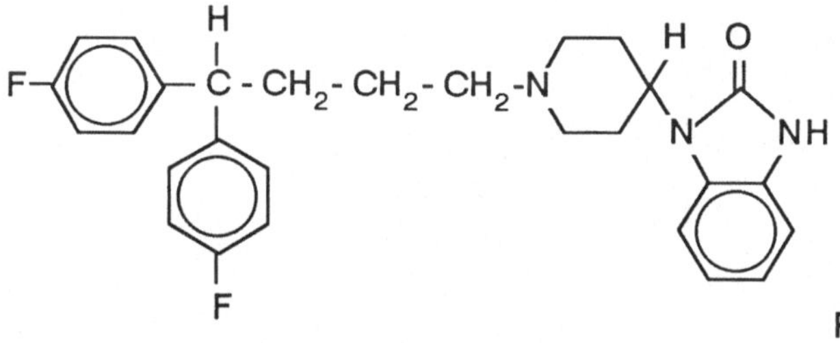	Pimozid	Orap

Dibenzoazepin-Derivate sind ebenfalls durch Ringstrukturen charakterisiert. Diese Gruppe befindet sich noch in der Erforschung, so daß erst wenige Derivate bekannt sind (z.B. Clozapin, Clotiapin). Von der Wirkungsweise her (s.u.) könnte man sie mit Butyrophenonen vergleichen, obwohl sie chemisch tricyclischen Neuroleptika ähnlicher wären - möglicherweise aber nicht hinsichtlich ihrer Ladungsstruktur. Ein verstärkter Einsatz dieser Substanzen scheint auch durch die Beobachtung von Nebenwirkungen wie Knochenmarksschädigungen eingeschränkt.

Strukturformel	INN (Freiname)	Handelsname
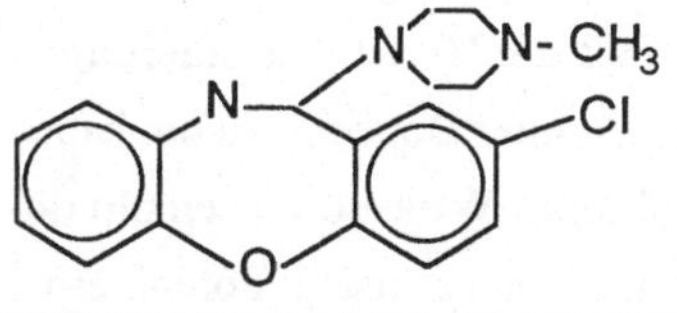	Loxapin	Daxolin, Loxitan

Rauwolfia-Alkaloide oder Indol-Derivate: Wie bereits eingangs erwähnt, war Reserpin eines der ersten verfügbaren antipsychotisch wirksamen Medikamente – wenngleich es primär gegen Bluthochdruck eingesetzt wurde. Dieser vegetative Effekt der Blutdrucksenkung hat inzwischen zu einem deutlichen Rückgang des Einsatzes von Reserpin als Neuroleptikum geführt, da er bei normotensiven Patienten erhebliche Nebenwirkungen bedeutet.

Reserpin

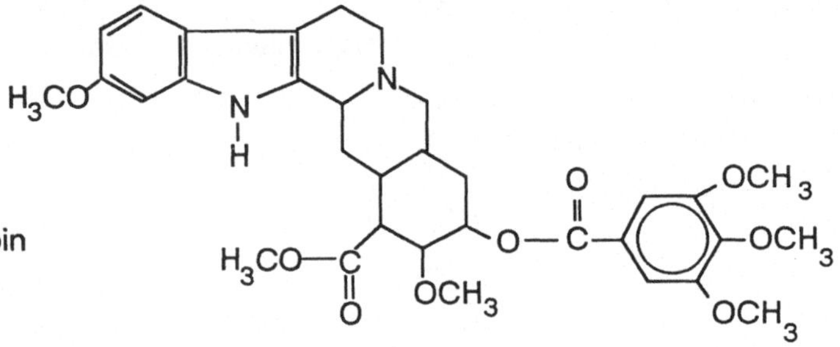

Reserpin

Reserpin wird heute, wenn überhaupt noch, in der Behandlung von Bluthochdruck eingesetzt, im Bereich psychiatrischer Erkrankungen allenfalls noch in der geriatrischen Psychopharmakologie. Da dieser Wirkstoff aber eine wichtige Rolle beim Verständnis der biochemischen Zusammenhänge mit psychiatrischen Erkrankungen spielt, sei er hier angeführt. Reserpin wird aus Wolfsmilchgewächsen (Rauwolfia) gewonnen und wurde bereits in der indianischen Volksmedizin sowohl zur Behandlung von Bluthochdruck als auch bei psychischen Erkrankungen eingesetzt. Die klinischen Auswirkungen ähneln denjenigen von Chlorpromazin, es zeigt sich also eine Besserung schizophrener Symptomatik, aber auch Parkinson-ähnliche Nebenwirkungen kommen vor. Auffallend war dabei, daß beide Substanzen trotz völlig unterschiedlicher chemischer Struktur ähnliche Verhaltenswirkungen aufweisen. Dies erleichterte die Aufgabe, den molekularen Mechanismus von Neuroleptika aufzuspüren, da man annehmen konnte, daß dieser mit demjenigen von Reserpin etwas zu tun haben mußte. Von Reserpin fand man bald heraus, daß es die Speicher von Serotonin, Noradrenalin und Dopamin völlig entleerte. Daraus und aus Untersuchungen über Parkinsonismus folgerte man, daß die Verhaltensänderungen nach Einahme von Reserpin oder Neuroleptika mit dem Neurotransmitter Dopamin zu tun haben müssen. Tatsächlich zeigte sich, daß alle bekannten antischizophrenen Wirksubstanzen mit dopaminergen Übertragungssystemen wechselwirken, und daß die therapeutische Potenz einer Substanz hoch mit deren Affinität, sich an Dopaminrezeptoren zu binden, korreliert.

Sulpirid wird auch zur Gruppe 'nicht-klassifizierter' Neuroleptika gerechnet. Diese Ring-Ketten-Struktur wird ihren klinischen Wirkungen nach zwischen Neuroleptika und Antidepressiva eingeordnet.

Strukturformel	INN (Freiname)	Handelsname
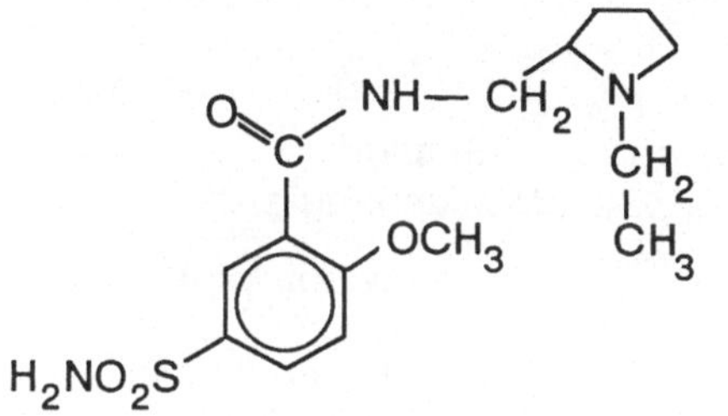 O=C, NH— CH_2, N, CH_2, CH_3, OCH_3, H_2NO_2S	Sulpirid	Dogmatil, Meresa, Neogama

Klinische Wirkungen von Neuroleptika

Ungeachtet der Vielfalt schizophrener Symptome werden die klinischen Wirkungen dieser Gruppen von Neuroleptika vor allem hinsichtlich der Hauptsymptome Wahnphänomene und Halluzinationen, Ich-Störungen und Erregung, also vor allem hinsichtlich Positiv- oder Plussymptomatik differenziert. **Tricyclische** Neuroleptika haben vor allem **dämpfende** und erregungssenkende Wirkungen. Diese dämpfenden Effekte sind am intensivsten bei den Phenothiazin-Derivaten mit aliphatischer Seitenkette, weniger intensiv bei Derivaten mit Piperidylring und bei Thioxanthenen, am geringsten bei Phenothiazinen mit Piperazinylring. Letztere Gruppe wirkt vor allem antipsychotisch (Wahrnehmungs- und Persönlichkeitssymptome lindernd). Auf einem Kontinuum von dämpfenden bis antipsychotischen Wirkungen (siehe Abb. 9.2) sind Phenothiazine mit Piperazinylring am entgegengesetzten Ende zu Phenothiazinen mit aliphatischer Seitenkette anzuordnen. Ebenfalls primär **antipsychotisch** und wenig sedierend wirken **Butyrophenone, Diphenylbutylpiperidine** und **Sulpirid.** Die Bindung elektronegativer Substanzen wie CL, SCH_3,CF_3 an die Ringstruktur erhöht die sedierende Effizienz, ringartige Strukturen in Seitenketten mit Stickstoffatomen wie bei den Piperazinen erhöhen die antipsychotische Potenz.[1]

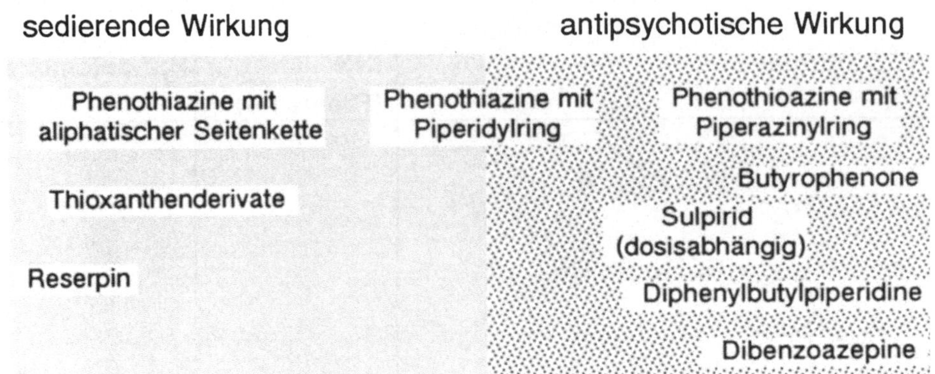

Abb. 9.2. Schematische Kategorisierung der hauptsächlichen klinischen Wirkungen von Neuroleptika

Diese Einteilung ist relativ grob; beispielsweise finden sich innerhalb der Gruppe von Phenothiazinen mit Piperazinylketten stark sedierende (Taxilan®) aber auch stark antipsychotisch wirkende (Dapotum®) Medikamente, d.h. innerhalb jeder dieser Klassen von Neuroleptika unterscheiden sich die einzelnen Pharmaka noch untereinander hinsichtlich ihrer klinischen Wirkungen entlang des idealisierten Kontinuums. Um auch unter praktischen Gesichtspunkten die Zuordnung und Klassifikation einzelner Pharmaka zu ermöglichen und zu erleichtern, wurde der Begriff der **neuroleptischen Potenz** gebildet und allen Pharmaka ein Wert auf der Skala neuroleptischer Potenz zugeordnet. Die neuroleptische Potenz wird mit der Bindungsaffinität des jeweiligen Präparats an den spezifischen Rezeptor (Kapitel 10) in Verbindung gebracht. Als eine Art Faustregel gilt: je enger die Bindung an den Rezeptor, um so stärker die Wirksamkeit des Pharmakons bereits bei niedrigen Konzentrationen und um so höher die neuroleptische Potenz.[2] Chlorpromazin, als erstes bekanntes und eingesetztes Neuroleptikum erhielt dabei die Zahl 1, und alle anderen Stoffe wurden anschließend in ihrer relativ stärkeren oder schwächeren antipsychotischen Wirkung klassifiziert. Zunehmende antipsychotische Wirkungen

---

[1] Gelenberg,A.J. (1983) Psychoses. In: E.L.Bassuk, S.C. Schoonover & A.J.Gelenberg (Eds.) The Practitioner's Guide to Psychoactive Drugs. New York, Plenum Medical Book Company.

[2] Nissen,G., Eggers,Ch. & Martinius,J. (1984) Kinder- und Jugendpsychiatrische Pharmakotherapie. Berlin/Heidelberg, Springer-Verlag.

sind entsprechend durch Werte >1, gegenüber Chlorpromazin geringere antipsychotische Wirkungen entsprechend durch Werte <1 gekennzeichnet. Beispiele sind in Tabelle 9.1 aufgeführt.

Tabelle 9.1. Neuroleptische Potenz ausgewählter Neuroleptika[1]

Stoffgruppe	Präparat	Neuroleptische Potenz
Phenothiazine	Chlorpromazin	1
aliphatisch	Atosil	0,7
	Neurocil	0,7
Piperidylring	Melleril	0,5
Piperazinylring	Taxilan	0,5
	Jatroneural	2-3
	Dapotum	50
Thioxanthene	Truxal	0,7
	Fluanxol	50
Butyrophenone	Haldol	30
	Glianimon	200
Rauwolfia-Alkaloide	Reserpin	20-50
Sulpirid	Dogmatil	0,5
Clozapin	Leponex	0,7-1

Merke:

Die klinischen Wirkungen von Neuroleptika können grob anhand eines Kontinuums eingeordnet werden, deren Endpunkte primär sedierende und primär antipsychotische Wirkungen bilden. Tricyclische Neuroleptika haben mehr sedierende, Butyrophenone mehr antipsychotische Wirkungen. Das genaue Ausmaß sedierender versus antipsychotischer Eigenschaften eines Präparats wird über den Wert der neuroleptischen Potenz definiert.

Wie bereits erwähnt, beziehen sich die Wirkungen der genannten Hauptgruppen neuroleptischer Pharmaka primär auf **Plussymptome** wie Erregung, Wahrnehmungsstörungen etc. Nur wenige Medikamente werden gezielt gegen

[1] Siehe ähnliche Tabellen in Mutschler,E. (1986) Arzneimittelwirkungen, a.a.O., oder Stumpf,Ch. (1984) Neuropharmakologie, a.a.O., oder Benkert,O. & Hippius,H. (1980) Psychiatrische Pharmakotherapie. Berlin/Heidelberg, Springer-Verlag.

Minus- oder Negativsymptome (Katatonie, Autismus, Affektstarre etc.) eingesetzt. Haloperidol z.B. hat sich als wirksam zur Linderung katatoner Symptome erwiesen. Daneben wird Sulpirid in niedriger Dosierung eingesetzt, wenn Minussymptome vorherrschen. In hoher Dosierung wirkt Sulpirid dagegen ähnlich den Phenothiazinen sedierend.

Sulpirid ist hinsichtlich seiner klinischen Wirkungen zwischen Neuroleptika und Antidepressiva einzuordnen. Es kann stimmungsaufhellend und antriebssteigernd wirken und wird daher bei depressiven Störungen und sogar psychosomatischen Erkrankungen eingesetzt. Es kann in höherer Dosierung von z.B. 600–1200 mg aber auch sedierend und antipsychotisch wirken, was den Einsatz bei schizophrenen Störungen nahelegt. Dieses breite Wirkungsspektrum wird darauf zurückgeführt, daß Sulpirid bei niedriger Dosierung präsynaptische Dopaminrezeptoren stimuliert, in hoher Dosierung postsynaptisch zu einer Blockade der Dopaminrezeptoren führt.[1] Andere Autoren sehen Minussymptomatik als Hinweis auf neurologische, organische Ursachen der Störung, z.B. Erweiterung der Hirnventrikel und Abnahme der Hirnmasse.[2] Aus den Wirkungsweisen von Neuroleptika, wie sie im nächsten Kapitel beschrieben werden, würde daraus abzuleiten sein, daß bei diesem 'Typ II' der Schizophrenien bzw. bei Minussymptomatik die gebräuchlichen Neuroleptika nicht wirksam sein können.

Unerwünschte Wirkungen von Neuroleptika

Neben den erwünschten Wirkungen auf Erregung, Wahrnehmungs- und Ich-Störungen waren auch unerwünschte Wirkungen oder Nebenwirkungen der Neuroleptika schnell evident geworden. Forscher und Psychiater beobachteten bald nach längerer oder hoher Dosierung von Chlorpromazin oder Reserpin motorische Symptome wie Bewegungsarmut, Rigidität, reduzierte Mimik, Symptome, die stark an die Parkinson'sche Krankheit erinnerten. Auch Tremor und unwillentliche Muskelreaktionen wurden beobachtet. Diese Beobachtungen bildeten wiederum einen Schlüssel zur Wirkungsweise neuroleptischer Pharmaka im Gehirn ebenso wie zu den schizophrenen Symptomen zugrundeliegenden Störungen (Kapitel 10). Die hauptsächlichen Nebenwirkungen von Neuroleptika lassen sich grob in zwei Kategorien einteilen, in extrapyramidalmotorische Nebenwirkungen und vegetative Nebenwirkungen.
Extrapyramidalmotorische Symptome: Vor allem drei Formen extrapyramidalmotorischer Nebenwirkungen werden unterschieden.

---

[1] Mutschler,E. (1986) a.a.O.
[2] Sachar,E.J.(1985) a.a.O.

• **Frühdyskinesien** sind gekennzeichnet durch unwillentliche Zungen- und Schluckbewegungen, dystone Reaktionen und Trismus (Krämpfe) der Wangen- und Nackenmuskulatur sowie der externen Augenmuskeln (Blickkrämpfe), Tortikollis oder Hperkinesien der mimischen Muskulatur. Diese Symptome treten bevorzugt zu Beginn neuroleptischer Behandlung auf. Sie verschwinden im allgemeinen nach einer Woche. Ansonsten wird eine Reduzierung der Dosis angeraten. Bei Frühdyskinesien ist auf tetanische Krämpfe zu achten. Ebenfalls im Anfangsstadium der Behandlung tritt manchmal **Akathisie** auf, Bewegungszwang oder -drang sowie innere Unruhe. Diese Symptome können mehrere Monate lang auftreten, vor allem bei hochpotenten Neuroleptika.

• Das **Parkinsonoid** kennzeichnet Symptome wie Bewegungsarmut, reduzierte Mimik. Häufigkeit und Schwere variieren mit der neuroleptischen Potenz des verabreichten Präparats, d.h. sie sind ausgeprägter bei höherer neuroleptischer Potenz. Nicht selten wird dazu geraten, diese Nebenwirkungen mit Anti-Parkinsonmitteln, z.B. Anticholinergika, zu bekämpfen. Bei anhaltenden Beschwerden ist eine Änderung der Dosierung oder Wahl eines weniger potenten Neuroleptikums indiziert.

• **Spätdyskinesien** sind primär durch hyperkinetische Symptome gekennzeichnet, durch überschießende, unwillkürliche, choreoathetotische Bewegungen, Ballismus, Schmatzbewegungen, Zungen- und Mundbewegungen, wie sie mit dem Terminus 'Zungen-Schlund-Syndrom' charakterisiert werden. Diese Symptome treten vor allem nach chronischer Einnahme von Neuroleptika bzw. Einnahme von Depotneuroleptika auf und sind als Dauerschäden zu betrachten. Etwa 20% der behandelten Patienten leiden unter Spätdyskinesien. Das Auftreten dieser Symptome läßt mit Sicherheit den Schluß zu, daß der Patient mindestens 6 Monate lang hochpotente Neuroleptika eingenommen hatte. Vor allem Patienten mit cerebralen Vorschäden im Alter über 50 Jahren sind betroffen. Auch zur Bekämpfung und manchmal sogar zur Prophylaxe dieser Nebenwirkungen werden Anti-Parkinsonmitteln empfohlen, ebenso aber auch der Übergang zu niederpotenten Neuroleptika und das Absetzen von Depotneuroleptika. (Eine Erklärung der genannten Nebenwirkungen ergibt sich aus den molekularbiologischen Wirkungen der Neuroleptika am Dopaminrezeptor. Wir werden daher auf die Ursachen der hier aufgelisteten Nebenwirkungen im nächsten Kapitel noch einmal eingehen.) Generell gilt als Faustregel beim Auftreten oder als Prävention von Spätdyskinesien, so niedrig, so kurz und so niederpotent wie möglich zu medizieren, was allerdings praktisch schwer zu verwirklichen ist, wenn der Patient unter starken positiven Symptomen leidet.[1]

> **Merke:**
> Extrapyramidalmotorische Nebenwirkungen treten eher oder stärker bei Neuroleptika mit hoher neuroleptischer Potenz (>1) auf, also eher bei stärker antipsychotisch wirkenden Neuroleptika.

Vegetative Nebenwirkungen: Die zweite große Gruppe von Nebenwirkungen bilden vegetative Nebenwirkungen. Wie bereits erwähnt, wurde Reserpin zur Behandlung von Bluthochdruck eingesetzt, bevor man seine antipsychotischen Wirkungen bemerkte. Natürlich senkt Reserpin den Blutdruck auch beim schizophrenen Patienten. Aufgrund dieser gravierenden Nebenwirkungen wird Reserpin heute kaum noch zur Behandlung schizophrener Symptome eingesetzt. Viele der vegetativen Nebenwirkungen von Neuroleptika lassen sich aus **anticholinergen Effekten** an muskarinergen Synapsen in peripheren Organen ableiten, Effekte, wie sie beispielsweise denen von Atropin (siehe Kapitel 6) vergleichbar sind. Anticholinergika wirken

- auf die **Haut**: Neuroleptika bedingen Hauttrockenheit, erhöhte Temperatur, Allergien;
- auf die **Augen**: Neuroleptika führen zu Pupillendilatation, erhöhtem Augeninnendruck, Akkommodationsproblemen;
- auf **Schleimhäute** des Mundes und der Lunge: als Nebenwirkungen von Neuroleptika werden Mundtrockenheit und verminderte Sekretabsonderung in der Lunge berichtet;
- auf **Magen und Darm**: verminderte Säureproduktion und Motilität kommen in Darmträgheit, Obstipation und Gewichtszunahme zum Ausdruck;
- auf die **Harnwege**: verlangsamte Motilität der glatten Muskulatur führt zu erschwertem Urinieren;
- auf **Sexualorgane**: Neuroleptika können zu verzögerter Ejakulation führen.

Nebenwirkungen auf das **Herz-Kreislauf-System**, vor allem auf den Blutdruck, lassen sich auf Effekte von Neuroleptika (vor allem von Phenothiazinen des Chlorpromazin-Typs) auf noradrenerge Synapsen zurückführen. Die Blockade vor allem von α_2- und β-Rezeptoren bedingt orthostatische Hypotonie. Neuroleptika können die Herzfrequenz erhöhen. Während Neuroleptika

---

[1] Finzen,A. (1981) Medikamentenbehandlung bei Psychischen Störungen. Rehburg-Loccum, Psychiatrie-Verlag.

in niedriger oder therapeutischer Dosierung antiarrhythmisch wirken, können hohe Dosen Arrhythmien auslösen. Unter Neuroleptika beobachtete EKG-Veränderungen wie Verlängerung der Q–T- und der P–R-Strecken und Erhöhung der T-Welle werden von den Patienten meist nicht subjektiv erlebt, sollten aber dennoch als Nebenwirkungen berücksichtigt werden.
Hyperthermie, eine weitere Nebenwirkung, ist besonders zu beachten, da sie nicht mit fiebrigen Erkrankungen verwechselt werden darf: Eine zusätzliche Behandlung, z.B. mit fiebersenkenden Medikamenten könnte die Temperaturregulation des Patienten empfindlich aus dem Gleichgewicht bringen und sogar lebensgefährlich werden .
Schließlich wurden bei einigen Neuroleptika **Leberfunktionsstörungen** und **Blutbildschäden** (z.B. bei Leponex®) beobachtet. Aufgrund dieser Beobachtungen geschieht die Verabreichung der entsprechenden Medikamente mit besonderer Vorsicht und Sorgfalt.
Neuroleptika enthemmen die Prolaktinsekretion, die normalerweise unter dopaminerger Inhibition steht. In der Folge leiden weibliche Patienten oft unter **Laktation** (Austritt von Milch aus den Brustdrüsen) und reduziertem Menstruationsfluß. Auch erhöhtes Risiko für Brustkrebs wurde bei mit Neuroleptika behandelten Patientinnen beobachtet, vor allem bei Frauen mit familiärer Belastung mit Brustkrebs. Bei männlichen Patienten kommt es zu reduzierter Testosteronproduktion. Beide Geschlechter leiden unter reduzierter Libido.

> Merke:
> Vegetative Nebenwirkungen werden verstärkt bei Neuroleptika mit niedrigerer neuroleptischer Potenz und eher sedierender Komponente beobachtet.

Weitere Nebenwirkungen: Die Blockade zentralnervöser muskarinerger Synapsen durch Neuroleptika kann **Gedächtnisprobleme**, Verwirrung und – bei Intoxikation – delirante Zustände bewirken. Delirante Symptome sind in jedem Fall als Zeichen von Überdosierung zu werten. Ferner kommt es bei manchen Patienten bei bestimmten Neuroleptika zur Senkung der **Krampfschwelle**. Als häufigste Nebenwirkung neuroleptischer Medikamente auf psychologischer Ebene werden **depressive** Verstimmungen mit **Suizidrisiko** beobachtet. Es scheint bisher ungeklärt, ob dies als Folge der anderen körperlich spürbaren und die Lebensführung einschränkenden Nebenwirkungen zu betrachten ist oder als Konsequenz zentralnervöser Wechselwirkungen zwischen Neuroleptika und catecholaminergen Transmittern (Kapitel 10). **Schlafstörungen** bei schizophrenen Patienten lassen sich häufig mit Umstellung auf niederpotente Neuroleptika behandeln. **Teratogene Nebeneffekte**

von Neuroleptika sind möglich, da alle Neuroleptika die 'Membranschranke' Plazenta überschreiten. Bisher wurden keine direkten teratogenen Effekte auf Feten bei neuroleptisch behandelten Schwangeren beobachtet, sie sind jedoch ebensowenig auszuschließen wie Wirkungen auf das sich entwickelnde Gehirn des Embryos. Tatsächlich beobachtete man bei Neugeborenen von neuroleptisch behandelten Müttern 'Entzugserscheinungen' wie erhöhte Unruhe. In der klinischen Praxis wird angeraten, Neuroleptika vor Beginn oder bei erwünschter Schwangerschaft abzusetzen bzw. während der Schwangerschaft so niedrig und so kurz wie möglich zu dosieren.
Unter dem Aspekt unerwünschter Effekte müssen auch **Wechselwirkungen mit anderen Pharmaka** genannt werden. Solche Wechselwirkungen können die Form additiver Effekte oder gegenseitiger Hemmung haben. Additiv, also anticholinerge Wirkungen niederpotenter Neuroleptika noch potenzierend, können Anti-Parkinsonmittel wirken. Zum anderen können sich sedierende Wirkungen von Benzodiazepinen, die z.B. bei der Bekämpfung der Akathisie eingesetzt werden, oder von Alkohol und Neuroleptika addieren. Die Gefahr solcher additiver Effekte besteht in der Dämpfung von Atem- und Kreislaufzentren im Hirnstamm. Schließlich potenzieren sich die blutdrucksenkenden Wirkungen von Phenothiazinen und Antihypertensiva. Gegenseitige Inhibition zweier Pharmaka wurde z.B. für Chlorpromazin und Lithium beobachtet, beides eingesetzt bei psychotischen und manischen Symptomen: Bei gleichzeitiger Verabreichung von Lithium sinkt der Plasma-Chlorpromazin-Spiegel. Da Lithium die Magenmotilität und damit -entleerung senkt, wird Chlorpromazin im Darm langsamer resorbiert. Gegenseitige Abschwächung der intendierten Wirkungen wurde auch bei Kombination sedierender Neuroleptika mit stimulierendem Coffeïn beobachtet.

Pharmakokinetik von Neuroleptika

Neuroleptika werden bei oraler Applikation rasch resorbiert. Sie sind lipidlöslich und gelangen daher schnell ins Gehirn, passieren aber auch rasch die Plazenta (s.o.). Eine hohe Abbaurate bei der ersten Passage durch die Leber und Darmwand führt trotz maximaler Resorptionsrate meist zu niedrigerer Bioverfügbarkeit nach oraler Vergabe. Bei Sulpirid ist reduzierte Bioverfügbarkeit dagegen auf unvollständige Resorption zurückzuführen. Maximale Plasmaspiegel werden ca. 1–6 Stunden nach oraler Gabe registriert (in Abhängigkeit der Substitutenten). Viele Neuroleptika binden gut an Proteine und Membranstrukturen, was auf die Dauer zu stabiler Gewebskonzentration führt. Die meisten Neuroleptika werden über oxidative Reaktionen metabolisiert (Sulfoxidation bei Tricyclika, Hydroxylierung bei Chlorpromazin, oxidative N-Dealkylierung bei Butyrophenonen) und zum größten Teil über die Niere ausgeschieden. Unterschiedliche Verteilungs- und Metabolisierungscharakteristika bedingen deutlich unterschiedliche Halbwertszeiten. Diese variieren zwischen 10 Stunden (Thioridazin®, nach oraler Gabe bei Erwachsenen), 12–35 Stunden (Haldol® bei Erwachsenen, bei Kindern 3–7 Stunden) und 6 Stunden (Leponex®). Stabile Plasmaspiegel werden z.B. nach etwa 2–5 Tagen (Haldol®) oder 6–10 Tagen (Clozapin®) erreicht. Die biologische Verfügbarkeit beträgt bei oraler Gabe ca. 50%.[1] Metabolite von Neuroleptika sind ebenfalls lipophil und können die Blut-Hirn-Schranke passieren. Dies bedingt eine Kumulation der Wirksubstanz, die ebenfalls zur Erzielung stabiler Wirkspiegel genutzt wird.

Vertiefende Literatur

Zu Schizophrenien:

Andreasen,N. (1987) Schizophrenia: Diagnosis and Assessment. In: H.Meltzer (Ed.) Psychopharmacology. New York, Raven Pres, S. 1087-1094.

Beckmann, H. & Birbaumer,N. (1990) Schizophrene Störungen. In: D. Hierholzen & R.F. Schmidt (Hrsg.) Pathophysiologie. Weinheim, Verlag Chemie.

Bleuler,M. (1972) Die schizophrenen Geistesstörungen. Stuttgart, Thieme-Verlag.

Carpenter,W.T.Jr. (1987) The phenomenology and course of schizophrenia: Treatment implications. In: H.Meltzer (Ed.) Psychopharmacology. New York, Raven Press, S. 1121-1128.

Wing,J.K. (1978) Schizophrenia - Towards a New Synthesis. London, Academic Press.

Zu Neuroleptika:

Bürki,H.R., Gärtner,H.G., Breyer-Pfaff,U., Schied,H.W. (1984) Neuroleptika: Grundlagen und Therapie. In: G.Langer & H.Heimann (Hrsg.) Psychopharmaka. Berlin/Heidelberg, Springer-Verlag, S. 203-300.

Gelenberg,A.J. (1983) Psychoses. In: E.L.Bassuk, S.C. Schoonover & A.J.Gelenberg (Eds.) The Practitioner's Guide to Psychoactive Drugs. New York, Plenum Medical Book Company, S.115-165.

[1] Siehe spezifische Angaben bei Bürli,H. (1984) Chemie der Neuroleptika. In: G.Langer & H.Heimann (Hrsg.) Psychopharmaka. Berlin/Heidelberg, Springer-Verlag, S. 254.

10 Der Neurotransmitter Dopamin

seine Rolle bei Morbus Parkinson, Schizophrenie und der Wirkung von Neuroleptika

Viele der in Kapitel 9 beschriebenen Wirkungen von Neuroleptika sind mit deren Wirkungen an dopaminergen Rezeptoren zu erklären. Auch bei der Suche nach ursächlichen Bedingungen für schizophrene Störungen bildet deren Assoziation mit Veränderungen in dopaminergen Systemen eine zentrale Hypothese, die sogenannte 'Dopamin-Hypothese der Schizophrenie'. Daher sollen im folgenden Kapitel der Transmitter Dopamin und seine zentralnervösen Bahnen vorgestellt werden. Störungen des Dopaminhaushalts spielen auch eine wichtige Rolle bei einer neurologischen Störung, dem Morbus Parkinson. Symptome dieser Erkrankung können als Nebenwirkungen von Neuroleptika auftreten (siehe Kapitel 9). Der Schlüssel zum Verständnis der Zusammenhänge liegt im Verständnis des Dopaminsystems. Abschließend wird kurz auf andere an schizophrenen Störungen möglicherweise beteiligte Transmittersysteme und auf hirnorganische Befunde bei bestimmten schizophrenen Störungen ('Typ II') eingegangen.

Dopamin und Dopaminrezeptoren

Dopamin wurde im Jahre 1910 synthetisiert, 1958 als Neurotransmitter nachgewiesen, 1975 gelang die Identifikation der Dopaminrezeptoren. Der Aufbau einer dopaminergen Synapse sowie die wichtigsten Schritte von Dopaminsynthese und -abbau sind in Abb.10.1 schematisch dargestellt. Die Umwandlung der Aminosäure L-Tyrosin in L-Dopa (**D**ihydr**o**xy**p**henyl**a**lanin) wird durch das Enzym Tyrosinhydroxylase kontrolliert. Aus L-Dopa wird mittels des Enzyms L-Dopa-Decarboxylase der Neurotransmitter Dopamin synthetisiert und in synaptischen Vesikeln gespeichert. Inaktivierung von Dopamin erfolgt entweder durch Wiederaufnahme in die präsynaptischen Vesikel oder durch Metabolisierung im synaptischen Spalt, und zwar unter Beteiligung der Enzyme MAO (**M**ono**a**mino**o**xidase) zu DOPAC (Dihydroxyphenylessigsäure) und COMT (**C**atechol-**O**-**M**ethyl**t**ransferase) zu HVS (**H**omo**v**anillin**s**äure). In diese Prozesse der Synthese und Inaktivierung können verschiedene Stoffe eingreifen: Beispielsweise verhindert α-Methyltyrosin die Synthese von DOPA aus Tyrosin; Reserpin zerstört die Vesikel und verhindert so die präsynaptische Speicherung von Dopamin; Amphetamine stimulieren die Sekretion von Dopamin aus den präsynaptischen Vesikeln in den synaptischen Spalt; Amphetamine und bestimmte Anticholinergika verhindern die Wiederaufnahme in präsynaptische Vesikel. Die enzymatische Inaktivierung von Dopamin wird verhindert durch MAO- oder COMT-Hemmer (Abb. 10.2).

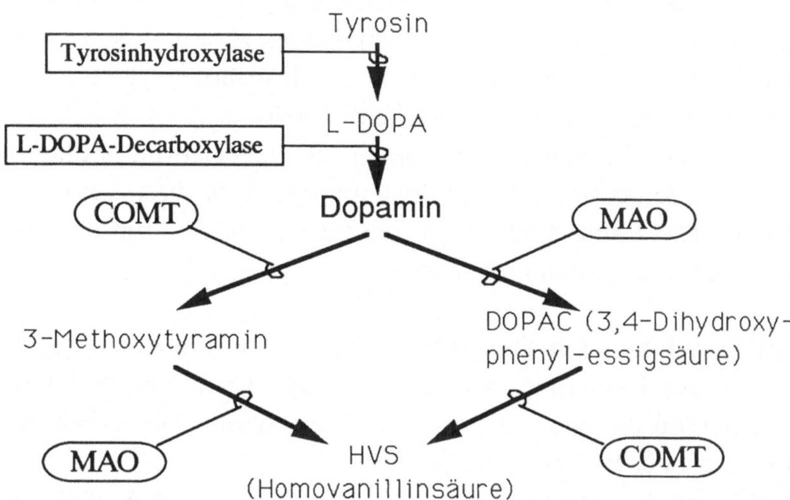

Abb. 10.1. Synthese- und Abbauwege von Dopamin. Die Synthese aus der Aminosäure Tyrosin wird spezifisch über das Enzym Tyrosinhydroxylase kontrolliert. Die beiden Enzyme Catechol-O-Methyltransferase (COMT) und Monoaminooxidase (MAO) zerlegen Dopamin zu Homovanillinsäure (HVS)

An der postsynaptischen Membran, am Dopaminrezeptor, löst Dopamin enzymatische Prozesse aus. Seit Ende der 70er Jahre weiß man, daß verschiedene Arten von Dopaminrezeptoren unterschieden werden können: Der **Dopaminrezeptor D1** aktiviert Adenylatzyklase, also das Enzym, das in der Zelle ATP in cAMP umwandelt. Der zweite Rezeptortyp **D2** beeinflußt ein Protein, das seinerseits die Wirksamkeit von Adenylatzyklase verringert. Auch die Rezeptoren bzw. die Dopamin-Rezeptor-Interaktion läßt sich über biochemische

Substanzen modulieren, so zum Beispiel durch Apomorphin, das agonistisch – also stimulierend wie Dopamin selbst – auf prä- und postsynaptische Dopaminrezeptoren wirkt, oder durch Neuroleptika (s.u.). Neben den postsynaptischen Rezeptorklassen D1 und D2 besitzen die dopaminergen Neurone auch noch selbst Rezeptoren, über die sie regulatorisch ihre eigene Aktivität steuern können. Die Annahme solcher **präsynaptischen Autorezeptoren** basiert vor allem auf den Beobachtungen, daß elektrochemisch identifizierte präsynaptische dopaminerge Neurone auf die Applikation des eigenen Transmitters, also auf Dopamin, mit einer Reduktion der Dopaminsekretion reagieren, oder daß die präsynaptischen Effekte Blockade der Dopamin-Sekretion durch GBH (γ-Hydroxibutyrat) und die nachfolgende Erhöhung der Tyrosinhydroxylase durch präsynaptische Agonisten aufgehoben werden können.[1] Nicht alle dopaminergen Bahnen besitzen Neurone mit Dopamin-Autorezeptoren. Diese finden sich nur in Soma, Axonterminalen und Dendriten des nigrostriären und mesolimbischen DA-Systems, nicht aber in der tuberoinfundibulären Bahn (s.u.). Ferner wurde beobachtet, daß dopaminerge Agonisten Autorezeptoren bereits in einer Dosierung stimulieren, die für eine Aktivierung der postsynaptischen Dopaminrezeptoren nicht ausreicht.

Neuroleptika wirken am Dopaminrezeptor: Neuroleptika, also Psychopharmaka, die zur Linderung schizophrener Symptome eingesetzt werden, wirken blockierend auf die dopaminerge Übertragung. Diese Wirkung läßt sich anhand folgender Befunde spezifizieren:

- Neuroleptika binden an Dopaminrezeptoren. In zellfreien Assays, in denen die Membran vom neuronalen Gewebe isoliert wird, verdrängen sie Dopamin vom Rezeptor. Die Potenz, mit der sich Neuroleptika an die Dopaminrezeptoren binden, korreliert dabei hoch mit ihrer therapeutischen Effizienz.[2] Ursprünglich glaubte man, daß diese Stoffe alle Dopaminrezeptoren in gleichem Maße blockieren würden. Inzwischen läßt sich die Wirkung von Neuroleptika jedoch spezifizieren: Stark antipsychotisch wirkende Neuroleptika weisen eine hohe Affinität zum D2-Rezeptor auf und wirken dort selektiv antagonistisch,

---

[1] Losonczy,M.F., Davidson,M., Davis,K.L. (1987) The dopamine hypothesis of schizophrenia. In: H.Meltzer (Ed.) Psychopharmacology. New York, Raven Press, S. 715-726.

[2] Eine Übersicht über Bindungsaffinität und Potenz verschiedener Neuroleptika findet sich bei Iversen,L.L. (1985) Mechanism of action of antipsychotic drugs: Retrospect and prospect. In: S.D. Iversen (Ed.) Psychopharmacology - Recent Advances and Future Prospects. Oxford, Oxford University Press, S.207-108; oder Sachar,E.J. (1985) Disorders of thought: The schizophrenic syndromes. In: E.R.Kandel & H.J.Schwartz (Eds.) Principles of Neural Science. Amsterdam, Elsevier, S.710.

niederpotente Neuroleptika wie Phenothiazine und Thioxanthene wirken als gemischte D1 + D2-Antagonisten.[1]

• Neuroleptika bewirken eine erhöhte Konzentrationen des Dopamin-Stoffwechselprodukts Homovanillinsäure (HVS) im Liquor. Daraus läßt sich ableiten, daß diese Stoffe die Feuerrate dopaminerger Neurone erhöhen. Dieses Ergebnis mutet zunächst widersprüchlich zur Behauptung an, daß Neuroleptika dopaminerge Übertragung blockieren würden. Es konnte aber kürzlich gezeigt werden, daß dieser Effekt auf die Blockade des Autorezeptors zurückgeführt werden kann (siehe Abschnitt zur Dopamin-Hypothese der Schizophrenie).

• Dopaminerge Agonisten, wie etwa L-Dopa, Amphetamine oder Apomorphin, bewirken bei Tieren charakteristische Verhaltensweisen, die jenen einer Amphetaminpsychose beim Menschen ähneln (siehe Kapitel 16). Neuroleptika wirken beiden Phänomenen entgegen, inhibieren also dopamin-agonistische Effekte.

• Die Ausschüttung von Prolaktin aus der Hypophyse wird über D2-Rezeptoren in der Hypophyse reguliert, wobei Dopamin die Prolaktin-Sekretion hemmt. Neuroleptika hingegen fördern die Sekretion von Prolaktin, was z.B. in prolaktin-bedingter Milchabsonderung aus den Brustdrüsen zum Ausdruck kommt, die oft als Nebenwirkung bei der Behandlung mit Neuroleptika auftritt. Dieser Effekt von Neuroleptika läßt sich also auf eine Hemmung der (hemmenden) Wirkung von Dopamin auf Prolaktin zurückführen.

Die klinischen Wirkungen von Neuroleptika lassen sich über deren Effekte auf die Übertragung an dopaminergen Synapsen erklären. Neuroleptika wirken primär dopamin-antagonistisch, vor allem am postsynaptischen D2-Rezeptor und am präsynaptischen Autorezeptor. Aus diesen Wirkungen wird auch auf schizophrenen Störungen zugrundeliegende biochemische Prozesse geschlossen.

Neben diesen Wirkungen von Neuroleptika werden auch Befunde aus anderen Forschungsbereichen herangezogen, wenn es gilt, schizophrenen Symptomen zugrundeliegende Störungen einzukreisen bzw. die Bedeutung des Transmitters Dopamins zu spezifizieren. Diese Bereiche sind einmal die Spezifizierung dopaminerger Bahnen im ZNS und zum anderen die neurologische Störung des Morbus Parkinson, dessen Symptome denjenigen der extrapyramidalmotorischen Nebenwirkungen (Kapitel 9) neuroleptischer Behandlung vergleichbar sind.

[1] Eichenberger,E., Herrling,P.L., Loew,D. (1989) Neuroleptika. In: W.P.Koella (Hrsg.) Psychopharmaka. Stuttgart, Fischer-Verlag, S. 136.

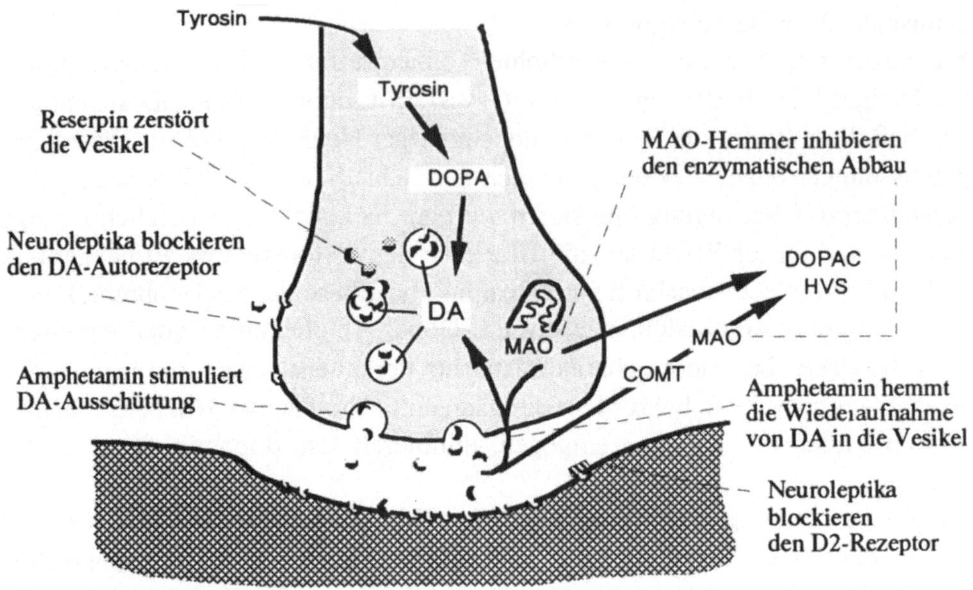

Abb. 10.2. Schematische Darstellung der dopaminergen Synapse und der Wirkung von Neuroleptika und anderen Substanzen an der Synapse

Dopaminerge Bahnen

Wie in Kapitel 9 ausgeführt, lassen sich drei grundsätzlich verschiedene Wirkungen von Neuroleptika unterscheiden, nämlich antipsychotische Effekte, extrapyramidalmotorische Nebenwirkungen, die den Symptomen der Parkinson'schen Erkrankung ähneln, und vegetative Nebenwirkungen. Es lag nahe, diese sehr verschieden anmutenden Effekte mit dopaminerger Übertragung in unterschiedlichen Gehirnstrukturen in Verbindung zu bringen. Tatsächlich lassen sich drei verschiedene dopaminerge Bahnen im Gehirn lokalisieren (Abb. 10.3):

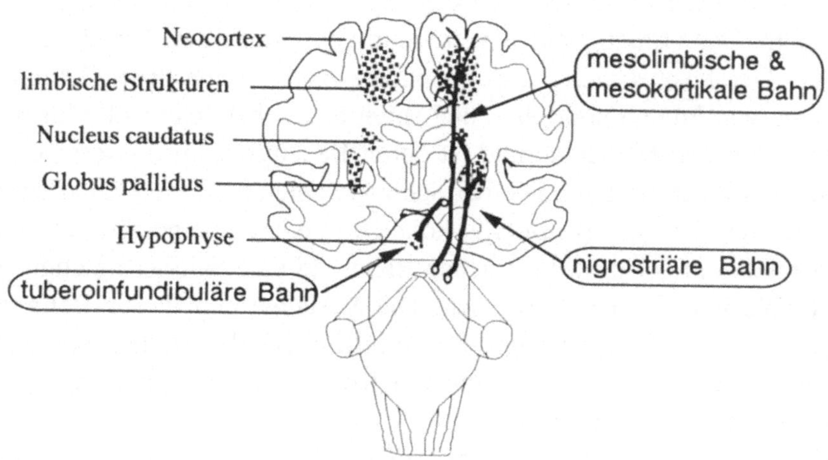

Abb. 10.3. Dopaminerge Bahnen und ihre wesentlichen Zielorte

Die höchste Dopamin-Konzentration läßt sich in den Basalganglien nachweisen. Die Zellkerne dopaminerger Bahnen liegen vor allem in einem kleinen Nucleus im Hirnstamm. Diese Struktur ist mit Melanin pigmentiert und hat daher ein dunkelbraunes Aussehen, was ihr den Namen Substantia nigra, ‘schwarze Substanz’, eintrug. Ein weiteres Zellkerngebiet befindet sich in einer Hirnstammregion nahe der Substantia nigra, dem Tegmentum, genauer der Area ventralis tegmenti des Hirnstamms. Die dopaminergen Neurone der Substantia nigra und der Area ventralis tegmenti besitzen lange aufsteigende Axone, die vor allem zu drei Regionen projizieren; entsprechend dieser Projektionen sind die dopaminergen Bahnen oder Systeme gekennzeichnet:

Die **nigrostriäre Bahn** endet vor allem im Corpus striatum (Putamen und Nucleus caudatus). Das Striatum bedarf konstanter dopaminerger Flutung aus den Axonen der in der Substantia nigra liegenden Zellen, um einwandfrei zu arbeiten. Bei Patienten mit Morbus Parkinson lassen sich Degenerationen der nigrostriären Bahnen nachweisen. Antipsychotische Wirkstoffe verursachen die gleichen Symptome wie sie beim Morbus Parkinson auftreten, allerdings auf unterschiedliche Art und Weise: Reserpin führt zur Entleerung der dopaminergen Speicher im Corpus striatum und Chlorpromazin blockiert die Dopaminrezeptoren in eben dieser Region.

Die Axone der **mesolimbischen Bahn** projizieren zu verschiedenen Teilen des limbischen Systems, insbesondere zum Tuberculum olfactorium, dem Nucleus accumbens, dem Septum und dem zentralen Kern der Amygdala. Entsprechend wird diese Bahn mit Aspekten emotionalen Verhaltens in Verbindung gebracht. Das olfaktorische Tuberculum verknüpft das limbische System mit dem der Geruchswahrnehmung. Besonders im Tierreich dient Geruch der Identifikation von Freund und Feind und spielt eine erhebliche Rolle für Sexualverhalten. Von den Mandelkernen ist deren Bedeutung für aggressives und dominantes Verhalten bekannt. Die bei Schizophrenien beobachteten affektiven und Assoziationsstörungen (Kapitel 9) könnten also auf eine gestörte dopaminerge Übertragung in der mesolimbischen Bahn und eine darüber bedingte Störung im limbischen System hinweisen. Die Verlängerung dieser Bahn zum Gyrus cingulum und Frontalkortex, die **mesokortikale Bahn**, könnte bei Psychosen auftretende Beeinträchtigungen frontokortikaler Funktionen, z.B. Aufmerksamkeitsstörungen, erklären.

Axone mittlerer Länge bilden die **tuberoinfundibuläre Bahn:** Dopaminerge Zellen im Nucleus arcuatus und in periventrikulären Kernen des Hypothalamus projizieren zur Hirnanhangsdrüse. Der Hypothalamus reguliert so die Ausschüttung von Prolaktin, einem Hormon, das die Sekretion von Milch (Laktation) stimuliert und das die Hormonsekretion aus den Keimdrüsen (Ovarien bzw. Testes) hemmt. Feuern dopaminerger Neurone der tuberoinfundibulären Bahn verhindert also Laktation. Offensichtlich blockieren Neuroleptika auch die Dopaminrezeptoren in der Hypophyse, so daß mehr Prolaktin in den Blutkreislauf ausgeschüttet wird. Wie bereits erwähnt, hat dies zur Folge, daß Frauen bei Neuroleptikabehandlung unter Laktation und Amenorrhoe leiden, und daß Männer ein geringeres sexuelles Interesse zeigen, manche Patienten gar unter Impotenz leiden.

> Aus den Wirkungen und Nebenwirkungen von Neuroleptika kann geschlossen werden, daß sie die Übertragung in den drei dopaminergen Bahnen beeinflussen. Daraus darf man aber nicht folgern, daß alle dopaminerge Systeme gleichermaßen an schizophrenen Störungen beteiligt sind. Schizophrene Symptomatik wird vor allem mit gestörter dopaminerger Übertragung im mesolimbischen-mesokortikalen System assoziiert.

Dopamin und Morbus Parkinson

Bereits Delay und Deniker beobachteten, daß schizophrene Patienten unter der Behandlung mit Chlorpromazin häufig parallel zur Besserung ihrer Symptomatik Nebenwirkungen zeigten, die Symptomen einer Parkinson'schen Erkrankung ähnelten. Dieser verblüffende Zusammenhang wurde nicht nur als Maßstab für die Neuroleptikadosierung genutzt – umgesetzt in die Empfehlung, die Dosis sukzessive so weit zu erhöhen, bis sich Symptome wie muskuläre Rigidität, Schwäche und Tremor zeigten. Er weckte auch das Interesse, die Funktion der Basalganglien und die Parkinson'sche Erkrankung (früher volkstümlich als 'Schüttellähmung' bezeichnet) auch im Rahmen der Schizophrenieforschung etwas genauer zu betrachten.

Morbus Parkinson:[1]

Die auffälligsten klinischen Anzeichen des Morbus Parkinson wurden von dem englischen Arzt James Parkinson 1817 beschrieben: (1) Akinese, das 'Einfrieren' der Bewegungen oder eine Langsamkeit in der Bewegung, (2) Rigidität, d.h. erhöhter Muskeltonus und Steifheit, (3) Ruhetremor, Zittern der Gliedmaßen, sind die Leitsymptome. Daneben beobachtet man eingeschränkte Mimik oder leeren Gesichtsausdruck, gekrümmte Haltung, Verlust der Haltungsreflexe, schleppenden Gang, Verlust der Fingerfertigkeit, eine fettige Haut ('Salbengesicht'), Schwierigkeiten beim Schlucken und Sprechen. Bereits die Akinese, also ein verzögerter Bewegungsbeginn und die Schwierigkeit, eine willentliche Handlung zu initialisieren, weist darauf hin, daß Morbus Parkinson nicht ausschließlich als motorische Störung betrachtet werden darf. Jüngere Untersuchungen zeigen entsprechend, daß auch gewisse kognitive Defizite, etwa beim Assoziationslernen, bei diesen Patienten beobachtet werden können.[2]

Unter Morbus Parkinson leiden 5% der Menschen jenseits des 60. Lebensjahres. Bei 3/4 aller Parkinson-Kranken treten die Symptome erstmals im Alter zwischen 50 und 65 auf. Aber auch 30jährige (zwei von tausend) können erkranken. Schätzungsweise leiden in der BRD zwischen 150 000 und 250 000 Patienten an der Parkinson'schen Erkrankung.

M. Parkinson wird nicht häufiger bei ein- als bei zweieiigen Zwillingen beobachtet, epidemiologische Erhebungen weisen nicht auf familiäre Belastungen hin; Vererbung scheint somit keine wesentliche Rolle zu spielen. Tierexperimentell und über Post-mortem-Studien scheint gesichert, daß M. Parkinson eine Degeneration von dopaminergen Neuronen zugrunde liegt, die auch über bestimmte chemische Stoffe (MPTP, MPP^+) herbeigeführt werden kann.[3]

---

1 Siehe auch Yahr,M.D. (1987) Parkinsonism. In: G.Adelman (Ed.) Encyclopedia of Neuroscience. Amsterdam, Elsevier, S. 926-929.

2 Canavan,A. (1986) The Basal Ganglia. Doctoral Dissertation, University of Oxford.

3 z.B. Burns,S. (1987) Parkinsonism, Animal model. In: G.Adelman (Ed.) a.a.O. S. 930.

Früher waren die Kranken binnen weniger Leidensjahre invalide und pflegebedürftig. Ihre Sterblichkeit lag dreimal höher als bei gleichaltrigen, nicht an Morbus Parkinson Erkrankten. Seit den 60er Jahren wird die Dopamin-Vorstufe L-Dopa (Levodopa) zur Behandlung von Morbus Parkinson eingesetzt. Mit L-Dopa lassen sich die Symptome zunächst beseitigen. Nach drei bis vier Jahren der Medikamenteneinnahme kehren die Symptome in vielen Fällen trotz der Einnahme von L-Dopa – manchmal noch verstärkt – zurück. Dies wird auf einen vermehrten Abbau dopaminerger Neurone zurückgeführt, der womöglich durch Gabe von L-Dopa noch beschleunigt wird: Anstatt zu vermehrter Dopaminproduktion anzuregen, vermindert die Zufuhr von L-Dopa womöglich die körpereigene Produktion dieses Stoffes bzw. die Aktivität der entsprechenden Neurone. Die durch die zentralnervöse Verarmung an Dopamin bedingte Störung im Gleichgewicht der Transmitter kommt auch in Symptomen überschießender acetylcholinerger Aktivität (Speichelfluß, Salbengesicht etc.) zum Ausdruck. Entsprechend werden auch Anticholinergika als Antiparkinsonmittel eingesetzt. Daneben werden zur Behandlung auch direkte Dopamin-Agonisten wie Mutterkornalkaloide (Bromocriptin, Lisurid) eingesetzt, die vor allem hypophysäre Dopaminrezeptoren stimulieren (und damit die Prolaktin-Sekretion hemmen). Sie werden vor allem bei fortgeschrittenem Morbus Parkinson eingesetzt, wenn L-Dopa ausdosiert ist und/oder die Symptome nicht mehr zu lindern vermag.

Morbus Parkinson liegt die Degeneration dopaminerger Neurone vor allem in den **Basalganglien** zugrunde. Die Basalganglien[1] werden durch drei große subkortikale Kerne gebildet: Nucleus caudatus, Putamen und Pallidum. Diese sind in einer großen Schleife, die vom Kortex ausgeht und über die Basalganglien und den Thalamus zum Kortex zurückführt, miteinander verbunden. Außerdem werden den Basalganglien zwei weitere subkortikale Kerne hinzugerechnet, der Nucleus subthalamicus und die Substantia nigra, so daß vier miteinander verschaltete Schleifen unterschieden werden können (Abb.10.4).

[1] Früher betrachtete man die Basalganglien als eine der Hauptkomponenten des extrapyramidalmotorischen Systems, von dem man glaubte, es kontrolliere Bewegungen parallel und unabhängig vom motorischen Pyramidalsystem. Dieses Konzept hat sich als nicht zweckmäßig erwiesen: Andere Gehirnstrukturen spielen gleichfalls eine Rolle bei Bewegungen, z.B. das Kleinhirn. Die beiden Systeme sind miteinander verbunden; klinisch findet sich keine 'Extrapyramidalerkrankung'.

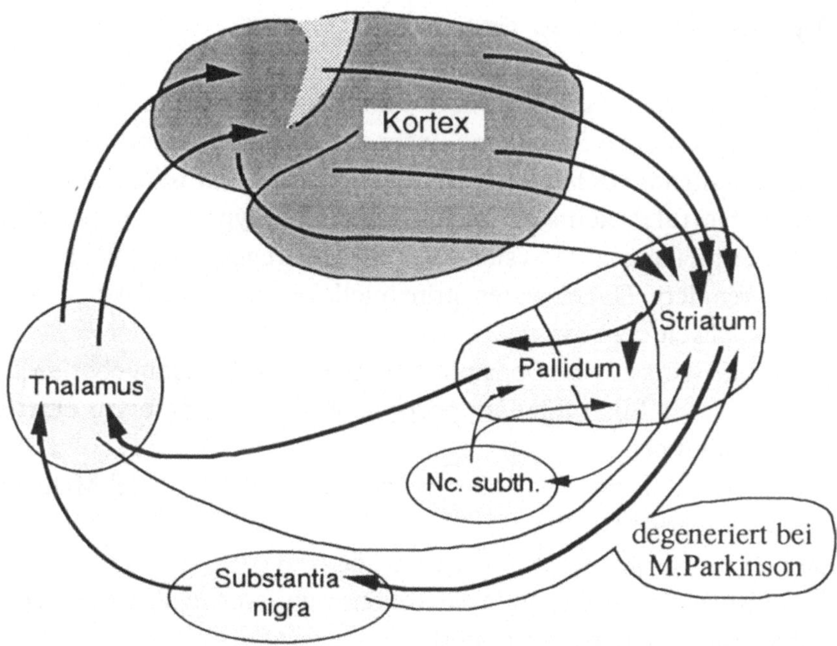

Abb. 10.4 Die Basalganglien sind in mehreren miteinander verknüpften Schleifen mit dem Neokortex und dem Thalamus verschaltet.[1] Der bei M.Parkinson beobachtete Verlust der Projektion von Neuronen in der Substantia nigra führt zu reduziertem Dopamin im Striatum und so zur Funktionsminderung in einem komplexen System, dem zunehmend nicht nur motorische, sondern auch kognitive und zentralnervös regulatorische Funktionen zugeschrieben werden müssen.[2] Entsprechende Funktionen werden auch durch Neuroleptika beeinträchtigt

> Merke: Den Symptomen des Morbus Parkinson liegt die Degeneration von Neuronen in den Basalganglien und damit eingeschränkte dopaminerge Übertragung im nigrostriären System zugrunde. Antiparkinsonmittel, die die dopaminerge Übertragung intensivieren, können zu schizophrenieartigen Symptomen führen. Umgekehrt haben Antipsychotika, die die dopaminerge Übertragung blockieren, Parkinson-artige Symptome zur Folge. Aufgrund dieser Effekte wird dopaminerge Überaktivität bei schizophrenen Störungen vermutet.

---

1 Nach DeLong,M.R. (1981) Motor functions of the basal ganglia. In: V.B.Brooks (Ed.) Handboook of Physiology, Section 1: The Nervous System, Vol.II. Bethesda, MD, American Physiological Society, S.1071-1061.

2 Elbert,Th. & Rockstroh,B. (1987) Threshold regulation - a key to the understanding of the combined dynamics of EEG and event-related potentials. J.Psychophysiology, 4, 317-333.

Die Dopamin-Hypothese der Schizophrenie

Pharmaka, die antagonistisch auf das dopaminerge Transmittersystem wirken, lindern also schizophrene Symptome, während Dopamin-Agonisten, z.B. eine starke und anhaltende Behandlung mit Antiparkinsonmitteln, schizophrene Symptome hervorrufen können. Daraus wurde die Hypothese abgeleitet, daß das dopaminerge Transmittersystem bei Schizophrenen überstark bzw. überempfindlich reagiert. Dabei waren prinzipiell verschiedene Ursachen dieser Überempfindlichkeit denkbar:

- Präsynaptisch wird zuviel Dopamin sezerniert; das Überangebot an Dopamin im synaptischen Spalt trägt am postsynaptischen Rezeptor zu einer überstarken Stimulation bei.
- Postsynaptische Rezeptoren reagieren überstark auf 'normale' Mengen präsynaptisch sezernierten Dopamins.
- Die Zahl dopaminerger Rezeptoren ist erhöht.
- Der die präsynaptische Dopamin-Sekretion regulierende Rückmeldemechanismus über Autorezeptoren ist gestört.

Am besten läßt sich gegenwärtig belegen, daß schizophrenen Störungen vor allem eine **Überempfindlichkeit postsynaptischer Dopamin-D2-Rezeptoren** zugrundeliegt. Der Nachweis dafür basiert primär auf den bereits angeführten Befunden hoher Affinität und antagonistischer Wirkung von Neuroleptika am postsynaptischen D2-Rezeptor. Daneben wurde aber auch eine hohe Affinität zu **präsynaptischen Autorezeptoren** nachgewiesen. Eine Blockade dieser die Dopamin-Synthese und -Sekretion steuernden Funktion der Autorezeptoren kann – paradoxer Weise – ebenfalls zur Reduktion dopaminerger Transmission beitragen: Zunächst führt eine Inhibition der Autorezeptoren durch Neuroleptika zwar zu erhöhter Dopamin-Sekretion und in der Folge zu erhöhter Dopamin-Konzentration im synaptischen Spalt. (Auf diesen Prozeß können möglicherweise Beobachtungen erhöhter Abbauprodukte unter Neuroleptika zurückgeführt werden.) Eine anhaltende Blockade der Autorezeptoren verhindert dann aber auf die Dauer die kontrollierte Synthese und Sekretion von Dopamin und senkt damit die postsynaptische Verfügbarkeit von Dopamin. In Post-mortem-Analysen von Hirngewebe bei schizophrenen Patienten wurde auch eine **erhöhte Zahl von D2-Rezeptoren** nachgewiesen. Ob diese erhöhte Rezeptorenanzahl aber tatsächlich die zugrundeliegende Störung abbildet oder auch eine Folge chronischer Einwirkung von Neuroleptika darstellt, ist schwierig zu beurteilen.[1] Auch besteht eine Wechselwirkung zwischen Zahl dopaminerger Rezeptoren und der Wirkung von Dopamin-Agonisten / Antagonisten: zunehmende Rezeptordichte geht mit Hypersensitivität für Dopamin-Agonisten, aber Toleranz für Neuroleptika einher.

Post-mortem-Analysen des Gehirngewebes ergaben andererseits bisher keine überzeugenden Hinweise erhöhter Dopamin-Aktivität bei diagnostizierten schizophrenen Patienten gegenüber Vergleichspopulationen.

Post mortem Analysen sind allerdings problematisch, weil die psychiatrische Diagnose nicht mehr validiert werden kann, weil organische und neurophysiologische Veränderungen zustandsabhängig und variabel sein können, und weil die Dopamin-Konzentration in Gehirngewebe nur unzureichend mit der Aktivität dopaminerger Neurone korreliert.

Hinweise auf **vermehrte Dopaminkonzentration** im synaptischen Spalt sind bisher nicht überzeugend, obwohl sich dafür folgende Befunde anführen lassen:

• Der hauptsächliche extrazelluläre Metabolit des Dopamins, die Homovanillinsäure, ist in der cerebrospinalen Flüssigkeit (CSF) nachweisbar. Vor allem Dopaminrezeptoren im Nucleus caudatus und im nigrostriären Komplex scheinen die HVS-Konzentration im CSF zu determinieren, D2-Rezeptoren in limbischen und kortikalen Arealen tragen vermutlich weniger oder nichts bei. Außerdem scheint es einen aktiven Trägermechanismus für HVS in der CFS des Rückenmarks zu geben, da Gradienten der HVS-Konzentration mit dem Punktionsort entlang des Rückenmarks beobachtet wurden. Aufgrund dieser einschränkenden Charakteristika scheint es nicht verwunderlich, daß sich in den meisten Studien schizophrene Patienten von anderen Gruppen nicht signifikant hinsichtlich der HVS-Konzentration unterschieden. Befunde, denen zufolge der HVS-Spiegel nach Gabe von Neuroleptika gesenkt war, müssen angesichts der methodischen Probleme kritisch betrachtet werden. Positive Ergebnisse wurden allerdings für einige Untergruppen von Schizophrenen berichtet; so z.B. erhöhte cerebrospinale HVS-Spiegel bei schizophrenen Patienten mit klarer familiärer Schizophrenie-Belastung oder bei Patienten mit schlechter prämorbider Anpassung.

• Da die Verabreichung von Dopamin-Agonisten und -Antagonisten in CSF und Blutplasma zu ähnlichen Veränderungen der HVS-Konzentration führt, läßt sich die HVS-Konzentration auch über die gegenüber Rückenmarkspunktion weniger belastende Blutanalyse bestimmen. Aber auch hierbei schränken konfundierende Faktoren den Rückschluß vom Plasma-HVS auf die

---

[1] Siehe Losonczy et al. (1987) a.a.O. S. 724.; Owen,F., Crawley,J.,Cross,A.J., Crow, T.J., Oldland,S.R., Poulter,M.,Veall, N.,Zanelli,G.D. (1984) Dopamine D2-receptors and schizophrenia. In: S.D.Iversen (Ed.) Psychopharmacology - Recent Advances and Future Prospects. Oxford, Oxford University Press, S.219; Eichenberger,E., Herrling,P.L., Loew,D. (1989) Neuroleptika. In: W.P.Koella (Hrsg.) Psychopharmaka. Stuttgart, Fischer-Verlag, S.143.

zentralnervöse Dopamin-Aktivität ein: Tyrosinreiche Nahrung steigert den Plasma-HVS-Spiegel ebenso wie körperliche Anstrengung oder anhaltender Streß. Beim Gesunden variiert der Plasma-HVS Spiegel mit Alter, Körpergewicht oder dem circadianen Zeitpunkt der Blutentnahme. Auch die **Wirkung von Dopamin-Agonisten**, also die Beobachtung psychotischer Symptome bei Patienten mit Morbus Parkinson nach hoher Dosierung mit L-Dopa ebenso wie die Beobachtung einer Verschlechterung schizophrener Symptome nach Vergabe von Dopamin-Agonisten wie Apomorphin oder Dopamin-Stimulantien wie Amphetaminen, weisen nur unspezifisch auf eine Überaktivität des dopaminergen Systems hin, ohne jedoch eine Spezifizierung der genannten Einflußfaktoren zuzulassen.

Schließlich ist auch denkbar, daß die primäre Störung gar nicht im Dopamin zu suchen ist, sondern in einem System, das mit dopaminergen Bahnen interagiert (Abb. 10.5).

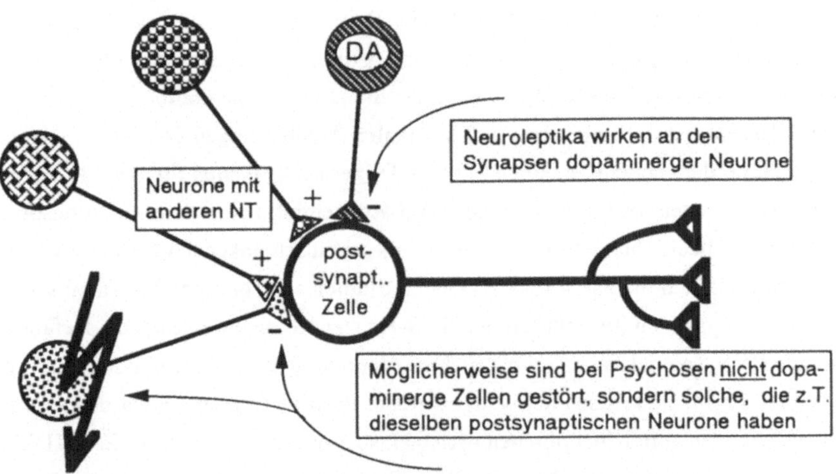

Abb. 10.5. Denkbar ist, daß viele der Befunde Folge eines gestörten unbekannten Transmittersystems sind, das sekundär dopaminerge Funktionen beeinträchtigt oder dessen Beeinträchtigungen durch Modulation dopaminerger Funktionen gemildert werden können

Obwohl die Dopamin-Hypothese nach wie vor eine zentrale Rolle in der Diskussion neurophysiologischer ätiologischer Faktoren der Schizophrenien spielt, haben widersprüchliche oder unbefriedigende Befunde ihren ausschließlichen Erklärungswert in Frage gestellt. Vor allem die verschiedenen Nebenwirkungen von Neuroleptika und Diskrepanzen in Zeitverläufen zwischen der Wirkung von Neuroleptika auf die Blockade dopaminerger Rezeptoren (Minuten) und der Wirkung auf psychotische Symptome (Tage bis Wochen) legen zumindest die Beteiligung anderer Faktoren oder zentralnervöser Übertragungssysteme nahe. Auch zeigt sich, daß Neuroleptika vor allem 'Plussymptomatik' (Wahnphänomene, Halluzinationen, Erregtheit, motorische Symptome) positiv beeinflussen, nicht jedoch 'Minussymptomatik' wie Affektverflachung oder soziale Abwehrhaltung. Ergänzend zur Dopamin-Hypothese werden vor allem die mögliche Beteiligung von (a) anderen Transmittern, (b) Neuropeptiden und (c) hirnorganischen Veränderungen an der Genese schizophrener Störungen berücksichtigt.

Die Bedeutung anderer Transmitter

Für eine Interaktion von Neurotransmittern bei schizophrenen Störungen spricht bereits die enge Verschaltung dopaminerger, acetylcholinerger und GABAerger Systeme. Dopaminrezeptoren finden sich sowohl präsynaptisch als auch postsynaptisch an Axonendigungen, Somata und Dendriten cholinerger und GABAerger Neurone. Sowohl die enge Nachbarschaft dopaminerger und **acetylcholinerger** Synapsen in limbischen und nigrostriären Bahnen als auch die in Kapitel 9 genannten anticholinergen Nebenwirkungen von Neuroleptika, sowie cholinerg vermittelte Verhaltensweisen wie Habituations- und Adaptationsfähigkeit, die bei Schizophrenen verändert sind, machen eine Beteiligung von Acetylcholin oder eine Wechselwirkung von Dopamin und Acetylcholin bei schizophrenen Störungen wahrscheinlich.[1] Angenommen wird eher ein Ungleichgewicht zwischen Transmittersystemen als ein primär gestörtes acetylcholinerges System, und zwar eine Veränderung der Balance zu erhöhter dopaminerger und erniedrigter cholinerger (und GABAerger) Aktivität. Für diese Hypothese sprechen auch Befunde, daß Acetylcholin-Agonisten (Physostigmin) schizophrene Symptome bei neuroleptika-resistenten Patienten zumindest vorübergehend verbessern, Acetylcholin-Antagonisten die Wirkung von Neuroleptika dagegen einschränken. Schließlich sprechen anticholinerge Nebenwirkungen von Neuroleptika für die Wechselwirkungen zwischen den Transmittersystemen: Neuroleptika blockieren den muskarinergen cholinergen Rezeptortyp, der sich im Parasympathikus und im ZNS (kortikal und subkortikal) findet. Anticholinerge Substanzen rufen Wärme, Rötung und Austrocknung der Haut hervor, erweitern die Pupillen, erschweren die Akkomodation und erhöhen den Augeninnendruck; gehemmte Speichelsekretion führt zu Mundtrockenheit; ebenso wird die Sekretabsonderung in den Lungen gehemmt; anticholinerge Effekte auf die Gefäßmuskulatur manifestieren sich in erhöhter Herzfrequenz, Effekte auf die glatte Muskulatur in ver-

---

[1] Karczmar,A.G. & Richardson,D.L. (1984) Cholinergic mechanisms, schizophrenia, and neuropsychiatric adaptive dysfunction. In: M.M.Singh, D.M.Warburton, H.Lal (Eds.) Central Cholinergic Mechanisms and Adaptive Dysfunctions. New York, Plenum Press, S.193-221.

minderter Magenmotilität und verzögerter Urinabgabe. Alle diese Nebenwirkungen von Neuroleptika dokumentieren allerdings eher die enge Verschaltung dopaminerger und cholinerger Systeme als eine ursächliche Bedeutung von Acetylcholin bei der Genese schizophrener Störungen.

Wise und Stein[1] wiesen auf eine mögliche Beteiligung des **noradrenergen** Systems am Entstehen schizophrener Störungen hin. Sie stellten die Hypothese auf, daß eine abnorme Dopamin-β-Hydroxylase (DBH) bei Schizophrenen zu der Synthese cytotoxischer Dopamin-Metaboliten führe. Die Wechselwirkung zwischen den Transmittern wurde auch dahingehend beschrieben, daß Noradrenalin die Sensitivität des dopaminergen Systems reguliere. Eine endgültige Klärung oder definitive Beschreibung der Rolle von Noradrenalin bei Schizophrenien steht wohl noch aus. Manche Befunde, beispielsweise eine bei Schizophrenen im CSF und post mortem erhöhte Noradrenalin-Konzentration, werden aufgrund methodischer Probleme als unzureichend kritisiert. (Problem hierbei ist die starke Zustandsabhängigkeit von Noradrenalin: erhöhte Noradrenalinkonzentration findet sich auch nach wenig Schlaf. Andererseits können reduziertes Schlafbedürfnis und Schlafstörungen eine beginnende akute Phase ankündigen.) α_2-Agonisten (z.B. Clonidin) können antipsychotisch, etwa Haloperidol vergleichbar, wirken. Aus diesem Befund und aus der Beobachtung verbesserter Gedächtnisleistungen nach Clonidin wurde auf eine präfrontale Störung bei Schizophrenien geschlossen. Allerding gilt auch für den Befund hyposensitiver α_2-Rezeptoren, daß keiner der Befunde sich als schizophrenie-spezifisch oder typisch für eine Prodromalphase erweist. Erhöhte noradrenerge Aktivität wird eher mit paranoider, akuter, episodischer Schizophrenie assoziiert, während eine Erhöhung der Noradrenalin-Konzentration bei chronischen, durch Minussymptomatik gekennzeichneten Schizophrenien nicht dominiert. Eine Dysregulation des Noradrenalin-Systems wird als präpsychotisches Zeichen gewertet. Diese Dysregulation exponiert den Dopamin-Defekt dann, wenn das noradrenerge System, z.B. durch psychosoziale Überbelastung, überaktiviert wird.[2] Eine solche Hypothese könnte die Dekompensation psychosegefährdeter Personen unter psychosozialer Belastung erklären. Schließlich können kardiovaskuläre Nebenwirkungen niederpotenter Neuroleptika (Kapitel 9) auf ihre die noradrenerge Übertragung an α_2-Rezeptoren blockierende Wirkung zurückgeführt werden.

Eine Fehlregulation des **serotonergen** Systems wurde aufgrund eines veränderten Serotonin-Metabolismus bei schizophrenen Patienten vermutet. Der CSF-Spiegel von 5-HIAA (5-Hydroxy-Indol-Essigsäure), dem Hauptmetaboliten des Serotonins, erweist sich bei Familien Schizophrener und bei Familien, in denen Manierismus und ähnliche Auffälligkeiten beobachtet werden, als erhöht. Andererseits wird reduzierte 5-HIAA-Konzentration mit akuten und prämorbi-

---

[1] Wise,C.D. & Stein,L. (1973) Dopamine-beta-hydroxylase deficits in the brains of schizophrenic patients. Science, 181, 344-347.

[2] Van Kammen,D.P. & Gelernter,J. (1987) Biochemical instability in schizophrenia I: The norepinephrine system. In: H. Meltzer (Ed.) Psychopharmacology. New York, Raven Press, S. 745-752.

den Erregungszuständen und autoaggressiven Tendenzen assoziiert. Erniedrigtes 5-HIAA findet sich allerdings auch bei Typ-II-Patienten mit Hirnatrophie.[1]
Die Rolle von **GABA** bei schizophrenen Störungen bleibt umstritten. Angenommen wird, daß reduzierte GABAerge Aktivität zu einem relativen Dopamin-Überschuß beitrage. Allerdings sind Befunde zur GABA-Konzentration bei Schizophrenen nicht eindeutig, im allgemeinen ergeben sich keine Unterschiede zwischen Patientengruppen oder gegenüber Kontrollgruppen. Andererseits können GABAerge Pharmaka (untersucht wurde z.B. Baclofen) schizophrene Symptome intensivieren. Dies wird jedoch dadurch in Frage gestellt, daß auch GABA-Agonisten wie Benzodiazepine (Kapitel 12) zur Linderung schizophrener Symptome, z.B. Erregung und Ängsten, eingesetzt werden. Die Bedeutung von GABA im Zusammenhang mit Schizophrenien und Neuroleptika wird dadurch verkompliziert, daß GABA an bestimmten dopaminergen Synapsen inhibitorisch wirkt, an anderen jedoch die dopaminerge Übertragung potenziert. Ferner wurde tierexperimentell nach chronischer Neuroleptika-Behandlung eine Zunahme GABAerger Rezeptoren in der Substantia nigra beobachtet.[2]

Die Bedeutung von Neuropeptiden

Eine Art 'Nebenprodukt' der Neuropeptidforschung ist die Beobachtung, daß psychopathologische Störungen oft mit robusten, reproduzierbaren neuroendokrinen Veränderungen einhergehen. Davon ausgehend untersuchte man zunehmend gezielter die Abbauprodukte von Neuropeptiden im CSF, die Wirkung von Neuropeptiden und deren Antagonisten auf schizophrene Symptomatik und neuropeptiderge Neurone im ZNS verstorbener schizophrener Patienten.[3]

Ein Hauptproblem dieses Forschungsansatzes besteht in dem Mangel an Meßinstrumenten, die sensitiv Schritte in Biosynthese und Metabolismus von Neuropeptiden erfassen können. Ein erniedrigter CSF-Spiegel eines Neuropeptids bei schizophrenen Patienten klärt noch nicht, wo in der Kette von Biosynthese und Metabolismus ein störungsspezifischer Defekt zu suchen ist. Große Probleme bereiten ferner konfundierende Variablen wie Medikation, Diagnose, Chronizität der Störung. Beim derzeitigen Stand der Forschung kann wohl kaum eine gesicherte These

---

1 Van Kammen,D.P. & Gelernter,J. (1987) Biochemical instability in schizophrenia II: The Serotonin and Gamma-Aminobutyric Acid systems. In: H.Meltzer (Ed.) Psychopharmacology. New York, Raven Press, S. 753-758.

2 Eichenberger,E., Herrling,P.L., Loew,D. (1989) Neuroleptika. In: W.P.Koella (Hrsg.) Psychopharmaka. Stuttgart, Fischer-Verlag, S. 144.

3 Überblick bei Nemeroff,C.B., Berger,P.A., Bissette,G. (1987) Peptides in schizophrenia. In: H.Meltzer (Ed.) Psychopharmacology. New York, Raven Press, S. 727-744.

zur Rolle von Neuropeptiden bei der Genese schizophrener Störungen formuliert werden. Die bisherigen Ergebnisse sind als erste Schritte und Wegweiser jedoch äußerst wichtig.

Schon lange wurde mehr oder weniger unspezifisch eine Störung im endogenen **Opiatsystem** bei Schizophrenien angenommen. Ausgehend von ersten Berichten erniedrigter CSF-Spiegel von Enkephalin vor und erhöhter Spiegel von Met-Enkephalin nach neuroleptischer Behandlung wurden vor allem Endorphine bei schizophrenen Patienten gezielter untersucht. Ein Überblick über die Befunde läßt jedoch zu dem Schluß kommen,[1] daß bisher keine überzeugenden Belege für eine eindeutige oder wesentlich Rolle des Endorphinsystems bei der Genese der Schizophrenie vorliegen. Andererseits kann aus Studien, in denen die Opiat-Antagonisten Naloxon und Naltrexon (Kapitel 8) schizophrenen Patienten verabreicht wurden, doch ein Hinweis auf ein überaktives oder hypersensitives endogenes Opiatsystem bei schizophrenen Störungen abgeleitet werden.
Die ersten Befunde einer reduzierenden Wirkung von Naloxon auf Halluzinationen wurden inzwischen in verschiedenen Studien bestätigt. In höherer Dosierung beeinflußt Naloxon auch andere psychotische Symptome günstig, z.B. Spannung und Erregung. Schließlich 'normalisieren' sich die bei Schizophrenen gegenüber Kontrollpersonen reduzierten Amplituden schmerzevozierter Potentiale nach Gabe von Naltrexon. Kritisch wird gegen diese Befunde eingewandt, daß der Antagonist Naloxon Symptome beeinflußt, denen man verschiedene Ursachen zuschreibt. Dies läßt auf eine zu geringe Sensitivität des Meßinstrumentes schließen und verhindert zumindest eine Spezifizierung des Zusammenhanges zwischen Opiatsystem und schizophrenen Störungen. Beobachtet wurde auch in ersten Studien, daß das Neuropeptid **Des-Tyrosin-γ-Endorphin** bei einigen Schizophrenen Patienten die Symptomatik bessert. Inwieweit die spezifische Aminosäurensequenz (DT-γ-E entspricht γ-Endorphin nach Entfernung der Aminosäure Tyrosin) Aufschluß über störungsspezifische Prozesse im endogenen Opiatsystem geben kann, bleibt allerdings noch zu klären. Wiederholt wurde bei Schizophrenen auch eine erhöhte Konzentration von **Substanz P** im Hippocampus berichtet, was wiederum auf Veränderungen im endogenen Schmerzleitungs- und Opiatsystem hinweisen könnte.
Erniedrigte **CCK**-Konzentrationen in den Temporallappen und in den Nuclei Amygdalae wurden bei schizophrenen Patienten gegenüber Kontrollpersonen gemessen. Die Interaktion zwischen dem Neurotransmitter Dopamin und dem Neuropeptid CCK liegt aufgrund ihrer Koexistenz in mesolimbischen dopa-

---

[1] Nemeroff et al. (1987) a.a.O.

minergen Bahnen nahe (Kapitel 7). Erste (tierexperimentelle) Ergebnisse zur 'Ko'-Funktion von Neurotransmitter und Neuropeptid zeigen, daß CCK den Dopamin-Abbau in Nucleus accumbens und Nucleus caudatus reduziert, die Dopamin-Sekretion im Striatum aber erhöht. CCK scheint die Bindungsaffinität striärer Dopaminrezeptoren zu erhöhen, ihre Dichte jedoch zu reduzieren. Ob sich daraus eine den Neuroleptika vergleichbare antipsychotische Wirkung von CCK ableiten läßt, muß durch weitere Forschung erhärtet werden. Beobachtet wurden zwar in Einzelfällen Symptomverbesserungen nach CCK-Injektion, kontrollierte Studien konnten diesen Effekt jedoch nicht erhärten. (CCK und CCK-ähnliche Peptide können die Blut-Hirn-Schranke ohne deutliche Nebeneffekte nicht überwinden.)

Hirnorganische Veränderungen bei Schizophrenien

Bereits Griesinger (1857) und Kraepelin (1896) postulierten hirnorganische Veränderungen bei schizophrenen Störungen. Inzwischen liegen zahlreiche Berichte über Erweiterungen der Hirnventrikel und Atrophien der Hirnmasse bei schizophrenen Patienten vor.[1] Signifikante Erweiterungen des III. Ventrikels gehen mit schlechterem Ansprechen auf Neuroleptika und Vorherrschen der 'Minussymptomatik' einher. Sie korrelieren mit schlechterem Abschneiden in neuropsychologischen Tests und erweisen sich als Prädiktor für die Hospitalisierungsdauer. Ein ursächlicher Einfluß von Elektroschockbehandlung oder Insulintherapie auf die Ventrikelerweiterung läßt sich offensichtlich ausschließen, so daß die hirnorganischen Veränderungen als ursächlicher Faktor zumindest einer Untergruppe schizophrener Störungen gewertet werden können. Andererseits sind Ventrikelerweiterungen auch kein Merkmal, das schizophrene Störungen spezifisch kennzeichnet, da sie auch bei chronischem Benzodiazepin- und Alkoholmißbrauch auftreten. In Abgrenzung zu der Untergruppe, die positiv auf Neuroleptika anspricht und durch 'Plussymptomatik' auffällt, wird die Untergruppe mit hirnorganischen Veränderungen als 'Typ II' bezeichnet.

---

[1] Überblick z.B. bei Johnstone,E.C. (1985) Structural changes in the brain in schizophrenia. In: S.D. Iversen (Ed.) Psychopharmacology - Recent Advances and Future Prospects. Oxford, Oxford University Press, S. 196-203.

Merke:
Beim derzeitigen Wissenssstand werden vor allem zwei Subgruppen oder 'Typen' schizophrener Störungen differenziert.
Bei **Typ I** wird die Basisstörung in einer Hypersensitivität postsynaptischer D2-Rezeptoren, vermutlich vor allem im mesolimbischen-mesokortikalen Zweig des dopaminergen Transmittersystems, angenommen. Die Beteiligung von anderen Monoaminen, Acetylcholin und GABA im Sinne einer Verschiebung des Gleichgewichts zwischen Transmittersystemen zu dopaminerger Dominanz ist nicht auszuschließen, ebenso dürften neuroendokrine Prozesse beteiligt sein. Typ I fällt durch Plussymptomatik auf und spricht gut auf Neuroleptika an.
Typ II zeichnet sich durch hirnorganische Veränderungen wie Ventrikelerweiterung und Hirnatrophie aus; er spricht schlecht auf Neuroleptika an, fällt durch vorherrschende Minussymptomatik und eher chronischen Verlauf auf.

Vertiefende Literatur

Zu Dopamin, Dopaminrezeptor und Dopamin-Systemen:

Creese,I. & Fraser,C.M. (1986) Structure and Function of Dopamine Receptors. New York, Alan R. Liss.
Mason, S.T. (1984) Catecholamines and Behaviour. Cambridge, Cambridge University Press.
Roth,R.H. (1987) Dopamine. In: G. Adelman (Ed.) Encyclopedia of Neuroscience, Vol. I. Boston, Birkhäuser, S. 329-336.

Zu Basalganglien und Morbus Parkinson:

Cote,L. & Crutcher,M.D. (1985) Motor functions of the basal ganglia and diseases of transmitter metabolism. In: E.R.Kandel & J.H.Schwartz (Eds.) Principles of Neuroscience. Amsterdam, Elsevier, S.523-535.
Marsden,C.D. (1982) Basal ganglia disease. Lancet 1141-1147.

Zur Dopamin-Hypothese der Schizophrenie:

Sachar,E.J. (1985) Disorders of thought: The schizophrenic syndromes. In: E.R.Kandel & J.H.Schwartz (Eds.) Principles of Neuroscience. Amsterdam, Elsevier, S. 712-715.

11 Depressive Erkrankungen, Antidepressiva, Manie und Lithium

Affektive Störungen sind sehr verbreitet, fast jeder Fünfte leidet irgendwann in seinem Leben unter einer depressiven Episode. Bei gut der Hälfte dieses Personenkreises wird die depressive Störung so schwer, daß eine Behandlung erforderlich wird. Vor allem bei zyklisch, also wiederholt in Abständen auftretenden depressiven Phasen stellen antidepressive Medikamente die Behandlung erster Wahl dar. Um Wirkungen und Einsatz antidepressiver Medikamente überlegt beurteilen zu können, muß man sich vor Augen halten, welche Störung bzw. welche Symptomatik behandelt werden soll. Daher wird zunächst ein Überblick über das Krankheitsbild affektiver Störungen gegeben, wobei die Zielgruppe für die Behandlung mit antidepressiven Medikamenten im Vordergrund steht. Es schließt sich ein Überblick über die wichtigsten Hypothesen zur Genese depressiver Störungen an. Vor diesem Hintergrund werden dann die hauptsächlichen Gruppen antidepressiver Medikamente, ihre klinischen Wirkungen und Nebenwirkungen vorgestellt. Eine wichtige neurophysiologische Hypothese zur Genese depressiver Störungen ist die sogenannte 'Monoamin-Hypothese', die Veränderungen in zentralnervösen catecholaminergen Systemen als Ausgangspunkt depressiver Erkrankungen beschreibt. Diese Hypothese wird anhand der Wirkungen antidepressiver Medikamente an catecholaminergen Rezeptoren erörtert. Abschließend wird die medikamentöse Behandlung bipolarer Depressionen und der Manie mit Lithiumsalzen vorgestellt und diskutiert.

Symptome depressiver Störungen

Depressive Verstimmungen sind uns allen aus eigener Erfahrung bekannt. Man denke beispielsweise an den Tod eines Freundes. Aber auch Enttäuschungen, persönliche Zurücksetzungen, etwa nach Versagen in einer Prüfung oder bei Verlust der Stellung, knicken unser Selbstbewußtsein und können traurig machen, für Stunden oder auch für Tage und häufig auch wiederkehrend. Man fühlt sich während dieser Zeit lustlos, hilflos, passiv. Das Interesse an vielen

alltäglichen Dingen geht verloren, man zieht sich von Freunden und sozialen Aktivitäten zurück. Nicht nur emotionale, sondern auch kognitive Prozesse sind in dieser Zeit verändert, es fehlt die Freude an der Arbeit und die Fähigkeit sich zu konzentrieren. Nach gravierenderen Ereignissen wird selbst eine erwachsene Person weinen. Phylogenetisch betrachtet sollten solche Verhaltensweisen eigentlich die soziale Reintegration fördern. Wer etwa würde sich einem weinenden Kind nicht zuwenden? In unserer modernen Gesellschaft kann aber der soziale Rückzug genau das Gegenteil bewirken, daß nämlich die trauernde Person von ihrer sozialen Umgebung gar nicht entdeckt wird und so auch keine Hilfe von anderen erfahren kann.
Handelt es sich bei Depression im klinischen Sinne um die extremste Form eines Gefühlszustandes, den wir alle kennen? Gibt es ein Kontinuum, das von 'normaler', 'alltäglicher' Trauer und Verstimmung hin zur Monate dauernden Depression führt, aus der der Betroffene keinen Ausweg mehr findet und erhofft? Wir wissen die Antwort nicht. Sicher aber ist, daß selbst wenn es solch ein Kontinuum gibt, eine klinische Depression etwas anderes ist als die uns allen aus eigener Erfahrung bekannte Traurigkeit und Lustlosigkeit, daß die geschilderten emotionalen, kognitiven und behavioralen Veränderungen nicht nur besonders intensiv sind, sondern eine andere Qualität bekommen.

Depressionen äußern sich in Störungen in nahezu allen Bereichen:

- **Stimmung**: Der Depressive fühlt sich niedergeschlagen, traurig, mutlos, gedrückt, verzweifelt, hoffnungslos, lustlos, ängstlich, schuldig, wertlos und nutzlos, kann nichts genießen; die Stimmungslage wird oft als 'dysphorisch' bezeichnet.
- **Aktivität**: Der Depressive kann sich zu nichts aufraffen, ist lethargisch, apathisch, müde, leidet unter Energieverlust und mangelnder Motivation. Seine Bewegungen sind verlangsamt. Er zieht sich aus allen sozialen Aktivitäten zurück, zeigt kein Interesse an Hobbies, Menschen, alltäglichen Aufgaben.
- **Kognitive Prozesse**: Der Depressive leidet unter Konzentrations- und Gedächtnisstörungen, verlangsamten Denkprozessen, negativen Vorstellungen über die Zukunft, unrealistischen und negativen Einstellungen zur eigenen Person, unter zwanghaften, ängstigenden Gedanken an Tod und Selbstmord. Er ist unentschlossen, selbstunsicher, neigt zu Selbstvorwürfen und Gefühlen der Unfähigkeit; seine Leistungsfähigkeit ist reduziert.
- **Körperliche Prozesse** begleiten die Depression: Appetitverlust, Müdigkeit, Schlafstörungen, Libidoverlust, Gewichtsabnahme oder auch Gewichtszunahme, Schmerzen.
- **Verhalten**: Der soziale Rückzug fällt oft deutlich auf, daneben beobachtet man verlangsamte motorische Reaktionen, blasses Aussehen, gebeugte, schlaffe Haltung, reduzierte Mimik und Gestik, leises Sprechen, Vernachlässigung der Hygiene.

Fast spiegelbildlich entgegengesetzte Symptome treten bei der **Manie** oder während manischer Phasen auf (letzter Abschnitt dieses Kapitels), also beispielsweise erhöhte Aktivität, gesteigertes Selbstwertgefühl, gehobene Stimmung, reduziertes Schlafbedürfnis, gesteigerte Libido, Reizbarkeit. Eine manische Person ist voller Energie, Schwung und Optimismus. Im Zustand hoher Erregung vermindert sich das Urteilsvermögen und das Verhalten wird exzentrisch. Dies kann zu sexueller Promiskuität, zu übermäßiger Geschwätzigkeit und zum Entwerfen grandioser Pläne führen. Der extreme Maniker springt nach nur zwei oder drei Stunden Schlaf voller Energie und mit Ideen zu neuen Projekten aus dem Bett, besitzt aber nicht die Konzentration und das Vermögen, diese auszuführen. Im weniger exzessiven, hypomanischen Zustand können diese Personen aber sehr wohl erfolgreich arbeiten. Patienten mit **bipolarer Depression** leiden sowohl unter manischen als auch depressiven Phasen, die 'zyklisch', also im Wechsel auftreten, wobei jede Phase einige Wochen bis Monate anhalten kann und die Phasen im Abstand von einigen Wochen bis Monaten aufeinander folgen bzw. ineinander übergehen.

Merke:
Affektive Störungen machen sich auf allen Verhaltensebenen, der emotionalen, kognitiven, physiologischen und motorischen Ebene, bemerkbar und beeinflussen alle Lebensbereiche, den sozialen Bereich sowie den Leistungsbereich.

Klassifikation depressiver Störungen

Die Vielfalt depressiver Symptome hat seit Beginn systematischer Forschung zu diesem Störungsbild das Bedürfnis nach Zuordnungen, nach Klassifikationen gefördert. Emil Kraepelin beschrieb als erster das Syndrom der "manisch-depressiven Psychose" und betonte bereits mit dieser Bezeichnung einen Zusammenhang zwischen manischen und depressiven Episoden. Insgesamt führten aber die Vielfalt der Syndrome, bei denen depressive Symptome dominieren, und die Unklarheit über zugrundeliegende Ursachen zu einer Vielfalt von Klassifikationen. Man nimmt heute eher Abstand von lange gebräuchlichen Einteilungen in 'somatogene', 'endogene' und 'reaktiv/neurotische' Depressionen, in 'major' und 'minor', in 'psychotische' und 'situative' Depressionen, unter anderem, weil die einzelnen Klassen oft nicht scharf voneinander abzugrenzen sind und weil viele Klassifizierungen auf unzureichender empirischer Basis beruhen. Übereinstimmung besteht hinsichtlich einer Klassifikation in

• **unipolare Depression**, bei der depressive Episoden zyklisch auftreten, und

• **bipolare Depression**, bei der depressive und manische Episoden abwechseln.

Beide Formen der Depression werden abgegrenzt von der

• **Trauerreaktion.** Dabei handelt es sich um eine einmalig auftretende, vorübergehende depressive Phase als Reaktion z.B. auf den Verlust einer nahestehenden Person, auf Streß, Hilflosigkeit, traumatische Erlebnisse. Trauerreaktionen können die gleiche Symptomatik aufweisen wie unipolare depressive Störungen.

Gegen diese Einteilung läßt sich einwenden, daß weder die Qualität der Symptome noch die Familiengeschichte zwischen uni- und bipolarer Depression deutlich unterscheidet, und daß beide Störungsformen in ähnlicher Weise auf Medikamente ansprechen. Das einzige differenzierende Merkmal ist das Auftreten distinkter manischer Phasen in der bipolaren Depression.[1] Auch die Suche nach anderen Kriterien zur Klassifikation, beispielsweise sogenannten 'biologischen Markern', hat sich bisher nicht als erfolgreich erwiesen. Möglicherweise wird sich in Zukunft eher eine Sichtweise depressiver Erkrankungen als Kontinuum ohne distinkte, qualitativ unterschiedliche Klassen durchsetzen.

Als **diagnostische Kriterien** gelten nach dem DSM III, daß innerhalb eines Zeitraums von mindestens zwei Wochen mindestens eines der Hauptsymptome – Dysphorie, Interessens- und Antriebsverlust – sowie vier der 'Neben'symptome – psychomotorische Retardierung oder Agitiertheit, Gefühle der Wertlosigkeit, Schuldgefühle, Selbstabwertung, Suizidgedanken, Konzentrationsstörungen, Energieverlust, Libidoverlust, Schlafstörungen, Appetitstörungen – auftreten.

Epidemiologie depressiver Störungen: Etwa 12% der erwachsenen Bevölkerung durchleben wenigstens einmal eine klinisch bedeutsame depressive Phase. Zu jeder Zeit leiden ungefähr 4% der Bevölkerung an Depression. In der BRD werden von den rund 1% der Bevölkerung, die jährlich erstmals psychisch erkranken, ca. 6–7% als unipolar oder bipolar depressiv diagnostiziert. Der Anteil bipolarer Depressionen wird zwischen 0,4 und 1,2% eingeschätzt. Das Alter, in dem depressive Erkrankungen zum ersten Mal diagnostiziert werden, kann beträchtlich schwanken, der Median liegt etwa bei 40 Jahren. Unbehandelt dauern depressive Episoden zwischen 4 und 12 Monaten. Bei

[1] Willner,P. (1985) Depression. New York, Wiley, S. 44ff.

ca. einem Drittel aller Erkrankten beobachtet man chronische Verläufe mit Episodendauern bis zu 2 Jahren.[1]

Ursachen depressiver Störungen und Therapieansätze

Im folgenden sollen die wesentlichen Hypothesen über die Ursachen depressiver Störungen und daraus abgeleitete Therapieansätze kurz aufgelistet werden. Es fällt auf, daß die meisten Hypothesen sich nicht explizit auf eine Form oder 'Klasse' von Depressionen beziehen. Nahezu aus jedem bedeutenden psychologischen Denkansatz ist auch ein Modell der Depression erwachsen. Während aus kognitiv und lerntheoretisch orientierten Modellen entsprechende therapeutische Maßnahmen abgeleitet wurden, fließen Erkenntnisse über genetische und neurophysiologische Grundlagen von Depressionen beim gegenwärtigen Wissensstand primär in die medikamentöse Behandlung ein.

• **Eine genetische Prädisposition** wird durch familiär gehäuftes Auftreten der Störungen und Konkordanzraten aus Zwillings- und Adoptiv-Studien nahegelegt.[2] 6,4% biologische Verwandte 1.Grades (Eltern, Geschwister, Kinder) von bipolar Depressiven und 13,2% Verwandte 1.Grades von unipolar Depressiven erkranken an der jeweiligen Störung. Die Konkordanzraten liegen bei monozygoten (eineiigen) Zwillingen bei 24% für unipolare, bei 25% für bipolare Depression; bei getrennt aufgezogenen monozygoten Zwillingen beträgt die Konkordanzrate für bipolare Depression 40–60%. Studien über den Erbgang (beispielsweise innerhalb von Familien oder innerhalb bestimmter gesellschaftlicher Gruppen wie den 'Amish people' in Pennsylvania) haben bisher allerdings nicht zu konsistenten Ergebnissen geführt, um die Spezifizierung und Lokalisation eines 'depressiven Gens' zu gestatten.

• **Depression als kognitive Störung** wird von Beck[3] angenommen. Danach sind depressive kognitive 'Schemata' durch negative Sicht der eigenen Person, der Umwelt und der Zukunft ('kognitive Triade') gekennzeichnet; außerdem neigt der Depressive oder Depressionsgefährdete zu logisch fehlerhaften Denkprozessen wie arbiträren Folgerungen, selektiver Abstraktion, Übergeneralisierung, Personalisierung, Magnifizierung. Zusammenwirken beider Charakteristika führt zur 'abwärts gerichteten Spirale' von (fehlerhaften) Denkprozessen, (negativen) Einstellungen und (depressiven) Gefühlen. Daraus ergibt sich, daß man die kognitiven Schemata und Gedanken, die die Krankheit aufrechterhalten, durch psychotherapeutische Maß-

---

[1] Siehe Heimann,H. & Zimmer,F.T. (1987) Chronisch Psychisch Kranke.Stuttgart, Fischer, S.18f; oder Kandel,E.R. & Schwartz,J.H. (Eds.) (1985) Principles of Neural Science, 2nd ed. New York, Elsevier, S.718.

[2] Kety, S.S. (1979) Disorders of the human brain. Scientific American 241(3), 202-214.

[3] Beck, A.T. (1967) Depression. New York, Harper & Row.

nahmen ändern muß. Zwar liegen empirische Belege für das Becksche Konzept vor, doch fehlen überzeugende Nachweise kausaler Beziehungen zwischen kognitiven Prozessen und der Entwicklung depressiver Störungen.

• Nach Seligman[1] entwickeln sich Angst und Depression als Folge **gelernter Hilflosigkeit** und gehen in dem Maße zurück, wie jemand die Kontrolle über seine Umgebung wieder erlangt. Die Unkontrollierbarkeit wird vom Depressiven intern, stabil und global attribuiert. Die Erfahrung eines Kindes, bestimmte Ereignisse in vorhersagbarer Weise beeinflussen zu können, kann es gegen spätere Depression immunisieren. Fehlt die Erfahrung der Kontrollierbarkeit und Vorhersagbarkeit von Ereignissen, so entsteht Hilflosigkeit. Diese bewirkt Änderungen im Verhalten und der Motivation (Passivität), beeinflußt Kognitionen (Unfähigkeit, Kontingenzen und Kontrolle zu lernen) und Emotionen (depressive Stimmung) und kommt auch in körperlichen Prozessen (Appetitverlust, Catecholaminmangel, endokrine Reaktionen) zum Ausdruck. Entsprechend muß der depressive Patient lernen, Kontingenzen - also kausale Zusammenhänge - zu erfassen, er muß lernen, für welche Konsequenzen er selbst verantwortlich ist und für welche nicht. Seligman kann durch tierexperimentelle Befunde seine Theorie stützen: etwa bedingt Kontrollverlust über aversive Reize eine Abnahme zentralnervösen Noradrenalins und führt zu den oben geschilderten behavioralen Konsequenzen Passivität und eingeschränkter Lernfähigkeit. Allerdings fehlt auch bei dieser Theorie der Nachweis einer kausalen Beziehung zwischen Hilflosigkeit und klinischer Depression.

• **Lerntheoretisches Konzepte** postulieren, daß depressives Verhalten durch Verhaltensexzesse (Klagen, passive Vermeidung etc.) und Verhaltensdefizite (aktives Verhalten, Selbstverstärkung etc.) gekennzeichnet ist, das auf defizitärem Verhaltensrepertoir beruht.[2] Nach Lewinsohn[3] sind depressive Störungen die Folge 'reduzierter reaktionskontingenter positiver Verstärker' (**RCPR**; response contingent positive reinforcement). Auch bei diesem Konzept konnte ein Nachweis von Kausalzusammenhängen nicht erbracht werden; darüber hinaus vernachlässigt es die Wechselwirkung zwischen depressivem Verhalten und Reaktionen der Umgebung.

• **Streß / 'Life-event'-Konzepte** sehen depressive Phasen als Reaktion auf gravierende Lebensereignisse oder chronischen Streß. Da die Erhebung des streßhaften Ereignisses meist retrospektiv erfolgt, bleibt die zeitliche Relation zwischen Streß und depressiver Verstimmung oft unklar, so daß ein Schluß auf Kausalzusammenhänge nicht möglich ist. Depressive Störungen treten gleich oft nach 'positiven' (Heirat, Geburt, beruflicher Aufstieg) wie 'negativen' Lebensereignissen (Partnerverlust, Krankheit, sozialer Abstieg) auf. Nachgewiesen ist allerdings, daß chronische Belastung zu Veränderungen in endokrinen und Neurotransmitter

---

[1] Seligman, M.E. (1979) Erlernte Hilflosigkeit. München, Urban & Schwarzenberg.

[2] Ferster,C.B. (1965) Classification of behavioural pathology. In: L.Krasner & L.P.Ullman (Eds.) Research in Behaviour Modification. New York, Holt, Rinehart & Winston.

[3] Lewinsohn,P.H. (1974) A behavioural approach to depression. In: R.J. Friedman & M.M. Katz (Eds.) The Psychology of Depression. Washington, Winston: Wiley.

Systemen führt, z.B. zur Abnahme von Noradrenalin-Konzentrationen im ZNS, zu erhöhtem Catecholamin-Metabolismus, oder erhöhter ACTH- und Corticosteroidsekretion.

• **Psychophysiologische Modelle** gehen von der Beobachtung aus, daß bei depressiven Patienten ein physiologisches Reaktionsmuster dominiert, z.B. erhöhte Körperkerntemperatur, erhöhte Muskelspannung, erniedrigte Speichelsekretion, reduzierte und/oder schnell habituierende elektrodermale Reaktion auf neue Reize (Orientierungsreaktion), mehr elektrodermale Spontanfluktuationen, erhöhte Pulsfrequenz, erhöhter Blutdruck, reduzierte Amplituden ereigniskorrelierter Potentiale. Dies wird als Zeichen aktiver Inhibition, aktiver Vermeidung von Außenreizen gedeutet, bedingt durch ein Überwiegen der Kopplung von Unlust (Bestrafungszentren) auch mit positiven Reizen, möglicherweise auf anlagebedingter Systemschwäche basierend.[1]

• Ein anderes Modell basiert auf der Beobachtung, daß Depressive charakteristische Veränderung der **circadianen Periodik und des Schlafmusters** aufweisen, was auf einen zu schwach ausgeprägten Temperaturoszillator zurückgeführt wird.[2] Eine Korrektur dieser Störung wird z.B. durch Schlafentzug angestrebt.

• Bei einer Gruppe depressiver Personen treten ausgeprägte Stimmungstiefs vor allem oder nur während der Wintermonate auf. Diese **SAD** (Seasonal Affective Disorders - saisonal bedingte affektive Störungen) sind außerdem verknüpft mit auffälligem Heißhunger auf Süßigkeiten und Kohlenhydrate. Die Ursache für diese Form zyklisch auftretender depressiver Phasen besonders während der Jahreszeiten mit weniger Licht wird in einer Veränderung des Melatoninstoffwechsels gesehen. Dieses Syndrom wird am Ende des Kapitels vorgestellt.

• Eine zentrale Rolle in der Diskussion neurophysiologischer Grundlagen der Depression spielt die **Monoamin-Hypothese**. Im Kern besagt diese Hypothese, daß depressive Symptome durch eine Fehlfunktion in zentralnervösen catecholaminergen Transmittersystemen hervorgerufen werden. Entweder besteht ein Mangel an catecholaminergen Transmittern, vor allem Noradrenalin und Serotonin, oder eine verminderte Empfindlichkeit catecholaminerger Rezeptoren. Da diese Hypothese im wesentlichen auch auf Befunden zur Wirkung antidepressiver Medikamente beruht - es handelt sich also um eine 'rückwärtsgewandte Theorie' -, soll sie ausführlich erst im Anschluß an eine Übersicht über Antidepressiva vorgestellt werden. Es sei aber hier angemerkt, daß eine solche biologische Erklärung nicht unbedingt den dargestellten psychologischen Modellen widerspricht. So versuchte beispielsweise Seligman nachzuweisen, daß Unkontrollierbarkeit erhöhte Noradrenalin-Ausschüttung bewirkt und anschließender Noradrenalin-Mangel Hilflosigkeit begünstigt.

---

[1] Heimann,H. (1979) Auf dem Wege zu einer einheitlichen psychophysiologischen Theorie depressiver Syndrome. Praxis der Psychotherapie und Psychosomatik, 24, 281-297.

[2] Siehe z.B. Wever,R. (1984) Circadian aspects of human sleep. In: A. Borbely & J. Valatx (Ed.) Sleep Mechanisms. Berlin/Heidelberg, Springer; oder Schulz,H. & Lund,R. (1983) Sleep onset REM episodes are associated with circadian parameters of body temperature. A study in depressed patients and normal controls. Biological Psychiatry, 18, 1411-1426.

Wie bereits angemerkt, entsteht oft der Eindruck, daß aus physiologischen Modellen der Depressionsgenese primär die Indikation zur Pharmakotherapie abgeleitet wird. Daneben gibt es noch eine weitere somatische Behandlung unipolarer und bipolarer Depressionen, die **Elektroschockbehandlung**. Dabei werden kurze Stromimpulse an das Gehirn des unter Narkose stehenden Patienten angelegt.[1] Es wird vermutet, daß dadurch die Aktivität von Neurotransmittern stimuliert werden kann und daß es zur Ausschüttung hypothalamischer Peptide kommt, die eine Milderung des depressiven Syndroms herbeiführen können.

Keine der genannten Hypothesen kann die Entstehung von Depressionen umfassend und befriedigend erklären. Dies mag in der Natur der Störung mit ihren vielfältigen Symptomen und einem möglicherweise auch vielfältigen, komplizierten Ursachengefüge liegen. Naheliegend sind integrative[2] und **multifaktorielle** Genesemodelle[3], die ein Zusammentreffen von anlagebedingter Vulnerabilität, Lernprozessen bzw. Erfahrungen, die kognitive Schemata, verstärkerorientierte Verhaltensstrategien oder die Bewältigung von kritischen Lebensereignissen determinieren, und physiologischen Prozessen postulieren sowie ein sich unter dauerhafter Belastung bis zum endgültigen Zusammenbruch aufschaukelndes Mißverhältnis zwischen Bewältigungsanforderungen und -reserven, zwischen positiven (catecholaminergen) und negativen (acetylcholinergen) Verstärkerstrukturen. Unklar bleibt jedoch auch hier, ob diese Modelle für alle Depressionsformen, uni- und bipolare Depression sowie Trauerreaktionen gleichermaßen zutreffen. Fällt bei uni- und bipolaren Depressionen die biologische Vulnerabilität stärker ins Gewicht, bei 'reaktiven' Depressionen die Lerngeschichte? Einsatz und Verbreitung von antidepressiven Medikamenten scheinen von den Modellen und ihrer kritischen Diskussion jedoch vielfach unbeeinflußt zu sein. Oder umgekehrt: Der Mangel allgemein akzeptierter, neurophysiologisch fundierter und gesicherter Genesemodelle hat die gezielte Ableitung und Entwicklung psychoaktiver Substanzen bisher nicht zugelassen.

---

1 Fink, M (1979) Convulsive Therapy: Theory and Practice. New York, Raven Press

2 Akiskal,H.S. & McKinney,W.T. (1973) Depressive disorders: Toward a unified hypothesis. Science, 1982, 20-28; Akiskal,H.S. & McKinney,W.T. (1975) Overview of recent research in depression. Arch. Gen. Psychiatry, 32, 285-305.

3 Willner,P. (1985) Depression. New York, Wiley.

Antidepressiva und ihre Wirkungen

Entdeckung und Entwicklung:

Die Entdeckung antidepressiv wirkender Substanzen erfolgte mehr oder weniger zufällig bei der Entwicklung von Pharmaka gegen Tuberkulose. Die erste, von Hoffmann-La Roche in den frühen 50er Jahren entwickelte und als Tuberkulosemittel auf den Markt gebrachte Substanz, Iproniazid, erwies sich zwar nicht als Erfolg in der Tbc-Behandlung, doch fiel bei der tier- und humanexperimentellen Pharmaka-Prüfung auf, daß Versuchstiere agitierter wurden und die untersuchten Kranken vergnügter waren, als es ihr Zustand eigentlich erlauben sollte. Iproniazid, so fand der amerikanische Biochemiker Albert Zeller heraus, blockiert das Catecholamine abbauende Enzym Monoaminooxidase. Diese Beobachtungen veranlaßten wiederum den amerikanischen Psychiater Nathan Kline 1956 zu systematischen Studien an psychiatrischen Patienten. Weitere Ausgangspunkte für die Entwicklung von Antidepressiva bildeten die Überprüfung neuroleptischer Substanzen (Kuhn, 1955, bei Ciba-Geigy) und die Untersuchung therapeutischer Effekte von Reserpin bei schizophrenen Patienten. Die unter Reserpin beobachteten Verhaltensauffälligkeiten bei Versuchstieren ähnelten stark Symptomen depressiver Patienten. Die Entwicklung heterocyclischer Antidepressiva ging weniger spektakulär vor sich, sie erfolgte gezielt nach und aus der Entwicklung von Chlorpromazin (siehe Kapitel 9). Inzwischen beträgt der Jahresumsatz von Antidepressiva nahezu 100 Millionen DM. Bei 70–85% depressiver Patienten können depressive Symptome durch tricyclische Antidepressiva gelindert und manisch-depressive Episoden durch Lithium-Prophylaxe abgeschwächt und verzögert werden.

Klassen antidepressiver Pharmaka:

Wohl am häufigsten werden zwei Gruppen antidepressiver Medikamente eingesetzt, die tri- und tetracyclischen Antidepressiva und die Monoaminooxidase-Hemmer. Substanzen beider Klassen bewirken bei etwa 2/3 der Patienten mit Depressionen eine wesentliche Besserung der Symptomatik.

Monoaminooxidase-Hemmer verhindern, wie ihr Name sagt, die Wirkung der Monoaminooxidase. Diese baut im synaptischen Spalt Noradrenalin, Serotonin und Dopamin enzymatisch ab.

Tricyclische Antidepressiva sind Ringstrukturen aus zwei Benzolringen mit Stickstoffbrücke. Unterschieden werden tricyclische Antidepressiva vom *Imipramin-Typ* , bei dem die jeweiligen Substituenten am Stickstoffatom die

Wirkung des Pharmakons determinieren, und tricyclische Antidepressiva vom *Amitryptilin-Typ,* bei dem das Stickstoffatom durch ein Kohlenstoffatom plus Substituenten ersetzt wird.

Tetracyclische Antidepressiva sind durch verkantete Anordnung der Ringe gekennzeichnet, wobei der vierte Ring eine Stabilisierung der räumlichen Anordnung der tricyclischen Struktur und damit der räumlichen Ladungsverteilung bewirkt.

Die verschiedenen cyclischen Derivate werden auch unter dem Oberbegriff 'heterocyclische' Antidepressiva zusammengefaßt. Tri- und tetracyclische Antidepressiva unterscheiden sich hinsichtlich ihrer **pharmakokinetischen** Charakteristika und hinsichtlich ihrer molekularbiologischen Wirkungen: Die Halbwertszeit ist bei tricyclischen Antidepressiva kürzer als bei tetracyclischen Antidepressiva. Tricyclische Antidepressiva beeinflussen primär das noradrenerge System, tetracyclische Antidepressiva haben stärkere anticholinerge und antihistaminerge Wirkungen (s.u.).

Atypische Antidepressiva, deren chemische Struktur von den genannten Gruppen abweichen, sind *Nomifensin* mit primär antriebssteigernder Wirkung, *Tradozon* mit primär sedierender und anxiolytischer Wirkung und *Viloxazin*, das in seinen klinischen Wirkungen Imipramin ähnelt.

Neuroleptika mit antidepressiver Komponente (Dibenzoxazepine und Phenylpiperazine) werden ebenfalls, wenn auch seltener eingesetzt. Sie sind von ihrer Struktur her den Neuroleptika verwandt, dämpfen Angstsymptome und lindern psychotische Symptome bei Depressiven.

Alkohol (siehe Kapitel 19) bringt bei Depression häufig kurzfristige Erleichterung, verschlimmert aber langfristig den depressiven Zustand. Der kurzfristige Gewinn kann erklären, warum viele Depressive zu Alkoholikern werden. Das Alkoholproblem verstellt so oft die ursächliche Erkrankung.

Lithiumsalze werden vor allem zur Langzeitbehandlung und Rückfallprophylaxe bipolarer Depressionen eingesetzt.

Tabelle 11.1 gibt einen Überblick über Beispiele gebräuchlicher Antidepressiva, ihrer chemischen Struktur, internationale Freinamen (INN) und Beispiele handelsüblicher Präparate.[1]

---

[1] Nach Mutschler,E. (1986) Arzneimittelwirkungen. Stuttgart, Wissenschaftliche Verlagsgesellschaft; Stumpf,C. (1984) Neuropharmakologie. Berlin/Heidelberg, Springer-Verlag; Schmid-Burgk,W. (1989) Antidepressiva. In: W.P.Koella (Hrsg.) Psychopharmaka. Stuttgart, Fischer-Verlag, S.89ff.

Tabelle 11.1. **Beispiele wichtiger Antidepressiva**

Strukturformel	INN (Freiname)	Handelsname
MAO-Hemmer		
$C_6H_5-CH-CH-NH_2$ (Ring mit CH_2)	Tranylcypromin	Parnate
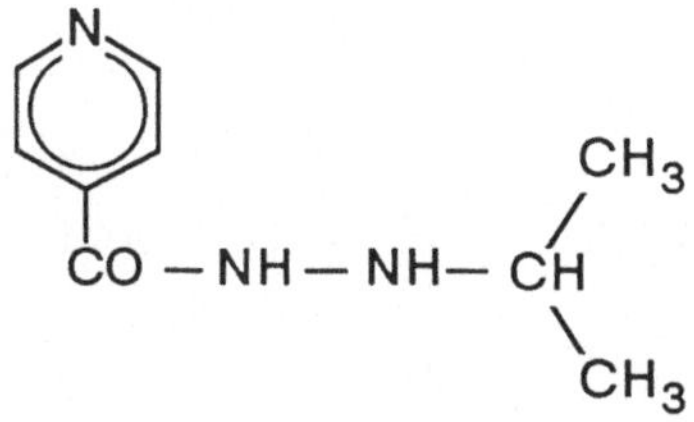 $C_5H_4N-CO-NH-NH-CH(CH_3)_2$	Iproniazid (ist wegen starker Nebenwirkungen nicht mehr im Handel)	Marsilid
Tricyclische Antidepressiva Iminodibenzyl-Derivate:		
$N-(CH_2)_3-N(CH_3)_2$	Imipramin	Tofranil
$N-(CH_2)_3-N(CH_3)H$	Desipramin	Pertofran
$N-(CH_2)_3-N(CH_3)-CH_2-C(=O)-C_6H_4-CL$	Lofepramin	Gamonil

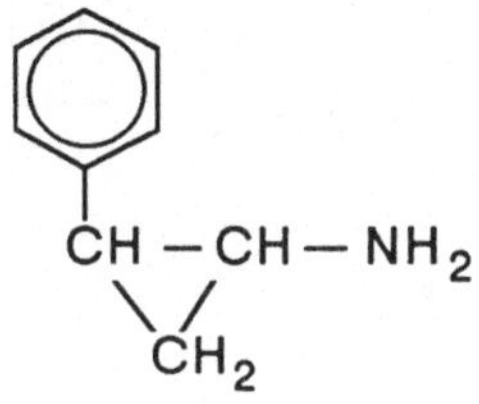

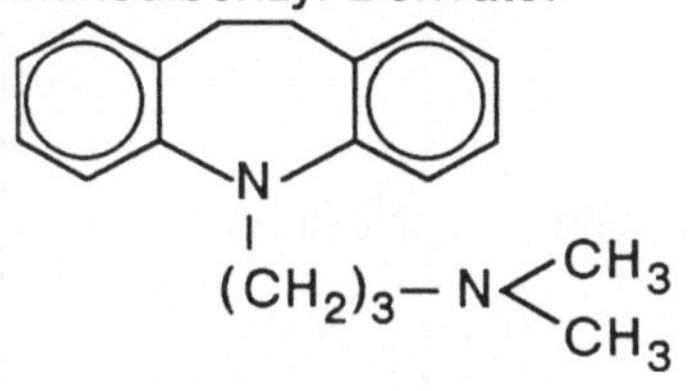

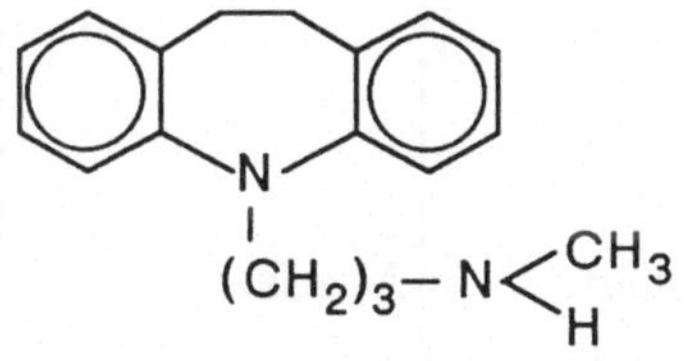

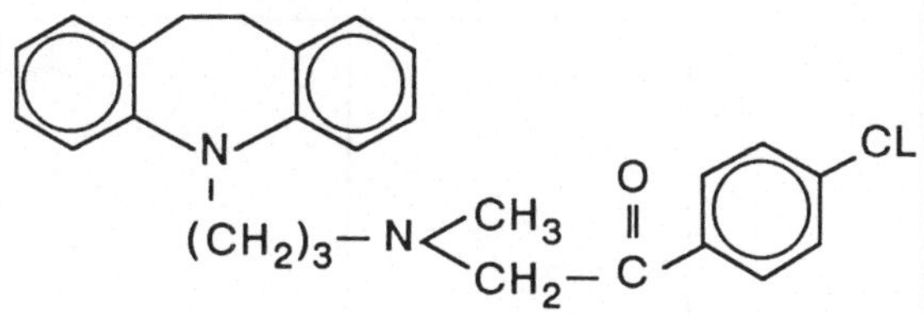

Strukturformel (Fortsetzung Tricyclische AD)	**INN (Freiname)**	**Handelsname**
substituierte Iminodibenzyl-Derivate: Cl; N–$(CH_2)_3$–$N(CH_3)_2$	Clomipramin	Anafranil
Dibenzocycloheptadien-Derivate: C=CH–CH_2–CH_2–$N(CH_3)_2$	Amitriptylin	Laroxyl, Saroten
C=CH–CH_2–CH_2–N(→O)$(CH_3)_2$	Amitriptylinoxid	Equilibrium
C=CH–CH_2–CH_2–N(CH_3)H	Nortriptylin	Nortrilen
C=N–O–CH_2–CH_2–$N(CH_3)_2$	Noxiptilin	Agedal
Dibenzocycloheptatrien-Derivate: H, $(CH_2)_3$–N(CH_3)H	Protriptylin	Maximed

Strukturformel (Fortsetzung Tricyclische AD)	**INN (Freiname)**	**Handelsname**
Dibenzodiazepin-Derivate 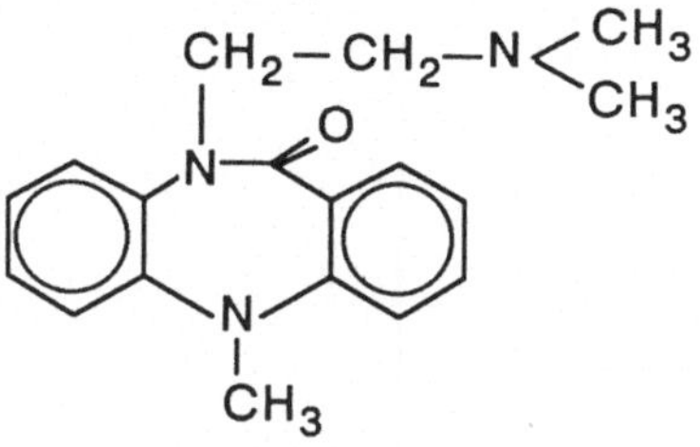	Dibenzepin	Noveril
Dibenzoxepin-Derivate: 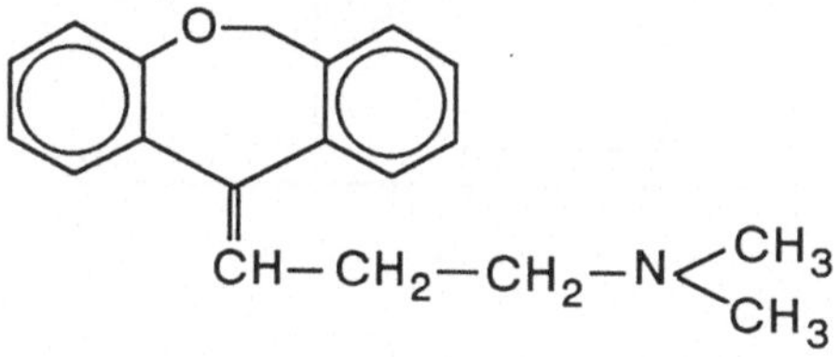	Doxepin	Aponal, Sinquan
Tetracyclische Antidepressiva: 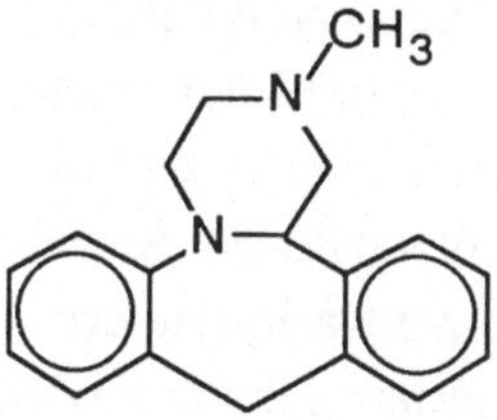	Mianserin	Tolvin
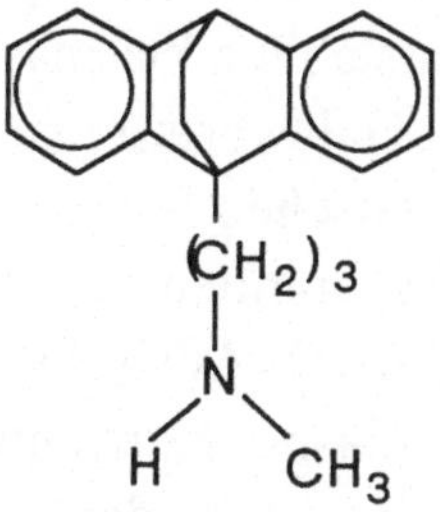	Maprotilin	Ludiomil

Strukturformel	INN (Freiname)	Handelsname
Nicht strukturverwandte Antidepressiva:		
NH_2, CH_3, N	Nomifensin	Alival
N, N, N-$(CH_2)_3$-N, N, O, Cl	Trazodon	Thombran

Pharmakokinetik:

Heterocyclische Antidepressiva werden bei oraler Gabe rasch und nahezu vollständig (Bioverfügbarkeit über 90%) über den gastrointestinalen Trakt in die Blutbahn aufgenommen. Andererseits ist ein ausgeprägter 'First-pass'-Effekt zu beachten, bei dem zunächst bis zu 80% der Substanz abgebaut werden. Aufgrund starker interindividueller Schwankungen variieren Angaben über den Zeitpunkt, bis zu dem maximale Plasma-Konzentrationen erreicht werden, zwischen 1 und 4 Stunden. 80–90% der absorbierten Substanz wird an Plasma-Proteine gebunden. Heterocyclische Antidepressiva sind gut lipidlöslich und binden auch gut in verschiedenen Geweben. Ein stabiler Plasma-Spiegel wird innerhalb von 1–3 Wochen erreicht. Die Plasma-Halbwertszeiten variieren bei MAO-Hemmern um 9–10 Stunden, bei heterocyclischen Substanzen zwischen 16 Stunden (Imipramin, Amitryptilin) und 126 Stunden (Protriptylin), bei atypischen Antidepressiva um 5 Stunden (Tradozon). Auch diese Werte sind nur als ungefähre Richtwerte zu betrachten, da Plasma-Konzentrationen und Halbwertszeiten interindividuell in Abhängigkeit von der Leber-Enzym-Aktivität enorm schwanken, und da die Halbwertszeiten mit dem Alter zunehmen. Bei einigen tricyclischen Antidepressiva (Imipramin, Desipramin) sind auch Metaboliten lipidlöslich und damit psychoaktiv. Heterocyclische Antidepressiva werden zu etwa 2/3 über den Urin ausgeschieden, im übrigen über den Verdauungsweg.

Klinische Wirkungen von Antidepressiva:

Trotz der auffälligen Vielfalt depressiver Symptome, werden Antidepressiva vor allem aufgrund folgender Wirkungen klassifiziert:

- stimmungsaufhellend,
- antriebssteigernd, psychomotorisch aktivierend und
- antriebshemmend, psychomotorisch dämpfend oder angstreduzierend.

Monoaminooxidase-Hemmer wirken primär psychomotorisch aktivierend, wenig stimmungsaufhellend;

tricyclische Antidepressiva vom Imipramin-Typ wirken primär stimmungsaufhellend und weniger aktivierend;

tricyclische Antidepressiva vom Amitryptilin-Typ wirken ebenfalls stimmungsaufhellend, jedoch zusätzlich psychomotorisch dämpfend und angstdämpfend;

tetracyclische Antidepressiva wirken vor allem zu Beginn der Behandlung dämpfend und anxiolytisch, werden ansonsten in ihrer Wirkung den tricyclischen Antidepressiva zugerechnet.

Neuroleptika mit antidepressiver Komponente wirken primär psychomotorisch dämpfend und angstlösend und weniger stimmungsaufhellend.

Auf der Basis dieser drei Wirkungsebenen hat Kielholz 1979 folgende Zuordnung der einzelnen Antidepressiva-Gruppen getroffen (Abb.11.1):

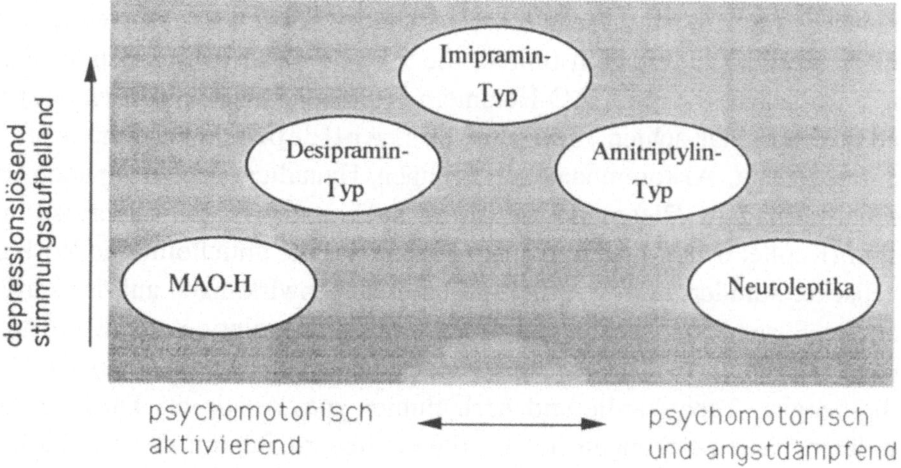

Abb. 11.1. Wirkungsspektren antidepressiver Substanzen [1]

[1] Kielholz,P. (1979) The classification of depression and the activity profile of antidepressants. Progr. Neuro-Psychopharmacol. 3, 59-63.

Unterschiedliche Wirkungslatenzen einzelner Effekte sind von besonderer Bedeutung hinsichtlich der Einschätzung des **Suizidrisikos**: Antriebssteigerung tritt meist schneller ein als Stimmungsaufhellung, so daß in einer Übergangsphase verstärkt auf Suizidtendenzen geachtet werden muß.

Unerwünschte (Neben)wirkungen von Antidepressiva:

Die meisten Nebenwirkungen von Antidepressiva lassen sich mit Wirkungen auf bestimmte Transmitter erklären. Die folgende Auflistung typischer vegetativer und somatischer Wirkungen von Antidepressiva wird durch die spätere Darstellung der molekularbiologischen Wirkungen der Antidepressiva verständlich. Gravierende Nebenwirkungen wurden vor allem bei **MAO-Hemmern** beobachtet, die infolgedessen nur noch sehr selten und zögernd als Antidepressiva eingesetzt werden. Die ursprünglich verwendeten Hydrazinderivate wie Iproniazid führten zu Schwindel, Tremor, Ataxie, Muskelzukkungen, kardiovaskulären Störungen, Obstipation, zentralnervöser Aktivierung im Sinne erhöhter Krampfbereitschaft und sogar zu lebensgefährlichen Leberfunktionsstörungen. In der BRD wird aus der Gruppe der MAO-Hemmer nur noch Tranylcypromin eingesetzt. Vor allem zu Beginn der Behandlung sind Nebenwirkungen wie Unruhe, Schlafstörungen, Schwindel, Kopfschmerzen und Hypotonie ausgeprägt. Zu beachten sind Wechselwirkungen von MAO-Hemmern mit Tyramin, das in bestimmten Nahrungsmitteln, wie z.B. Käse oder Wein, enthalten ist; diese Wechselwirkungen können zu abrupten, gefährlichen Blutdrucksteigerungen führen, die z.B. cerebrale Blutungen auslösen können. Patienten, die mit MAO-Hemmern behandelt werden, müssen entsprechend auf ihre Diät achten. **Tricyclische Antidepressiva** führen oft zu Mundtrockenheit, Akkommodationsstörungen, Hautallergien, Obstipation und Miktionsstörungen. Diese Effekte treten auch unter Anticholinergika wie Atropin (Kapitel 6) auf und sind entsprechend auf die anticholinerge Wirkung tricyclischer Antidepressiva zurückzuführen. Nebenwirkungen auf das kardiovaskuläre System kommen in gestörter Kreislaufregulation mit Blutdrucksenkung oder auch plötzlicher Blutdruckerhöhung, orthostatischen Kollapserscheinungen, Tachykardie und Arrhythmien zum Ausdruck. Diese kardiovaskulären Nebenwirkungen treten vornehmlich zu Beginn der Behandlung und bei relativ rasch gesteigerter Dosierung auf und sind vor allem bei Patienten mit bereits bestehenden kardiovaskulären Störungen nicht ungefährlich. Die zentralnervös aktivierenden Effekte von Antidepressiva können sich auch in hypomanischen Erregungszuständen, erhöhter Krampfbereitschaft und

Tremor bemerkbar machen. Auch tricyclische Antidepressiva können zu Leberschäden führen, ca. 0.5–1% der Behandelten sind betroffen. Tricyclische Antidepressiva unterdrücken den REM-Schlaf. Unterdrückung des REM-Schlafs führt in der Folge jedoch zu einer Erhöhung oder Verlängerung von REM-Anteilen, zu REM-'rebound', was subjektiv als gestörter Schlaf empfunden wird. Diese Nebenwirkung ist besonders bei den ohnehin oft unter Schlafstörungen leidenden depressiven Patienten zu beachten. Die Wirkungen von Alkohol, Sympathomimetika und Anticholinergika werden durch gleichzeitige Gabe von Antidepressiva potenziert. Anticholinerge Effekte sind bei **tetracyclischen Antidepressiva** weniger stark, bei den **atypischen** Substanzen Nomifensin, Tradozon und Viloxazin kaum ausgeprägt.

Die Monoamin-Hypothese der Depression und zentralnervöse Wirkungen von Antidepressiva

Ursprünglich von Schildkraut (1965) für Noradrenalin und Coppen (1967) bzw. van Praag (1979) für Serotonin formuliert, besagt die Monoamin-Hypothese, daß depressive Symptome infolge eines Mangels an monoaminergen Transmittern oder einer zu geringen Empfindlichkeit monoaminerger Rezeptoren entstehen (Abb.11.2–11.4). Manische Symptome wären entsprechend auf übermäßige Verfügbarkeit von Monoaminen oder Rezeptorüberempfindlichkeit zurückzuführen.

Wie der Leser aus Kapitel 10 weiß, entleert Reserpin die synaptischen Speicher und bedingt so, nachdem die Reserven im synaptischen Spalt abgebaut sind, geringere Verfügbarkeit von Noradrenalin und Serotonin am postsynaptischen Rezeptor. In den 50er Jahren wurde Reserpin in großem Umfang zur Behandlung von Bluthochdruck eingesetzt; dabei bemerkte man bald, daß bei ca. 15% der behandelten Patienten depressive Symptome auftraten. Tierversuche bestätigten diese Beobachtungen: unter hohen Reserpindosen zeigen die Tiere motorische Retardierung und Sedierung. Ein reserpin-induziertes depressives Syndrom gilt als Tiermodell, an dem die Wirkung antidepressiv wirkender Substanzen getestet werden kann.

Sobald Noradrenalin und Serotonin durch Reserpin aus den Vesikeln freigesetzt sind, werden sie durch die MAO zerlegt; dies ist normalerweise ein sinnvoller Schutzmechanismus, der dazu dient, überschüssige Neurotransmitter abzubauen, wenn keine synaptische Erregung erfolgen soll. MAO-Hemmer verhindern diesen Abbau, so daß die Neurotransmitter den postsynaptischen

Rezeptor erreichen können. Dies bewirkt dann beim Tier regeres, exploratives Verhalten.
Evidenz aus verschiedenen Bereichen wird zur Validierung dieser Hypothese herangezogen, zunächst Wissen um die **Funktionen der Neurotransmitter Noradrenalin und Serotonin:** Wenn man Gehirnschnitte Dämpfen von Formaldehyd aussetzt, so fluoresziert Noradernalin in hellem Grün, Serotonin erscheint gelblich. Es zeigt sich, daß die Zellkörper der Neurone, die diese Neurotransmitter enthalten, in Gruppen im Hirnstamm angeordnet sind. Deren Axone steigen in viele verschiedene Gehirnareale auf. Die höchste Dichte aber findet man im limbischen System, dem Bereich also, der entscheidend an der Steuerung emotionalen Verhaltens beteiligt ist.

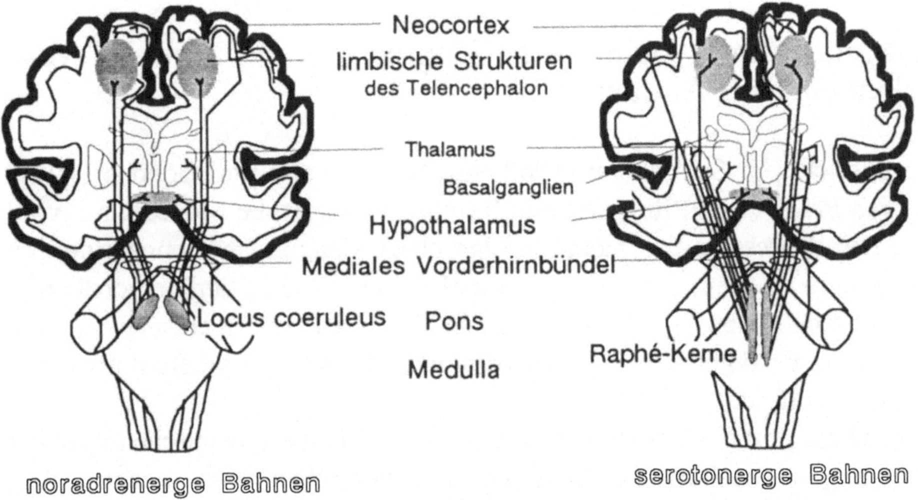

Abb. 11.2. Zentral aufsteigende catecholaminerge Bahnen: links noradrenerge, rechts serotonerge Bahnen. Die zum limbischen Vorderhirn und Hypothalamus verlaufenden Bahnen werden mit Depression in Verbindung gebracht[1]

Das **noradrenerge** System (Abb.11.2, 11.3) scheint eher global an der Aktivierung durch und Orientierung auf neue und/oder potentiell bedrohliche Reize beteiligt zu sein. Der Locus coeruleus, die größte Ansammlung noradrenerger Neuronen, feuert phasisch in Reaktion auf bestimmte Umgebungsänderungen und vermittelt sowohl Veränderungen in der peripheren sympathischen

[1] Andén,M.-E.,Dahlström,A., Fuxe,K.,Larsson,K.,Olson,L.,Ungerstedt,U. (1966) Ascending monoamine neurons to the telencephalon and diencephalon. Acta Physiol. Scand. 67, 313-326.

Aktivität als auch Veränderungen im Signal-Rausch-Verhältnis in neuronalen Systemen – vor allem mit dem Ziel einer Kontrastierung von Eingängen durch unerwartete und relevante Reize. Bei vegetativen Prozessen wie Nahrungsaufnahme, Putzen und Schlafen, wenn die Orientierungsreaktion auf äußere Reize herabgesetzt ist, ist der Locus coeruleus relativ inaktiv. Betrachtet man den Locus coeruleus als eine Art Integrator externer, neuer, relevanter Reize und interner, physiologischer Reize, mit dem Ziel der Modulation sympathischer Erregung und der Steuerung von Vigilanz, so sollten Störungen in diesem System zu vegetativen, affektiven und behavioralen Veränderungen führen – also etwa zu dysphorischer Übererregung bei depressiven Patienten, zu eingeschränktem zielgerichteten Verhalten, Antriebslosigkeit etc. Hilflosigkeit führt im Tierexperiment zur Reduktion von Noradrenalin: Versuchstiere, die hilfloses, 'depressives' Verhalten zeigen, weisen niedrigere Noradrenalin-Spiegel auf. Man könnte daraus folgern, daß Streß und Belastung zunächst zu einer erhöhten noradrenergen Aktivität führen und in der Folge – möglicherweise aufgrund einer veränderten Regulation auf präsynaptischer Seite – zu anhaltender Reduktion der Noradrenalin-Sekretion.

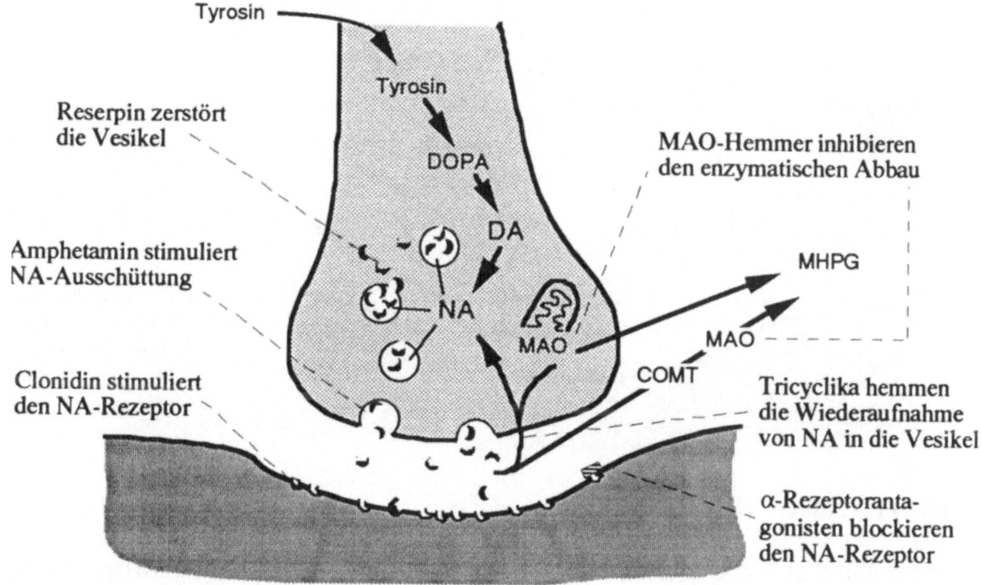

Abb. 11.3. Modell der noradrenergen Synapse[1]

[1] Cooper,J.R., Bloom,F.E., Roth, R.H. (1982) The Biochemical Basis of Neuropharmacology, 4th ed. New York, Oxford University Press.

Funktionen des Neurotransmitters **Serotonin** (5-HT) werden ebenfalls in der Anpassung des Organismus an eine Vielzahl von Reizen und in der Selektion adäquater Verhaltensweisen gesehen. Diese Annahme basiert auf der ausgedehnten Verteilung serotonerger Synapsen (Abb. 11.2), die eine modulatorische Wirkung von Serotonin auf nahezu alle Funktionen gestattet. Sie basiert weiter auf der primär inhibitorischen Wirkung von Serotonin sowie der modulatorischen Wirkung auf zahlreiche Verhaltensweisen.

Unter Serotonin-Agonisten erhöht sich beispielsweise die Stimmung bei gesunden Probanden. Erhöhte Serotonin-Aktivität geht mit reduzierter Nahrungsaufnahme einher und verlängert die Schlafdauer. Serotonin hemmt die Sekretion von Gonaden-Hormonen, ist essentiell im efferenten Schmerz-Hemm-System (siehe Kapitel 8). Die hohe Zahl serotonerger Neuronen im Nc. suprachiasmaticus läßt auf serotonerge Modulation der circadianen Rhythmik schließen. Stimulation serotonerger Neuronen moduliert die Körpertemperatur.

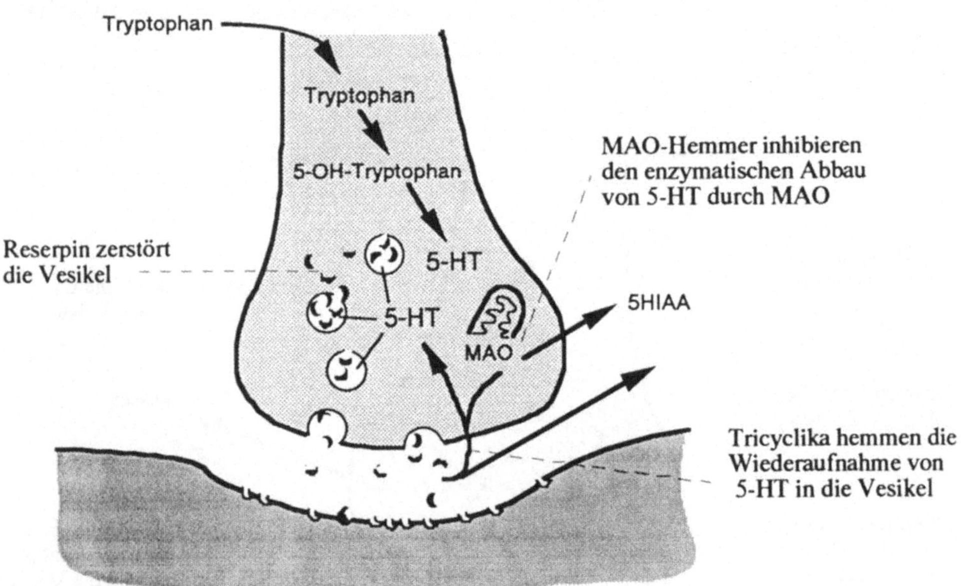

Abb. 11.4. Modell einer serotonergen Synapse

Weiter stützt sich die Monoamin-Hypothese auf die **molekularbiologischen Wirkungen von Antidepressiva:** Alle antidepressiv wirksamen Pharmaka erhöhen die Verfügbarkeit von Noradrenalin und Serotonin am postsynaptischen Rezeptor. Dies wird folgendermaßen erreicht: MAO-Hemmer verhindern den enzymatischen Abbau im synaptischen Spalt; heterocyclische Antidepressiva verhindern die Wiederaufnahme von Noradrenalin und Serotonin in präsynaptische Vesikel. Die Wiederaufnahme in präsynaptische Vesikel ist der primäre Weg der Inaktivierung von Catecholaminen im synaptischen Spalt. Enzymatische Inaktivierung spielt demgegenüber eine unbedeutende Rolle. Die erhöhte Konzentration von Catecholaminen am postsynaptischen Rezeptor erklärt nicht nur die antidepressiven Effekte, die sympathomimetische Wirkung vermittelt auch kardiovaskuläre Nebenwirkungen wie Tachykardie, Arrhythmien und gestörte Kreislaufregulation. Schließlich können Amphetamine, die präsynaptisch die Sekretion von Noradrenalin stimulieren, kurzfristig antidepressiv wirken.

Auch **Befunde bei depressiven Patienten** werden als Beleg für die Monoamin-Hypothese herangezogen:

- Abbauprodukte von Noradrenalin (**MHPG**: 3-**M**ethoxy-4-**H**ydroxy-**P**henyl-glycol) und Serotonin (**5-HIAA**: **5**-**H**ydroxy-**I**ndol-**A**cetic **A**cid (Essigsäure)) in Plasma, CSF und Hirngewebe sind bei depressiven Patienten oft verringert. Derzeit wird intensiv untersucht, ob man über diese Abbauprodukte Untergruppen von Patienten differenzieren kann, die besser auf noradrenalin-spezifische Antidepressiva wie Imipramin oder besser auf serotonin-spezifische Antidepressiva wie Amitryptilin ansprechen. Beim 'Noradrenalin-Typ' ist MHPG verringert und 5-HIAA normal, beim 'Serotonin-Typ' ist 5-HIAA verringert und MHPG normal. Bei Manikern ist MHPG erhöht. Patienten mit niedrigem Serotonin-Spiegel scheinen apathischer und passiver, schwerer gestört, neigen eher zu Suizidversuchen und sprechen möglicherweise eher auf Antidepressiva an, die die Serotonin-Wiederaufnahme stärker blockieren (z.B. Trazodon, Amitryptilin, Imipramin). Patienten, die besser auf Antidepressiva ansprechen, die primär die Wiederaufnahme von Noradrenalin hemmen (Nortriptylin, Protriptylin, Maprotilen), leiden möglicherweise primär an einer adrenergen Störung.

Für diese Plasma-, CSF-Spiegel und Post-mortem-Studien gilt allerdings die gleiche Einschränkung, die bereits für entsprechende Untersuchungen zur Stützung der Dopamin-Hypothese der Schizophrenie angeführt wurden (Kapitel 10): Die Variabilität der Ergebnisse kann teilweise auf methodische Schwierigkeiten zurückgeführt werden, etwa auf die Abhängigkeit des CSF-Spiegels vom Punktionsort oder auf circadiane und situationsbedingte Variation des Noradrenalin- und Serotonin-Metabolismus.

- Bei – zumindest einer Untergruppe von – depressiven Patienten wurde zwar eine erhöhte Zahl von α_2-Rezeptoren, aber auch eine geringere Empfindlichkeit des α_2-Rezeptors gegenüber Stimulation durch Clonidin bzw. Prostaglandin E1 beobachtet, während Dopaminrezeptoren auf Stimulation durch Apomorphin nicht über- oder unterempfindlich reagieren. Diese Befunde könnten auf eine postsynaptische Abnormalität bei Depressiven hinweisen, aber auch als Desensitivierung in der Folge vermehrt zirkulierender Catecholamine verstanden werden. Matussek[1] differenziert 'präsynaptische' Depression aufgrund präsynaptischer Entleerung der Aminspeicher (z.B. infolge Streß und chronischer Belastung) und nachfolgend erhöhter postsynaptischer Rezeptorempfindlichkeit als Modell der 'reaktiven' Depression von 'postsynaptischer' Depression, die er auf postsynaptische Rezeptorunterempfindlichkeit zurückführt und als Modell der unipolaren Depression betrachtet.

- Bei Depressiven werden typische **neuroendokrine Veränderungen** beobachtet, insbesondere erhöhte ACTH- und Cortisol-Sekretion, gestörte ACTH/Cortisol-Regulation (gemessen im Dexamethason-Test) und eine reduzierte Sekretion von Wachstumshormon (GH) unter Hypoglykämie und Clonidin.

Der Dexamethason-Suppressionstest:
Der Dexamethason-Suppressionstest ermittelt die Kontrolle des Gehirns über die Achse Hypothalamus - Hypophyse - Nebennierenrinde. Dazu wird dem Patient eine geringe Dosis Dexamethason verabreicht. Diese synthetische Version von Cortisol unterdrückt die Signale, die aus dem Gehirn über die Hirnanhangsdrüse kommen und die Nebenniere dazu anregen, mehr natürliches Cortisol zu produzieren. Beim Gesunden genügt eine kleine Dosis des Steroids Dexamethason, um die Sekretion des hypothalamischen Corticotropin-Releasing Hormons (CRH) und des aus der Hypophyse ausgeschütteten ACTHs einzustellen. In der Folge geht die Ausscheidung natürlicher Steroide über den Urin während 12 - 18 Stunden deutlich zurück. Bei Patienten mit Tumoren im Nebennierenbereich, bei Personen, die bestimmtem Streß ausgesetzt sind und bei einigen Formen affektiver Psychosen findet diese Suppression der Steroide durch Dexamethason nicht statt. Man hat versucht, mit diesem Test bestimmte Formen der Depression aufzudecken.[2]

Die endokrinen Veränderungen lassen sich mit reduzierter Noradrenalin- und Serotonin-Aktivität in Verbindung bringen, denn

[1] Matussek,N. (1978) Neuroendokrinologische Untresuchungen bei depressiven Syndromen. Nervenarzt 49, 569-575.

[2] Siehe auch Arana,G.W. & Baldessarini,R.J. (1987) Clinical use of the dexamethasone suppression test in psychiatry. In: H.Meltzer (Ed.) Psychopharmacology. New York, Raven Press, S. 609-615.

• Noradrenalin hemmt die ACTH-Sekretion; folglich führt reduzierte noradrenerge Aktivität zu erhöhter Aktivität der Hypophysen-Nebennieren-Achse bzw. der ACTH-Corticosteroid-Sekretion;
• Acetylcholin und Serotonin stimulieren die ACTH-Sekretion; Auslenkung der Transmitter-Balance zu cholinerger Dominanz sollte daher ebenfalls die Sekretion von ACTH erhöhen;
• Noradrenalin stimuliert die Sekretion von Wachstumshormon bei Hypoglykämie; die reduzierte GH-Sekretion bei Hypoglykämie und nach Amphetamin kann durch α_2-Antagonisten aufgehoben werden und ist vor allem beim sogenannten 'Noradrenalin'-Typ verringert.

Merke:
Die Monoamin-Hypothese der Depression besagt:
• Ein funktioneller Mangel an Serotonin (5-HT), Noradrenalin oder beiden Neurotransmittern verursacht Depression und
• Antidepressiva werden dadurch wirksam, daß sie eine erhöhte Verfügbarkeit beider Monoamine bewirken.

Kritik und Erweiterung der Hypothese: In ihrer ursprünglichen Form kann die Monoamin-Hypothese jedoch nicht alle Beobachtungen erklären. Vordringlich beschäftigte Forscher die Frage, warum sich die klinischen Wirkungen von Antidepressiva erst nach 3-4 Wochen einstellen, während die Hemmung der Wiederaufnahme in präsynaptische Vesikel bereits nach einigen Stunden einsetzt. Zwei Hypothesen werden zur Erklärung dieser Diskrepanz angeführt:
• Antidepressiva reduzieren auf die Dauer die Sensitivität und Zahl β-adrenerger Rezeptoren. Dieses, als 'β-down-regulation' bezeichnete Phänomen erklärt man mit einem homöostatischen Mechanismus des Neurons, das die Wirkung der vermehrten Neurotransmitter zu kompensieren sucht: Die Zahl der Rezeptoren geht innerhalb von 10–30 Tagen langsam zurück. Die Abnahme der Zahl effektiver Rezeptoren reduziert die noradrenalin-stimulierte Adenylatcyclase. Ähnliches wird für Serotonin angenommen: Abnahme der Sensitivität und Zahl serotonerger Rezeptoren werden mit Reduktion synaptischer Übertragungsstärke assoziiert.
• Langzeitbehandlung mit tricyclischen Antidepressiva führt zur Abnahme präsynaptischer (α_2) Autorezeptoren. Autorezeptoren steuern Synthese und Sekretion der Transmitter über negative Rückmeldungsprozesse. Erhöhte Konzentration von Noradrenalin im synaptischen Spalt führt infolgedessen zu

erhöhter inhibitorischer Aktivität der Autorezeptoren. Abnahme der Autorezeptoren verringert dagegen deren inhibitorische Effizienz und führt damit zu erhöhter Noradrenalin-Synthese und -Sekretion und nachfolgend erhöhter synaptischer Wirkung. Es wird derzeit angenommen, daß der Haupteffekt tricyclischer Antidepressiva auf deren präsynaptischer Wirkung, der 'down-regulation' der α_2-Autorezeptoren beruht und daß dieser präsynaptische Effekt für die klinischen Wirkungen verantwortlich ist. Aus der Feedback-gesteuerten Aktivität von Autorezeptoren und postsynaptischen Rezeptoren wird z.B. die Entwicklung von Antidepressiva abgeleitet, die sowohl α_2-antagonistisch (wie Mianserin) wie β-agonistisch oder serotonin-agonistisch wirken.

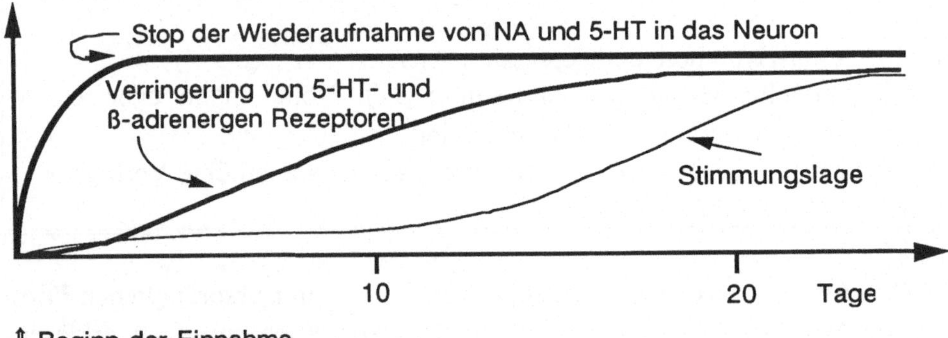

Abb. 11.5. Tricyclische Antidepressiva blockieren sofort nach Einnahme die Wiederaufnahme von Neurotransmittern in die Zelle und erhöhen damit deren Verfügbarkeit im synaptischen Spalt (fette Linie). Erst langsam erfolgt eine Rückregulation der Rezeptorenzahl (mittlere Linie), und erst in deren Folge verändert sich dann schließlich auch die Stimmungslage (feine Linie)

Dieses Beispiel führt drastisch vor Augen, daß wir es keineswegs mit einem statischen System zu tun haben. Auch ohne Medikamenteneinnahme sind dynamische Prozesse am Werk, die die Erforschung psychischer Störungen extrem erschweren. Geht man etwa davon aus, daß die Regulation der Rezeptordichte und -aktivität in Abhängigkeit des ausgeschütteten Neurotransmitters über Tage und Wochen erfolgt, so wird erhöhte Noradrenalin-Ausschüttung über Tage hinweg (etwa bei extremem Streß) noch Wochen danach eine verringerte Rezeptordichte zur Folge haben. Dies wird seinerseits Wochen später die Verfügbarkeit des Transmitters erhöhen. Inzwischen hat sich aber die Rezeptoranzahl bereits wieder erhöht. Man kann einen solchen Rückmeldekreis ohne weiteres so konstruieren, daß sich das System früher oder später wieder in den Bereich gewohnter Werte einpendelt. Beim Gesunden wird dies der Fall sein.

Verstellt sich aber einer der Parameter in dem Regelprozeß, ist etwa die 'Down'-Regulation der Rezeptoren zu heftig oder zu langsam, kommt es zu Störungen des gesamten Regelprozesses. Rein regeltechnisch könnten diese in einem zyklischen Auf und Ab – wie bei der bipolaren Depression –, in verstelltem Niveau – wie bei der unipolaren Depression – oder auch in 'chaotischem' Verhalten zum Ausdruck kommen. Der Nachweis einer solchen Fehlregulation kann allerdings nur durch Erhebung der Dynamik gelingen. Denn bereits in unserem einfachen Beispiel erhielte man – je nach Meßzeitpunkt – völlig unterschiedliche Werte für die Aktivität ein- und desselben Transmitters. Hinzu kommt die Wechselwirkung der Transmittersysteme. Es wäre also notwendig, kontinuierlich Meßreihen über längere Zeiträume von ein- und demselben Patienten zu erhalten und diese mit Zeitreihenanalysen (wie aus der nicht-linearen Systemtheorie bekannt) zu untersuchen. Natürlich gestaltet sich eine solche Technik als enorm aufwendig und ist daher noch nicht in nennenswertem Umfang durchgeführt worden.

Eine weitere Kritik an der bisherigen Form der Monoamin-Hypothese betrifft die Spezifizierung der Beteiligung von **Serotonin** an depressiven Störungen. Befunde aus Plasma- und CSF-Studien von Serotonin-Metaboliten konnten noch nicht zu einem einheitlichen Bild zusammengefügt werden. Aus Effekten von Antidepressiva und der z.T. antidepressiven Wirkung von Serotonin-Vorläufern schließt man auf reduzierte serotonerge Aktivität, aufgrund reduzierter Verfügbarkeit von Tryptophan und mangelhafter Umwandlung von Tryptophan in Serotonin, die bedingt ist durch verminderte Aktivität der Tryptophanhydroxylase; man schließt auch auf eine reduzierte Feuerrate serotonerger Neurone aufgrund übermäßig reagierender (inhibitorischer) Autorezeptoren. Eine Erhöhung der Serotonin-Synthese durch Zufuhr von Vorläufern ist dadurch erschwert, daß Tryptophan nicht einfach die Blut-Hirn-Schranke passieren kann. Heterocyclische Antidepressiva hemmen wohl verstärkt die Wiederaufnahme von Serotonin. Andere Substanzen, die spezifisch spezifisch zu diesem Zweck erprobt wurden, verursachen deutliche gastrointestinale Bescherden und Schlafstörungen.[1]

Die Mitwirkung von **Dopamin** an der Genese depressiver Störungen liegt ebenfalls nahe: Beispielsweise findet man bei unipolar und bipolar depressiven Patienten gegenüber Kontrollpersonen reduzierte CSF-Spiegel des hauptsäch-

---

[1] Pinder,R.M. (1985) Antidepressant drugs of the future. In: S.D.Iversen (Ed.) Psychopharmacology: Recent Advances and Future Prospects. Oxford, Oxford University Press, S.49.

lichen Metaboliten von Dopamin, HVA (Homovanillinsäure); Antidepressiva hemmen auch die präsynaptischen Wiederaufnahme von Dopamin; tricyclische Antidepressiva bewirken eine verminderte Sensitivität präsynaptischer dopaminerger Autorezeptoren. Dopamin-Agonisten wie Apomorphin bewirken in ähnlicher Weise psychomotorische Aktivierung wie Schlafentzug und Elektroschockbehandlung. Daraus wurde geschlossen, daß Antidepressiva die Aktivität postsynaptischer Dopaminrezeptoren erhöht. Erhöhte dopaminerge Aktivität wird auch bei **Manie** angenommen. So sprechen manische Patienten auf Neuroleptika, die postsynaptische Dopamin-Rezeptoren blockieren, positiv an und weisen einen erhöhten CSF-Spiegel der HVA auf. Nebenwirkungen antidepressiver Substanzen wie Tremor und Senkung der Krampfschwelle können mit dopamin-antagonistischer Wirkung in Verbindung gebracht werden. Entsprechend überprüft man auch neue Antidepressiva mit primär dopaminantagonistischer Wirkung (diese Substanzen ähneln in ihrer Struktur und Wirkung Nomifensin und haben gering sedierende und gering anticholinerge Nebenwirkungen). Diese Substanzen haben jedoch bisher weder die Heterocyclika vom Markt verdrängt noch zu einer eindeutigen Revision der Monoamin-Hypothese zugunsten einer dopaminergen Fehlregulation geführt.

Schließlich wird eine Auslenkung der **Noradrenalin-Acetylcholin-Balance** in den zentralnervösen Belohnungs- und Bestrafungszentren postuliert, wobei Depressionen mit einer funktionellen Dominanz der acetylcholinergen Bestrafungszentren assoziiert wird.[1] Für die Annahme erhöhter cholinerger Aktivität als Ursache oder Begleiterscheinung der Depression spricht, daß cholinomimetische Pharmaka im Tierexperiment depressionsähnliche Verhaltensweisen auslösen, daß Acetylcholin-Agonisten manische Symptome reduzieren, aber depressive Symptome verschlimmern. Acetylcholin-Agonisten reduzieren die REM-Latenz, ein Phänomen, das häufig bei depressiven Patienten beobachtet wird (SOREMP: **s**leep **o**nset **REM** **p**eriods). Acetylcholin-Agonisten steigern die ACTH- und Cortisol-Sekretion, wie sie bei depressiven Patienten beobachtet werden. Bei In-vitro-Fibroblasten von Patienten mit affektiven Störungen und deren Angehörigen entwickelt sich eine erhöhte Zahl muskarinerger Rezeptoren. Auch liegen anekdotische Berichte antidepressiver Wirkungen von Anticholinergika vor. Schließlich lassen sich eine Reihe von Nebenwirkungen von Antidepressiva auf deren anticholinerge Wirkungen zurückführen. Wie es zu einem Ungleichgewicht zwischen Noradrenalin (positive Verstärkerstruktu-

---

[1] Janowsky,D.S. & Risch, S.C. (1987) Role of Acetylcholine mechanisms in the affective disorders. In: H. Meltzer (Ed.) Psychopharmacology. New York, Raven Press, S. 527ff.

ren) und Acetylcholin (aversive Verstärkerstrukturen) kommen kann, darüber läßt sich bisher allerdings nur spekulieren. Schließlich lassen sich viele der berichteten Nebenwirkungen antidepressiver Substanzen über deren anticholinerge Wirkung erklären, so z.B. Mundtrockenheit, Akkommodationsstörungen (Anticholinergika entspannen den Ciliarmuskel), Tachykardie (hier wirken adrenerge und anticholinerge Effekte zusammen), Obstipation, Miktionsstörungen, Tremor, Schwitzen, psychomotorische Verlangsamung und Konzentrationsstörungen. (Es ist zu beachten, daß sich solche Nebenwirkungen erst oder deutlicher ausprägen, wenn gleichzeitig noch andere Medikamente mit anticholinerger Wirkung eingenommen werden.)

Die enge Verzahnung der verschiedenen Transmittersysteme zeigt sich auch daran, daß bei den meisten psychotropen Substanzen Effekte auf mehrere Transmitter nachzuweisen sind. Ein Beispiel für Antidepressiva gibt Tabelle 11.2.

Tabelle 11.2: Wirkung verschiedener Antidepressiva auf einzelne Transmittersysteme; NA: Noradrenalin, 5-HT: Serotonin, ACh: Acetylcholin; - -: kaum, -: niedrig, +: mittel, + +: stark[1]

	NA	5-HT	ACh
Imipramin	+	+	++
Desipramin	++	- -	-
Trimipramin	+	+	++
Amitriptylin	-	+	++
Nortriptylin	++	-	+
Protriptylin	++	- -	-
Doxepin	+	+	++
Maprotilen	++	- -	+
Trazodon	- -	++	- -

Hippokrates benutzte den Terminus 'Melancholia', um einen veränderten Gefühls- und Stimmungszustand, der sich auf den körperlichen Zustand ebenso wie auf Verhalten auswirkt, zu beschreiben. Er führte diesen Zustand auf ein Ungleichgewicht der vier Körperflüssigkeiten – gelbe und schwarze Galle, Blut und Schleim – zugunsten der schwarzen Galle zurück. Nur wenn wir uns

[1] Nach Schoonover,S. (1983) Depression. In: E.Bassuk, S.Schoonover, A.Gelenberg (Eds.) The Practitioner's Guide to Psychoactive Drugs. New York, Plenum Medical Book Company, S.38 /48.

in manischen Phasen befinden, können wir glauben, daß unsere Erklärungsmodelle der Depression weit über die des Griechen hinausgehen.

Lithium und die Behandlung der Manie

Bei Patienten mit affektiven Störungen zeigt sich eine klinisch sehr wichtige Wirkung des Metallions Lithium (Li^+). Li^+ lindert nicht nur schwere depressive Zustände, sondern wirkt auch prophylaktisch, indem es periodisch auftretende depressive Phasen oder manisch-depressive Zyklen abschwächt und in ihrer zeitlichen Abfolge verzögert. Vor allem aber vermindert Li^+ manische Symptome.

Leichte manische Phasen müssen durchaus nicht hinderlich sein. Unter manisch-depressiven Zyklen litten Schriftsteller wie Leo Tolstoi und Virginia Woolf. Auch die von Winston Churchill bekannten Stimmungsschwankungen lassen vermuten, daß er an dieser Erkrankung litt (die er vermutlich durch Nikotin zu mildern suchte, siehe Kapitel 18). Während milde manische Tendenzen unterhaltend sein können, stellen schwere manische Phasen eine starke Belastung sozialer Beziehungen dar, verhindern Antriebssteigerung und reduzierte Urteilsfähigkeit ein unbeschwertes Leben. Maniker können so stark von Aktivismus erfaßt werden, daß kleine Hindernisse zu Quellen schmerzhafter Verstörung werden. Der Patient folgert, daß jeder, der sich mit seinen überzogenen Plänen auseinandersetzt, gegen ihn Intrigen schmiedet. Paranoia kann ebenso eine typische Reaktion sein wie aggressive Ausbrüche.

Manische wie depressive Phasen treten gewöhnlich episodisch, d.h. mit begrenzter Dauer auf. Typisch sind Episoden von 3–9 Monaten. Depressive Phasen sind bei den meisten bipolaren Patienten ca. 5mal häufiger zu beobachten als manische Phasen. Letztere halten wenigstens eine Woche an.

Lange Zeit waren Sedativa der einzige Behandlungsvorschlag für Manie. Mit hohen Dosen von Barbituraten wurden Patienten praktisch in Tiefschlaf und Bewußtlosigkeit versetzt. Wenn dann der Patient nach der Einnahme eines Barbiturats wieder aufwachte, begann das manische Verhalten dort, wo es zuvor aufgehört hatte. Nach der Entdeckung von Chlorpromazin hat man versucht, Neuroleptika auch bei der Behandlung bipolarer Depressionen einzusetzen. Es zeigte sich aber, daß man manische Symptome mit Neuroleptika auf die Dauer wohl bekämpfen konnte, der Patient anschließend aber in eine um so tiefere Depression verfiel. Darüber hinaus sind Neuroleptika auch nicht ohne gravierende Nebenwirkungen, wie in Kapitel 9 und 10 beschrieben wurde.

Klinische Wirkungen von Lithium: Im allgemeinen werden Lithiumsalze verabreicht, also Lithiumacetat, Lithiumcarbonat oder Lithiumsulfat (Handelspräparate Quilonum®, Hypnorex®, Lithium-Duriles®). Lithiumsalze dämpfen den manischen Zustand, ohne zu sedieren und ohne, daß die manische in eine depressive Phase übergeht. Patienten berichten, daß sie sich unter Lithium fühlen, 'als ob der Motor ausgeschaltet sei'. Nachdem ein konstanter Wirkspiegel von Li^+ erreicht ist, kommt es nur noch bei etwa 1/5 der Patienten zu einer depressiven Episode in den folgenden 12 Monaten. (Demgegenüber machten 2/3 bis 3/4 Patienten unter Placebobedingungen eine depressive Phase durch.) Darüber hinaus wirkt Lithiumbehandlung bei vier von fünf bipolar depressiven Patienten prophylaktisch, d.h. manische und depressive Phasen werden seltener und schwächer. Dies fällt vor allem bei Patienten auf, die zuvor viele depressive und manische Episoden durchlitten. Bei einem 55jährigen Mann etwa, der sich über fünf Jahre hinweg in konstanter manischer Erregung befand, brachte Lithium die manischen Symptome innerhalb von einer Woche zum Verschwinden. Die prophylaktische Wirkung von Lithiumsalzen setzt einen dauerhaften und konstanten Wirkspiegel im Blut voraus; dies bedeutet andauernde, jahrelange konstante Einnahme. Schließlich verstärkt Lithium auch die Effekte von Antidepressiva bzw. wirkt antidepressiv bei Patienten, die nicht auf andere Antidepressiva ansprachen.

Pharmakokinetik: Lithiumionen werden bei oraler Aufnahme gut resorbiert. Obwohl maximale Blutkonzentrationen bereits 3 Stunden nach Einnahme gemessen werden, kann die Resorption bis zu 8 Stunden dauern. Normalerweise wird der Blutspiegel 12 Stunden nach Einnahme bestimmt; eine Einzeldosis von ca. 300 mg führt im allgemeinen zu einer Blutkonzentration von 0,2 mEq/l. Lithiumionen verteilen sich nicht gleichmäßig im Gewebe: besonders hohe Konzentrationen werden im Nierenparenchym, geringere Konzentrationen in Muskel, Knochen und Leber beobachtet. Die Ausscheidung erfolgt fast ausschließlich über die Nieren, wobei die Rückresorptionsrate in den Tubuli vom Natriumgehalt des Harns abhängt: Bei hoher Na^+-Konzentration ist die Li^+-Ausscheidung erhöht. Zur Aufrechterhaltung eines konstanten Lithiumspiegels ist daher auf kontrollierte Natriumzufuhr über Kochsalz zu achten. Im allgemeinen werden innerhalb von 5–8 Stunden ungefähr 50% des aufgenommenen Lithiums ausgeschieden. Bei Dauerbehandlung, wenn ein stabiler Blutspiegel erreicht ist, beträgt die Halbwertszeit von Lithium ungefähr 24 Stunden. Die Halbwertszeit variiert allerdings deutlich in Abhängigkeit von Alter und Gesundheitszustand – vor allem mit der Funktionstüchtigkeit der Nieren.

Die **zentralnervösen Wirkungen von Lithium** sind nach wie vor unbekannt. Es wird angenommen, daß Lithium Rezeptorüberempfindlichkeiten verhindert. Möglicherweise stabilisiert Lithium auch die oben dargestellten Oszillationen zentralnervöser Prozesse und unserer Stimmungen. Tatsächlich deuten einige Befunde darauf hin, daß Li^+ den internen circadianen Rhythmus verlangsamt. Die Wirkung von Li^+ zu isolieren ist aber fast unmöglich, da es als Alkali-Ion chemisch dem Natriumion sehr ähnlich ist. Deshalb stört es auch alle die Mechanismen, bei denen Na^+ eine Rolle spielt – und das betrifft beinahe alle Vorgänge im Körper. Zur Zeit gibt es keinen überzeugenden Ansatz, welche der vielen bekannten Effekte von Li^+ die erstaunlichen Wirkungen auf die Stimmungslage haben könnten. Möglicherweise handelt es sich ja auch um unbekannte Wirkungen des Ions.
Die Tatsache, daß Li^+ praktisch mit jedem biochemischen System im Körper interagiert, läßt bereits vermuten, daß eine Therapie mit diesem Stoff mit vielen **Nebenwirkungen** verbunden ist. So treten in etwa je 1/4 der Behandelten Polyurie und Polydipsie, ein feinschlägiger Tremor der Finger oder Schilddrüsenunterfunktion auf. Bei 10% der Patienten bildet Gewichtszunahme ein Problem. Dauerhafte Einnahme von Li^+ führt zu strukturellen Nierenschäden; Polyurie kann ein erster Hinweis auf diese Schäden sein. Lithium beeinflußt ferner die Erregungsleitung im Herzen, was in AV-Block, unregelmäßigem oder verzögertem Sinusrhythmus, Extrasystolen (d.h. vorzeitigen Ventrikelkontraktionen) sichtbar wird. Tachykardie und Krankheiten des Myokards werden ebenfalls beobachtet. Vor allem in den ersten Monaten der Lithiumbehandlung kann es zu allergischen Hautreaktionen kommen, beispielsweise in Form von Pruritus, Akne, Psoriasis, Taubheitsgefühlen. Auch gastrointestinale Beschwerden, Appetitlosigkeit, Magen- und Darmkrämpfe, Übelkeit und Erbrechen, Diarrhoe, treten vor allem zu Behandlungsbeginn auf. Gastrointestinale Beschwerden variieren deutlich mit Blutspiegelschwankungen von Lithium und gehen daher in der Regel zurück, wenn ein stabiler Blutspiegel erreicht ist. Tremor, Muskelschwäche, Müdigkeit, Konzentrations- und Gedächtnisprobleme sind Zeichen zentralnervöser 'unerwünschter' Wirkungen von Lithium. Auch diese Nebenwirkungen treten primär und verstärkt zu Beginn der Behandlung auf. Mögliche teratogene Effekte, auf die ein gehäuftes Auftreten von Mißbildungen bei Babys lithium-behandelter Mütter hinweist, legt eine Unterbrechung der Lithiumbehandlung vor Beginn einer Schwangerschaft nahe. In der Muttermilch wurden hohe Lithiumkonzentrationen gemessen. Alle diese Nebenwirkungen unterstreichen einmal mehr die Tatsache, daß Lithium ein Gift ist, dessen nachteilige körperliche Wirkungen man in Kauf

nimmt und zu minimieren versucht, um die positiven psychischen Wirkungen auszuschöpfen.

SAD (Seasonal Affective Disorder) und CCO (Carbohydrate Craving Obesity, Kohlenhydratheißhunger)

Die meisten von uns kennen die Erfahrung, daß die Stimmung in den Wintermonaten oft genauso grau ist wie das Wetter, ein Zustand, der sich jedes Jahr zum Frühjahr hin wieder bessert. Befragungen an Stichproben der Gesamtbevölkerung ergeben eine jahreszeitliche Zyklizität der Stimmungslage: Auf der nördlichen Halbkugel wird das Stimmungstief im Januar/Februar erreicht und ist um so ausgeprägter, je weiter nördlich man lebt, je kürzer also die Helligkeitsperioden am Tage sind. Auf der südlichen Halbkugel verschiebt sich das jahreszeitliche Auf und Ab der Stimmung um ein halbes Jahr, was darauf hinweist, daß nicht kulturelle Einflüsse für diese Oszillationen verantwortlich sind, sondern der Einfluß von Licht auf den Organismus. Die jahreszeitlichen Schwankungen der Stimmungslage können so gravierend sein, daß es in den Wintermonaten zur Depression im klinischen Sinne kommt (Abb.11.6). Diese **Winterdepression** oder **SAD** setzt regelmäßig im Spätherbst ein und hält bis zum Frühjahr an, läßt sich jedoch vermeiden, wenn der Betroffene den Winter in südlichen Regionen verbringen kann, wo die Tageslänge sich im Winter nicht so deutlich verringert. Beispielsweise tritt im nördlichen US-Bundesstaat Minnesota SAD bei wenigstens einer unter tausend Personen und damit 20mal häufiger auf als im südlichen Florida. Bei Personen, die in der Antarktis überwinterten, wurden während dieser Zeit Schlaflosigkeit, Depression, Verwirrtheit, kognitive Defizite und Gewichtszunahme um 20–30 Pfund festgestellt. Aufgrund dieser Abhängigkeit vom Breitengrad gibt es auch noch kaum verläßliche Zahlen über die Verbreitung der Winterdepression, deren Symptome bei etwa 5% aller in psychiatrischen Einrichtungen diagnostizierten Depressionen beobachtet werden.

SAD-Patienten klagen über depressive Schübe, die bei mehr als der Hälfte der Patienten mit **Heißhunger nach kohlenhydratreicher Nahrung** gepaart sind. Sozialer Rückzug ist typisch. Obwohl die Betroffenen früh zu Bett gehen und – anders als bei anderen Depressionsformen – für neun bis zehn Stunden zu schlafen scheinen, ist der Schlaf unterbrochen und ohne die übliche erholsame Wirkung. Am Tage leiden die Patienten unter Müdigkeit und Konzentrationsschwäche. Das vermehrte Schlafbedürfnis wird bei 2/3 der Patienten beobachtet. Mit dem Frühjahr sind diese Probleme wie weggeblasen, die vormaligen SAD-Patienten strotzen vor Energie, sie werden beinahe manisch, die Gelüste nach Kohlenhydraten lassen nach, und im allgemeinen wird rasch und ohne Mühe wieder das normale Gewicht erreicht.

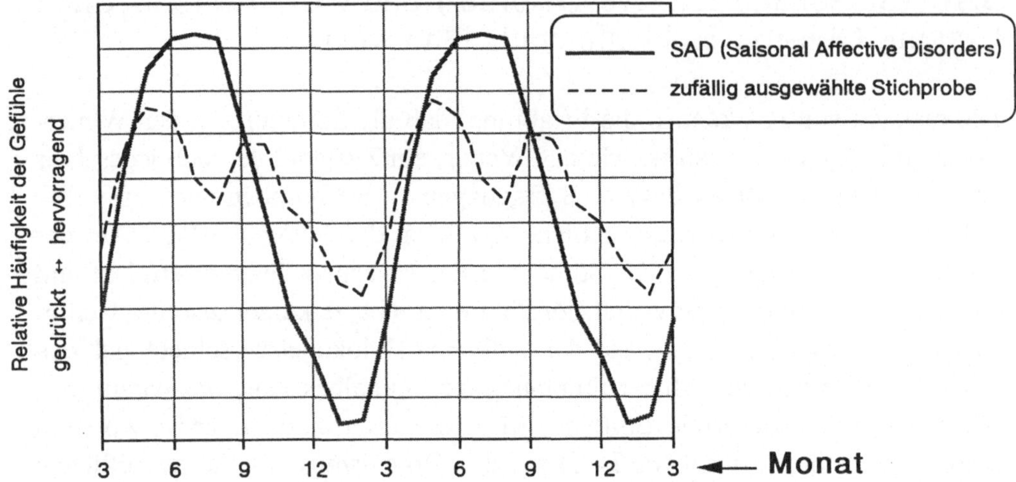

Abb. 11.6. Die jahreszeitliche Fluktuation der Stimmungslage tritt bei Patienten mit SAD deutlich ausgeprägter hervor, als bei Normalpersonen (New York, Daten von Michael Terman, New York State Psychiatric Institute)

Hinweise auf die **Ursachen der SAD** erwachsen zum einen aus deren Behandlung. Da offensichtlich die Verringerung des Tageslichts SAD zum Ausbruch kommen läßt, liegt es nahe, die Symptome einfach durch Licht zu bekämpfen. Dazu wird der Kopfbereich (Augen) der Patienten täglich für ein bis zwei Stunden einer Beleuchtungsstärke von wenigstens 2500 Lux ausgesetzt und zwar am Morgen und evtl. zusätzlich abends, um so die Tageslichtdauer zu verlängern. Künstliche Beleuchtung hat normalerweise nur zwischen 250 und 500 Lux, während selbst an einem trüben Tag das Sonnenlicht noch eine Stärke von 10 000 Lux aufweist. An einem sonnigen Tag liegt die Beleuchtungsstärke sogar 5- bis 10mal höher. Rosenthal und Mitarbeiter am NIMH in Washington[1] und Terman[2] von der Columbia Universität berichten, daß sich SAD-

---

[1] Rosenthal,N.E.,Sack,D.A.,Gillin,Ch.,Lewy,A.J.,Goodwin,F.K.,Davenport,Y.,Mueller,P. S., Newsome,D.A.,Wehr,T.A. (1984) Seasonal affective disorder: A description of the syndrome and preliminary findings with light therapy. Arch. Gen. Psychiatry, 41, 72-80.

[2] Terman, M. (1988) On the question of mechanism in phototherapy for seasonal affective disorders: Considerations of clinical efficacy and epidemiology. J. Biol. Rhythms, 3, 155-172.

Symptome meist nach wenigen Tagen einer solchen **Phototherapie** verringern. Durch gelbes Licht niedriger Beleuchtungsstärke konnte ein möglicher Placebo-Effekt kontrolliert werden.

Wenn dieser Heilerfolg tatsächlich durch Licht bedingt sein sollte, dann wäre es wohl in den meisten Fällen vorteilhaft, die Patienten einfach für eine Stunde ins Freie zu schicken, wo sie selbst in den Wintermonaten auf der Höhe von New York oder Washington noch einem Vielfachen der künstlichen Beleuchtungsstärke ausgesetzt wären. Daß nur die Wirkung vermehrter künstlicher, nicht aber natürlicher Beleuchtung untersucht wurde, sollte Anlaß geben, über unser Therapieverständnis nachzudenken. Der Einwand, daß nur durch künstliche Beleuchtung die Lichtdauer verlängert werden kann, mag man bei Personen, die sich die meiste Zeit in Räumen mit relativ spärlicher Beleuchtung aufhalten, kaum gelten lassen. Dabei ist es nicht unwahrscheinlich, daß sich die meisten von uns wohler fühlen würden, wenn sie sich wie unsere Vorfahren mehr im Freien aufhalten würden. Und vielleicht könnten ja – zumindest in den vom Polarkreis entfernten Breitengraden – negative Auswirkungen jahreszeitlicher Stimmungsschwankungen durch diese einfache Maßnahme reduziert werden. Dafür sprechen zumindest die Annahmen über die biologischen Mechanismen, bei denen das Hormon Melatonin und der Transmitter Serotonin eine gewichtige Rolle spielen.

Melatonin wurde erstmals 1958 aus dem Pinealorgan (Zirbeldrüse) extrahiert. In der Zirbeldrüse wird Serotonin zu Melatonin umgewandelt, das dann in den Blutkreislauf über Erregung noradrenerger Synapsen abgegeben wird. Diese Melatonin-Synthese wird über die Retina und spezielle, die Zirbeldrüse innervierende sympathische Fasern realisiert. Unter Lichtbestrahlung nimmt die Melatonin-Produktion ab, bei Dunkelheit zu. Entsprechend findet man auch beim Menschen eine ausgeprägte circadiane Rhythmik, wobei die Melatonin-Konzentration im Nachturin fünfmal höher ist als die des Tagesurins. Bei SAD-Patienten zeigt sich eine Verzögerung der allmorgendlichen Melatoninreduktion um mehrere Stunden. Durch morgendliche Lichtbestrahlung können sowohl das Plasmamelatonin gesenkt als auch die SAD-Symptome zum Verschwinden gebracht werden. Dabei genügt allerdings normale Zimmerbeleuchtung nicht. Die Beleuchtungsstärke muß wenigstens 2500 Lux betragen – dieselbe Intensität also, die sich in der Phototherapie der SAD effektiv erweist. Diese korrelative Beziehung beweist natürlich noch nicht einen Einfluß von Melatonin auf die Depression. Zwar verschlimmert oral appliziertes Melatonin die depressive Symptomatik und führt auch beim Gesunden zu Schläfrigkeit und verlangsamtem Reaktionsvermögen; da aber noch kein Pharmakon zur selektiven Blockade von Melatonin bekannt ist, steht der Beweis für kausale Beziehungen noch aus.

Einen Zusammenhang von SAD mit der Aufnahme von **Kohlenhydraten** vermutet das Forscherpaar Wurtman vom MIT (Massachusetts Institute of Technology) nicht nur deshalb, weil parallel zu den depressiven Symptomen in den Wintermonaten das Verlangen nach kohlenhydratreicher Nahrung steigt, sondern auch, weil der Heißhunger auf Kohlenhydrate ebenfalls durch die Lichtperiodik beeinflußt wird.[1] Bei dieser Form der Eßstörung (CCO, Carbohydrate-Craving Obesity) werden selektiv zuviele Kalorien in Form von Kohlenhydraten aufgenommen – und zwar charakteristischerweise am Spätnachmittag oder frühen Abend. Befragt nach dem Grund dieser zusätzlichen Nahrungsaufnahme geben diese Personen selten Hunger oder Lust am Geschmack an, sondern den Kampf gegen Spannung, Depression, Angst oder Erschöpfung. Es scheint, als ob diese häufig übergewichtigen Personen deshalb die zusätzlichen Kalorien aufnehmen, um ihre Stimmungslage zu verbessern, sie fühlen sich nach dem spätnachmittäglichen Snack ruhiger und haben einen klareren Kopf. Während sich 'Normalpersonen' nach der Aufnahme kohlenhydratreicher Nahrung eher müde und schläfrig werden, fühlen sich 'Kohlenhydratsüchtige' weniger depressiv.

Kohlenhydrate beeinflussen die Produktion von Serotonin, indem sie die Sekretion von Insulin stimulieren, das seinerseits die Aufnahme von Aminosäuren in das Gewebe beschleunigt. Die erhöhte Abwanderung – etwa in die Muskulatur – gilt aber nicht für Tryptophan. Verglichen mit anderen Aminosäuren steigt daher dessen relative Konzentration im Blut nach dem Verzehr von kohlenhydratreicher Nahrung. Da der Blutspiegel anderer Aminosäuren, die den Transport durch die Blut-Hirn-Schranke behindern, erniedrigt ist, gelangt nun entsprechend mehr Tryptophan durch die Blut-Hirn-Schranke und wird von den in den Raphé-Kernen gelegenen serotonergen Neuronen zu Serotonin umgewandelt. Serotonin ist an der Steuerung von Schlaf und Nahrungsaufnahme, vor allem an der Aufnahme von Kohlenhydraten, beteiligt. Da sich Kohlenhydratsüchtige nach Aufnahme von Kohlenhydraten weder schläfrig noch übersättigt fühlen, könnte eine Fehlregulation in diesem über Serotonin gesteuerten Rückmeldemechanismus vermutet werden. Da diese Fehlregulation eine tageszeitliche Periodik aufweist, die möglicherweise über Licht gesteuert ist, könnte im Zusammenspiel zwischen Serotonin und dem daraus entstehenden Melatonin der Schlüssel zum Verständnis von SAD und CCO liegen. Die Wechselwirkung zwischen dem Hormon und dem Neurotransmitter ist allerdings noch kaum erforscht.

---

[1] Wurtman, R.J. & Wurtman J.J. (1989) Carbohydrates and Depression. Scientific American, 1, 50-57.

Vertiefende Literatur

Zu Depression und Antidepressiva:

Sachar, E.J. (1985) Disorders of feeling: Affective diseases. In: E.R. Kandel & J.H. Schwartz (Eds.) Principles of Neural Science. Amsterdam, Elsevier, Kap. 54, S. 717-726.

Schoonover,S.C. (1983) Bipolar affective disorder and recurrent unipolar depression. In: E.Bassuk, S.C.Schoonover, A.Gelenberg (Eds.) The Practioner's Guide to Psychoactive Drugs. New York, Plenum Medical Book Company, S.70-113.

Willner,P.(1985) Depression: A Psychobiological Synthesis. New York, Wiley.

Whybrow P.C., Akiskal, H.S., McKinney,W.T. (1984) Mood Disorders. New York, Plenum Press.

Zu Lithium:

Müller-Oerlinghausen,B. & Greil,W. (Hrsg.) (1986) Die Lithiumtherapie. Berlin/Heidelberg, Springer-Verlag.

12 Angst, Benzodiazepine und der Neurotransmitter GABA

Beruhigungsmittel – allen voran Benzodiazepine – gehören zu den am meisten verschriebenen und konsumierten Pharmaka. 18% der männlichen Bevölkerung und 23% der weiblichen Bevölkerung der BRD nehmen einer Statistik aus dem Jahre 1984 zufolge regelmäßig Beruhigungsmittel – 'Tranquillanzien' oder 'Tranquilizer' – ein. 1987 wurden in der BRD nahezu 500 Millionen Tagesdosen von Tranquilizern verordnet, davon 210 Millionen Tagesdosen Benzodiazepine.[1] In der Liste der 'Spitzenreiter' im Umsatz von Pharmaka befinden sich Beruhigungsmittel nur noch in Gesellschaft von Schmerz- und Abführmitteln. Verglichen mit den bisher behandelten Psychopharmaka, den Neuroleptika und den Antidepressiva, werden Beruhigungsmittel in höherem Ausmaß auch von Internisten und Allgemeinmedizinern verschrieben, und zwar vornehmlich bei Angst- und Spannungszuständen, Schlafstörungen oder bei somatischen Beschwerden ohne unmittelbare organische Ursache, die dann auf Angst, Spannung, Streß zurückgeführt werden. Die Zuordnung von Beruhigungsmitteln im Sinne der in Kapitel 2 vorgestellten Klassifikation ist umstritten: Beruhigungsmittel werden nicht immer zur Kategorie der 'Psychopharmaka im engeren Sinne' gerechnet, die der Heilung oder Linderung psychischer Störungen dienen sollen. Angst und Spannungszustände werden dann nicht als psychische Erkrankungen an sich, sondern eher als Symptome gesehen.

Im folgenden wird zunächst ein kurzer Abriß über das Phänomen **Angst** als Zielsymptom für den Einsatz von Beruhigungsmitteln gegeben. Anschließend werden chemische Struktur, klinische Wirkungen und Nebenwirkungen von **Benzodiazepin-Derivaten** vorgestellt. Diese stellen die am häufigsten eingesetzte Gruppe von Tranquilizern dar. Die beruhigenden und anxiolytischen Wirkungen von Benzodiazepinen lassen sich über ihre molekularbiologischen Wirkungen auf das GABAerge Neurotransmittersystem, über Wirkungen am **GABA-Rezeptor** erklären. Abschließend folgt ein

---

[1] Glaeske,G. (1988) Arzneimittelstatistik 1987. Infodienst '88 der Deutschen Hauptstelle gegen die Suchtgefahren, S.28/29.

kurzer Überblick über andere Substanzen, die ebenfalls zur Behandlung von Angstzuständen eingesetzt werden, z.B. β-adrenerge Rezeptoren-Blocker. Substanzen, die auf das GABAerge Transmittersystem wirken, gehören zur Klasse zentralnervös dämpfender Substanzen, deren Einsatzspektrum von Beruhigung über Schlafinduktion (Hypnotika) und Dämpfung zentralnervöser Krampfbereitschaft (Antikonvulsiva) bis hin zur Narkose reicht. Auch bestimmte Benzodiazepin-Derivate werden als Schlafmittel und als Antiepileptika eingesetzt; diese Einsatzmöglichkeiten werden in Kapitel 13 behandelt.

Angst

Aufregung, Angstgefühle, Anspannung sind jedem bekannte Zustände; sie treten bevorzugt auf, wenn man unerwartet oder unvorbereitet mit Gegebenheiten konfrontiert wird, für die unmittelbar kein adäquates Bewältigungsrepertoire zur Verfügung steht. Angst ist eine 'normale', evolutionär gesehen uralte Reaktion mit Schutz- und Alarmfunktion, die den Betroffenen motiviert und befähigt, bedrohlichen, schädigenden Situationen zu entfliehen. Unerwartete, potentiell bedrohliche Reize oder Situationen lösen diese Reaktion aus, bei der verschiedene körperliche Systeme aktiviert werden, ein Gefühl der Angst und Unruhe aufkommt und bestimmte Verhaltensweisen begünstigt werden. Diese physiologischen und psychologischen Prozesse bereiten den Organismus zu Abwehr-, Flucht- oder Vermeidungsreaktionen vor. Gefühle der Unsicherheit und Beklemmung sowie körperliche Symptome wie Atemnot, Beklemmung, Herzrasen umfaßt auch das lateinische Wort 'angustiae', aus dem der Begriff 'Angst' abgeleitet wurde. Angst in Maßen ist sehr vorteilhaft und bewahrt vor Schaden. So treten wir vorsichtig an einen Abgrund im Gebirge heran, die 'Angst' abzustürzen kann ja sehr berechtigt sein. Wird die Höhenangst aber so stark, daß wir uns einem Berg schon gar nicht mehr nähern möchten, so wird die Angst zum 'klinischen' Problem. Angst in Maßen stellt auch häufig eine wichtige Motivationsquelle dar und befähigt zu bedeutenden Leistungen. 'Total coole Typen' sind langweilig, selten kreativ oder motiviert. Zu hohe Angst jedoch blockiert, wenn sich der Betroffene nicht mehr traut, mit anderen in Kontakt zu treten, wenn die Angst so intensiv und allgegenwärtig ist, daß sie von jeder Aktivität ablenkt und permanent die Konzentration beeinträchtigt. Wenn die Intensität der emotionalen und körperlichen Reaktionen übermäßig wird, wenn das Bedrohungserleben der realen oder potentiellen Bedrohlichkeit der Situation nicht entspricht oder wenn Angst auch ohne bedrohliche Reize auftritt, wenn Vermeidungsverhalten keine Schutzfunktion mehr hat und wenn sich Furcht und Terror bereits beim Versuch einstellen, diese Symptome zu beherrschen, spricht man von Angstsyndrom oder 'klinischer' Angst.

Man stelle sich eine Prüfungssituation vor oder die Auseinandersetzung mit einem Vorgesetzten, eine Krankheit, deren Ausgang oder Heilungschancen ungewiß sind, berufliche Anforderungen, denen man sich nicht gewachsen fühlt. Diese Situationen gehen im allgemeinen mit einer Erhöhung des Aktivierungsniveaus einher – meßbar in erhöhterm Puls, erhöhtem Blutdruck, erhöhter elektrodermaler Aktivität, erhöhter Muskelanspannung, erhöhter Magen-Darm-Motilität und Magensaftsekretion – ebenso wie mit Gefühlen von Angst und Unruhe. Mit erfolgreicher Bewältigung der Situation nehmen Aktivierung und Angstgefühle im allgemeinen wieder ab. Sind die Bewältigungsbemühungen dagegen nicht erfolgreich, so können Aktivierung und Angstgefühle bei wiederholter Konfrontation mit gleichen oder ähnlichen Situationen wieder auftreten, ausgelöst durch konditionierte, diskriminative Reize. Extreme Aktivierung schränkt jedoch die Fähigkeit zu adäquatem Bewältigungsverhalten ein – dem Yerkes-Dodson-Gesetz einer umgekehrt U-förmigen Beziehung zwischen Aktivierung und Leistung folgend –, so daß es auf die Dauer zu einem *Circulus vitiosus* aus Aktivierung, Angst, inadäquaten Bewältigungsversuchen und negativen Konsequenzen kommen kann. Sind dem Betroffenen die Auslöser der Aktivierung nicht offensichtlich (beispielsweise 'der Chef schreit mich gleich wieder an' oder 'ich kann das Fließbandpensum nicht schaffen'), so daß Angstgefühle und Aktivierung nicht auf die Auslöser und mangelnde Bewältigung zurückgeführt werden, so können auf die Dauer die spürbaren Aktivierungskomponenten Anspannung, gastrointestinale Symptome, Unruhe, gestörter Schlaf dominieren, und der Betroffene sucht seinen Hausarzt oder einen Internisten auf. Dieser wird nach gründlicher Untersuchung zu dem Ergebnis kommen, daß kein organischer Befund vorliegt, aufgrund der Anamnese auf Streßreaktion oder Überlastung schließen, z.B. 'vegetative Dystonie' diagnostizieren und zur allgemeinen Beruhigung und Entspannung einen Tranquilizer verschreiben. In der Tat stehen bei 14% der Konsultationen praktischer Ärzte angstbezogene Symptome im Mittelpunkt.[1]

Wir könnten uns auch einen anderen Verlauf dieses Beispiels vorstellen: Der Betroffene erkennt, daß er mit bestimmten Situationen (Chef, Partner, Arbeitsbelastung, Prüfung, Krankheit) schlecht umgehen kann und deshalb Angstgefühle und Anspannung erlebt und bemüht sich, z.B. mit Hilfe eines Psychotherapeuten, das entsprechende Bewältigungsrepertoire zu erwerben, übt z.B. die Auseinandersetzung mit Chef oder Partner, zerlegt übermäßig erscheinen-

[1] Bereits im 16. Jahrhundert beschrieb der Astrologe und Arzt Richard Napier (1559-1634) Familien- und Partnerkonflikte, Trauer, Angst vor Verarmung und Streit mit Nachbarn als hauptsächliche Ursachen für emotionale Störungen und fand bei einem Achtel aller Konsultationen angstbezogene Symptome im Vordergrund. Clare,A.W. (1985) Anxiolytics in society. In: S.D.Iversen (Ed.) Psychopharmacology - Recent Advances and Future Prospects. Oxford, Oxford University Press, S. 65.

de Arbeitsbelastung in kleine Schritte. Macht er dann die Erfahrung, daß sich bei erneuter Konfrontation mit der angstauslösenden Situation die gelernten Strategien bzw. Verhaltensweisen erfolgreich einsetzen lassen, so werden sich Angstgefühle und Anspannung zunehmend verringern.

Dies ist nur eines von vielen möglichen Beispielen, wie Angst entstehen kann. Es ist jedoch nicht untypisch für die Entwicklung einer Angststörung, die mit Pharmaka behandelt wird. Interessanterweise scheint eine Behandlung von Ängsten mit Arzneien immer schon näher gelegen zu haben als eine Behandlung durch Verhaltensänderung: Im 17. Jahrhundert setzte man beispielsweise Rhabarber- und Kräuterextrakte ein, um Ängste aus dem Körper zu treiben. Im 19. und zu Beginn des 20. Jahrhunderts bediente man sich psychotroper Substanzen wie Opiaten, Schlafmitteln und Alkohol.[1]

Angstsymptome:	
auf subjektiv-emotionaler Ebene:	Angst, Unruhe, Spannung
auf Verhaltensebene:	Vermeidungsverhalten, Flucht
auf somatischer Ebene:	Muskelanspannung, gastrointestinale,kardiovaskuläre, zentralnervöse Aktivierung
Unterscheidung von 'normaler' versus 'klinischer' Angst:	
auf emotionaler Ebene:	Angstgefühle überstark
auf somatischer Ebene:	Aktivierung überstark und anhaltend
auf kognitiver Ebene:	unrealistisches Bedrohungserleben
auf Verhaltenseben:	Vermeidungsverhalten ohne Schutzfunktion

Im DSM III werden Angstsyndrome als Störungen definiert, bei denen Angst entweder das dominierende Symptom ist oder bei denen Angst auftritt, wenn der Betroffene versucht, die Symptome, die bei der Konfrontation mit dem angstauslösenden Objekt oder der Situation entstehen, zu beherrschen. Die Diagnose eines Angstsyndroms ist nicht zu stellen, wenn die Angst auf eine andere Störung zurückzuführen ist. (Manche organische Störungen, beispielsweise Temporallappenepilepsie, bestimmte kardiovaskuläre Erkrankungen oder Hypoglykämie können von starken Angstgefühlen begleitet sein.) Bei der Differenzierung der unterschiedlichen Erscheinungsformen von Angst folgt man im allgemeinen der Einteilung in Phobien, generalisierte Angstzustände,

[1] Clare,A.W. (1985) a.a.O.

Paniksyndrom und Zwangssyndrom (DSM III). Bei Angst vor Tieren, etwa Hunden oder Schlangen, bei Angst vor Aufzügen handelt es sich um einfache **Phobien.** Bei **generalisierter Angst** fehlt ein entsprechender Reiz. Die Betroffenen geben an, daß sie keine Ahnung haben, woher das unangenehme dauerhafte Angstgefühl denn kommt. Manche Patienten, häufig mit einer eher milden chronischen Angst im Hintergrund, werden episodisch von extremem Terror gepackt, in dem sich alle emotionalen und physiologischen Merkmale der Angst auf einmal entladen, ohne daß irgendwelche Anzeichen einer solchen **Panikattacke** verspürt worden waren. Die im Abstand von Monaten auftretenden Attacken dauern nur wenige Minuten und lösen sich meist in Stunden, selten in Tagen wieder vollständig auf. Sie begünstigen die Entstehung von Agoraphobie.

2–4% der Gesamtbevölkerung leiden zu irgendeiner Zeit an Symptomen, die als Angstsyndrome zu klassifizieren sind. Zentrale Behandlungsansätze bei Angstsyndromen sind neben Psychopharmaka psychotherapeutische Verfahren wie Reizüberflutung, Konfrontation in vivo, Einüben von Bewältigungsreaktionen, systematische Desensibilisierung, progressive Muskelrelaxation, Hypnose. Zumindest Phobien, wie soziale Ängste, Agoraphobien, Tierphobien als auch posttraumatische Streßstörungen lassen sich sehr gut mit verhaltenstherapeutischen Maßnahmen behandeln und bedürfen eigentlich keines Einsatzes von Pharmaka. Leider ist die verhaltenstherapeutische Schulung mancher praktischen Ärzte nicht sehr viel umfangreicher als die eines Holzfällers in Ballettanz. Was Wunder also, wenn traditionell auch auf Angstsyndrome primär mit Pillen geschossen wird!

Merke:

Angst kann als 'normale' Reaktion auf Bedrohung, als Reaktion mit Schutzfunktion verstanden werden. Sie manifestiert sich auf subjektiv-emotionaler, physiologischer und behavioraler Ebene. Die Reaktionen – und damit das, was allgemein mit 'Angst' gekennzeichnet wird – variieren in ihrer Intensität. Überstarke Ausprägung der Reaktionskomponenten oder Symptome ohne reale Bedrohung kennzeichnen 'klinische' Angst. Bei leichten bis mittelstarken Angststörungen und Dominanz körperlicher Symptome wird oft zuerst der Internist oder Allgemeinmediziner aufgesucht, schwere Angststörungen (Paniksyndrom, Agora- und Herzphobien, Zwangssyndrom) werden eher als psychiatrische Probleme gesehen. Die aufgesuchte Instanz determiniert häufig den Behandlungsansatz.

Benzodiazepine, Beruhigung und Anxiolyse

Zur Geschichte der Benzodiazepine: Benzodiazepine wurden zufällig von dem in den 40er Jahren nach London emigrierten Tschechen F.Berger entdeckt, als dieser die Wirkungen einer Reihe von chemischen Substanzen auf Bakterien untersuchte, bei denen Penicillin ohne Wirkung blieb. Als Berger eine der Substanzen, Mephenesin, Mäusen injizierte, beobachtete er vorübergehende massive Muskelrelaxation, die die Tiere nahezu lähmte. Trotz dieser muskelrelaxierenden und sedierenden Wirkung blieben die Tiere jedoch wach und widmeten ihrer Umgebung unveränderte Aufmerksamkeit. In der Folge dieser Entdeckung konzentrierte sich das Interesse zunächst vor allem auf die muskelentspannende Wirkung des Mephenesins, von dem man sich Erfolge bei Hirnschlagpatienten mit spastischen Erscheinungen und für Schmerzpatienten mit starken Verspannungen versprach. Aber Berger hatte bereits in seiner ersten Publikation über Mephenesin schon auf die beruhigende, sedierende Wirkung der Substanz hingewiesen und untersuchte weitere Derivate des Mephenesins gezielt auf ihre Wirkung bei Erregungszuständen. Dabei erwies sich das Propandiolderivat Meprobamat als erfolgreich: Affen zeigten neben Muskelentspannung einen deutlichen Rückgang ihrer normalen Lebhaftigkeit und Aggressivität. 1955 wurde Meprobamat unter dem Handelsnamen Miltaun® mit viel Werbung und Aufsehen in den USA auf den Markt gebracht – also ungefähr zur gleichen Zeit wie die neuroleptischen Phenothiazine – und brachte in kurzer Zeit Jahresumsätze von über Hundert Millionen Dollar ein. Es gab wohl niemanden, dem der Name 'Miltaun' nicht geläufig gewesen wäre. Gepriesen wurde vor allem dessen Eigenschaft, im Gegensatz zu dem bereits bekannten Phenobarbital nicht schläfrig zu machen, so daß man Beruf oder täglichen Aufgaben ruhig, aber wach und konzentriert nachgehen konnte. Erst jahrelange sorgfältige Beobachtungen der Wirkungen und Nebenwirkungen führten zu der Erkenntnis, daß die Unterschiede zwischen Meprobamat und Phenobarbital sowohl hinsichtlich der subjektiv erlebten als auch der zentralnervösen Wirkungen geringer waren als erhofft, und daß Meprobamat – entgegen der ursprünglichen Annahme – abhängig machen konnte.

Die Entdeckung und der Einsatz von Meprobamat hatte einen Stein ins Rollen gebracht: Es schien möglich, Substanzen zu synthetisieren, die selektiv Angst- und Spannungszustände beeinflußten. Angesichts der ubiquitären Natur von Angst und Aktivierung und der Verbreitung von Angststörungen lag ein nahezu unbegrenzter Absatzmarkt auf der Hand. Ein weiterer Durchbruch gelang Chemikern der Firma Hoffmann-La Roche mit der Synthetisierung von Chlordiazepoxid (Librium®) und Diazepam (Valium®), also der Entdeckung der Benzodiazepine. Librium erschien 1960, Valium 1963 auf dem Markt. Inzwischen wurden über 3000 Derivate synthetisiert, etwa 30 Benzodiazepin-Derivate sind als Tranquilizer und Anxiolytika im Handel. Ihr Einsatz in den 60er und 70er Jahren breitete sich so drastisch aus, daß in den USA von der 'Benzodiazepin-Bonanza' und 'Valiumanie' gesprochen wurde. Umfragen aus den 70er Jahren weisen 60 Millionen Benzodiazepin-Verschreibungen, die Arzneimittelstatistik 1987 einen Anstieg auf über 600 Millionen verschriebenen Tagesdosen aus. Mit zunehmender Kritik an unkontrolliertem 'Mißbrauch' von Beruhigungsmitteln und zunehmender Aufmerksamkeit auch für deren unerwünschte Wirkungen wurden größte Anstrengungen zur Entwicklung neuer

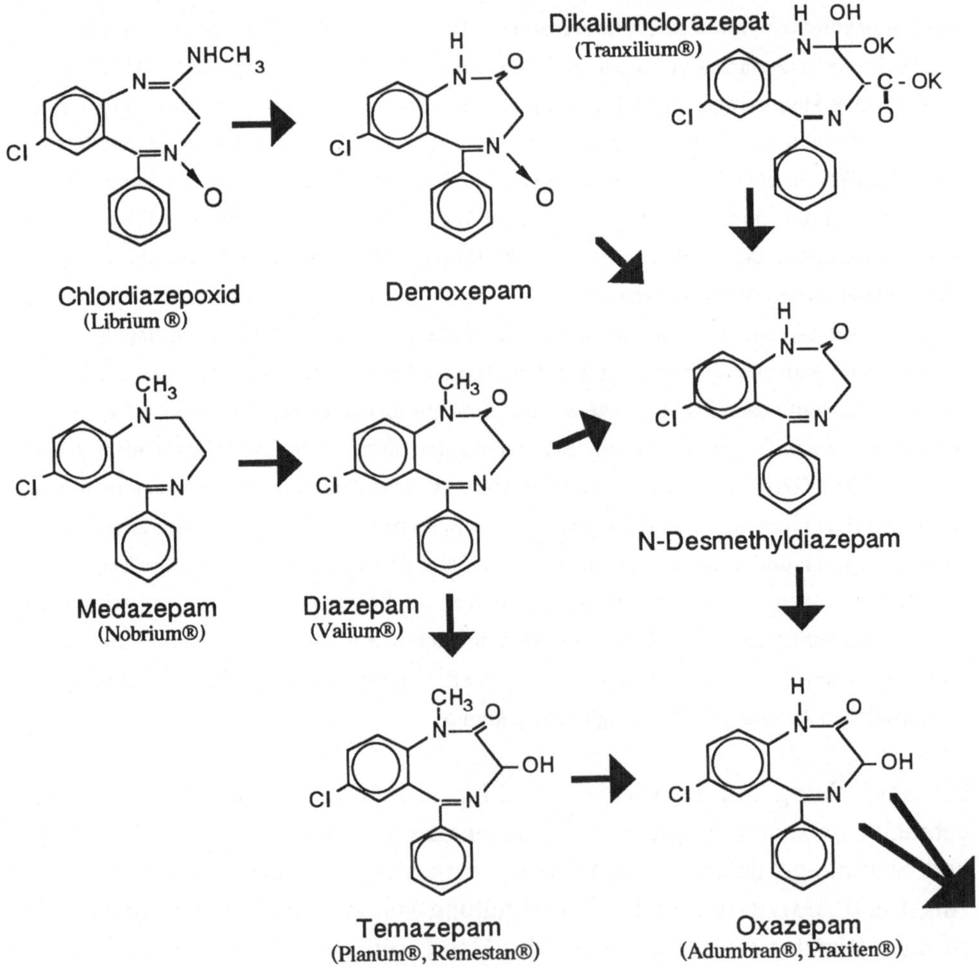

Abb. 12.1. Chemische Strukturen und Abbauwege einiger Benzodiazepine, die zur Behandlung von Angstsyndromen eingesetzt werden. Wie die Darstellung des Stoffwechsels zeigt, werden auch einige der Metaboliten als Medikamente eingesetzt

Benzodiazepine und zur Spezifizierung ihrer zentralnervösen Wirkungen unternommen. In diesem Zusammenhang entdeckten Braestrup und Squires (Ferrosan, Dänemark) und Möhler (Hoffmann-La Roche, Schweiz) 1977 Benzodiazepinrezeptoren im ZNS.

Chemische Struktur und Klassen von Benzodiazepinen: Der Terminus 'Benzodiazepine' kennzeichnet das strukturelle Merkmal dieser Substanzklasse, ihre Komposition aus einem Benzolring und einem siebengliedrigen Epinring, der durch die Einlagerung zweier Stickstoffatome gekennzeichnet ist (siehe Abb.12.1). Die Wirksamkeit der Benzodiazepine ist an die Intaktheit des Epinrings gebunden. Einzelne Benzodiazepin-Derivate unterscheiden sich in ihrer Wirkung vor allem in Abhängigkeit von Substituenten am Benzolring, wobei diese Unterschiede eher quantitativer als qualitativer Art sind, d.h. einzelne Derivate unterscheiden sich in Wirkungsdauer und Wirkungsintensität. Die Unterschiede in der Wirkungsdauer (gemessen z.B. an der Halbwertszeit) sind vor allem auf pharmakokinetische Merkmale (s.u.) zurückzuführen.

7-Chlor-Derivate (wie in Abb. 12.1)
- haben eine lange Wirkungsdauer[1]
- haben eine geringe Wirkungsintensität (d.h. bei gleicher angestrebter Wirkung muß die mittlere Dosierung höher liegen)

Beispiele für 7-Chlor-Derivate:

INN (Freiname)	Handelsname	Halbwertszeit
Chlordiazepoxid	Librium	6-28 Stunden
Medazepam	Nobrium	1-2
Diazepam	Valium	20-40
Oxazepam	Adumbran, Praxiten	4-13
Dikaliumchlorazepat	Tranxilium	1-2
Lorazepam	Tavor, Pro Dorm	9-22
Alprazolam	Tafil	10-20
Oxazolam	Tranquit	6-24
Ketazolam	Contamex	2

[1] Von diesen groben Regeln gibt es Ausnahmen, z.B. Medazepam gegenüber Diazepam

7-Nitro-Derivate (mit NO_2 anstelle des Chlorions am Benzolring)
- haben mittlere Wirkungsdauer
- haben starke Wirkung (sie werden bereits als Schlafmittel eingesetzt)

Beispiele für 7-Nitro-Derivate:

INN	Handelsname	Halbwertszeit
Nitrazepam	Mogadan	18-31 Stunden
Clonazepam	Rivotril	8-38

7-Brom-Derivate (Pyridil-Benzodiazepin) mit Bromion (Br) anstelle des Chlorions am Benzolring
- haben mittlere Wirkungsdauer
- haben geringere Wirkungsintensität als 7-Nitro-Derivate aber größere Wirkungsintensität als 7-Chlor-Derivate

Beispiel für 7-Brom-Derivate:

INN	Handelsname	Halbwertszeit
Bromazepam	Lexotanil, Normoc	19 Stunden

Tricyclische Benzodiazepin-Derivate mit Ringstruktur am Epinring
- haben kurze Wirkungsdauer
- haben hohe Wirkungsintensität

Beispiel:

INN	Handelsname	Halbwertszeit
Triazolam	Halcion	2-5 Stunden

1,5-Benzodiazepin mit CH_3-Gruppe am Stickstoffatom des Epinrings
- hat lange Wirkungsdauer
- hat mittlere Wirkungsintensität

Beispiel:

INN	Handelsname	Halbwertszeit
Clobazepam	Frisium	16-50 Stunden

Klinische Wirkungen von Benzodiazepin-Derivaten: Benzodiazepine wirken beruhigend, sie lösen Angst und Spannung und rufen einen Zustand der Ausgeglichenheit hervor, fördern (dosisabhängig) den Schlaf. Hinter diesen klinischen, subjektiv erlebten Wirkungen stehen die sedierenden, muskelrelaxierenden, psychomotorisch dämpfenden Effekte. Benzodiazepine fördern die Enthemmung unterdrückter Verhaltensweisen, beispielsweise Verhaltensweisen, die aufgrund von Bestrafung unterdrückt wurden oder frustrierter (nichtbelohnter) Verhaltensweisen. Im Humanbereich kommt dies auch in erhöhter Toleranzschwelle in Konfliktsituationen zum Ausdruck. Solche Wirkungen tragen ebenfalls wieder zur Anxiolyse bei. Aggressionsdämpfende Effekte von Benzodiazepinen sind entsprechend zu spezifizieren: werden Aggressionen durch Angst gehemmt, so können Benzodiazepine aggressives Verhalten sogar fördern. Ferner haben Benzodiazepine amnestische Effekte.
Unterschiede in der Wirkungsintensität führen entsprechend zu unterschiedlichem Einsatz von Benzodiazepinen sowohl als Beruhigungsmittel, als Schlafmittel (z.B. 7-Nitro-Derivate) oder als Antikonvulsivum (z.B. Clonazepam). Als vorteilhaft wird immer auf eine relativ große therapeutische Breite von Benzodiazepinen hingewiesen, d.h. die Intoxikationsschwelle liegt für Benzodiazepine sehr hoch. Zu Beginn der Benzodiazepin-Welle in den USA nahmen Lebensmüde wiederholt ganze Röhrchen von Valium oder Librium ein, ohne daß dies zum Tod geführt hätte. 'Erfolgreiche' Suizide vermittels Benzodiazepinen sind fast immer auf das Zusammenwirken mit anderen Sedativa - vor allem Alkohol – zurückzuführen (berühmtestes Beispiel ist Judy Garland), auf Unterkühlung, die unter Benzodiazepinwirkung nicht bemerkt wird, oder auf Unfälle nach einer Kombination von Alkohol und Benzodiazepinen. Benzodiazepine verstärken die Wirkung zentralnervös dämpfender Substanzen.
Die Unterschiede in Wirkungsintensität und Wirkungsdauer sind neben den zentralnervösen Wirkungen (s.u.) vor allem auf **pharmakokinetische Charakteristika** zurückzuführen: Einige Derivate (z.B. Diazepam) werden bei oraler Gabe schnell und gut resorbiert, so daß maximale Plasma-Konzentrationen bereits innerhalb einer Stunde erreicht werden. Andere Derivate (z.B. Oxazepam) werden langsamer resorbiert, was zu verzögert einsetzender, aber

anhaltender Wirkung führt. Benzodiazepin-Derivate variieren ebenso in ihrer Lipidlöslichkeit; wieder stellt Diazepam den Prototyp für sehr hohe Lipidlöslichkeit dar, gelangt also rasch ins Gehirn, während andere Derivate, wie z.B. Lorazepam, langsamer anfluten. Generell gilt jedoch, daß Benzodiazepine gut lipidlöslich sind. Diese Eigenschaft, ihre Neigung, an Plasma-Proteine zu binden und damit die renale Ausscheidung zu erschweren, sowie die Metabolisierung einiger Benzodiazepin-Derivate zu ebenfalls lipidlöslichen Abbauprodukten (siehe Abb.12.1), die wiederum die Blut-Hirn-Schranke durchdringen und selber zentralnervös wirksam werden, tragen zu den teilweise auffällig langen Wirkungs-Halbwertszeiten bei. Diazepam wird beispielsweise zu Desmethyldiazepam metabolisiert; letzteres hat eine Halbwertszeit von bis zu 80 Stunden. Die Metabolisierung von Benzodiazepinen erfolgt durch enzymatische Umwandlung in der Leber.

Die pharmakokinetischen Merkmale der Benzodiazepine werden für Wahl und Dosierung in Abhängigkeit der Zielsymptomatik genutzt: Soll ein Benzodiazepin schnell und intensiv wirken (z.B. bei einem epileptischen Anfall), so ist das hoch-lipidlösliche, rasch wirksame Diazepam Mittel der Wahl. Ähnlich rasch einsetzende Wirkungen lassen Nitro-Derivate für den Einsatz als Einschlafmittel geeignet erscheinen. Eine stabile Plasma-Konzentration wird nach etwa vier Halbwertszeiten erreicht. Zu beachten ist, daß rascher Wirkungseinsatz nicht mit kurzer Halbwertszeit und rascher Elimination einhergehen muß. Bei Benzodiazepin-Derivaten mit langen Halbwertszeiten (wiederum Diazepam) ist daher bei wiederholter Gabe Kumulation zu berücksichtigen.[1] Diese Gefahr ist vor allem bei älteren Menschen zu beachten: Aufgrund veränderter Stoffwechselprozesse steigt die Eliminationshalbwertszeit bei älteren gegenüber jüngeren Personen bei Diazepam z.B. um bis zu 200%, bei Chlordiazepoxid um 80–370%, bei Bromazepam um 75%.[2] Andererseits kann Rauchen durch Enzyminduktion zu beschleunigter Elimination z.B. von Oxazepam oder Desmethyldiazepam führen.

Nebenwirkungen von Benzodiazepinen: Benzodiazepine wurden lange Zeit nicht nur wegen ihrer 'klinischen' Wirkungen, sondern auch wegen ihrer vergleichsweise geringen Nebenwirkungen gern verordnet. Vor allem im ve-

---

[1] Für eine spezifische Diskussion der Pharmakokinetik von Benzodiazepinen siehe auch Richens,A. & Griffiths,N.A. (1985) Pharmacokinetic and pharmacodynamic relationships with benzodiazepines. In: S.D. Iversen (Ed.) Psychopharmacology - Recent Advances and Future Prospects. Oxford, Oxford University Press, S. 90-98.

[2] Siehe weitere Angaben bei Klotz,U. (1989) Tranquilizer und Hypnotika. In: W.P.Koella (Hrsg.) Psychopharmaka. Stuttgart, Fischer-Verlag, S.59.

getativen Bereich fielen keine unerwünschten Wirkungen auf. Inzwischen ist man jedoch auf eine Reihe von Folgeerscheinungen der zentralnervös dämpfenden Wirkungen von Benzodiazepinen, vor allem auf kognitive und behaviorale Prozesse, aufmerksam geworden.

- Eingeschränkt sind beispielsweise das intellektuelle Leistungsvermögen, das Reaktionsvermögen (z.B. im Straßenverkehr), sind Leistungen in visuellen selektiven Aufmerksamkeitstests und in Vigilanztests sowie Gedächtnisleistungen.
- Die dämpfenden Wirkungen führen zu ausgeprägter Müdigkeit, Ataxie, Benommenheit, Schwindel, Koordinationsstörungen; auch paradoxe Erregungs- und Verwirrtheitszustände werden beobachtet; diese Nebenwirkungen treten vor allem zu Beginn der Behandlung und bei älteren Menschen auf.
- Erhöhte Toleranzschwelle und Enthemmung zuvor gehemmter Verhaltensreaktionen führen nicht nur zu angstfreiem Verhalten, sondern oft zu inadäquatem Verhalten ('Wurstigkeit'), Konfliktscheu, enthemmter Aggressivität, die dann oft wieder negative Konsequenzen haben; die oft als Nebenwirkung beklagte Gewichtszunahme kann entsprechend auf enthemmtes Eßverhalten zurückgeführt werden.

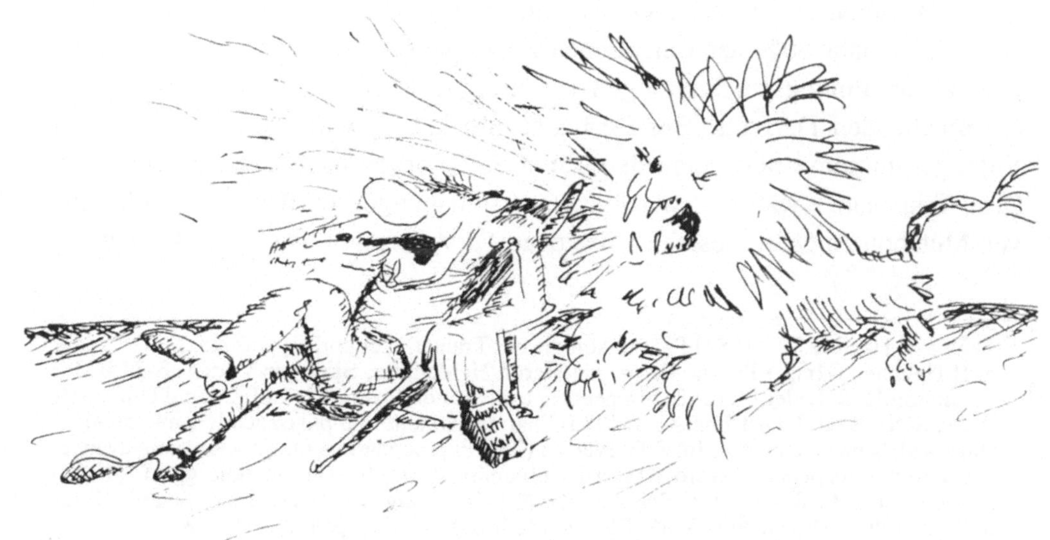

• In mittlerer und höherer Dosierung führen Benzodiazepine zu Veränderungen des normalen Schlafmusters, zu Reduktion der Schlafdauer und Unterdrückung des REM-Schlafs (siehe dazu auch Kapitel 13).

Zu beachten sind ferner Wechselwirkungen mit anderen zentralnervös inhibierenden Substanzen: die Wirkungen von Benzodiazepinen werden unter Alkohol und anderen Sedativa potenziert.

Abhängigkeitsentwicklung: Lange Zeit wurde die Gefahr der Abhängigkeitsentwicklung von Benzodiazepinen nicht erkannt. Inzwischen häufen sich jedoch Befunde, daß anhaltender Benzodiazepin-Konsum nicht nur über Gewohnheitsbildung zur Abhängigkeit führt, sondern daß auch Merkmale physischer Abhängigkeit wie Toleranzentwicklung und Entzugserscheinungen auftreten (siehe Kapitel 15).[1] Mitte der 70er Jahre wurde in den USA bereits eine halbe Million Valiumabhängige registriert. Eine Senatsanhörung zu diesem Thema machte zum ersten Mal auf das Problem aufmerksam und führte zu etwas vorsichtigerer Verschreibungspraxis. Toleranzentwicklung wird für bestimmte Wirkungen von Benzodiazepinen beobachtet, beispielsweise für die sedierenden, muskelrelaxierenden Wirkungen, nicht jedoch für die enthemmenden, Konfliktscheu fördernden Effekte. Entzugserscheinungen treten in Gestalt von Schlaflosigkeit, Angstzuständen, Erregung, Schwindel, Kopfschmerzen, Tinnitus, Zittern, Überempfindlichkeiten in der Wahrnehmung auf und können bis hin zu Hypotonie, Hyperthermie, Krampfanfällen und psychotischen Zuständen reichen. Der Drogenstatistik 1987 zufolge entwickeln bereits nach 3–4 Monaten regelmäßiger Einnahme von Benzodiazepin-Derivaten 25%, nach einem Jahr 80% der Betroffenen Entzugserscheinungen.[2] Dauer und Intensität der Entzugserscheinungen variieren auch mit der Halbwertszeit des entsprechenden Derivats. Bei Derivaten mit kurzen Halbwertszeiten setzen Entzugssymptome beispielsweise schon am Morgen nach der Einnahme ein (z.B. Triazolam), während sich Entzugserscheinungen bei Derivaten mit aktiven Metaboliten (z.B. Desmethyldiazepam) erst langsam einstellen. Kreuztole-

---

[1] Siehe z.B. Haefely,W. (1984) Pharmakologie der Tranquilizer und Hypnotika. In: G.Langer & H.Heimann (Hrsg.) Psychopharmaka. Berlin/Heidelberg, Springer-Verlag, S-315-316; Pertursson,H. & Lader,M. (1984) Dependence on Tranquillizers. Oxford, Oxford University Press; Richens,A. & Griffiths,A.N. (1985) Pharmacokinetic and pharmacodynamic relationships with benzodiazepines. In: S.D. Iversen (Ed.) Psychopharmacology - Recent Advances and Future Prospects. Oxford, Oxford University Press, S. 97; Gelenberg,A.J. (1983) Anxiety. In: E.L. Bassuk, S.C.Schoonover, A.J.Gelenberg (Eds.) The Practitioner's Guide to Psychoactive Drugs. New York, Plenum Medical Book Company, S. 185-186.

[2] Glaeske,G. (1988) Arzneimittelstatistik 1987. Infodienst '88 der Deutschen Hauptstelle gegen die Suchtgefahren, S.28.

ranz wurde innerhalb der Benzodiazepin-Derivate beobachtet (z.B. zwischen Nitrazepam und Diazepam), aber auch mit anderen Sedativa wie Alkohol und Barbituraten. Für die Toleranzentwicklung wird vor allem veränderte Rezeptorsensitivität verantwortlich gemacht, über metabolische Toleranzentwicklung mittels Enzyminduktion liegen keine definitiven Aussagen vor.

Kreuztoleranz bedeutet, daß nach Entwicklung einer Toleranz gegenüber einer Substanz eine zweite Substanz ebenfalls keine Effekte mehr ausübt, dieser Substanz gegenüber also ebenfalls Toleranz erlebt wird. Wird nach Toleranzentwicklung gegenüber einem Barbiturat ein Benzodiazepin verabreicht, so sind auch für das Benzodiazepin höhere Dosen notwendig, um die gleiche Wirkung zu erzielen. **Kreuzabhängigkeit** bedeutet, daß sich Zeichen der Abhängigkeit, die sich nach längerer Einnahme einer Substanz entwickelt haben, auch bei Wechsel auf eine andere Substanz ergeben. Man ist abhängig auch von einer Substanz, die man zuvor noch nicht eingenommen hat, nur weil man zuvor Abhängigkeit von einer im ZNS ähnlich wirkenden Substanz entwickelt hat (zum Komplex Toleranz und Abhängigkeit siehe Kapitel 15).

Der GABA-Rezeptor

Verschiedene Beobachtungen führten auf die Spur der Wirkungsweise von Benzodiazepinen im Gehirn: Ähnlich sedierende Effekte von Benzodiazepinen, Alkohol und Barbituraten (Kapitel 13) lenkten die Aufmerksamkeit auf die Wechselwirkung von Benzodiazepinen mit inhibitorischen Transmittern. Ferner weisen Kreuztoleranz und Kreuzabhängigkeit zwischen Benzodiazepinen, Barbituraten und Alkohol auf verwandte molekularbiologische Effekte hin. Benzodiazepine entfalten – verglichen mit Alkohol und Schlafmitteln – bereits in sehr kleinen Dosen deutliche Effekte. Dies erinnert an die Wirkung von Opiaten (Kapitel 8) und legte die Annahme einer spezifischen, für Benzodiazepine sensitiven Membran, also eines Rezeptors nahe. Diese Beobachtungen richteten die Aufmerksamkeit (a) auf GABA, den hauptsächlichen inhibitorischen Transmitter im ZNS und (b) auf die Suche nach einem spezifischen Rezeptor für Benzodiazepine.

Benzodiazepine, Alkohol, Barbiturate und Antikonvulsiva wirken GABA-agonistisch (Kapitel 13). Eine Spezifizierung der Wirkung wurde mit der genaueren Beschreibung des GABA-Rezeptors möglich. Die Existenz eines Benzodiazepinrezeptors, also einer spezifisch benzodiazepin-sensitiven Struktur im Gehirn, wurde erstmals 1977/78 von Möhler (Schweiz) und dem Team Braestrup/Squires (Dänemark) nachgewiesen. Im gleichen Jahr entdeckte Tallman in

Baltimore, daß GABA die Bindungsaffinität von Benzodiazepinen am GABA-Rezeptor stimuliert und umgekehrt Benzodiazepine die Bindung von GABA am GABA-Rezeptor. Schließlich datiert ebenfalls auf das Jahr 1978 die Spezifizierung unterschiedlicher Rezeptoruntereinheiten für Benzodiazepine und Sedativa bzw. Antikonvulsiva durch Barnard in London.

γ-Amino-Buttersäure (**GABA**) ist der wichtigste bekannte inhibitorische Transmitter im ZNS. Am postsynaptischen Rezeptor bewirkt GABA Öffnung von Chlorionen-Kanälen. Einstrom von Chlorionen in die Zelle führt zur Hyperpolarisation der postsynaptischen Membran, also zu IPSPs. In der Folge werden weniger Aktionspotentiale weitergeleitet, es kommt zur Dämpfung der Erregungsleitung. Stimulation mit GABA und GABA-Agonisten reduzieren die Feuerfrequenz der entsprechenden Neurone. GABAerge Zellen sind in Groß- und Kleinhirnrinde, Hippocampus, Striatum, Thalamus, Hypothalamus und retikulären Hirnstammkernen als Interneurone verteilt, daneben verlaufen längere GABAerge Projektionsbahnen aus dem Kleinhirnkortex zu Hirnstamm und Kleinhirnkernen sowie von der Substantia nigra zum Thalamus. GABAerge Interneurone vermitteln rekurrente Hemmung.

Der GABA-Rezeptor (Abb. 12.2) besteht aus einem Proteinmolekül, auf dem verschiedene Membranuntereinheiten differenziert werden können. Benzodiazepine weisen hohe Affinität zu einer Untereinheit auf, die entsprechend als 'Benzodiazepin-Untereinheit' spezifiziert wird, während Alkohol und Barbiturate bzw. Antikonvulsiva an diesen Stellen nicht mit gleicher Affinität binden. Diese Sedativa beeinflussen dagegen andere Untereinheiten. Die Rezeptoruntereinheiten unterscheiden sich: die Sedativa/Antikonvulsiva-Untereinheit ist Teil der Chlorionen-Kanäle. Bindung von GABA oder Sedativa vom Barbiturat-Typ an dieser Untereinheit öffnet die Cl^--Kanäle. Der Benzodiazepinrezeptor ist nicht unmittelbar mit den Chlorionen-Kanälen verbunden, Benzodiazepine wirken aber über ihre Wechselwirkung mit GABA auf den Chlorionen-Einstrom, d.h. sie erhöhen die Zahl der bei einer bestimmten Menge GABA geöffneten Kanäle für Chlorionen.
Charakteristisches Merkmal des GABA-Rezeptors ist, daß die Bindung einer Substanz an der entsprechenden Untereinheit die Wirkung modifziert, die eine zweite Substanz an einer anderen Untereinheit entfaltet. Die Bindung von Benzodiazepinen am GABA/Benzodiazepinrezeptor erhöht die Wirkung von GABA, und GABA erhöht die Bindungsaffinität für Benzodiazepine. Da die stimulierende Wirkung von GABA auf die Benzodiazepinbindung jedoch nicht mit der Verteilung GABA-affiner Bindungsstellen im ZNS korreliert, nimmt

man an, daß nicht alle GABA-Rezeptoren zugleich auch Benzodiazepinrezeptoren umfassen. Vermutet wird[1], daß der Benzodiazepinrezeptor als Kopplungsprotein den GABA-Rezeptor mit den Chlorionen-Kanälen verbindet. Außerdem potenzieren Benzodiazepine die Wirkung von GABA, indem sie hemmende Autoregulatoren am GABA-Rezeptor inhibieren, so daß GABA ungehindert auf die Chlorionen-Kanäle wirken kann. Die inhibitorische Wirkung von Benzodiazepinen am GABA-Rezeptor muß auf diese besondere Form der Wechselwirkung, der gegenseitigen Stimulierung und Potenzierung zurückgeführt werden. Entsprechend lösen β-Carboline, die eine hohe Affinität zum Benzodiazepinrezeptor und Benzodiazepinen entgegengesetzte pharmakologische Effekte aufweisen, bei Probanden starke Angstgefühle aus.[2] Alkohol und Sedativa wirken kompetitiv mit Benzodiazepinen an der Sedativa/Antikonvulsiva-Untereinheit des GABA-Rezeptors, nicht jedoch an der Benzodiazepin-Untereinheit.

Differenziert werden zwei Typen von GABA-Rezeptoren: an $GABA_A$ - Rezeptoren bewirkt GABA (oder GABA-Agonisten) schnelle IPSPs über Öffnung der Chlorionen-Kanäle. Am $GABA_B$-Rezeptor bewirkt GABA (oder GABA-Agonisten) zum einen postsynaptische Hyperpolarisation – und zwar zunehmend mit zunehmendem Kaliumionen-Einstrom, zum anderen abnehmenden präsynaptischen Calciumionen-Einstrom und abnehmende Ausschüttung von anderen Neurotransmittern, z.B. Monoaminen. Die inhibitorische Wirkung am postsynaptischen Rezeptor wird beim $GABA_B$-Rezeptor durch die Hemmung von cAMP Aktivität erzielt. Benzodiazepinrezeptoren sind Teil des $GABA_A$-Rezeptors, aber nicht alle $GABA_A$-Rezeptoren umfassen auch Benzodiazepinrezeptoren. Beide Rezeptor-Typen finden sich weitverteilt im Kortex, im Hippocampus und in anderen limbischen Strukturen.[3] Eine Differenzierung der GABA-Rezeptortypen ist unter klinischem Gesichtspunkt von Bedeutung für die Spezifizierung der anxiolytischen und antiepileptischen Wirkungen von Benzodiazepinen (Kapitel 13), aber auch für die Aufklärung bestimmter neurologischer Störungen. Beispielsweise korreliert die antikonvulsive Wirkung bestimmter Benzodiazepine mit ihrer Affinität zu $GABA_A$/Benzodiazepinrezeptoren.

---

[1] Haefely,W. (1984) Neurophysiologische und neurobiochemische Wirkungen der Tranquilizer und Hypnotika. In: G.Langer & H.Heimann (Hrsg.) Psychopharmaka. Berlin/Heidelberg, Springer-Verlag, S. 308.

[2] Hommer,D.W., Skolnick,P., Paul,S.M. (1987) The benzodiazepine/GABA receptor complex and anxiety. In: H.Meltzer (Ed.) Psychopharmacology. New York, Raven Press, S.981.

[3] Enna,S.J. & Möhler,H. (1987) γ - Aminobutyric Acid (GABA) receptors and their association with benzodiazepine recognition sites. In: H. Meltzer (Ed.) Psychopharmacology. New York, Raven Press, S. 265-272. und Meldrum,B. (1987) Classification of GABA and benzodiazepine receptors. J. Psychopharmacology, 1, 1-5.

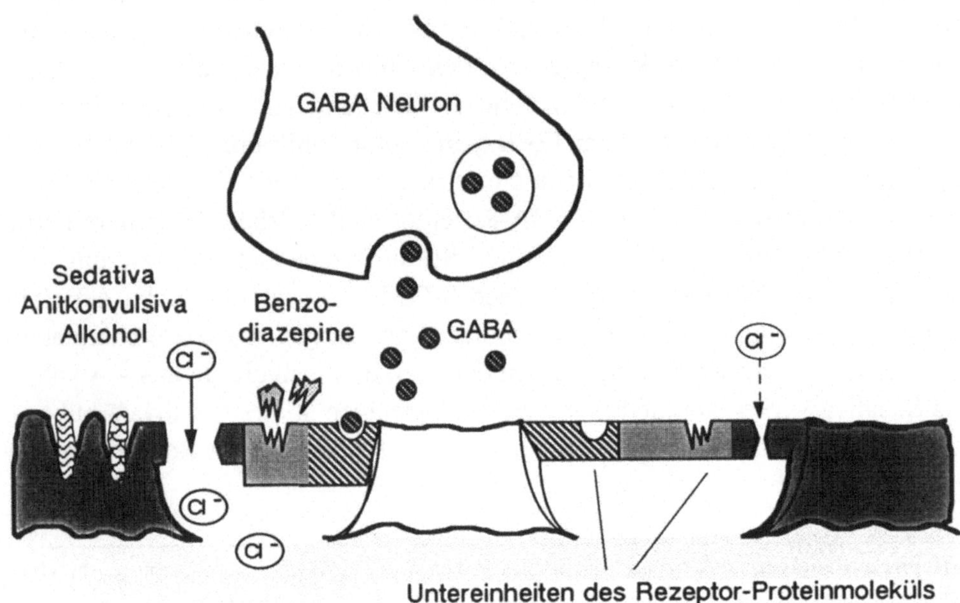

Abb. 12.2: Gelangt der Neurotransmitter GABA an die Rezeptoren der postsynaptischen Membran, so bewirkt seine Bindung an das Proteinmolekül eine Öffnung von Kanälen, durch die Chlorionen in das Innere des postsynaptischen Neurons dringen können und so dessen Membran hyperpolarisieren. Auch bestimmte Sedativa, Alkohol und Antikonvulsiva führen wahrscheinlich zu einer Öffnung dieser Ionenkanäle. Bestimmte Benzodiazepin-Derivate aktivieren eine andere Untereinheit des Rezeptormoleküls und potenzieren darüber die geschilderte Wirkung von GABA

Beim Benzodiazepinrezeptor werden ebenfalls zwei Typen unterschieden und der Einfachheit halber BZ_1 und BZ_2 genannt. Die meisten Benzodiazepine binden an beide Rezeptortypen. Unterschiede scheinen in der Verteilung in kortikalen und subkortikalen Strukturen zu bestehen: BZ_1 finden sich vor allem im Cerebellum, vermutlich die Hälfte aller Benzodiazepinrezeptoren im Hippocampus sind BZ_2. Überlegungen, daß der anxiolytische Effekt von Benzodiazepinen über den BZ_2 vermittelt sein könnten, haben sich nicht fundieren lassen. Schließlich wird ein dritter Benzodiazepinrezeptor-Typ, der sogenannten 'periphere' oder 'P-Rezeptor' in peripheren Organen, z.B. der Niere, aber auch im Gehirn gefunden; er zeichnet sich durch unterschiedliche Bindungsaffinität für unterschiedliche Benzodiazepine aus.

Liganden am Benzodiazepinrezeptor sind zum einen Agonisten, z.B. Diazepam, Chlordiazepoxid, Flunitrazepam, zum anderen sogenannte 'inverse Agonisten', die bei gleicher Affinität zum Benzodiazepinrezeptor den Benzodiazepinen entgegengesetzte Wirkungen entfalten, z.B. β-Carbolin-Carboxylat-Äthylester oder das Neuropeptid DBI (**D**iazepam-**B**inding **I**nhibitor), schließlich Antagonisten (Ro 15-1788), die die Wirkung von Benzodiazepinen kompetitiv hemmen. Als **endogene** Liganden an Benzodiazepinrezeptoren werden verschiedene Proteine, Peptide, Lipide und L-Thyroxin diskutiert.[1]

Die Wirkung von Benzodiazepinen läßt sich weiter über die Verteilung der **GABA-/Benzodiazepinrezeptoren** deuten. GABA-Rezeptoren finden sich nahezu überall im ZNS. Die höchsten Dichten werden für frontale Regionen des limbischen Systems, die Nuclei amygdalae, Hippocampus, Formatio reticularis, Frontal- und Okzipitalkortex, Striatum und Cerebellum berichtet.[2] Entsprechend nimmt man an, daß sich auch benzodiazepin-sensitive GABA-Rezeptoren weiträumig im Gehirn verteilen. Benzodiazepine hemmen die neuronale Übertragung auch in Regionen, in denen sich serotonerge Neuronen (Raphé-Kerne), noradrenerge Neurone (Locus coeruleus) und dopaminerge Neurone (Substantia nigra pars compacta) häufen. Beispielsweise führt elektrische Stimulation des Locus coeruleus, dem Ursprung noradrenerger Bahnen, zu Angstreaktionen beim Versuchstier, und die Wirkung von Benzodiazepinen auf aversive Reize ist abhängig von der Intaktheit dieses noradrenergen Systems. Ebenso können Reaktionen dopaminerger Neurone im Frontalkortex auf Streßreize durch Benzodiazepine inhibiert werden. Für die inhibitorische Wirkung von Benzodiazepinen auf die Sekretion von Serotonin wurde übrigens keine Toleranzentwicklung beobachtet.

> Merke:
> Benzodiazepine wirken über spezifische, benzodiazepin-affine Untereinheiten einer Untergruppe von GABA-Rezeptoren. Sie wirken über Potenzierung der inhibitorischen Wirkung von GABA. Umgekehrt wird ihre Wirkung durch GABA potenziert.

---

1 Siehe Klotz,U. (1989) Tranquilizer und Hypnotika. In: W.P.Koella (Hrsg.) Psychopharmaka. Stuttgart, Fischer-Verlag, S.52; Squires,R.F. (1984) Benzodiazepine receptors. In: A. Lajtha (Ed.) Handbook of Neurochemistry, 2nd ed., Vol.6. New York, Plenum Press, S. 261-306.

2 Iversen,S.D. (1985) Where in the central nervous system do benzodiazepines act? In: S.D. Iversen (Ed.) Psychopharmacology - Recent Advances and Future Prospects. Oxford, Oxford University Press, S. 75 ff.

Vor dem Hintergrund der Wirkungsweise und Lokalisation der GABA-Benzodiazepinrezeptoren lassen sich die klinischen Wirkungen und Nebenwirkungen von Benzodiazepinen nun folgendermaßen erklären (auf die Wirkung von Barbituraten und Antikonvulsiva wird im nächsten Kapitel eingegangen):

- Die Stimulation von GABA-Rezeptoren in der Formatio reticularis und dem aufsteigenden retikulären Aktivationssystem (ARAS) führt zu allgemeiner Sedierung.
- Unter dem Aspekt der Anxiolyse wird vor allem die inhibitorische Funktion von Benzodiazepinen an GABA-Rezeptoren im limbischen System betont. Die Hemmung serotonerger Übertragung in limbischen Strukturen trägt zur Enthemmung unterdrückter Reaktionen, auch gehemmter aggressiver Reaktionen bei.
- Dämpfende Effekte in Motorkortex und Cerebellum führen zur Hemmung spinaler Reflexe und darüber zur Muskelrelaxation.
- Inhibition im Hippocampus mag verantwortlich für die unter Benzodiazepinen beobachteten Gedächtnisstörungen sein.
- Inhibition auf kortikaler Ebene dürfte die Einschränkung der intellektuellen Leistungsfähigkeit vermitteln.
- Stimulation der GABA-Rezeptoren im Frontalkortex könnte ebenfalls zu Enthemmung unterdrückter Verhaltensweisen führen und damit zu Verhaltensweisen, die mit Konfliktscheu, 'Wurstigkeit' beschrieben wurden.
- Parallele Lokalisation von Benzodiazepin- und Sedativa/Antikonvulsiva-Rezeptoren am GABA-Rezeptor erklären die gegenseitig potenzierende Wirkung von Alkohol, Barbituraten und Benzodiazepinen, ebenso wie Kreuztoleranz und Kreuzabhängigkeit zwischen Benzodiazepinen und Sedativa.
- Der Einfluß von Benzodiazepinen auf Schlaf könnte über deren Effekte auf serotonerge und noradrenerge Strukturen, die mit der Schlafregulation assoziiert werden, vermittelt sein.

Nicht benzodiazepin-verwandte Tranquilizer

Wie bereits geschildert, ging der Entwicklung der Benzodiazepine die Entdeckung von Meprobamat voraus.

Das **Propandiol-Derivat Meprobamat** (Miltaun®, Cyrpon®) zeichnet sich – bedingt durch rasche Resorption – durch sehr raschen Wirkungseintritt nach bereits 10–30 Minuten aus; die maximale Wirkung wird nach 1–2 Stunden erreicht und klingt nach 4–6 Stunden ab. Die Halbwertszeit von Meprobamat liegt bei 12 Stunden. Meprobamat wirkt ähnlich wie Benzodiazepine **muskelrelaxierend und beruhigend**, weist jedoch keine Affinität zum GABA- oder Benzodiazepinrezeptor auf. Meprobamat wird nur noch sehr vorsichtig eingesetzt, weil es starke **Nebenwirkungen** auslöst, z.B. Kopfschmerzen, Übelkeit, Ataxie, Hypotension, Hautallergien. Außerdem wurde ein deutliches **Abhängigkeitspotential** beobachtet. Bei hoher Dosierung sind die motorische Koordination und das Reaktionsvermögen eingeschränkt, bei Überdosierung besteht die Gefahr der Intoxikation – die tödliche Dosis liegt bei 20 g.

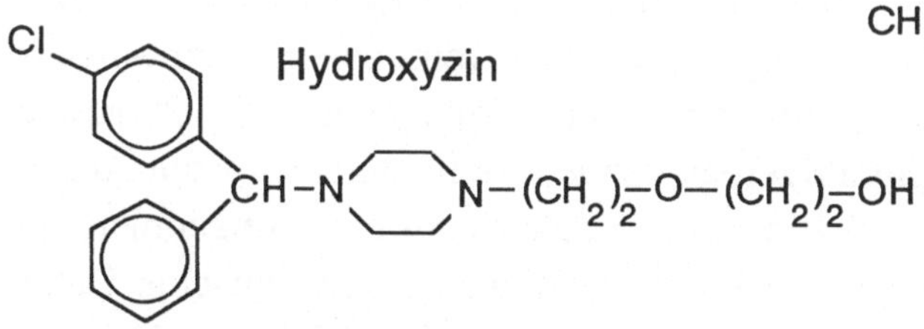

Hydroxyzin

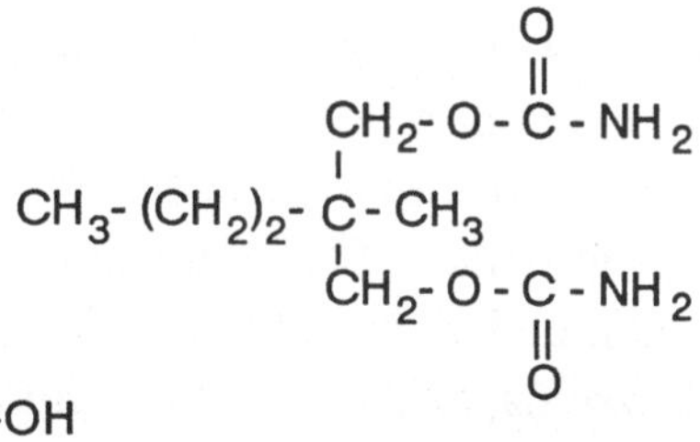

Meprobamat

Hydroxyzin oder Diphenylmethan-Derivate (z.B. Atarax®): Die Beobachtung, daß Substanzen, die Histamin-Rezeptoren (vor allem H1) blockieren, sedierend wirken, legte den Einsatz dieser Antihistaminika als Tranquilizer und Anxiolytika nahe. Die chemisch den Antihistaminika verwandten Hydroxyzine wirken nicht nur sedierend, sondern auch analgetisch, antiemetisch und antikonvulsiv. Diese Wirkungen werden vor allem über antihistamine und anticholinerge Effekte vermittelt, die **beruhigenden** und **anxiolytischen** Effekte sind also **sekundär**. Aufgrund rascher Resorption treten psychotrope Wirkungen bereits nach 15–30 Minuten ein. Eine maximale Plasma-Konzentration wird nach einer Stunde gemessen, die Wirkungen halten aber bis zu 24 Stunden an. Entsprechend der anticholinergen Wirkungsweise treten **Nebenwirkungen** wie Mundtrockenheit, Tachykardie, Hypotonie und Erregungszustände auf. Ferner kommt es zu Müdigkeit und starker Einschränkung des Reaktionsvermögens. Ähnlich wie andere Antihistaminika senken Hydroxyzine die Krampfschwelle. Bei älteren Personen ist mit einer erhöhten Sensitivität für diese Nebenwirkungen zu rechnen. Angesichts dieser gravierenden Nebenwirkungen erscheint die Anmerkung, daß bisher kein Abhängigkeitspotential für Hydroxyzine beobachtet wurde, nur als schwacher Trost.

β-Rezeptorenblocker (z.B. Aptin®, Beloc®, Tenormin®, Dociton®): Wie erwähnt, geht Angst – aber auch generell Kampf- und Fluchtreaktionen – mit einer Reihe peripher-physiologischer Änderungen einher. Eine wesentliche Reaktion unter akutem Streß bildet die Ausschüttung von Adrenalin und Noradrenalin aus dem Nebennierenmark. Adrenalin beschleunigt die Herzfrequenz, erhöht die muskuläre Leistung und erweitert die Bronchien. Noradrenalin führt ähnlich zu Blutdruckanstieg. Entsprechend liegt das klassische Einsatzgebiet von Pharmaka zur adrenergen/noradrenergen Übertragung in der Inneren Medizin. Neuerdings werden β-adrenerge Rezeptorenblocker (kurz β-Blocker) jedoch auch als Beruhigungsmittel und Anxiolytika eingesetzt. Zunächst wurde angenommen, daß diese Substanzen, die kompetitiv β-adrenergen Rezeptoren im sympathischen Nervensystem blockieren und darüber Herzfrequenz und Blutdruck absenken, ebenfalls **sekundär anxiolytisch** und beruhigend wirken: Sie reduzieren die physiologischen Komponenten der Angstreaktion und vermitteln über die Wahrnehmung eines ruhigen und gleichmäßigen Herzschlages das Gefühl, nicht aufgeregt, sondern ruhig und entspannt zu sein. Die beruhigende Wirkung von β-Blockern ist danach auf eine Antagonisierung des streßbedingt erhöhten Sympathicotonus zurückzuführen, auf eine Dämpfung der Noradrenalin-Sekretion im ZNS und der Adrenalin- und Noradrenalin-Sekretion aus den Nebennieren. Eine muskelrelaxierende Wirkung von β-Blockern wurde nicht nachgewiesen. Da viele β-Blocker (z.B. Propranolol oder Metoprolol) die Blut-Hirn-Schranke überwinden, ist jedoch auch eine direkte zentralnervöse Wirkung anzunehmen. Bindungsstellen für β-Blocker wurden beispielsweise im limbischen System, im Hypothalamus, im Cerebellum, im extrapyramidalmotorischen System und in der Medulla oblongata gefunden. Viele β-Blocker wirken membranstabilisierend und könnten auch auf diese Weise zentralnervös dämpfend wirken.

Als erster Antagonist β-noradrenerger Rezeptoren im sympathischen Nervensystem und im ZNS wurde 1964 Propranolol entdeckt. Klinisch dient er zur Behandlung von Bluthochdruck, zur Verhinderung von Angina-pectoris-Anfällen und kardialen Arrhythmien. β-Blocker wie Propranolol werden zwar nach oraler Applikation rasch (innerhalb von 30–60 Minuten) absorbiert, aufgrund eines starken 'First-pass-Effektes', also starker Verstoffwechselung bei der ersten Passage in der Leber, gelangt aber nur etwa ein Drittel der aufgenommenen Dosis über die Blutbahn ins ZNS. β-Blocker zeichnen sich durch kurze Halbwertszeit von 3–4 Stunden aus, wobei die unterschiedliche Lipophilie einzelner β-Blocker auch Halbwertszeiten bis zu 12 Stunden bedingen kann. Hohe Plasmaeiweißbindung von β-Blockern führt zu teilweise langen Wirkungsdauern. β-Blocker werden in der Leber inaktiviert und über die Nieren ausgeschieden.

Zwar reduziert Propranolol die sympathisch vermittelten Angstsymptome wie Tachykardie und Hyperventilation, doch ist noch nicht hinreichend geklärt, ob bzw. bei welcher Symptomatik auf diese Weise ein Angstsyndrom zum Verschwinden gebracht werden kann.

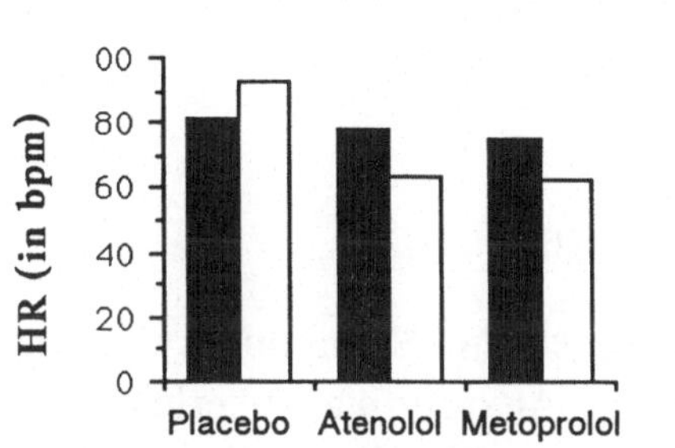

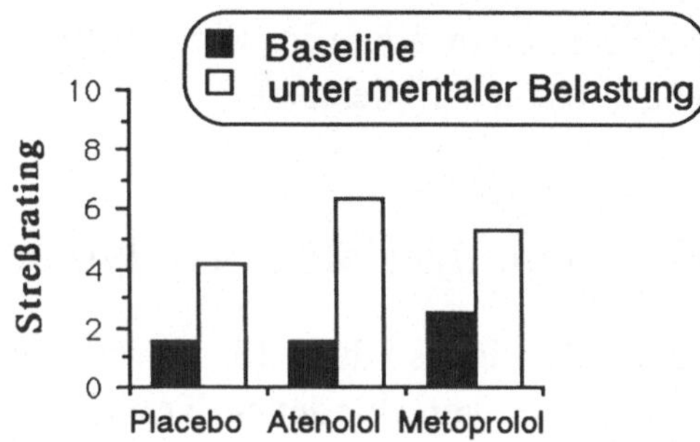

Abb. 12.3 In einer Doppelblindanordnung wurde je 12 gesunden Probanden Placebo oder einer von zwei β-Blockern verabreicht. Dargestellt sind Herzrate (HR) und subjektive Streßeinstufung (auf einer Skala von 0–10) vor Einnahme der Substanz (Baseline) und danach während einer Kopfrechenaufgabe (mentale Belastung). Zwar verhindern beide b-Blocker den HR-Anstieg unter Streß, senken die HR sogar ab, wirken aber subjektiv nicht streßreduzierend. Das hydrophile Atenolol, das die Blut-Hirn-Schranke schwerer durchquert als das lipophile Metoprolol, führt sogar zu einem subjektiv stärkeren Anstieg als Placebo[1]

Wie Abb.12.3 veranschaulicht, bleibt zwar unter streßhaften Situationen die Akzeleration der Herzfrequenz aus, subjektiv wird dies aber keinesfalls streßmindernd erlebt. β-Blocker sind daher in den USA nicht als Anxiolytika zugelassen. Bei ihrem Einsatz als Anxiolytika muß insbesondere auf die kardiovaskulären **Nebenwirkungen** geachtet werden. Vor allem bestehende organische Probleme wie Herzinsuffizienz oder periphere Durchblutungsstörungen werden durch β-Blocker intensiviert, da adrenerge Kompensationsmechanismen gehemmt werden. Aufgrund ihrer bronchodilatatorischen Eigenschaften sind β-Blocker bei Patienten mit Asthma kontraindiziert. Aufgrund ihrer Wirkungen auf den Kohlenhydrat- und Fettstoffwechsel sollten β-Blocker darüber hinaus nicht bei Diabetes-Patienten eingesetzt werden. Plötzliches Absetzen kann zu 'Rebound'-Phänomenen, beispielsweise Angstzuständen, Tremor, Schmerzen in der Brust, depressiven Verstimmungen und Alpträumen, führen.

---

[1] Daten aus gemeinsam mit Dipl. Biol. Renate Schweizer und Dr. Harald Rau in unserem Labor durchgeführten Studien.

Bei hohen Dosierungen ist auf erhöhte Krampfbereitschaft zu achten. Gegenüber anderen Tranquilizern beeinträchtigen β-Blocker das Reaktionsvermögen z.B. im Straßenverkehr oder in Prüfungssituationen nicht und führen nicht zu Toleranzentwicklung oder Entzugserscheinungen.

Schließlich führen auch **Barbiturate** in bestimmter Dosierung zu Beruhigung. Da ihr Einsatz vor allem im Bereich der Schlafstörungen liegt, werden sie im folgenden Kapitel 13 behandelt.

Sind Tranquilizer als Anxiolytika geeignet?

Um die Indikationsstellung für verschiedene Angst- und Spannungssyndrome angesichts der verschiedenen Tranquilizer und Anxiolytika zu erleichtern, wurden immer wieder Schemata von 'Therapien der Wahl' erstellt.[1] Strukturierende Merkmale sind dabei beispielsweise die Beteiligung somatischer und kognitiver Komponenten: Ist die Intensität vegetativ-körperlicher Symptome hoch (etwa bei Panikattacken oder Lampenfieber), werden β-Rezeptorenblokker und 'Psychotherapie' empfohlen, kommt noch eine starke kognitive Beteiligung hinzu, so gelten auch Benzodiazepine als Mittel der Wahl. Sind bei stark kognitiv geprägten Ängsten körperliche Symptome schwach ausgeprägt, dreht sich die Hierarchie der vorgeschlagenen Therapien um in 1) Psychotherapie, 2) β-Rezeptorenblocker und 3) Tranquilizer. Angesichts des eingangs geschilderten Beispiels zur Entstehung von Angst und angesichts der Nebenwirkungen aller genannten 'Anxiolytika' verwundert uns immer wieder, daß verhaltensorientierte psychotherapeutische Maßnahmen nicht generell im Vordergrund stehen und daß Tranquilizer nicht generell als letzte Wahl empfohlen werden.

Die 'anxiolytische' Wirkung von Benzodiazepinen trägt nicht dazu bei, daß die Bedingungen bzw. Verhaltensweisen, die zur Entstehung der Angststörung geführt haben, beseitigt werden. Benzodiazepine beseitigen Symptome, aber nicht Ursachen von Angst.

[1] Beispiele siehe Spiegel,R. (1988) Einführung bin die Psychopharmakologie. Bern/Stuttgart, Verlag Hans Huber, S.232 ff.

Als Indikationen für Tranquilizer schlagen Pöldinger und Wider[1] beispielsweise Epilepsien, Muskelspasmen, Alkoholentzugssyndrom und Narkosevorbereitung vor. Demgegenüber dürften in der Praxis Angstzustände, psychosomatische Störungen und Schlafstörungen als Indikationen hinzukommen, wenn nicht sogar dominieren.

Vertiefende Literatur

Zu Angst:

Barlow,D. (1988) Anxiety and its Disorders. New York, Guilford Press.

Strian,W. (1984) Angst. Berlin/Heidelberg, Springer-Verlag.

Zu Tranquilizern:

Haefely,W., Pöldinger,W., Wider,F. (1984) Tranquilizer und Hypnotika: Grundlagen und Therapie. In: G.Langer & H.Heiman (Hrsg.) Psychopharmaka. Berlin/Heidelberg, Springer-Verlag, S. 302–346.

Zu GABA/Benzodiazepin-Rezeptorkomplex:

Enna,S.J. (1984) (Ed.) The GABA Receptors. New York, Wiley & Sons.

Hommer, D.W., Skolnick, P., Paul, S.M. (1987) The benzodiazepine/GABA receptor complex and anxiety. In: H. Meltzer (Ed.) Psychopharmacology. New York, Raven Press, S. 977–984.

[1] Pöldinger,W. & Wider,W. (1984) Indikationen der Therapie mit Tranquilizern und Hypnotika. In: G.Langer, H.Heimann (Hrsg.) Psychopharmaka. Berlin/Heidelberg, Springer-Verlag, S. 333 ff.

13 Schlafmittel, Antiepileptika und GABA

Im letzten Kapitel waren – ausgehend von der Wirkung von Benzodiazepinen – Struktur und Funktionsweise des GABA-Rezeptors vorgestellt worden. Zwei weitere Substanzgruppen, die ihre Wirkungen unter anderem am GABA-Rezeptor entfalten, sind Barbiturate, die als Schlafmittel eingesetzt werden, und Antiepileptika. Im folgenden soll am Beispiel dieser Substanzgruppen noch einmal die Wirkung GABA-agonistischer Psychopharmaka verdeutlicht werden.

Zentral dämpfende Wirkungen psychoaktiver Substanzen macht man sich auch bei der Behandlung von Schlafstörungen zunutze. Am häufigsten werden dabei bestimmte Benzodiazepin-Derivate, zunehmend weniger Barbiturate eingesetzt. Der Überblick über Struktur, Wirkungen und Nebenwirkungen von Schlafmitteln umfaßt jedoch auch weniger gebräuchliche oder mit Vorsicht eingesetzte Substanzen wie Alkohol-Derivate, Harnstoff-Derivate und Chinazolinon-Derivate. Zuvor soll jedoch anhand eines kurzen Abrisses über die Natur des Schlafes und über Schlafstörungen eine Grundlage für die Diskussion von Einsatz und Indikation von Schlafmitteln gelegt werden.

Im zweiten Teil des Kapitels werden Antiepileptika als eine weitere wichtige Gruppe zentralnervös dämpfender, weitgehend am GABA-Rezeptor wirkender Substanzen angesprochen. Obwohl Antiepileptika nicht direkt zur Klasse der Psychopharmaka im engeren Sinne gerechnet werden, sind sie als Substanzen mit z.T. deutlichen psychotropen (Neben)wirkungen nicht nur für Neurologen, sondern auch für Psychologen und Psychopharmakologen von Interesse.

Normaler Schlaf

Schlafen und Wachen folgen einem Rhythmus, der über Oszillatoren, 'biologische' oder 'innere Uhren' gesteuert und über 'externe Zeitgeber' wie Tageslicht, Arbeitsrhythmus und soziale Kontakte moduliert wird. Schaltet man externe Zeitgeber aus, so pendelt sich der 'freilaufende' Schlaf-Wach-Rhythmus bei 25–27 Stunden ein; externe Zeitgeber synchronisieren diese 'circadiane' (entsprechend dem lateinischen *circa dies*, d.h. ungefähr ein Tag) Rhythmik auf 24 Stunden. Auch der Schlaf selbst ist durch Phasen gekennzeichnet, die anhand vorherrschender Muster im EEG-Frequenzspektrum und begleitender physiologischer Reaktionen definiert werden:

Stadium 1: Dösen, Leichtschlaf: Zerfall der im entspannten Wachzustand dominierenden α-Wellen, maximal 20% α-Wellen, θ-Wellen

Stadium 2: Schlafspindeln und K-Komplexe

Stadium 3: mindestens 20% hochamplitudige δ-Wellen

Stadium 4: mehr als 50% δ-Wellen.

Parallel zu diesen EEG-Veränderungen werden über die Stadien hinweg eine zunehmend höhere Weckschwelle, die Abnahme des Muskeltonus (EMG) und der elektrookularen Aktivität (EOG) und abnehmende Aktivierung in anderen physiologischen Systemen registriert.

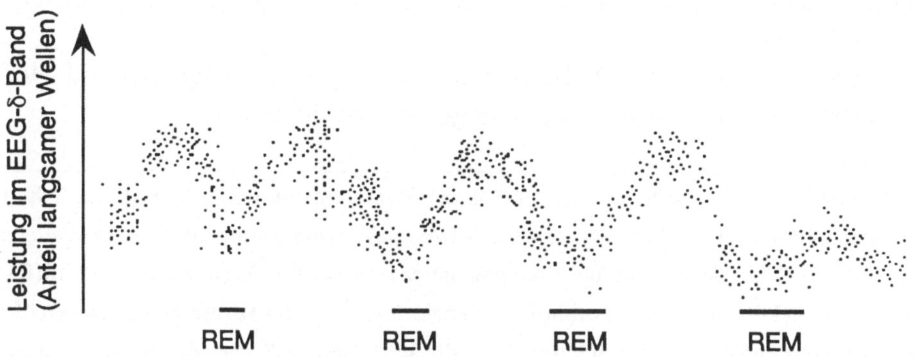

Abb. 13.1. Verlauf des Anteils langsamer Wellen (<6 Hz) im EEG während einer Nacht: Es zeigen sich drei bis fünf Zyklen, die gegen Ende der Nacht länger dauern, wobei der REM-Anteil zu- und die Tiefe des SWS abnimmt

Diese 4 Stadien werden auch als **SWS** ('**s**low **w**ave **s**leep'), telenzephaler oder 'Non-REM-Schlaf' (**NREM**) von der sich anschließenden Phase abgegrenzt, die sich durch höherfrequente, niederamplitudige EEG-Aktivität, schnelle Augenbewegungen, Muskelatonie, wechselnde Atmung, erhöhte Durchblutung der Geschlechtsorgane, Myokloni und besonders hohe Weckschwelle auszeichnet. Vor allem das auffällige Merkmal schneller Augenbewegungen führte zur Bezeichnung dieser Phase als **REM** ('**r**apid **e**ye **m**ovement') -Schlaf. Aus dem

Somnogramm, der Aufzeichnung von Schlafstadien im Verlauf einer Nacht, anhand der EEG-Charakteristika, kann man ablesen, daß eine Abfolge von Stadien des NREM und REM-Schlafes ca. 90 Minuten dauert, daß die Dauer der REM-Phasen und die Abstände zwischen REM-Phasen über einen Nachtschlaf hinweg zunehmen, daß ein 'normaler' Nachtschlaf ungefähr fünf Zyklen umfaßt (Abb.13.1). Ein solches typisches Muster ist aber durchaus modulierbar, ohne daß man gleich auf eine Schlafstörung schließen muß. Eine deutliche Veränderung folgt dem Lebensalter: Säuglinge schlafen ca. 16 Stunden, verbringen davon 50–80% im REM-Schlaf und haben kürzere (60 Minuten) NREM-REM-Zyklen; ab dem 65. Lebensjahr schläft man normalerweise höchstens 5–6 Stunden, und während der REM-Anteil bei 20–25% dem der 10- bis 60jährigen gleichbleibt, zeigt sich eine drastische Reduktion des Tiefschlafs. Neben dem Lebensalter können externe Faktoren das Schlaf-Wach-Muster beeinflussen, zum Beispiel

- Umgebungsbedingungen: nach späten schweren Mahlzeiten, in heißen, lauten Räumen, nach intensiver Arbeit oder emotionalen Auseinandersetzungen schläft man anders als nach einem entspannten Abend oder in kühlen, luftigen, ruhigen Räumen,
- Lebensgewohnheiten: es gibt Lang- und Kurzschläfer, Nachteulen und Morgenmenschen oder auch Arbeitsbedingungen wie Schichtarbeit.

Verschiedene zentralnervöse Strukturen sind an der Steuerung von REM-NREM und Schlaf-Wach-Periodik beteiligt, die Formatio reticularis bzw. das aufsteigende retikuläre Aktivationssystem (ARAS), Tractus solitarius und Area praeoptica (sensitiv für Thermoregulation), diffuse thalamische Projektionen, Septum, orbitofrontaler Kortex, Kerne im Hirnstamm zwischen Medulla und Mesencephalon im Bereich der Pons: die serotonergen Raphé-Kerne, der noradrenerge Locus coeruleus und acetylcholinerge pontine Riesenzellen (**FTG**, field of tegmental gigantocellelular neurons). Modelle der Schlafregulation nehmen an, daß das Wechselspiel von cholinergen FTG-Neuronen und serotonergen Zellen im Locus coeruleus den NREM-REM-Rhythmus steuern:

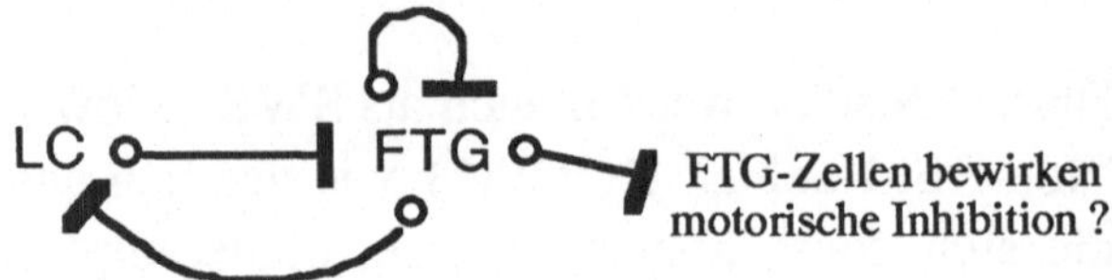

Im REM-Schlaf feuern FTG-Neurone und inhibieren den Locus coeruleus und motorische Aktivität. Beim wachen Tier korrelieren Entladungen der FTG-Zellen allerdings mit Bewegung, so daß der 'Schalter' für die Motorik wahrscheinlich anderweitig zu suchen ist.[1]

Wenngleich diese Theorie einige Unstimmigkeiten aufweist, so kann sie doch einige Befunde psychotroper Substanzen erklären: Reserpin, das die Speicher von Serotonin und Noradrenalin entleert, erhöht entsprechend REM und erniedrigt anfangs SWS. Depressive weisen oft gestörten Schlaf auf, sie erreichen den ersten REM-Schlaf häufig bereits nach 5–10 Minuten. Antidepressiva, die ja die Wiederaufnahme der Catecholamine behindern, verringern den REM-Anteil.

Ein wesentlicher Indikator interner Oszillatoren für Schlaf-Wach- ebenso wie NREM-REM-Zyklizität ist die Körperkerntemperatur. Der Rhythmus der Körpertemperatur scheint zusammen mit der vorausgegangenen Wachperiode Müdigkeit und Einschlafzeitpunkt sowie die Einleitung von REM-Phasen zu determinieren: Man geht bevorzugt bei absinkender Körpertemperatur zu Bett und wacht auf, wenn abnehmendes Schlafbedürfnis mit ansteigender Körpertemperatur zusammenfallen. REM-Phasen werden häufiger und länger in Phasen erhöhter Körpertemperatur, nämlich gegen Morgen.[2] Schrittmacherfunktion wird dem Nucleus suprachiasmaticus im Hypothalamus zugeschrieben. Dieser besteht aus zwei Zellgruppen, links und rechts vom III. Ventrikel oberhalb des Chiasma opticum. Er erhält Afferenzen aus dem Tractus retinohypothalamicus, den lateralen Kniekörpern und den Raphé-Kernen; Efferenzen gehen zu Chiasma opticum, Septum, paraventrikulärem Hypothalamus und Thalamus. Über retinohypothalamische Bahnen moduliert Licht diese innere Uhr.

Schlafstörungen – Symptome mit vielen möglichen Ursachen

Menschen, die wegen Schlafstörungen den Arzt aufsuchen, klagen primär darüber, daß sie nicht ein- oder nicht durchschlafen können. Eine andere Gruppe von Patienten klagt umgekehrt über ständige Müdigkeit und ein übergroßes Schlafbedürfnis. Diese Symptome werden in der Literatur den Kategorien **DIMS** (disorders of inducing and maintaining sleep) und **DOES** (disorders of excessive Sleep) zugeordnet. Allein in der Kategorie der DIMS werden jedoch wieder bis zu 21 unterschiedliche Störungen differenziert, von 'transienten' über 'psychophysiologische', 'medikamentenbedingte' DIMS bis zu 'idio-

---

[1] Siehe z.B. Hobson,A., McCarley,R.W., Wyzinski,P.W. (1975) Sleep cycle oscillation: Reciprocal discharge by two brainstem neuronal groups. Science 189, 55-58; oder Sakai,K. (1984) Central mechanisms in paradoxical sleep. In: A.Borbely & J.L.Valatx (Eds.) Sleep Mechanisms. Berlin/Heidelberg, Springer, S.3-38.

[2] Borbely,A. (1984) Das Geheimnis des Schlafs. Stuttgart, DVA.

pathischen' DIMS oder 'subjektiven DIMS ohne objektive Befunde'.[1] Typische DOES sind Narkolepsie und apnoe-bedingte Müdigkeit. Als dritte Gruppe von Schlafstörungen gelten die **Parasomnien**, schlafbegleitende Störungen wie Schlafwandeln (Somnambulismus), Alpträume oder Aufschrecken (Pavor nocturnus), Reden im Schlaf (Somniloquie), Enuresis und Myoklonien. Insgesamt leiden 15–30% der Bevölkerung unter Schlafstörungen, und von diesen nehmen 15% regelmäßig Schlafmittel ein.
Ursachen der Schlafstörung können in externen Einflüssen auf die geschilderte interne Rhythmik oder 'innere Uhr', in nichtoptimalen Schlafbedingungen oder aber auch in einer Störung der Schlaf-Wach-Rhythmik, der 'inneren Uhr' liegen.

Schlafstörungen infolge externer, selbst-produzierter Beeinflussung der Schlaf-Wach-Rhythmik: Beispielsweise leidet fast jeder Mensch nach Zeitzonenwechsel ('jet lag') vorübergehend unter Schlafstörungen; Schichtarbeiter klagen häufig über Schlafstörungen. In beiden Fällen kommt es zu künstlicher Verschiebung der sonst gekoppelten Temperatur- und Schlaf-Wach-Rhythmen. Während Zeitzonenwechsel meist nur vorübergehend Ein- und Durchschlafstörungen verursacht, führt **Schichtarbeit** auf die Dauer zu Schlafstörungen und anderen organischen Störungen, weil Aktivität zu Zeiten der Aktivations/Temperaturminima gefordert sind, weil Nahrung zu Zeiten geringer gastrointestinaler Bereitschaft aufgenommen wird, weil soziale Aktivitäten behindert werden.
Medikamente führen oft, Schlafmittel fast immer zu gestörtem Schlaf; dieser Aspekt wird im Abschnitt über Nebenwirkungen von Schlafmitteln behandelt.

Schlafstörungen infolge nichtoptimaler Schlafbedingungen: In sehr vielen Fällen lassen sich Schlafstörungen auf schlafinkompatible Verhaltens- und Umgebungsbedingungen zurückführen, etwa Lärm, Hitze, Chemikalien, mit denen man bei der Arbeit umgeht, schweres Essen kurz vor dem Schlafengehen, Aufregung, Grübeln, aktivierende Tätigkeiten wie Arbeiten oder Lesen im Bett.
Vor allem ältere Personen versuchen oft zu schlafen, ohne daß ein ausreichender Schlafdruck vorliegt. Treffen altersbedingt reduziertes Schlafbedürfnis (Abb.13.2) und geringere Aktivitäten während des Tages zusammen, so kommt es leicht zu langen, subjektiv unangenehm empfundenen Wachzeiten in der

---

[1] Siehe z.B. Nino-Murcia,G. & Keenan,S. (1988) A multicomponent approach to the management of insomnia. Annals of Behavioral Medicine, 10, S.102.

Nacht. Vor allem bei älteren Menschen kommt oft noch eine andere mögliche Ursache für Schlafstörungen hinzu:
Körperliche Krankheiten, die mit Fieber, Schmerzen einhergehen, Herz-Kreislauf-Krankheiten, die mit Atemnot einhergehen, Epilepsien mit nächtlichen Anfällen bzw. Anfällen im Schlaf, Apnoen (Atemstillstand) stören den normalen Schlafablauf.

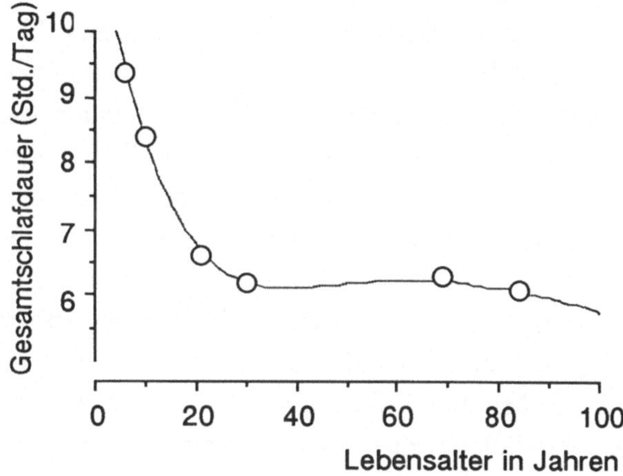

Abb. 13.2. Die Gesamtschlafdauer nimmt mit zunehmendem Lebensalter ab. (Daten nach Feinberg, 1969)

Schlafstörungen aufgrund einer gestörten 'inneren' Uhr: Manche Personen weisen individualtypische chronobiologische Besonderheiten auf, die unter dem Druck bestimmter Zeitgeber zu Schlafstörungen führen können, obwohl ihre Schlaf-Wach- und Temperatur-Rhythmik eigentlich intakt ist. Liegt beispielsweise der 'normale' Einschlafzeitpunkt zwischen zwei und drei Uhr morgens, zwingt die Arbeitszeit diese Personen jedoch, um sechs Uhr wieder aufzustehen, so leiden sie am Ende der Woche unter einem deutlichen Schlafdefizit. Der Versuch, an Wochenenden und im Urlaub dem eigenen inneren Rhythmus gemäß zu schlafen, verhindert jedoch, daß sich die 'innere' Uhr auf die Dauer der 'externen' Uhr anpaßt, so daß es dauerhaft zu starken Schwankungen in der Rhythmizität kommt.
Patienten mit **Depressionen** können oft abends nicht einschlafen und sind bis in den späten Vormittag hinein sehr müde. Oft zeigt sich auch ein veränderter NREM-REM-Rhythmus: die Patienten sinken sofort in REM-Schlaf, ein Phänomen, das als **SOREMP** (sleep onset **REM** periods) bezeichnet wird. Wie es zu dieser Störung kommt, ist letztendlich nicht geklärt. Diskutiert wird

z.B. ein gestörter Temperaturoszillator, der eine zu flache Temperaturkurve bedingt. Da aber der Temperaturoszillator mit der Steuerung des REM-Schlafs in Verbindung gebracht wird, führt ein zu schwacher Temperaturoszillator zu anormal häufigem bzw. raschem Absinken in den REM. Diskutiert wird auch ein verkürzter, um 24 Stunden schwankender 'innerer' Schlaf-Wach-Rhythmus; während es normalerweise zwischen der 'inneren' Uhr mit einer Eigenschwingung von 25–27 Stunden und der durch 'externe' Zeitgeber erzwungenen Schwingung von 24 Stunden eine konstante Phasenbeziehung gibt, können sich bei zeitlich sehr nahe beieinanderliegenden Periodizitäten schwankende Phasenbeziehungen ergeben, die zu Instabilitäten führen: unsystematisch sollen dem externen Zeitgeber diskriminative Reize für Beschleunigung oder für Verlangsamung der inneren Uhr entnommen werden (siehe Kapitel 11).
Möglicherweise liegt auch einer Störung aus der Kategorie DOES, der **Narkolepsie**, eine Störung der internen Rhythmik zugrunde. Narkoleptiker leiden unter zwanghaftem, anfallsartigem Schlafbedürfnis; sie können am Tage wiederholt plötzlich in Schlaf – vorzugsweise sofort in REM-Schlaf – sinken und nach 15–20 Minuten erfrischt wieder aufwachen. Aber auch ihr Nachtschlaf ist gestört. (Schläft ein Zuhörer bei einem Vortrag ein, so ist das normal, fällt der Vortragende in Schlaf, so leidet er wahrscheinlich an Narkolepsie.) Bei einer Untergruppe von Narkoleptikern wurden Fettleibigkeit und **Apnoe** (Pickwick-Syndrom) als ursächliche Faktoren identifiziert: Übergewichtige Personen, die nachts wiederholt durch plötzlichen Atemstillstand geweckt werden, ohne daß sie dies bewußt wahrnehmen müssen, leiden unter sehr zerstückeltem Schlaf und sind entsprechend am Tage müde.
Auf den ersten Blick erscheint bei keiner der genannten Schlafstörungen eine medikamentöse Behandlung unbedingt und als Behandlung erster Wahl angezeigt: Viele haben die Erfahrung gemacht, daß der 'jet lag' von selbst nach einigen Tagen verschwindet. Störungen als Folge von Schichtarbeit lassen sich dauerhaft nur durch Änderung der Arbeitszeiten korrigieren. Bei Schlafstörungen aufgrund schlafinkompatibler Lebensgewohnheiten ist neben Aufklärung über die normale Schlaf-Wach-Rhythmik und Maßnahmen der 'Schlafhygiene' (d.h. der Gestaltung adäquater Schlafbedingungen) Stimuluskontrolle indiziert. Dies bedeutet, daß Bett und Schlafzimmer nur zum Schlafen aufgesucht werden dürfen, daß bei Wachzeiten über 30 Minuten das Bett bzw. Schlafzimmer verlassen werden soll und der Betreffende in einem anderen Raum für einige Zeit einer möglichst langweiligen Tätigkeit (z.B. Schuheputzen) nachgehen soll etc. Auch Entspannungstechniken haben sich zur Verkürzung der Einschlaflatenz als erfolgreich erwiesen. Bei Schlafstörungen im

Alter bewirken neben der Aufklärung über 'normale' Schlafbedürfnisse oft Aktivierung und Hilfen bei der Gestaltung des Tages eine Verbesserung des Schlafes. Treten Schlafstörungen in der Folge einer organischen Krankheit auf, so verschwinden sie auch meist mit der Behandlung dieser Krankheit. Bei Patienten mit individualtypischer Schlaf-Wach-Rhythmik wurden erfolgreich individuelle Anpassungstherapien erprobt, bei denen der Betreffende schrittweise seinen Einschlafzeitpunkt um jeweils zwei Stunden hinausschiebt, bis dieser mit dem gewünschten Zeitpunkt übereinstimmt. Schlafstörungen bei psychiatrischen Patienten bessern sich oft mit dem klinischen Zustand; auch wirken manche Neuroleptika und Antidepressiva mit dämpfender Komponente schlaffördernd. Eine affektive Störung versteckt sich häufig hinter Schlafstörungen, und oft werden Schlafmittel verschrieben, weil der Patient über Schlafstörungen und nicht über depressive Verstimmungen klagt. Bei einer solchen Betrachtung von Schlafstörungen und ihren Behandlungsmöglichkeiten wirkt der hohe Verbrauch von Schlafmitteln – 80 Millionen verschriebener Tagesdosen[1], Jahresumsatz von über 150 Millionen DM in der BRD[2] – unverständlich.

Schlafmittel

Um den Schlaf zu beeinflussen, werden verschiedene Substanzgruppen eingesetzt. Man faßt sie auch unter dem Sammelbegriff 'Hypnotika' zusammen:
Benzodiazepin-Derivate: Alle in Kapitel 12 genannten Benzodiazepine können auch als Schlafmittel eingesetzt werden. Bevorzugt werden Derivate mit raschem Wirkungseintritt, mittlerer bis langer Wirkungsdauer und – relativ gegenüber anderen Derivaten – hoher Wirkungsintensität genutzt. Diese als Schlafmittel entwickelten Benzodiazepine gleichen den als Tranquilizer und Anxiolytika verwendeten Benzodiazepinen, d.h. sie besitzen alle pharmakologischen und psychoaktiven Eigenschaften der Benzodiazepine (Kapitel 12) zusätzlich zur schlafanstoßenden Wirkung. Längere Halbwertszeiten, vor allem bei aktiven Metaboliten, bergen allerdings die Gefahr der Kumulation, vor allem, wenn die Plasma-Halbwertszeiten größer sind als die Wirkungs-Halbwertszeiten.[3]

---

1 Glaseke,G.(1988) Arzneimittelstatistik 1987. Infodienst 88' der Deutschen Hauptstelle gegen die Suchtgefahren, S.29.

2 Langbein, K., Martin,H.P., Sichrovsky,P., Weiss,H. (1983) Bittere Pillen. Köln, Kiepenheuer & Witsch.

3 Mutschler,E. (1986) Arzneimittelwirkungen. Stuttgart, Wissenschaftliche Verlagsanstalt, S. 165.

INN (Freiname)	Handelsname	Halbwertszeit
Flunitrazepam	Rohypnol	10-30 Stunden
Nitrazepam	Mogadan	18-48
Flurazepam	Dalmadorm	1
	(aktiver Metabolit	50-100)
Temazepam	Planum, Remestan	7-10
Midazolam	Dormicum	1-3
Lormetazepam	Noctamid	12-15
Triazolam	Halcion	2-4
	(aktiver Metabolit	bis 8)

Nebenwirkungen, wie sie in Kapitel 12 für Benzodiazepine beschrieben wurden, können auch bei ihrem Einsatz als Schlafmittel auftreten. Zu Beginn des Einsatzes fallen Müdigkeit und katerartige Symptome am Morgen auf. Trotz ihrer erwünschten Wirkungen auf Schlafdauer und Einschlaflatenz verändern Benzodiazepepine das normale Schlafmuster in unerwünschter Weise: die Dauer der Tiefschlafphasen (Stadium 4) ist reduziert, die Zeit, die man im Stadium 2 verbringt, verlängert. Gegenüber anderen Schlafmitteln beeinflussen Benzodiazepine den REM-Schlaf offenbar nicht. Aufgrund der Veränderung des Schlafmusters und möglicher Kumulation kann es nach längerer Einnahme bzw. Absetzen zu Entzugssymptomen mit Schlaflosigkeit, Schwindel, Verwirrung kommen.

Barbiturate, d.h. Barbitursäure-Derivate: Barbitursäure ist das cyclische Kondensationsprodukt aus Harnstoff und Malonsäure. Barbitursäure liegt im Organismus als Anion vor und kann wegen seiner Azidität die Blut-Hirn-Schranke nicht überwinden. Substituenten an **R** erhöhen die Lipophilie.

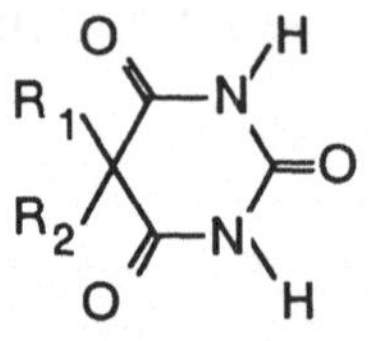

Barbiturat-Grundstruktur

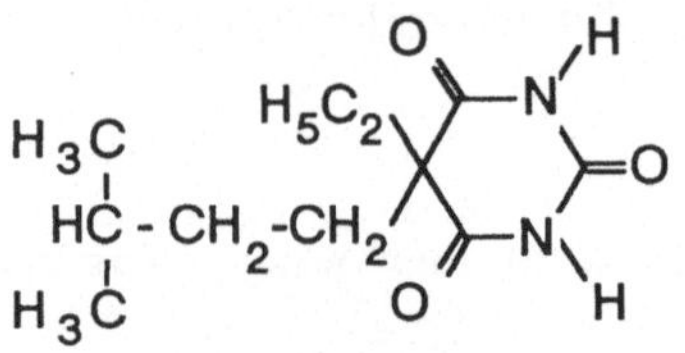

Amobarbital (Stadadorm®)

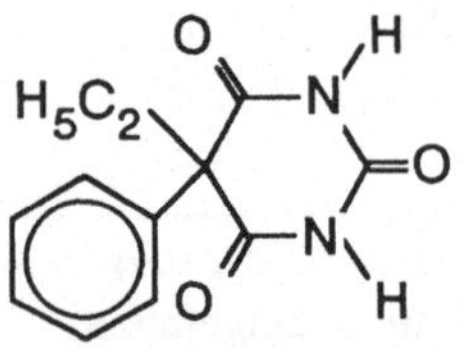

Phenobarbital (Luminal®)

Die unterschiedlichen Derivate wirken qualitativ gleich: sie dämpfen und sedieren, induzieren Schlaf, dämpfen die Krampfbereitschaft, führen - wenn sie als Narkosemittel eingesetzt werden - zur Auslöschung des Bewußtseins. Wie Benzodiazepin-Derivate unterscheiden sie sich in ihren Wirkungen eher aufgrund unterschiedlicher Wirkungsdauer und Wirkungsintensität, welche vor allem durch die pharmakokinetischen Eigenschaften determiniert sind. Derivate mit gesättigten, gradkettigen und aromatischen Substituenten haben die längste Wirkungsdauer. Einführung ungesättigter, verzweigter, halogenierter Substituenten verkürzt die Wirkungsdauer. C_2H_5- und Ringstrukturen als Substituenten erhöhen die Lipophilie der Derivate deutlich, was den Wirkungseintritt beschleunigt und die Wirkungsdauer verlängert. Substitution einer Sauerstoff-Doppelbindung durch ein Natrium- und ein Schwefelion - beispielsweise beim Thiopental - erhöht die Lipophilie so, daß diese Substanz bereits als Narkosemittel eingesetzt wird. Thiopental ist 600mal besser lipidlöslich als Barbital. Vor allem Derivate mit kürzerer bis mittlerer Wirkungsdauer werden nahezu vollständig in der Leber umgewandelt (durch Hydroxylierung, Dehydrierung zu Ketonen oder Oxidation zu Carbonsäure). Bei eingeschränkter Leberfunktion wird so die Wirkungsdauer noch verlängert. Derivate mit langer Wirkungsdauer werden dagegen weitgehend unverändert über den Urin ausgeschieden. Beispiele für Barbiturat-Derivate:

INN	(Handelsname)	Anwendung	Wirkungsdauer	Halbwertszeit
Hexobarbital	(Evipan-Na)	Anästhetikum	kurz (Minuten)	
Secobarbital	(in Medinox)	Einschlafmittel	kurz bis mittel	15-35 Stunden
Pentobarbital	(Neodorm Praecicalm)	Schlafmittel Sedativum	mittel (Stunden)	15-50 Stunden
Heptabarbital	(Medomin, in Medinox)	Schlafmittel	mittel	6-11 Stunden
Cyclobarbital	(Phanodorm)	Schlafmittel	mittel bis lang	8-17 Stunden
Phenobarbital	(Luminal)	Antiepileptikum Sedativum	tagelang	1-5 Tage

Nebenwirkungen: In hoher Dosierung führen Barbiturate zur Inhibition bis Lähmung des Atemzentrums in der Medulla oblongata und können damit zum Tod führen. Alle Barbiturate verändern das Schlafmuster, sie reduzieren Stadium 4 und den REM-Schlaf zugunsten von Stadium 2. Nach Absetzen bzw. anhaltender Einnahme von Barbituraten kommt es zum sogenannten 'REM-Rebound', also erhöhten Anteilen an REM-Schlaf innerhalb eines Schlafzyklus.

Dies wird subjektiv als unruhigerer, gestörter Schlaf erlebt, und führt nicht selten zu erneuter Einnahme des Barbiturats.
Gastrointestinale Nebenwirkungen, allergische Reaktionen oder 'paradoxe' Reaktionen wie Erregung werden seltener beobachtet, paradoxe Erregung tritt vor allem nach längerer Einnahme oder Absetzen der Barbiturate auf.
Bei anhaltender Einnahme von Barbituraten kommt es zur Entwicklung von **Abhängigkeit**. Diese läßt sich zum einen auf die Entwicklung metabolischer Toleranz zurückführen, da Barbiturate die Produktion abbauender Enzyme in der Leber anregen (Kapitel 15). Daneben wird auch pharmakodynamische Toleranz angenommen. Zwischen Barbituraten und anderen Tranquilizern besteht Kreuztoleranz. Entzugserscheinungen treten in Form von katerartigen Symptomen, Zittern, Angstgefühlen, Schlaflosigkeit, Erregungs- und Verwirrtheitszuständen, Kopf- und Muskelschmerzen und Übelkeit auf, in schweren Fällen kommt es zu epileptischen Anfällen und deliranten Zuständen. Diese Entzugserscheinungen setzen bei Derivaten mit kurzer Wirkungsdauer 12–16 Stunden nach der letzten Dosis ein, bei Präparaten mit langer Wirkungsdauer nach 7–8 Tagen. Da die Wirkung von Barbituraten bei gleichbleibender Dosis gemäß der Toleranzentwicklung abnimmt und da es aufgrund der Veränderungen im Schlafmuster zu subjektiv erlebten Schlafstörungen kommt, dürfte sich auch psychische Abhängigkeit oder Gewohnheitsbildung entwickeln: Die Substanz wird erneut und vermehrt eingenommen, um Entzugssymptome und REM-Rebound zu beskämpfen und den erwünschten Schlaf wieder herbeizuführen. Bei Überdosierung kann es zu lebensgefährlicher **Barbituratvergiftung** kommen. Lebensgefährlich sind dabei vor allem Atemdepression und reduzierte Kontraktilität des Herzmuskels. Gegenüber Benzodiazepinen zeichnen sich Barbiturate durch eine geringere therapeutische Breite aus, d.h. die erwünschten Wirkungen von Barbituraten treten erst bei höherer Dosierung ein, der gefährliche, toxische Bereich wird bei Dosissteigerung aber bereits rasch erreicht. Die Zahl erfolgreicher Suizide infolge einer Überdosierung von Barbituraten ist hoch. Hinzu kommt, daß gleichzeitige Einnahme von Barbituraten und anderen Sedativa wie Alkohol und Tranquilizern die Wirkungen potenzieren.
Die **zentralnervöse Wirkungsweise** von Barbituraten läßt sich zum einen über ihre Wirkung am GABA-Rezeptor erklären. Barbiturate binden primär an der sedativ-antikonvulsiven Untereinheit des $GABA_A$-Rezeptors (Kapitel 12), die Teil der Chlorionen-Kanäle ist. Barbiturate führen zu einer erhöhten Sensitivität dieses Rezeptors, verstärken und verlängern die inhibitorische Wirkung von GABA, indem sie die Öffnung der Cl^--Kanäle und vor allem die

Dauer der Öffnung[1] fördern. Zusätzlich reduzieren Barbiturate jedoch die exzitatorische Transmission in der Formatio reticularis (ARAS), hemmen also erregende Synapsenaktivität. Dies geschieht vermutlich sowohl über eine Verminderung der Transmitterfreisetzung als auch über die Einschränkung postsynaptischer Rezeptorempfindlichkeit. Gerade dies könnte zu den atemdepressorischen Effekten von Barbituraten führen. Die zweifache zentralnervös dämpfende Wirkung von Barbituraten dürfte ihre – z.B. gegenüber Benzodiazepinen – stärker sedierende Wirksamkeit ausmachen.

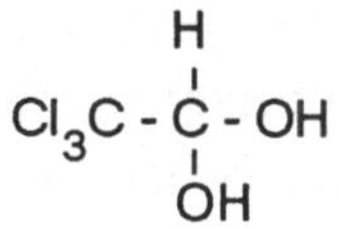

$$Cl_3C - \underset{\displaystyle OH}{\overset{\displaystyle H}{C}} - OH$$

Chloralhydrat

Chloralhydrat ist wohl das älteste der synthetischen Schlafmittel, es ist seit 1869 im Handel. Es wirkt bei mittlerer Dosierung von 0,5–1,5 g schlaffördernd und erregungsdämpfend. Seine Halbwertzeit liegt bei 4–10 Stunden. Der toxische Bereich liegt über 6 g (letale Dosis 6–10 g). Da Chloralhydrat auch in 'therapeutischen' Dosen wenig Effekte auf Atmung und Kreislaufsystem hat, wurde es als relativ 'sicheres' Mittel geschätzt, doch wird es heute vor allem wegen einer unangenehme Begleiterscheinung oder Nebenwirkung kaum noch eingesetzt. Es verursacht nämlich Schleimhautreizungen und einen unangenehmen Geruch und Geschmack. Nebenwirkungen wie allergische Reaktionen oder Übelkeit sind selten. Auch beeinflußt Chloralhydrat Tief- und REM-Schlaf offenbar kaum, beobachtet werden eine Zunahme von Stadium 2 und 4 zuungunsten von Stadium 3. Da es rasch abgebaut wird, wird Chloralhydrat schnell wirkungslos. Möglicherweise liegt hierin eine Ursache für ein Abhängigkeitspotential (Gewohnheitsbildung?).
Ähnliches gilt für **Paraldehyd**, ein Polymerisationsprodukt aus drei Acetaldehyd-Molekülen. Es wirkt rasch dämpfend und wurde daher nicht nur als Schlafmittel, sondern auch zur Beruhigung bei erregten psychiatrischen Patienten und zur Erhöhung der Krampfschwelle bei epileptischen Patienten eingesetzt. Auch bei Paraldehyd führt erst eine relativ hohe Dosis von 25 g zu Vergiftung. Ähnlich Chloralhydrat schmeckt und riecht auch Paraldehyd sehr unangenehm und reizt die Mundschleimhaut. Da Chloralhydrat und Paraldehyd

---

[1] Costa,E. & Guidotti,A. (1987) Neuropeptides as cotransmitters: Modulatory effects at GABAergic synapses. In: H. Meltzer (Ed.) Psychopharmacology. New York, Raven Press, S. 526.

teilweise über die Lungen ausgeschieden werden, macht sich auch unangenehmer Mundgeruch bemerkbar. Auch bei Paraldehyd werden Abhängigkeitserscheinungen – Toleranz und Entzugssymptome wie beim Alkoholentzug – beobachtet.

Harnstoff-Derivate/Ureide: Bei Harnstoffderivaten ist ein Wasserstoffatom durch ein Bromion ersetzt. Bromverbindungen waren bereits seit der Mitte des 19. Jahrhunderts als dämpfende Substanzen bei Epilepsien eingesetzt worden. Aufgrund ihrer raschen aber nicht zu starken Wirkung wurden sie gern bei eher leichten Schlafstörungen eingesetzt. Sie waren lange rezeptfrei erhältlich, bis man die Gefahr der Abhängigkeitsentwicklung und der Vergiftungen erkannte. Vergiftung, Bromismus, tritt infolge metabolischer Dehalogenierung und einer Kumulation der Bromionen auf (Halbwertszeit von 12 Tagen). Diese verdrängen Chlorionen im ZNS und in der Peripherie. Akute Vergiftungen sind allerdings eher selten, da Kopfschmerzen, Schwindel und gastrointestinale Beschwerden möglicherweise von einer weiteren Einnahme abhalten. Harnstoffderivate werden aus diesen Gründen als Schlafmittel nur noch selten bzw. sehr vorsichtig eingesetzt.

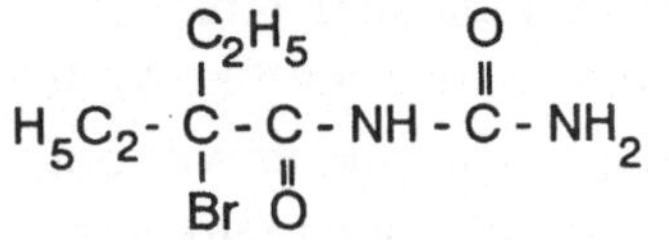

$H_5C_2-C(C_2H_5)(Br)-C(=O)-NH-C(=O)-NH_2$

Carbromal
(Mirfudorm®, in Betadorm®, Sekundal®)

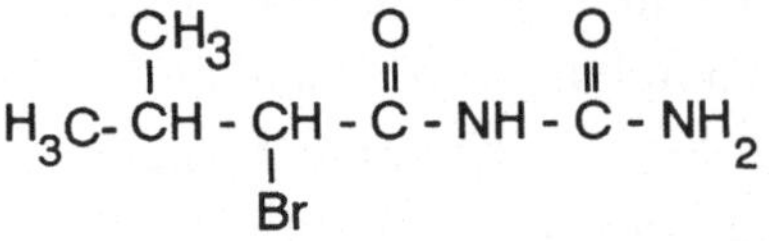

$H_3C-CH(CH_3)-CH(Br)-C(=O)-NH-C(=O)-NH_2$

Bromisoval
(z.B. in Valocordin®, Sekundal®)

Piperidindione oder Glutarimide sind Barbituraten chemisch verwandt (sie unterscheiden sich im Fehlen einer Sauerstoff-Doppelbindung und eines NH-Gliedes) und wirken auch qualitativ den Barbituraten ähnlich, allerdings weniger stark. Piperidindione waren zunächst wegen ihrer hohen therapeutischen Breite geschätzt, d.h. es traten auch bei massiver Überdosierung keine Vergiftungserscheinungen auf. Nachdem man jedoch auf massive Nebenwirkungen aufmerksam wurde – Contergan war ein Glutarsäureimid –, finden Piperidindione heute kaum noch Anwendung, mit Ausnahme von Methyprylon (Noludar®).

Chinazolinon-Derivate zeichnen sich durch starke Wirkungsintensität und mittlerer Wirkungsdauer aus. Das einzige als Schlafmittel eingesetzte Chinazolinon-Derivat ist Methaqualon (Normi-Nox®). Es wirkt bei durchschnittlicher Dosierung von 100–200 mg rasch und im Mittel 3–4 Stunden. Als Nebenwirkungen wurden gastrische Reizung, Mundtrockenheit, Müdigkeit, Erregungszustände, bei Intoxikation Krämpfe und Hyperreflexie berichtet. Auch unter Methaqualon ist der REM-Schlaf reduziert und Stadium 2 verlängert, das normale Schlafmuster also verändert.

Schließlich haben auch **Antihistaminika** neben ihrer primär entzündungshemmenden Wirkung beruhigende, sedierende, hypnotische Effekte, die zur Schlafinduktion ausgenutzt werden.

Schlafmittel führen zu Schlafstörungen

Alle genannten Schlafmittel haben eine Nebenwirkung, die ihren Einsatz als Schlafmittel eigentlich ad absurdum führt: Sie verändern das normale Schlafmuster. Im Vordergrund steht die Unterdrückung von REM-Schlaf mit der Folgeerscheinung des 'REM-Rebounds'. Daneben verringert sich unter den meisten Medikamenten der Tiefschlaf (Stadium 4). Tiefschlaf wird von vielen Schlafforschern Erholungsfunktion zugeschrieben, REM-Schlaf die Funktion 'cerebraler Restitution'.[1] Eine medikamentös bewirkte Verringerung dieser so wichtigen Stadien zugunsten von Stadium 2 dürfte wohl kaum wünschenswert sein. Die Veränderung des normalen Schlafmusters durch Schlafmittel führt auf die Dauer wieder zu Schlafstörungen, zu subjektiv erlebt unruhigem Schlaf, zu Müdigkeit am Morgen u. ä. Betrachtet man ferner mögliche Ursachen von Schlafstörungen, so scheinen Schlafmittel meist nicht geeignet, die Ursachen der Schlafstörung zu beseitigen. Berücksichtigt man dann noch die gravierenden Nebenwirkungen wie Abhängigkeitsentwicklung, Intoxikationsgefahr bis hin zur lebensgefährlichen Atemdepression, sowie subjektiv störende Nebenwirkungen, so kann nur ein sehr schmaler Indikationsspielraum angenommen werden. In der psychiatrischen Praxis werden Schlafmittel daher als 'Krücke', Überbrückung problematischer Phasen, 'mit zweifelhaftem Wert' apostrophiert.[2]

---

[1] siehe z.B. Horne,J. (1988) Why we sleep. Oxford, Oxford University Press.

[2] Finzen,A. (1981) Medikamentenbehandlung bei Psychiatrischen Störungen. Rehburg-Loccum, Psychiatrie-Verlag.

Antikonvulsiva/Antiepileptika

Bestimmte Benzodiazepine und bestimmte Barbiturate werden auch in der Epilepsie-Therapie eingesetzt. Wie in Kapitel 12 dargestellt, umfaßt der GABA-Rezeptor auch 'sedativ-antikonvulsive' Untereinheiten. Über diese Rezeptorstruktur werden auch Wirkungen einiger Antiepileptika vermittelt, und aufgrund ihrer Wirkung am GABA-Rezeptor werden auch einige Benzodiazepine und Barbiturate als Antiepileptika eingesetzt. Antiepileptika sind psychotrope Substanzen, wenn sie auch nicht unmittelbar zu Psychopharmaka im engeren Sinne gerechnet werden; die meisten Antiepileptika haben vegetative Nebenwirkungen, alle verändern auch mehr oder weniger stark mentale Funktionen. Daher sind sie auch aus psychopharmakologischer Sicht von Interesse und sollen im folgenden kurz angesprochen werden.

Epilepsien: Epileptische Anfälle sind Ausdruck abnormer, synchroner und exzessiver Entladungen in zentralen Neuronennetzen. Unter dem Oberbegriff 'Epilepsien' werden unterschiedliche Formen anfallsartig auftretender Störungen mit dem gemeinsamen Merkmal zentralnervöser Übererregbarkeit zusammengefaßt. Zeichen dieser Übererregung sind typische EEG-Muster (spike-wave, polyspikes), motorische Reaktionen (tonisch-klonische Krämpfe, Zuckungen, Stereotypien), Veränderungen vegetativer Funktionen und im schlimmsten Fall der Verlust des Bewußtseins.
Morphologisches Substrat epileptischer Aktivität sind Gruppen epileptischer Neurone mit abnormem Entladungsmuster: das Intervall zwischen zwei Entladungen, der sogenannte 'burst index', liegt unter 10 ms, d.h. epileptische Neurone feuern im Abstand von weniger als 5 ms. Wird von diesen epileptischen Neuronen (die auch als Gruppe 1 bezeichnet werden) ausgehend eine kritische Masse ebenfalls übererregbarer Neurone (Gruppe 2) aktiviert, so kann sich Erregung explosionsartig über Netzwerke vor allem auch kortikaler Pyramidenzellen hinweg ausbreiten. Die sich ausbreitende Erregung und mangelhafte Kontrolle von Erregbarkeitsschwellen[1] führt zur Entwicklung hypersynchroner Aktivität, die letztendlich im manifesten Anfall mündet. Der Ort des sogenannten **Fokus**, der 'Schrittmacherneuronen', beeinflußt die Art der Epilepsie und dient zu ihrer Beschreibung: Kann der Beginn des Anfalls einer Gehirnregion zugeordnet werden, so spricht man von partiellen, andernfalls von generalisierten Anfällen. (Dabei steht natürlich aus, ob man nicht mit weiter-

---

[1] Elbert,T. & Rockstroh,B. (1987) Threshold regulation - a key to the understanding of the combined dynamics of EEG and event-related potentials. J.Psychophysiology, 4, 317-333.

entwickelten Techniken auch bei generalisierten Anfällen einen lokalen Ursprung entdecken kann.) Partielle Anfälle werden weiter unterteilt in einfach partielle, komplex partielle (beide Gehirnhemisphären sind betroffen) und sekundär generalisierte partielle Anfälle (z.B. bei der Entwicklung von Grand-mal-Anfällen). Generalisierte Anfälle sind noch heterogener. Absencen sind durch meist nur sekundenlange Abwesenheit gekennzeichnet oder gehen manchmal auch mit klonischen Bewegungen und automatischem Verhalten einher. Bei atonischen Anfällen tritt ein plötzlicher Verlust des Haltungstonus auf, so daß der Betroffene schwer stürzen kann. Die schlimmste Form bilden die tonisch-klonischen Anfälle, die von den sekundär generalisierten in ihrer Symptomatik nicht zu unterscheiden sind. Bisher richtet sich die Wahl eines Pharmakons zur Epilepsietherapie nach dieser Einteilung: So werden partielle Anfälle z.B. mit Phenytoin oder Carbamazepin, Absencen mit Ethosuximid oder Valproinsäure behandelt (s.u.).

Man schätzt, daß die Inzidenz von Epilepsien zwischen 0,5 und 2% der Bevölkerung liegt. Epilepsien können durch eine Reihe unterschiedlicher Ursachen bedingt sein. Neben erblichen Komponenten zählen dazu peri- und postnatale Hirntraumata, Infektionen des ZNS, Gehirntumore, cerebrovaskuläre Läsionen und Stoffwechselstörungen. Dabei kann es Monate bis Jahre dauern, bevor sich eine solche Ursache klinisch auszuwirken beginnt.

Zellphysiologische Bedingungen, die epileptischer Übererregbarkeit zugrunde liegen, sind noch nicht endgültig geklärt. Diskutiert werden Membraninstabilität, Beeinträchtigung der Natrium-Kalium-Pumpe, Hemmung der GABA-Synthese, defizitäre Funktion des $GABA_A$-Rezeptors und/oder des Glutamat-NMDA-Rezeptor-Systems.

Der Terminus **Antikonvulsiva** kennzeichnet alle Substanzen, die den Ausbruch von Konvulsionen, also anfallsweise auftretenden, spontanen oder ausgelösten, unwillkürlichen und unkontrollierten tonischen und/oder klonischen Muskelkrämpfen mit Ursprung in abnormen 'paroxysmalen' Aktivitäten zentraler Neurone verhindern oder deren Ablauf unterbrechen.
Antiepileptika sind Substanzen, die antikonvulsive Wirkungen in Dosen ausüben, bei denen die normalen Funktionen des ZNS und peripherer Systeme nicht oder in erträglichem Ausmaß verändert werden.[1]

[1] Haefely,W. Fröscher,W., Rambeck,R. (1984) Antiepileptika: Grundlagen und Therapie. In: G.Langer & H.Heimann (Hrsg.) Psychopharmaka. Berlin/Heidelberg, Springer, S.348.

Antiepileptika dienen der symptomatischen Behandlung der verschiedenen Epilepsieformen. Ziel antiepileptischer Pharmaka ist die Erhöhung der Erregbarkeitsschwelle zentralnervöser Neurone und damit der Krampfschwelle. Dabei sollte die normale motorische und psychomotorische Aktivierung möglichst wenig gedämpft werden, d.h. die Pharmaka sollen nicht sedierend oder gar hypnotisch wirken. Dieses Ziel spezifischer Erhöhung der Erregbarkeitsschwelle bei gleichzeitig geringer genereller Dämpfung und möglichst wenig vegetativen und psychischen Nebenwirkungen wird von keinem derzeit gebräuchlichen Antiepileptikum erfüllt. Pragmatische Annäherungen werden über die Wahl des oder der Mittel, über die Dosierung und über ständige Kontrolle des Blutbildes angestrebt.

Bei generalisierten tonisch-klonischen Anfällen werden Phenytoin, Carbamazepin, Phenobarbital und Primidon als Antiepileptika eingesetzt. Die beiden ersteren Substanzen werden von vielen Epileptologen als Mittel der Wahl angesehen.

Von den **Barbituraten** wird vor allem Phenobarbital (Luminal®) eingesetzt. Hauptindikationen sind Aufwachepilepsien und diffuse Grand-mal-Epilepsien. Allerdings werden die starken sedierenden Wirkungen der Barbiturate beklagt. Das Barbitursäure-Derivat **Methylphenobarbital** (in Comital®) wird zu Phenobarbital demethyliert und hat daher gegenüber Phenobarbital keine Vorteile. Aus der Gruppe der **Desoxybarbiturate** kommt primär Primidon (Mylepsinum®) zum Einsatz. 5–15% von Primidon werden im Organismus zu Phenobarbital oxidiert. Zusätzliche Eigenwirkungen von Primidon erklären dessen vergleichsweise größere Wirksamkeit bei partiellen Anfällen und Petit-mal-Typen. Nebenwirkungen sind – vor allem bei Therapiebeginn – Übelkeit, Schwindel, Erbrechen, rauschartige Zustände.

Hydantoin ist das Lactam der Ureidessigsäure (2,4-Dioxo-imidazolidin mit Aryl- oder Aralkyl-Rest an C5); Verwendung findet aus der Gruppe der Hydantoine nur Phenytoin (Zentropil®, Phenhydan®), und zwar bei Grand-mal-, Schlaf-, Jackson- und anderen partiellen Epilepsien. Nebenwirkungen sind Zahnfleischwucherungen, allergische Hautreaktionen, Osteoporose, Osteomalazie (Knochenerweichung durch Kalkverarmung), bei Überdosierung treten Schwindel, Sedierung, verwaschene Sprache, Gangataxie oder Erregungszustände auf.

Das **Dibenzazepin-Derivat Carbamazepin** (Tegretal®, Timonil®) ist durch eine tricyklische Ringstruktur, ähnlich der von Imipramin charakterisiert und wird bevorzugt bei partiellen und Grand-mal-Anfällen eingesetzt. Aufgrund einer Eigeninduktion des Stoffwechsels wird Carbamazepin bei Dauertherapie schneller ausgeschieden. Wirksam bleibt der Metabolit Carbamazepin-10,11-Epoxid, das jedoch auch für Nebenwirkungen verantwortlich gemacht wird. Nebenwirkungen sind vor allem gastrointestinale Störungen, Kopfschmerzen und Schwindel. Bei Leberfunktionsstörungen und AV-Block ist Carbamazepin kontraindiziert.

Bei generalisierten Anfällen lassen sich wegen deren Heterogenität schlecht generelle Regeln aufstellen. Bei Absencen hat sich Ethosuximid und bei manchen Myoklonien (muskulären Schüttelkrämpfen) und tonisch-klonischen Anfällen Valproinsäure als hilfreich erwiesen.

Suximide (Mesuximid: Petinutin®, Ethosuximid: Petnidan®, Suxinutin®, Pyknolepsinum®) unterscheiden sich von Hydantoinen durch den Ersatz der NH-Gruppe in C1 durch CH_2. Indikationsstellung vor allem bei Petit-mal-Epilepsien. Nebenwirkungen sind Schwindel, Magenstörungen und allergische Hautreaktionen; Überdosierung führt zu Sedierung und/oder Reizbarkeit und Verstimmungen.

Valproinsäure (z.B. Convulex®, Orfiril®, Ergenyl®), eine von mehreren Carboxylsäuren mit antikonvulsiver Wirkung, wird bei Grand-mal, Absencen und myoklonischen Anfällen eingesetzt. Als Nebenwirkungen werden Haarausfall, gastrointestinale Beschwerden, Blutgerinnungsstörungen, Leberschäden berichtet.

Bei einer Serie kurz aufeinanderfolgender epileptischer Anfälle, dem Status epilepticus, muß in der Regel Diazepam injiziert werden.

Benzodiazepine, vor allem Clonazepam (Rivotril®), z.T. auch Nitrazepam (Mogadan®) werden als Langzeittherapeutika manchmal bei Absencen eingesetzt. Diazepam (Valium®) und Lorazepam dienen zur akuten Dämpfung von Anfällen und Behandlung von Status epilepticus. Die Wirksamkeit nimmt bei Dauertherapie deutlich ab.

Tabelle 13.1. Überblick über die wichtigsten Antiepileptika[1]

Substanz	Halbwertszeit (typische Werte) in Stunden	Serumspiegel wirksam µg/l	Serumspiegel toxisch µg/l	mittlere Tagesdosis g
Carbamazepin	10-15	4-9	8	0,6-1,2
Primidon	8-12*	5-15	12	0,5-1,5
Phenytoin	12-36**	5-20	20	0,2-0,3
Phenobarbital	48-144	10-40	40	0,1-0,8
Ethosuximid	40-70	50-100	100	0,5-1,5
Valproinsäure	7-15	50-100	100	1,2-1,8

* Zwar ist die Halbwertszeit von Primidon nur kurz, dafür sammelt sich aber Phenobarbital als Metabolit an und erreicht oft 2- bis 3-fach höhere Spiegel.
** Bei höheren Dosen von Phenytoin kommt die Leber in den Sättigungsbereich ihrer Abbaukapazität, so daß die Halbwertszeit auf bis zu 5 Tage ansteigen kann

[1] Siehe z.B. auch Nissen,G., Eggers,Ch., Martinius,J. (1984) Kinder- und Jugendpsychiatrische Pharmakotherapie. Berlin/Heidelberg, Springer-Verlag, S. 208-217.

Zentralnervöse Wirkungen von Antiepileptika: Gemeinsam sind allen Antiepileptika dämpfende Wirkungen auf zentralnervöse Strukturen. Benzodiazepine, Barbiturate und Desoxybarbiturate wirken vermutlich primär über die Verstärkung der GABAergen Transmission, indem sie die inhibitorische Wirkung von GABA über die Öffnung der Chlorionen-Kanäle potenzieren. Angenommen wird bei antikonvulsiv wirksamen Benzodiazepinen und Barbituraten ferner eine Stimulation präsynaptischer Freisetzung von GABA. Barbiturate haben darüber hinaus membranstabilisierende Effekte und hemmen so die Erregungsausbreitung. Die inhibitorische Wirkung auf das ARAS erklärt sedierende Nebenwirkungen.

Die Wirkung von Hydantoinen (Phenytoin) ist ungeklärt. Eine verstärkende Wirkung auf GABA-Funktionen wurde genauso vorgeschlagen wie eine membranstabilisierende Wirkung, doch fehlt bisher eine klare physikalisch-chemische Beschreibung dieses Konzeptes. Weitere Überlegungen beziehen sich auf einen eingeschränkten Einstrom von Natriumionen, Calciumionen oder den Ionentransport regulierende Enzyme.[1]

Valproinsäure wirkt ebenfalls über das GABAerge System, indem es den enzymatischen Abbau von GABA hemmt und damit dessen Verfügbarkeit am Rezeptor erhöht bzw. verlängert. Ferner trägt Valproinsäure zur Aktivierung des GABA-synthetisierenden Enzyms Glutamatdecarboxylase bei.

Carbamazepin entfaltet eine Vielzahl von Wirkungen auf verschiedene Transmitter.[2] Für die antikonvulsive Wirkung dürfte eine gewisse Affinität zum Benzodiazepinrezeptor und eine indirekte Hemmung der Glutamat-Sekretion von Bedeutung sein. Auch wirkt es ähnlich wie Hydantoine auf posttetanische Nachentladungen.

Suximide wirken vermutlich über Hemmung thalamokortikaler Erregungsausbreitung. Selektive Wirkungen auf bestimmte Transmittersysteme sind bisher nicht bekannt.

Unerwünschte Wirkungen von Antiepileptika: Die meisten Substanzen haben mehr oder weniger starke Nebenwirkungen auf Blutbild, Leber und vegetative Funktionen. Daneben haben alle Antiepileptika (notwendigerweise) sedierende Effekte, die psychische Funktionen mehr oder weniger stark beeinträchtigen. Beklagt werden Müdigkeit, Konzentrationsstörungen, Schwindel,

---

1 Smith B, Dreyfus J, Raudonat H, Clark D, Bogoch S (1986) The Broad Range of Use of PHT. New York: Dreyfus Medical Foundation.

2 Post,M.R. (1987) Mechanisms of action of Carbamazepine and related anticonvulsants in affective illness. In: H.Meltzer (Ed.) Psychopharmacology. New York, Raven Press, S. 567-576.

Doppeltsehen, Verlangsamung, Reizbarkeit, Kopfschmerzen oder Tremor. Die subjektiv erlebten Beeinträchtigungen der Aufmerksamkeit, Konzentrationsfähigkeit und Reaktionsbereitschaft lassen sich auch an veränderter Gehirnaktivität bei gesunden Probanden festmachen, wie sie beispielsweise in ereigniskorrelierten Hirnrindenpotentialen sichtbar werden.[1] Bisher werden solche Nebenwirkungen als notwendiges Übel in Kauf genommen oder durch Wahl des Präparats und Dosierung möglichst gering zu halten versucht. Doch mangelt es eindeutig an Untersuchungen, die die Wirkungen von Antiepileptika auf kognitive Funktionen spezifizieren, um den sowieso schon in ihrer Lebensführung eingeschränkten Patienten nicht auch noch einschränkende Nebenwirkungen der Medikamente zumuten zu müssen.

Vertiefende Literatur

zu Schlaf, Schlafregulation und Schlafstörungen:

Borbely,A. & Valatx,J. (1984) Sleep Mechanisms. Berlin/Heidelberg, Springer.

Horne,J. (1988) Why we sleep. Oxford, Oxford University Press.

Kelly, D.D. (1985) Disorders of Sleep and Consciousness. In: E.R.Kandel & J.H.Schwartz (Eds.) Principles of Neural Science. Amsterdam, Elsevier, S.659–670.

Zimmer D.E. (1984) Wenn wir Schlafen und Träumen. München Kösel.

Zu Schlafmitteln:

Haefely W., Pöldinger W., Wider F. (1984) Tranquilizer und Hypnotika: Grundlagen und Therapie. In: G.Langer & H.Heiman (Hrsg.) Psychopharmaka. Berlin/Heidelberg, Springer, S.302–346.

Zu Epilepsien und Antiepileptika:

Delgado-Escueta A.V., Woodbury D.M., Ward A.A., Porter R.J. (Eds.) (1986) Basic Mechanisms of the Epilepsies. New York, Raven Press.

Haefely W., Fröscher W., Rambeck R. (1984) Antiepileptika: Grundlagen und Therapie. In: G.Langer & H.Heiman (Hrsg.) Psychopharmaka. Berlin/Heidelberg, Springer, S. 348–391.

Porter R.J. (1984) Epilepsy: 100 Elementary Principles. London, Saunders.

---

[1] Siehe z.B. Rockstroh,B., Elbert,Th., Lutzenberger,W., Altenmüller,E., Diener,H.-C., Birbaumer,N., Dichgans,J. (1987) Effects of the anticonvulsant Carbamazepine on event-related brain potentials in humans. In: C.Barber & T.Blum (Eds.) Evoked Potentials III. London, Butterworths, S. 361-369, oder Rockstroh,B., Elbert,Th., Lutzenberger,W., Altenmüller,E. (1989) Effects of the anticonvulsant benzodiazepine Clonazepam on event-related brain potentials in humans (im Druck).

14 Spezielle Probleme bei der Behandlung mit Psychopharmaka: Die Wirkung bei Kindern und Älteren

In den bisherigen Kapiteln wurden einzelne Psychopharmaka hinsichtlich ihrer Wirkungen für eine Art 'Durchschnittsperson' diskutiert. In der Tat wurden sowohl Modelle psychopathologischer Entwicklungen wie psychopharmakologischer Wirkungen zunächst in der Erwachsenen-Psychiatrie entwickelt. Eine Übertragung dieser Modelle z.B. auf Kinder ist nur beschränkt möglich, denn das Kind ist eben kein 'kleiner Erwachsener'. Pharmakokinetische Merkmale wie Aufnahmerate und Abbaugeschwindigkeit hängen stark von altersspezifischen Besonderheiten z.B. des Stoffwechsels ab. Auch gibt es durchaus altersspezifische Störungen, obwohl bei Kindern und bei älteren Menschen auch psychische Störungen wie Schizophrenien, Depressionen, Schlafstörungen und Ängste auftreten. Nahezu alle Psychopharmaka (z.B. Neuroleptika, Antidepressiva, Tranquilizer, Stimulantien) werden auch bei Kindern und Älteren eingesetzt. Psychopharmaka spielen sogar bei Kindern und Älteren eine geradezu erschreckende Rolle: einer Statistik aus dem Jahre 1983 zufolge nehmen 30-35% aller Schulkinder in der BRD auf Anweisung von Ärzten psychotrope Substanzen ein, eine Studie der AOK Düsseldorf aus dem Jahre 1988 kam zu dem Ergebnis, daß der Psychopharmakakonsum bei Kindern unter 14 Jahren jährlich um ca. 40% steigt, Daten von 1988 belegen, daß 71- bis 80jährige im Durchschnitt 58 Tagesdosen Schmerz- oder Rheumamittel einnehmen; rein rechnerisch ist jeder fünfte dieser Altersgruppe mit einem Medikament aus der Gruppe der Psychopharmaka, Hypnotika und Sedativa dauertherapiert.[1]
In diesem Kapitel sollen Probleme und Besonderheiten der Wirkungen von Psychopharmaka bei Kindern und Älteren aufgezeigt werden. Ferner sollen bei Kindern und Älteren häufiger auftretende Störungsbilder und ihre psychopharmakologische Behandlung diskutiert werden.

---

[1] Glaeske,G. (1988) Drogenstatistik 1987. Informationsdienst 88' der Deutschen Hauptstelle gegen die Suchtgefahren (41.Jg., November 1988), S.18.

Probleme des Einsatzes von Psychopharmaka bei Kindern

1) Das diagnostische Problem: Beruhen Verhaltensauffälligkeiten auf Besonderheiten der Entwicklung, die sich auch ohne Behandlung 'verwachsen' können oder zeigen sie eine psychopathologische Entwicklung an, deren Fixierung verhindert werden muß?
Der in der Entwicklung befindliche kindliche Organismus befindet sich in einem instabilen, dynamischen Zustand. Die Masse des Gehirns nimmt zu, Myelinisierung und Ausdifferenzierung sind noch nicht abgeschlossen. Bei auffälligen, altersinadäquaten Verhaltensweisen kann es sich um den Ausdruck einer anomalen Entwicklung handeln: das Kind ist in der Entwicklung seiner Altersstufe um Schritte voraus, hinterher oder Entwicklungsschritte sind in ihrer Abfolge vertauscht. Diagnostisch muß dies von Verhaltensweisen unterschieden werden, die psychopathologische Entwicklungen kennzeichen. Diese Anforderung klingt einfacher als sie ist. Nach Nissen und Mitarbeitern[1] lassen sich psychiatrische und normale Entwicklungsstörungen prima vista nur schwer differenzieren.

2) Das therapeutische Problem: Psychopharmaka greifen in die normale Entwicklung ein!
Die Konsequenzen von psychotropen Substanzen auf die Entwicklung des ZNS sind weitgehend unbekannt, da die systematische Erforschung umfangreiche Längsschnittstudien erfordern würde, die ethisch nicht vertretbar sind. Bekannt ist aber z.B., daß Stimulantien, wie sie bei Hyperaktivität eingesetzt werden, das Längenwachstum verzögern.
Ferner ist zu beachten, daß Kinder eine deutliche Empfänglichkeit für Placebo-Effekte zeigen, vor allem wenn die Störungen als emotional oder 'neurotisch' klassifiziert wurden. Illustrativer Hinweis auf die Empfänglichkeit für Placebo-Effekte ist etwa das Auftreten starker Nebenwirkungen, wenn diese nur als möglich erwähnt werden. Man kann annehmen, daß das Ansprechen der Kinder auf Placebos oder auf unspezifische therapeutische Faktoren auch die Empfänglichkeit der Eltern oder Lehrer für diese Faktoren wiederspiegelt.

3) Das Dosierungsproblem: Bei Kindern mehr?
Wie in Kapitel 4 dargelegt, werden Dosierungsrichtlinien aus dem Verhältnis zu wirksamer und toxischer Dosis eines Pharmakons bezogen auf das Körper-

---

[1] Nissen, C., Eggers, Ch., Martinius,J. (1984) Kinder- und Jugendpsychiatrische Pharmakotherapie. Berlin/Heidelberg, Springer-Verlag.

gewicht abgeleitet. Bei Kindern stellen Körpergewicht und Körpergröße jedoch keine verläßlichen Bezugsgrößen für die Ermittlung der Dosierung dar. Rothenberger[1] schlägt die Umrechnungsformel

$$4 \times \text{Alter} + 20\% = \%\ \text{der Erwachsenendosis}$$

vor. Dosierungsvorschläge auf Packungsbeilagen oder von Pädiatern richten sich jedoch nicht durchgängig nach dieser Formel, da sie die Besonderheiten des kindlichen Organismus nicht immer optimal berücksichtigen können. Die Ermittlung der individuellen Dosis erfolgt meistens praxisorientiert: man beginnt mit relativ niedrigen Dosen und erhöht diese schrittweise, bis der erwünschte Effekt eintritt und solange sich keine deutlichen unerwünschten Wirkungen zeigen.

4) Das Problem der unerwünschten (Neben)wirkungen: Wie werden sie von Kindern verkraftet?

Obwohl manchmal behauptet wird, daß Kinder Psychopharmaka besser vertragen, weniger unter Nebenwirkungen leiden, toleranter gegenüber Überdosierungen seien, lassen die wenigen gezielten Studien eher das Gegenteil vermuten. Die Untersuchung von 284 neunjährigen Kindern, die aufgrund der Diagnosen kindlicher Schizophrenie und Autismus mit Neuroleptika behandelt wurden, ergab

- bei 48% mindestens eine Nebenwirkung,
- Nebenwirkungen bei allen eingesetzten Neuroleptika; z.B. vermehrte Speichelbildung, Rigidität, Tremor, maskenartiger Gesichtsausdruck, Bradykinesien, Dystonien, dicke Zunge, Schluckbeschwerden, Tortikollis,
- extrapyramidalmotorische Nebenwirkungen bei 23% der Kinder,
- Müdigkeit bei 19% der Kinder,
- stärker erlebte Nebenwirkungen bei Mädchen als bei Jungen,
- stärkere Nebenwirkungen bei höherer als bei niedrigerer Dosierung,
- besonders starke Nebenwirkungen während der ersten acht Behandlungswochen,
- Entzugssymptome bei 51% der Behandelten.

Generell treten bei Kindern die gleichen medikamentenspezifischen Nebenwirkungen auf wie bei Erwachsenen. Man kann sich unschwer vorstellen, daß Kinder unter Nebenwirkungen von Medikamenten besonders leiden, da für sie das Behandlungsziel schwerer zu verstehen ist. Psychische Nebenwirkungen

[1] Rothenberger,A. (1975) Psychopharmakotherapie bei Kindern und Jugendlichen im Rahmen der Phoniatrie. In: E.Loebell (Hrsg.) Folia Phoniatrica 27. Basel, Karger, S.457-471.

wie Müdigkeit und Bewußtseinstrübung, die sowohl die Lernfähigkeit als auch soziale Interaktionen beeinträchtigen, können nachhaltige Folgen haben. Auch Spätfolgen von Psychopharmakotherapie, z.B. Spätdyskinesien unter Neuroleptika, sind bei Kindern beobachtet worden.

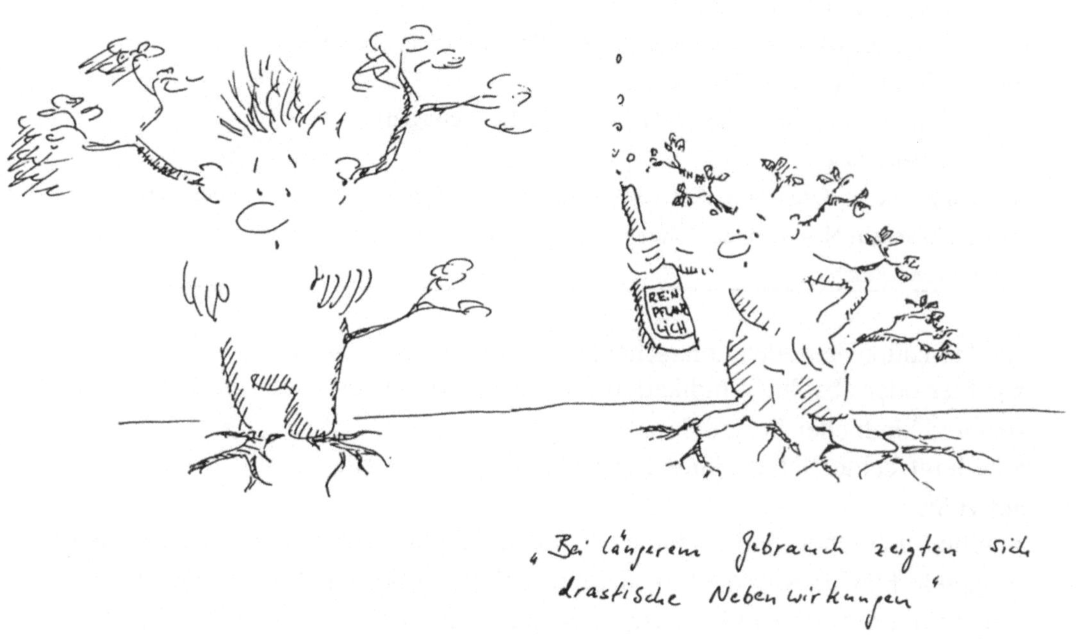

5) Das Forschungsproblem: Grundlagenkenntnisse fehlen!
Dieser Mangel läßt sich – neben begründeten großen ethischen Problemen bei Studien mit Kindern – auf methodische Probleme zurückführen, etwa der Schwierigkeit, homogene Gruppen von alters- und entwicklungsgleichen Kindern mit ähnlicher Symptomatik zu rekrutieren.

Indikation und Behandlung von Kindern mit Psychopharmaka

Wie zuvor erwähnt, stehen Pädiater oft vor der schwierigen Entscheidung, ob es sich bei den von Eltern oder Lehrern beklagten Verhaltensauffälligkeiten um Zeichen einer Entwicklungsstörung (wie häufig bei Aufmerksamkeitsstörungen), Zeichen der Auseinandersetzung des Kindes mit seiner Umgebung (möglich bei Ängsten, depressiven Verstimmungen, Enuresis, Lernstörungen) oder um Zeichen einer pathologischen Entwicklung (wie z.B. bei kindlicher Schizophrenie) handelt. Auch Klassifikationen kindlicher Störungen erleichtern nicht immer die Entscheidung, ob Psychopharmaka indiziert sind.

Das DSM III differenziert Störungen im Kindes- und Adoleszenzalter nach Störungen der/des:

I. Intelligenz (geistige Behinderung)

II. Verhaltens (Aufmerksamkeit, Aggressivität, antisoziales Verhalten)

III. Emotionen (Ängste, Depressionen)

IV. Körpers (Adipositas, Anorexia, stereotype Bewegungen)

V. Entwicklung.

Als Symptome im Grenzbereich zwischen normaler und gestörter Entwicklung werden u.a. Daumenlutschen, Nägelbeißen, Enuresis, Enkopresis, Weglaufen, Lernstörungen, und Appetitstörungen betrachtet.

Als Indikationsleitfaden unterscheiden Nissen und Mitarbeiter zwischen:

- echter oder absoluter Indikation für Psychopharmaka: diese gilt bei Epilepsien und kindlicher Schizophrenie,
- bedingt echter, aber sinnvoller Indikation: diese gilt vor allem bei Hyperaktivität,
- mißbräuchlicher Anwendung bei unzureichend begründeten Indikationen: Beispiele hierfür wären Ruhigstellung bei Retardierten, Lernstörungen, Störungen mit familiären Grundlagen; Behandlung von Enuresis mit Antidepressiva oder der Einsatz von Benzodiazepinen bei Ängsten.

Kindliche Schizophrenien: Schizophrenien im Kindesalter sind sehr selten; bei Kindern unter 10 Jahren beträgt die Inzidenz 0,5-1%, bei Kindern von 10 bis 14 Jahren 3-4% von derjenigen bei Erwachsenen. Schizophrene Symptome bei Kindern können denen Erwachsener ähnlich sein (Kapitel 9); und schizophrene Störungen werden in gleicher Weise mit Neuroleptika behandelt. Differentialdiagnostisch ist eine Abgrenzung von kindlichem Autismus bedeutsam, da autistische Symptome schlecht oder gar nicht durch Neuroleptika beeinflußt werden können. Aber auch beim autistischen Syndrom werden außer Levodopa, Antidepressiva und sogar Stimulantien auch Neuroleptika, vor allem Haloperidol, zur symptomatischen Therapie eingesetzt, wobei sich eher die Kombination von Neuroleptika und Verhaltenstherapie als effizient erwies.[1]

[1] Campbell,M. (1987) Drug treatment of infantile autism: The past decade. In. H. Meltzer (Ed.) Psychopharmacology. New York, Raven Press, S.1225-1231.

Die Abgrenzung von Autismus ist erschwert durch das häufige Vorherrschen von Minussymptomen bei kindlichen Schizophrenien, von Realitätsverlust, Beziehungs- und Sprachstörungen.
Kindliche Schizophrenien werden im allgemeinen mit Neuroleptika behandelt, wobei die Dosierung in Abhängigkeit von Alter und Gewicht gewählt wird und eine Kombination mit Anticholinergika zur Vorbeugung extrapyramidalmotorischer Nebenwirkungen empfohlen wird.[1]

Epilepsien im Kindesalter werden bisher mit Antikonvulsiva behandelt (siehe Kapitel 13). Die Erprobung eines verhaltensmedizinischen Ansatzes, wie er sich bei Erwachsenen als teilweise erfolgreich herausgestellt hat, steht noch aus.[2]

Hyperaktivität und Aufmerksamkeitsstörungen: Vor allem bei Jungen zwischen acht Jahren und dem Beginn der Pubertät wird das sogenannte hyperkinetische Syndrom beobachtet, als dessen Kennzeichen übermäßige Motorik, starke Ablenkbarkeit, Aufmerksamkeits- und Konzentrationsschwäche, Impulsivität, Erregbarkeit und Aggressivität genannt werden. Verschiedene Ansätze versuchen dieses Symptombild zu erklären: Als biologische Grundlage wurde ein Defizit der zentralen Monoamin-Synthese diskutiert. Satterfield et al.[3] nehmen zentralnervöse Untererregung an, die eine mangelhafte Erregung und Funktion inhibitorischer Kontrolle auf motorische Systeme und sensorische Reizaufnahme zur Folge habe. Hypermotorik und Impulsivität werden als Zeichen ständiger Selbstreizung zur Erhöhung des zentralnervösen Arousal-Niveaus gewertet. Andere Autoren[4] sehen dagegen zentralnervöse Überaktivität als Grundlage der Symptome. Stamm und Kreder[5] postulieren eine Entwicklungsstörung in Form verzögert ausgebildeter frontokortikal-thalamischer inhibitorischer Verbindungen, wodurch es ebenfalls zu mangelhafter Hemmung motorischer Impulse und zu funktionellen Defiziten bei fron-

---

1 Praktische Behandlungsrichtlinien geben z.B. Nissen, C., Eggers, Ch., Martinius,J. (1984) Kinder- und Jugendpsychiatrische Pharmakotherapie. Berlin/Heidelberg, Springer-Verlag.

2 Birbaumer,N., Rockstroh,B., Elbert,T., Canavan,A., Daum,I., Wolf,P. (1990) Verhaltensmedizin bei Epilepsie. In: D.Hellhammer (Hrsg.) Verhaltensmedizin

3 Satterfield,J.H., Cantwell,D.P., Satterfield,B.T. (1974) Pathophysiology of the hyperactive child syndrome. Arch. Gen. Psychiatry, 31, 831-843.

4 z.B. Freibergs,V. & Douglas,V.I. (1969) Concept learning in hyperactive and normal children. J.Abnormal Psychology, 74, 388-395.

5 Stamm,J.S. & Kreder,S.V. (1979) Minimal brain dysfunction and neurophysiological disorders in hyperkinetic children. In: M.Gazzaniga (Ed.) Handbook of Behavioral Neurobiology, Vol.2. New York,, Plenum Press, S. 119-150.

tokortikalen Funktionen (z.B. der Aufmerksamkeitssteuerung) kommt. Diskutiert werden ferner pränatale Schädigungen, z.B. aufgrund von mütterlichem Alkoholismus oder perinatalen Traumata, toxischen Erkrankungen während der frühkindlichen Entwicklung und eine erbliche Disposition.
Für die Annahme einer Entwicklungsverzögerung spricht die Beobachtung, daß die hyperkinetischen Symptome mit der Pubertät ohne jede Behandlung verschwinden. Ferner weisen Kinder mit der Diagnose 'hyperkinetisches Syndrom' ebenso wie Kinder, die von ihren Lehrern als aufmerksamkeitsgestört eingestuft wurden, gegenüber Kindern mit adäquatem Aufmerksamkeitsverhalten elektrokortikale Reaktionen auf, die als Zeichen einer Entwicklungsverzögerung gedeutet werden können: Beispielsweise haben wir eine P3-Welle, die Aufmerksamkeit markieren kann, mit verzögerter Latenz auf Signal- wie auf Zielreize registriert, während bei Kontrollkindern die P3-Latenz auf Zielreize deutlich kürzer ausfällt als auf Signalreize.[1] Ferner zeigen hyperaktive Kindern im EEG-Frequenzspektrum Leistungsmaxima in langsameren Frequenzbereichen (theta) als gleichaltrige Kontrollkinder.[2] Dieser 'Kindertheta' im EEG entspricht demjenigen von zwei bis drei Jahre jüngeren Kontrollkindern. Für die Annahme zentralnervöser Untererregung spricht die Beobachtung eines zunächst paradox anmutenden therapeutischen Effektes von Stimulantien auf hyperaktives Verhalten (s.u.). Die Ursachen des hyperkinetischen Syndroms sind letztendlich nicht geklärt. Wahrscheinlich erscheint eine Wechselwirkung aus zentralnervöser Entwicklungsstörung vor allem inhibitorischer Bahnen und situativen Gegebenheiten wie z.B. eingeschränkter Bewegungsfreiheit.
Während Stimulantien gewöhnlich erregend und aktivierend wirken (siehe Kapitel 16), beobachtet man bei hyperaktiven Kindern Beruhigung, emotionale Stabilisierung und Verbesserung der emotionalen und sozialen Anpassung. Eingesetzt wird vor allem Methylphenidat (Ritalin®, Kapitel 16). Allerdings unterscheiden sich die Angaben über Behandlungserfolge beträchtlich: berichtet werden deutliche Verringerung der motorischen Unruhe, Verbesserung der Konzentrationsfähigkeit und emotionalen Steuerbarkeit bei 70-80% der Kinder, aber auch Erfolge bei nur ca. 30%, Placebo-Effekte bei ca. 40%

---

[1] Stamm,J., Birbaumer,N., Lutzenberger,W., Elbert,T., Rockstroh,B., Schlottke,P. (1982) Event-related potentials during a continuous performance test vary with attentive capacities. In: A Rothenberger (Ed.) Event-Related Potentials in Children. Amsterdam, Elsevier, S. 273-294 und Lutzenberger,W.et al. (1986) In: W.C.McCallum et al. (eds) Cerebral Psychophysiology. (EEG Suppl. 38). Amsterdam, Elsevier, S.126-128.

[2] Rockstroh,B., Elbert,T., Lutzenberger,W., Birbaumer,N. (1989) Biofeedback: Evaluation and therapy in children with attentive dysfunctions. In: A. Rothenberger (Ed.) Brain and Behavior in Child Psychiatry. Berlin/Heidelberg, Springer.

oder auch keine signifikanten Veränderungen in Motorik und emotionaler Anpassung nach 5 Jahren.

Die beruhigenden Wirkungen von Methylphenidat bei einem Prozentsatz hyperaktiver Kinder, die man entsprechend als 'Responder' bezeichnet, werden mit einer Anhebung des (entwicklungsbedingt zu niedrigen) Erregungsniveaus erklärt. Tierexperimentelle Beobachtungen von zunehmenden Reaktionsstereotypien bei übermäßiger dopaminerger Aktivität lassen jedoch auch vermuten, daß Dopamin-Agonisten wie Stimulantien motorische Aktivität in den Bereich der Stereotypien steigern, wobei letztere irrtümlich als motorische Beruhigung mißdeutet werden (siehe Kapitel 16).

Betrachtet man Hyperaktivität als Ausdruck verzögerter Entwicklung bestimmter zentralnervöser Funktionsschleifen, so kann eine Behandlung mit Stimulantien allenfalls als Überbrückung verstanden werden. Hyperkinetische Kinder, bei denen sich die Symptome nicht mit der Pubertät verlieren, bleiben auch als Erwachsene auffällig hinsichtlich emotionaler Kontrolle und Konzentrationsfähigkeit. Bei Erwachsenen mit 'hyperaktiver' Vorgeschichte wirken Stimulantien nicht auf das Verhalten. Langzeitbehandlung oder frühe Behandlung mit Stimulantien scheinen nicht zur Prävention von Störungen im Sinne des hyperaktiven Syndroms in Adoleszenz und Erwachsenenalter angezeigt zu sein.

Bei der Entscheidung, ob ein Abwarten bis zur Pubertät, bei der in vielen Fällen eine Spontanremission eintritt, toleriert werden kann oder ob pharmakologisch eingegriffen werden soll, dürfen die **Nebenwirkungen** von Stimulantien nicht außer acht gelassen werden. Neben einer Verzögerung des Längenwachstums werden Herzfrequenz- und Blutdruckerhöhung, kurzfristige Übelkeit, Einschlafstörungen, Appetitlosigkeit, depressive Verstimmungen und erhöhte Ängstlichkeit registriert. Eine Abhängigkeitsentwicklung von Amphetaminen und anderen Stimulantien, wie sie bei Erwachsenen auftritt, wurde bei Kindern unter Methylphenidatbehandlung nicht beobachtet.

"Die gegenwärtig nicht nur innerhalb der Pädiatrie kontrovers geführte Diskussion über die Behandlung hyperaktiver Kinder wird aus der berechtigten Sorge genährt, daß aufgrund von relativ leicht zu stellenden Verhaltensdiagnosen unter Mißachtung ursächlicher, vor allem psychogener und situativer Faktoren, eine Pharmakotherapie *alternativ* zu einer kausalen Intervention unternommen wird. ...Hinzu kommt, daß gesunde Kinder auf Stimulantien in gleicher Weise 'vorteilhaft' reagieren wie hyperaktive." [1]

---

[1] Nissen et al., 1984, S.96.

Praktische Hinweise zur Behandlung mit Stimulantien: Die Tagesdosis für Methylpheniat wird bei 0,25-0,3 mg/kg KG angesetzt. Die Dauer der Behandlung ist offen, sie liegt zwischen wenigen Monaten und maximal zwei Jahren. Eingesetzt werden ferner Amphetamin (Fenetyllin), Pemolin und Deanol, letztere weniger häufig aufgrund zu langsam einsetzender Wirkungen. Bei Amphetaminen liegt die Tagesdosis niedriger (0,1-0,5 mg/kg KG).

Bei der Behandlung hyperaktiver Kinder wurden günstige Wirkungen auf Unruhe und Impulsivität, Aufmerksamkeit und Ausdauer auch unter trizyklischen Antidepressiva berichtet (Imipramin, Amitryptilin und Desipramin). Diese Wirkungen werden ebenfalls relativ unspezifisch mit gesteigerter Aktivität monoaminerger Systeme (Noradrenalin, Serotonin) in Verbindung gebracht. Beim Einsatz von Antidepressiva sind jedoch gravierende anticholinerg und adrenerg vermittelte somatische Nebenwirkungen wie Mundtrockenheit, Herzklopfen, Schweißneigung, Hypotonie, sowie zentralnervöse Nebenwirkungen wie erhöhte Gefahr zerebraler Anfälle zu beachten.

Als Alternative zur Pharmakotherapie bieten sich vielfach psychotherapeutische und verhaltensmedizinische Maßnahmen an (Konzentrationsübungen, Bewegungsübungen, Familientherapie). Entgegen ursprünglicher Vermutungen hat sich eine Kombination von Pharmakotherapie und kognitiven oder verhaltensorientierten Therapien reiner Pharmakotherapie nicht als überlegen erwiesen.[1]

Kindliche Depressionen: Uni- und bipolaren Depressionen im Kindesalter wird zunehmend mehr Beachtung geschenkt. Das Hauptmanifestationsalter liegt zwischen dem 10. und dem 14. Lebensjahr, Prävalenzangaben steigen von 2% vor Beginn der Pubertät auf 4-13% in der Adoleszenz. Bei der Indikation zur Pharmakotherapie wird kritisch angemerkt, daß unipolare Depressionen oder die depressiven Episoden bipolarer Depression häufig als reaktive depressive Verstimmungen, manische Episoden als Aggressivität fehlgedeutet werden. Bei klarer Diagnose uni- oder bipolarer Depression im Kindesalter wird die Behandlung mit Antidepressiva nahegelegt.
Tricyclische Antidepressiva werden seit den 60er Jahren zur Linderung depressiver Symptome bei Kindern eingesetzt, auch wenn kaum gut kontrollierte Studien zu den zentralnervösen und klinischen Wirkungen bei Kindern vorliegen. Von Bedeutung erscheint das Ergebnis, daß der Prozentsatz der Kinder,

---

[1] Gittelman-Klein,R. (1987) Pharmacotherapy of childhood hyperactivity: An update. In: H.Meltzer (Ed.) Psychopharmacology. New York, Raven Press, S.1215-1224.

bei denen sich die depressiven Symptome unter Antidepressiva verbessern, nicht wesentlich über dem von Kindern unter Placebo-Therapie liegt, was Zweifel an der spezifischen antidepressiven Wirksamkeit der Pharmaka nährt. Verbesserungen für die Indikation zur Pharmakotherapie bei kindlichen Depressionen sind aus verbesserter Diagnostik und aus der Spezifizierung pharmakologischer Reaktionsmuster bei Kindern und Jugendlichen zu erhoffen.[1]

Ausblick zur Psychopharmakotherapie bei Kindern: Dieser kurze und exemplarische Überblick mag einige Probleme und einen eher unbefriedigenden Forschungsstand zur Behandlung kindlicher Störungen mit Psychopharmaka deutlich gemacht haben. In der Praxis kann man sich daher allenfalls an Grundregeln halten, wie sie z.B. Nissen et al. (1984, a.a.O.) aufstellen. Sie empfehlen:

- sorgfältigste Diagnostik und Indikationsstellung vor Verabreichung eines Medikamentes,
- die Betrachtung der Psychopharmaka als Baustein im therapeutischen Paket, das auch Verhaltens-, Familien- und Milieutherapie enthalten kann,
- Monotherapie, individuelle Dosierung, ausgehend von möglichst niedriger Dosierung,
- Verzicht auf Dauermedikation, Einlegen von Behandlungspausen ('drug holidays'), Beginn der Behandlung in den Ferien oder an Wochenenden, um beeinträchtigende Effekte zu kompensieren.

Übersichten und Metanalysen beim Einsatz von

- Neuroleptika zur Verbesserung des Sozialverhaltens,
- Neuroleptika zur Ruhigstellung z.B. bei Retardierten,
- Antidepressiva zur Behandlung von Enuresis,
- Tranquilizer (vor allem Benzodiazepine) bei Ängsten und Schlafstörungen

kommen zu dem Ergebnis, daß kontrollierte Studien zur Effizienz der Psychopharmaka bei diesen Verhaltensstörungen entweder fehlen oder daß sich keine signifikanten Verbesserungen z.B. gegenüber Placebo-Behandlung oder nicht-medikamentösen Therapien ergeben.

---

[1] Ambrosini,P. (1987) Pharmacotherapy in child and adolescent major depressive disorder. In: H.Meltzer (Ed.) Psychopharmacology. New York, Raven Press, pp.1247-1254.

Probleme bei der Therapie von Älteren mit Psychopharmaka

Um die Jahrhundertwende lag die mittlere Lebensdauer knapp unter 50 Jahren. Seitdem ist die Lebenserwartung stetig angestiegen und hat mittlerweile in den westlichen Ländern bei Frauen 78 Jahre und bei Männern 71 Jahre erreicht. Und die zu erwartende effektivere Behandlung und Prävention von Herz-Kreislauf-Erkrankungen und Krebs könnte einen weiteren Anstieg auf 100 bis 120 Jahre erwarten lassen. Wertvoll sind solche Erfolge moderner medizinischer Maßnahmen dann, wenn auch die Lebensqualität im höhereren Alter erhalten werden kann. Das Erreichen höherer Lebensalter bringt aber bekanntlich viele körperliche und auch psychische Probleme mit sich. Zwar altern viele Menschen ohne substantiellen Verlust ihrer intellektuellen Fähigkeiten, doch leidet immerhin ein Viertel aller über 80jährigen an erheblicher Demenz. Organische Veränderungen ebenso wie Veränderungen der Lebensbedingungen bedingen oft psychische Probleme, die in Depressionen, Schlafstörungen o.ä. zum Ausdruck kommen. Der Anteil von Personen mit altersspezifischen psychischen Störungen wird für die gesamte Altersgruppe über 65 Jahre auf ein Drittel eingeschätzt. Gleichzeitig haben körperliche Veränderungen zur Folge, daß Psychopharmaka nicht in der gleichen Weise eingesetzt werden können wie beim jüngeren Erwachsenen. Die geriatrische und gerontopsychopharmakologische Forschung steht also vor zwei Aufgaben, der Spezifizierung altersbedingter Störungsbilder und der Spezifizierung altersbedingter Wirkungsweisen von Psychopharmaka. Altersbedingte morphologische und biochemische Veränderungen im ZNS führen zum einen zu psychischen Problemen und beeinflussen zum anderen die Pharmakokinetik und -dynamik und damit Dosis-Wirkungs-Beziehungen und Wirkungsspektren bei älteren gegenüber jüngeren Menschen.

1) Welche Rolle spielen zentralnervöse Veränderungen im Alter?

Obwohl noch zu wenig über den Alterungsprozeß bekannt ist, so wird doch zunehmend deutlich, daß Altern nicht gleichbedeutend mit senilen und dementen Erscheinungen ist. Entsprechend sind auch beobachtete Veränderungen in ZNS-Strukturen recht variabel und komplex.

Morphologische Veränderungen mit zunehmendem Alter können sein:
• eine Abnahme des Gehirngewichtes (mit 85 Jahren 10-20%) bedingt durch
• eine Atrophie, z.T. auch ein Verlust an Neuronen, insbesondere in der Großhirnrinde. Entsprechend tritt eine Verschiebung des Verhältnisses zwischen Neuronen und Astroglia auf,

- ein Verlust dendritischer Verzweigungen bis hin zur Degeneration des ganzen Dendritenbaumes, z.B. von Pyramidenzellen. Andere Pyramidenzellen können jedoch auch eine Zunahme dendritischer Verzweigungen aufweisen,[1]
- eine Erweiterung der inneren und äußeren Liquorräume,
- Gewebsläsionen in Form von Neurofibrillendegeneration und Plaques. (Unter Plaque versteht man Proteinklumpen, die sich aus degenerierten Nervenzellfortsätzen, abnormen Synapsen, Glia und Amyloid ablagern.)

Funktionsmindernde biochemische Altersveränderungen betreffen:

- die Gehirndurchblutung und den Stoffwechsel infolge reduzierter Permeabilität der Blut-Hirn-Schranke, veränderter Verhältnisse zwischen Hirnvolumen und Neuronen- sowie Kapillaroberfläche, progrediente Verringerung der Hirndurchblutung, Verringerung des Sauerstoffverbrauchs, der Glukoseoxidation und des ATP-Umsatzes;
- Transmittersysteme und Neuromodulatoren infolge verringerten axonalen Transportes von Transmittervorstufen (um 25-50%), reduzierter enzymatischer Aktivität, vor allem der zur Transmittersynthese benötigten Enzyme; da sich parallel dazu eine erhöhte Aktivität transmitterabbauender Enzyme zeigt, ergibt sich insgesamt eine Verminderung der am Rezeptor verfügbaren Transmitter;
- Rezeptoraktivität: Dichte und Bindungsaffinität insbesondere monoaminerger Rezeptoren, unabhängig vom Ausmaß präsynaptischer neuronaler Degeneration.

Viele dieser Veränderungen haben Funktionsausfälle zur Folge. Andere, wie der dendritische Abbau in einem Teil der Neurone bei gleichzeitiger Ausdifferenzierung in anderen Zellen, dürften interessante Folgen für ein effektives und erfülltes Leben im Alter haben. Die jüngeren experimentellen Belege dafür, daß die Plastizität des Gehirns bis ins hohe Alter erhalten bleiben kann, weisen auf die Bedeutung einer reichhaltigen Umwelt mit kontinuierlichen Anforderungen hin, um die kognitive Leistungsfähigkeit zu erhalten.

2) Das Problem veränderter pharmakokinetischer Parameter:

Wie in Kapitel 4 dargestellt, erfolgt die Aufnahme einer psychotropen Substanz über die Resorption im Magen-Darm-Trakt, die Verteilung über die Blutbahn, und – nach erster Verstoffwechselung in der Leber – Durchqueren der Blut-Hirn-Schranke. Abbau und Ausscheidung der Substanzen werden entscheidend über Leber- und Nierenfunktionen determiniert. Auf jeder Stufe der Aufnahme und des Abbaus psychotroper Substanzen finden sich nun altersbedingte Veränderungen:

---

[1] Scheibel,A.B. (1987) Aging of the brain. In: G.Adelman (Ed.) Encyclopedia of Neuroscience. Amsterdam, Elsevier, S.22.

- Verringerte Magen-Darm-Motilität und verringerte Azidität des Magensaftes beeinträchtigen die Resorption für schwach saure Pharmaka (z.B. Barbiturate, Benzodiazepine), erhöhen jedoch die Resorption schwach basischer Substanzen wie z.B. Coffeïn. Dies moduliert die jeweilige Anflutungszeit.
- Verringerte Gesamtwasser- und Eiweißmengen (um circa 10-15%) und erhöhter Körperfettgehalt bei abnehmender Körpermasse/kg (um ca. 18-48%) bedingen die längere Verweildauer fettlöslicher Substanzen und eine höhere Konzentration der in den Körperflüssigkeiten verteilten Substanzen; dadurch kann es zu Wirkungsverlängerung und Kumulation kommen. Hierzu tragen auch verminderte Enzymbildung in der Leber infolge reduzierter Leberdurchblutung und -funktion bei.
- Altersbedingte Reduktion der Nierendurchblutung (um 40-50%) und damit der glomerulären Filtrationsrate verzögert die Ausscheidung psychotroper Substanzen. Beeinträchtigte Leber- und Nierenfunktionen führen so zu erhöhten Halbwertszeiten.

Folgen dieser pharmakokinetischen Veränderungen im Alter sind – gegenüber den bei jüngeren Erwachsenen bekannten Wirkungsweisen – veränderter Wirkungseintritt psychotroper Substanzen, schnelleres Erreichen toxischer Konzentrationen, stärkere Nebenwirkungen, anhaltende oder adverse Effekte infolge von Kumulation.

3) Das Problem veränderter pharmakodynamischer Parameter:
Mit zunehmendem Alter kommt es zu Veränderungen am Rezeptor, vor allem zur Abnahme von Rezeptorendichte und Bindungsaffinität und damit Sensitivität des Rezeptors. Eine geringere Rezeptorsensitivität bedingt Toleranzphänomene (z.B. bei Amphetaminen), d.h. therapeutische Wirkungen werden erst bei höheren Dosen erzielt, erhöhte Rezeptorsensitivität dagegen überstarke Reaktionen (z.B. bei Morphinen). Auch paradoxe Reaktionen (z.B. bei Barbituraten Erregung statt Sedierung) könnte man über die veränderte Rezeptorempfindlichkeit erklären. Bewußtseinstrübungen und Verwirrtheit oder sogar delirante Zustände, Kreislaufstörungen, Agitiertheit und motorische Unruhe, auch Atemdepression und Harnretention bei älteren Menschen dürfen daher nicht ohne weiteres als primär organisch bedingte Symptome gedeutet und behandelt werden, sondern können sekundäre Effekte psychotroper Medikamente darstellen.

4) Das Problem der Dosierung: Im Alter weniger?
Aus den zuvor angeführten pharmakokinetischen und pharmakodynamischen Besonderheiten im Alter ergibt sich, daß unerwünschte Effekte wie Kumula-

tion, die Gefahr der Intoxikation, Nebenwirkungen und adverse Wirkungen, durch die Art der Dosierung kompensiert werden müssen. Fundierte Richtlinien liegen jedoch nicht vor. Empfohlen werden eine gegenüber jüngeren Erwachsenen um ca. 2/3 niedrigere Einstiegsdosis, langsame Erhöhung bis zum Erreichen eines therapeutisch intendierten Effektes und verteilte Dosierung, um Kumulation und überschießenden Effekten entgegenzuwirken.

5) Das Problem der Compliance:
Regelmäßige Aufnahme einer Substanz ist notwendig, um eine stabile Plasma-Konzentration und entsprechende therapeutische Wirkungen zu erreichen, um Intoxikation oder Entzugsphänomene zu vermeiden. Verteilte Dosierung, so wurde im vorausgehenden Abschnitt erklärt, soll die Gefahr der Kumulation vermindern. Diese regelmäßige und richtig dosierte Einnahme von Medikamenten sicherzustellen, stellt bei älteren Personen ein größeres Problem dar als bei jüngeren. Mangelhafte Compliance kann bedingt sein durch Verwirrtheit, durch Multimorbidität, die die Einnahme verschiedener Medikamente impliziert, durch stärkere Nebenwirkungen, die die Bereitschaft zur weiteren Medikamenteneinnahme schwächen, durch mangelhafte Aufklärung über Indikation, Wirkungen und Nebenwirkungen der Medikamente.

Indikation und Behandlung von Älteren mit Psychopharmaka

Organisch begründbare Psychosen: Dieser Kategorie werden zugerechnet Verwirrtheit, Bewußtseinstrübungen, Dämmerzustände, Somnolenz, Halluzinationen, manische und depressive Zustände, Gedächtnisprobleme, Orientierungsstörungen, demente Zustände, Zerfahrenheit, Unruhe, Erregung, Wahrnehmungsstörungen. Wenn Symptome auf arteriosklerotischen Prozessen beruhen, so treten vegetative Störungen, insbesondere Herz-Kreislauf-Störungen, häufig als Begleitsymptome auf.
Bei der medikamentösen Behandlung versucht man, soweit wie möglich die Basisstörung anzugehen, z.B. die gestörte cerebrale Mikrozirkulation, die Herz-Kreislauf-Störung, oder einen möglichen Acetylcholinmangel aufgrund anticholinerger Pharmaka. Daneben werden jedoch sedierende Medikamente z.B. bei motorischen Erregungszuständen eingesetzt.

Paranoid-halluzinatorische, nicht körperlich begründbare Syndrome: Bei diesen Syndromen, die meist die Fortentwicklung schizophrener

Psychosen und selten die Erstmanifestation einer Altersschizophrenie anzeigen, dominieren psychomotorische Erregungszustände, Schlaflosigkeit, produktive Symptome und ängstliche Erregungszustände.
Entsprechend der Erklärung dieser Syndrome im Rahmen schizophrener Psychosen werden zur Behandlung Neuroleptika, zur Dämpfung der Erregungszustände sedierende Neuroleptika oder Benzodiazepine eingesetzt. Allerdings ist auf die Gefahren der Neuroleptika-Behandlung z.B. bei Leber- und Nierenschäden, Herzrhythmusstörungen oder Herzmuskelinsuffizienz zu achten; und diese Störungen treten - wie zuvor berichtet - bei älteren Menschen häufig auf. Sedierende Neuroleptika führen bei älteren Menschen verstärkt zu kardiovaskulären Nebenwirkungen wie orthostatische Hypotonie und zu Spätdyskinesien.[1]

Depressionen: Uni- und bipolare Depressionen treten auch im höheren Lebensalter auf. Daneben werden altersspezifische depressive Zustände auch als 'Involutions'- und 'Spätdepression' klassifiziert, wobei der Anteil 'endogener', körperlich begründbarer Faktoren und der Anteil 'reaktiver' Faktoren infolge veränderter Lebensbedingungen schwer zu differenzieren ist. Trotzdem richtet sich die Gabe von Antidepressiva nach dieser Einteilung, gelten Antidepressiva relativ unspezifisch als Mittel der Wahl sowohl bei unipolaren Depressionen, bei 'vital-depressiven' Verstimmungen (Trauerreaktion auf den Verlust sozialer Bezüge etc. ?) als auch bei der 'agitiert-ängstlichen Involutionsdepression' (die auch eine Trauerreaktion auf den erlebten Alterungsprozeß darstellen könnte). Innerhalb der Klasse der Antidepressiva richtet sich die Wahl des Mittels nach den Zielsymptomen Stimmungsaufhellung, Dämpfung und Anxiolyse.
Unterstützend und parallel zu psycho- und soziotherapeutischen Maßnahmen werden jedoch niederpotente Neuroleptika, Antidepressiva, Lithiumsalze und Benzodiazepine auch bei depressiven Verstimmungen, die als 'reaktiv' bewertet werden, eingesetzt. Dieser Einsatz erscheint fragwürdig, da er nicht an den Ursachen der depressiven Verstimmungen angreift. Nur etwa die Hälfte der Patienten scheint positiv auf Antidepressiva anzusprechen. In ähnlicher Weise gilt, daß die Wirksamkeit von Benzodiazepinen, Lithiumsalzen, Stimulantien und Neuroleptika in einzelnen Studien oder für einzelne Patienten zwar nach-

---

[1] Salzman,C. (1987) Treatment of agitation in the elderly. In: H.Meltzer (Ed.) Psychopharmacology. New York, Raven Press, S.1167-1176.

gewiesen wurde, daß ein Vergleich kontrollierter Studien jedoch zu inkonsistenten Ergebnissen führt.[1]

Schlafstörungen: Wie bereits in Kapitel 13 angeführt, klagen ältere Menschen verstärkt über Schlafstörungen, die auf ein physiologisch bedingtes, verändertes Schlaf-Muster (reduzierte Schlafdauer, reduzierter Anteil von Tiefschlaf- und REM-Phasen, veränderte circadiane Rhythmik, Apnoen, Herz-Kreislauf-Störungen, Nykturie, nächtliche Hypoglykämie, Schmerzen) wie auf psychologisch bedingt veränderte Schlaf-Muster (reduzierte Tagesaktivität, frühes Zubettgehen, indiosynchratische Schlafgewohnheiten etc.) zurückgeführt werden können.[2] Aus diesen Bedingungen für Schlafstörungen ließen sich folgende therapeutische Maßnahmen ableiten:

- Aufklärung über altersbedingt veränderte Schlaf-Muster und Schlaf-Dauer,
- Behandlung vegetativer Störungen und Schmerze, soweit dies möglich ist,
- Aufklärung über schlaffördernde Bedingungen (siehe Kapitel 13)
- Förderung sozialer und bewegungsorientierter Tagesaktivität; evtl. Vermeiden von Mittagsschlaf.

Trotzdem werden Schlafmittel bei älteren Menschen in großem Umfang eingesetzt, Benzodiazepine ebenso wie Barbiturate, und dies, obwohl für ältere Personen nicht nur die in Kapitel 13 genannten Konsequenzen der Schlafmitteleinnahme, z.B. eine erhöhte Gefahr der Abhängigkeitsentwicklung, sondern auch die erhöhte Gefahr von Kumulation und Intoxikation gelten. Benzodiazepine z.B. setzen den Muskeltonus herab und erhöhen damit die Gefahr, daß die ältere Person stürzt, sowie die Gefahr der Darmatonie; sie bedingen Hypotonie und Vigilanzstörungen und können damit Verwirrtheitszustände und kardiovaskuläre Störungen noch intensivieren. Auswege werden höchstens in der Beurteilung der Schlafmittel nach ihrer Verträglichkeit bzw. ihren Nebenwirkungen oder in der Suche nach dem 'idealen' Schlafmittel für den Älteren gesucht.

Die im Alter gehäuft auftretenden neurologischen Erkrankungen, **Morbus Parkinson** und **Morbus Alzheimer**, wurden bereits in den Kapiteln 6 bzw. 10 besprochen.

---

[1] Plotkin, D.A., Gerson, S.C., Jarvik, L.F. (1987) Antidepressant drug treatment in the elderly. In: H.Meltzer (Ed.) Psychopharmacology. New York, Raven Press, S. 1149-1158.

[2] Crook,T.H., Kupfer,D.J., Hoch,C.C., Reynolds,C.F. (1987) Treatment of sleep disorders in the elderly. In: H.Meltzer (Ed.) Psychopharmacology. New York, Raven Press, S. 1159-1166.

Vertiefende Literatur

Zu Psychopharmakotherapie bei Kindern:

Nissen, G., Eggers, Ch., Martinius, J. (1984) Kinder- und Jugendpsychiatrische Pharmakotherapie. Berlin, Springer-Verlag, 1984.

Rapoport,J. (1987) Pediatric psychopharmacology: The last decade. In: H. Meltzer (Ed.) Psychopharmacology. New York, Raven Press, S. 1211-1215.

Zu Psychopharmakotherapie bei Älteren:

Jellinger,K. (1984) Psychopharmakotherapie beim alten Menschen. In: G.Langer & H.Heiman (Hrsg.) Psychopharmaka. Berlin/Heidelberg, Springer-Verlag, S.591-613.

Scheibel,A.B. (1987) Aging of the brain. In: G.Adelman (Ed.) Encyclopedia of Neuroscience. Amsterdam, Elsevier, S.20-23.

Shillingsford, J.S. & Shillingsford,C.A. (1987) Aspects of pharmacokinetic and pharmacodynamic research in the elderly. S. 201-212, und Moyes,I.C. & Moyes,R.B. (1987) Problems of assessment of function in the elderly, S. 213-230. In: I.Hindmarch & P.D.Stonier (Eds.) Human Psychopharmacology. Chichester/New York, Wiley & Sons.

Stein D.G. (1980) The Psychobiology of Aging: Problems and Perspectives. New York, Elsevier, North Holland.

Freitag, 3. Februar 1989 Im Brennpunkt

Schnee, der nicht vom Himmel fällt

In der Bundesrepublik wird jetzt auch Kokain auf der Straße gehandelt – Dealer immer aggressiver

Von unserem Redaktionsmitglied Gert Schrötter
Ein Schlag gegen Drogen-Szene
Nach drei Monaten Ermittlungen hatte
Angst vor der Arznei
Drogenkontrollen bei Autofahrern geplant
Synthetisches Arme-Leute-Kokain spielt im Land eine immer gefährlichere Rolle
Delikte, weniger Tote – Jahresbericht 1986 über Drogenkriminalität
Dealer sind
Der Kommentar:
The Growing Toll
A survey of city hospitals shows the alarming effects of drug use.
Cocaine Deaths
Alltagsdrogen ersetzen Haschisch und Heroin
Deutsche schlucken im Jahr 1000 Tonnen Schmerzmittel
Von unserer Bonner Redaktion
Verbrauch von Medikamenten gestiegen
Arzneiverordnungs-Report
Generika weiterhin auf dem Vormarsch
Kostenlose Drogen an Süchtige?
Hamburg prüft neues Modell – Andere Bundesländer skeptisch
HAMBURG (dpa). Hamburg will Möglichkeiten der kostenlosen Ausgabe von Drogen an Süchtige prüfen. Wie Bürgermeister Henning Voscherau (SPD) gestern sagte, sei ein entsprechender Auftrag an die Justizbehörde gegeben worden. Bei dieser Prüfung gehe es sowohl um die Legalisierung der Abgabe von Drogen durch bestimmte Stellen wie auch um die Erweiterung der Ausgabe von Methadon und anderen Ersatzdrogen. Außerdem soll über die Straffreiheit für den Erwerb und den Besitz kleiner Mengen Rauschgift diskutiert werden.
The Drug War
THE DRUG CRISIS

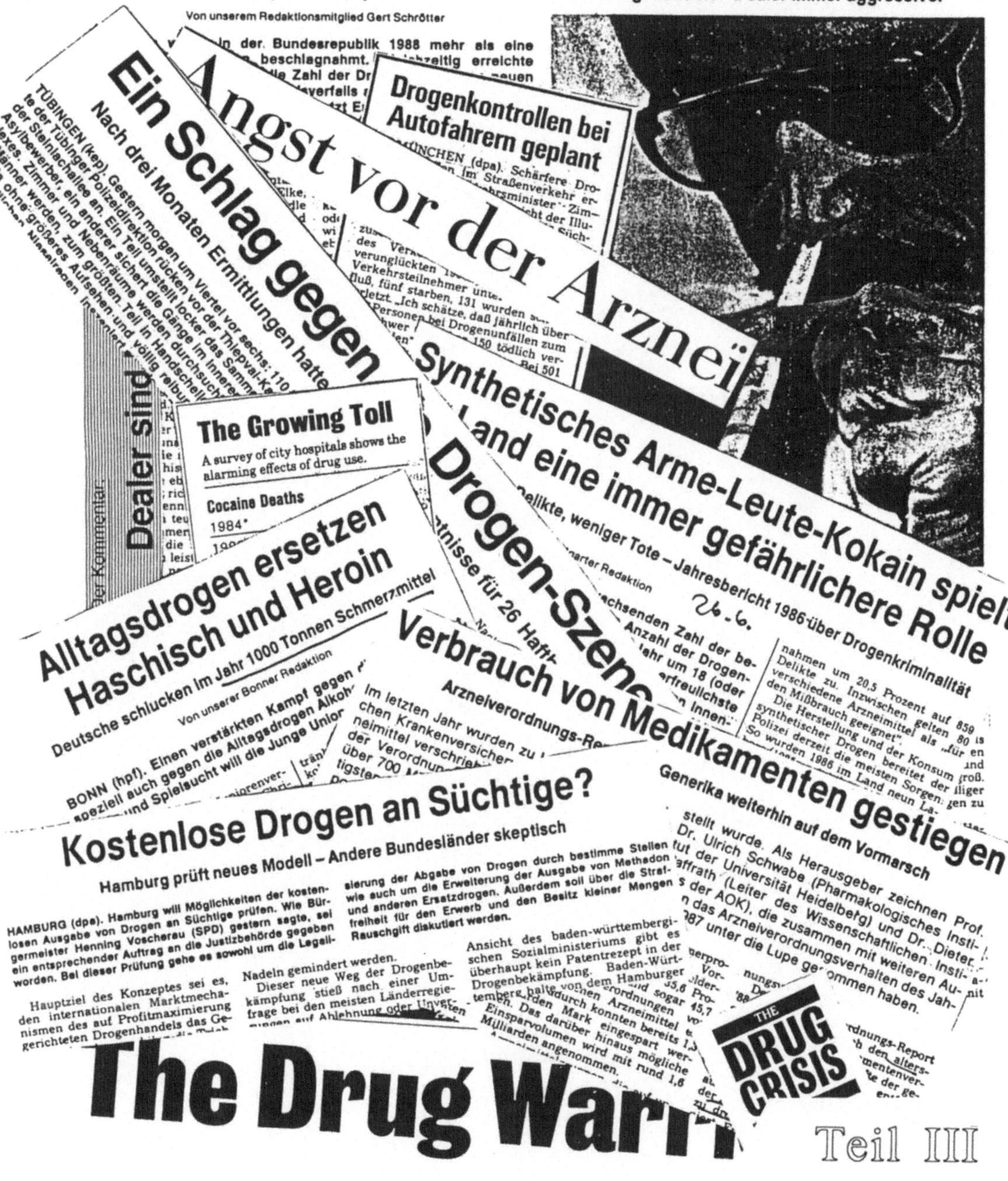

Teil III

Drogen

15 Toleranz und Abhängigkeit

In den letzten Kapiteln haben wir wiederholt dargestellt, daß sich die Abhängigkeit von einer Substanz als gänzlich unerwünschte Wirkung bei lang- oder sogar nur kurzfristiger Einnahme bestimmter Psychopharmaka einstellen kann. Bei Rauschdrogen stehen die Probleme der Abhängigkeit und der Entwöhnung im Vordergrund. Beispiele für psychotrope Substanzen mit starkem Abhängigkeitspotential sind Opiate – wie Morphium und vor allem Heroin – oder Barbiturate und Alkohol. Im folgenden Teil III des Buches werden wir eine Reihe von Substanzen mit unterschiedlich großem Abhängigkeitspotential kennenlernen, Psychedelika wie LSD und andere halluzinogene Drogen, oder Psychostimulantien, die vom harmlosen Coffeïn bis zu gefährlicheren Amphetaminen reichen. Was aber versteht man genau unter Abhängigkeit, was unter Sucht und Mißbrauch? In diesem Kapitel sollen zunächst zentrale Begriffe zum Komplex Abhängigkeit erläutert und Kriterien für Abhängigkeit sowie Modelle der Abhängigkeitsentwicklung aus physiologischer und psychologischer Sicht vorgestellt werden. Anschließend folgt eine tabellarische Übersicht, welche Merkmale der Abhängigkeit bei welchen Psychopharmaka zutreffen. (Für einzelne Psychopharmaka wurde und wird die Abhängigkeitsproblematik auch in den entsprechenden Kapiteln angesprochen.)

Begriffsbestimmungen

Im vorwissenschaftlichen Sprachgebrauch werden Begriffe wie Sucht, Abhängigkeit, Substanzmißbrauch, Toleranz oft undifferenziert und teilweise synonym verwendet. Man sollte jedoch wissen, daß diesen Termini durchaus spezifische Definitionen zugrunde liegen. Problematisch wird eine undifferenzierte Bezeichnungsweise, wenn es um Diagnosen und therapeutische Maßnahmen geht. Die häufig getroffene Dichotomisierung zwischen Drogengebrauch bzw. -mißbrauch einerseits und Enthaltsamkeit andererseits verfälscht gründlich die

Problematik von Abhängigkeit und mißbräuchlicher Anwendung. Eine solche Unterscheidung basiert auf einer historisch gewachsenen, gesellschaftsspezifischen Zuordnung von Drogen als illegalen Rausch'giften' aus und weniger von dem Wissen um psychotrope und gesundheitsschädigende Wirkungen einzelner Substanzen. Vor allem aber wird die wichtige Unterscheidung zwischen den Auswirkungen von einmaligem Ausprobieren, gelegentlichem Genuß und schwerem Mißbrauch verwischt. Wie der Leser bei der Lektüre der folgenden Kapitel feststellen wird, decken sich die Einteilung in 'legale soziale Drogen' und 'illegale Rauschdrogen' nicht mit dem Ausmaß negativer Folgen. Beispielsweise schädigen Alkohol und Zigarettenrauchen die Gesundheit wesentlich stärker als Marihuana. Der deutsche Terminus 'Rauschgift' suggeriert für viele Substanzen undifferenziert deren Giftigkeit, verankert z.T. Vorurteile in den Sprachgebrauch, ohne ausreichende wissenschaftliche Basis: Viele der sogenannten Rauschgifte sind nicht giftig im dem Sinne, daß sie "nachweisbar unter allen Umständen gesundheitsschädlich" sind, "die Sucht erst stiftet den Schaden".[1] Eine geringe Dosis Kokain kann bestimmte Leistungen verbessern, oder mäßiger Alkoholkonsum kann das Leben verlängern; aber starker Konsum führt bei beiden Drogen zu ruinösen Schädigungen der körperlichen wie der seelischen Gesundheit.

Was versteht man nun unter den verschiedenen Begriffen?

- **Sucht** bedeutet ein zwanghaftes Angewiesensein auf die Erfüllung eines Bedürfnisses.[2] Damit umfaßt dieser Begriff nicht nur Abhängigkeiten von Pharmaka, sondern gilt im weitesten Sinne auch für Spielsucht, Kleptomanie, zwanghafte Verhaltensweisen, Fernsehsucht, Arbeitssucht.
- **Abhängigkeit** wurde von der WHO als Oberbegriff für **substanzbezogene** Sucht vorgeschlagen und als **mißbräuchliche** Anwendung einer Substanz definiert.
- **Mißbräuchliche Anwendung** bedeutet dabei, daß die Selbstverabreichung einer Substanz nicht den sozialen Normen entspricht, vor allem aber, daß sie Körper und Psyche schädigt. Solche Definitionen erscheinen klar, sind aber nicht wirklich zufriedenstellend. Der erste Teil bezieht sich eher auf legale als auf medizinische Sachverhalte und ignoriert die Möglichkeit, daß der mäßige Gebrauch bestimmter Drogen das Wohlbefinden verbessern kann. Macht es Sinn, die Millionen von Marihuanakonsumenten als drogenabhängig zu be-

---

[1] Leonhardt,R.W. (1969) Haschisch, Himmel und Hölle. DIE ZEIT, 17.1.1969, S.40.

[2] Labhardt,F. & Ladewig,D. (1973) Sucht. In: Ch.Müller (Hrsg.) Lexikon der Psychiatrie. Berlin/Heidelberg, Springer.

zeichnen? Vielleicht ja! Der zweite Teil der Definition von Mißbrauch stellt die Konsequenzen des Drogenkonsums in den Vordergrund, den Einfluß auf die Arbeitsfähigkeit und auf die soziale und familiäre Situation, vor allem aber auf körperliche Schädigungen. Danach müßten Millionen von Zigarettenrauchern als drogenabhängig bezeichnet werden. Vielleicht sind sie es ja auch!

• **Substanzmißbrauch** und **Substanzabhängigkeit**: Das DSM III differenziert zwischen Mißbrauch und Abhängigkeit und führt folgende Kriterien für Substanzmißbrauch auf: Merkmale pathologischen Gebrauchs, Behinderung der sozialen oder beruflichen Leistungen durch den Substanzmißbrauch, minimale Dauer des Mißbrauchs von mindestens einem Monat. Kriterien für Substanzabhängigkeit sind Toleranz oder Entzugserscheinungen.[2]

• **Toleranz** bedeutet, daß bei gleichbleibender Dosierung einer Substanz deren Wirkung abnimmt und daß bei angestrebter gleichbleibender Wirkung die Dosis erhöht werden muß. Beispielsweise liegt eine Dosis von 10 mg Amphetamin im therapeutischen Bereich, bei stark Abhängigen können aber selbst Dosen von 1700 mg ohne große Wirkung sein. Toleranz wird auf physiologische Veränderungen (s.u.) zurückgeführt. Von **Kreuztoleranz** spricht man, wenn nach Toleranzentwicklung für eine Substanz auch eine zweite (meist molekularbiologisch ähnlich wirkende) Substanz kaum mehr wirkt und entsprechend in höherer Dosierung eingenommen werden muß, um Wirkungen zu erzielen. Eine solche Kreuztoleranz entwickelt sich beispielsweise zwischen Alkohol und Barbituraten. In Analogie bedeutet **Kreuzabhängigkeit**, daß die Entwicklung einer Abhängigkeit von einer Substanz dazu führt, daß Abhängigkeitssymptome auch nach Einnahme einer anderen Substanz oder einer Stoffklasse auftreten. Entzugssymptome treten nicht oder kaum auf, wenn eine Substanz dieser Klasse, für die Kreuzabhängigkeit besteht, durch eine andere ersetzt wird. Diesen Effekt kann man sich bei der Behandlung von Abhängigkeit zunutze machen, beispielsweise bei der Behandlung von Opiatabhängigkeit: ersetzt man Heroin durch Methadon (siehe Kapitel 8), so treten aufgrund der Kreuzabhängigkeit weniger intensive Entzugserscheinungen auf, doch erlauben eine schwächere psychoaktive Wirkung, unterschiedliche Aufnahmewege und eine längere Halbwertszeit von Methadon ein langsames Ausschleichen der Droge und die Rückkehr in ein normales Sozialleben. Schließlich kann auch eine Sensitivierung im Sinne eines zur Toleranz gegenläufigen Effektes eintreten: wiederholte Einnahme der gleichen Dosis führt dann zu zunehmend

---

[2] Köhler,F. & Saß,H. Diagnostisches und Statistisches Manual Psychiatrischer Störungen – DSM III. Weinheim, Beltz, 1984.

stärkeren Wirkungen. Eine solche Sensitivierung hat man z.B. bei Marihuana oder Kokain beobachtet.

- **Entzugserscheinungen** sind substanzspezifische adverse und/oder aversive Reaktionen, die nach Absetzen der Substanz oder nach Toleranzentwicklung ohne weitere Dosissteigerung auftreten.
- Unter **Gewohnheitsbildung** versteht man die Notwendigkeit zur ständigen Einnahme einer Substanz, ohne daß dafür peripher physiologische oder neuronale Veränderungen verantwortlich gemacht werden können. Auch bei Gewohnheitsbildung können Entzugssymptome auftreten.

Eine Differenzierung zwischen Toleranz und Entzugssymptomen einerseits und Gewohnheitsbildung andererseits geht mit der Dichotomisierung von **physischer und psychischer Abhängigkeit** einher. Toleranz und Entzugssymptome werden als Kriterien für physische Abhängigkeit, Gewohnheitsbildung als Kriterium für psychische Abhängigkeit gewertet. Physischer Abhängigkeit werden biologische Prozesse zugrundegelegt (wie sie im nächsten Abschnitt vorgestellt werden). Psychische Abhängigkeit definiert man als "tiefes emotionales Bedürfnis nach einem Pharmakon" welches sich aus "dessen entspannender, konfliktlösender und euphorisierender Wirkung"[1] oder als "gelerntes Motiv"[2] erklären läßt. Diese Trennung von psychischer und physischer Abhängigkeit ist natürlich nicht stringent durchzuhalten, da ja jeder psychische Zustand auch eine entsprechende physiologische Repräsentation hat. Häufig liest man, daß bei Substanzmißbrauch meistens eine zugrundeliegende emotionale oder Verhaltensstörung angenommen werden kann. Physische Abhängigkeit wird dann als Komplikation im Verlauf des Prozesses psychischer Abhängigkeit gesehen, während psychische Abhängigkeit sowohl zu Beginn der Abhängigkeitsentwicklung als auch bei Rückfällen die entscheidende Rolle spiele.[3] Manche Autoren sehen psychische Abhängigkeit sogar als das wesentliche definitorische Kriterium für Abhängigkeit. Wenn körperliche Veränderungen ohne zwanghaftes Bedürfnis nach einer Substanz und ohne entsprechendes, auf Substanzeinnahme ausgerichtetes Verhalten auftritt, dann könne nicht unbedingt von Abhängigkeit gesprochen werden.

---

1 Mirin,S. & Weiss,R. (1983) Substance Abuse. In: E.L.Bassuk, S.C.Schoonover & A.J.Gelenberg (Eds.) The Practinioner's Guide to Psychoactive Drugs. 2nd ed. New York, Plenum Medical Book Company, S.222.

2 Solomon,R. (1980) The opponent-process theory of acquired motivation. Am. Psychologist, 25, 691-712

3 Kryspin-Exner, K. (1984) Pharmakotherapie bei Abhängigkeitsprozessen von Alkohol, Medikamenten und Drogen. In: G.Langer, H.Heimann (Hrsg.) Psychopharmaka. Berlin/-Heidelberg, Springer, S. 491-514.

Modelle der Abhängigkeitsentwicklung

Physische Abhängigkeit und Toleranzentwicklung

Wie gesagt, werden Toleranz und Entzugssymptome, die sich in der Folge physiologischer Veränderungen entwickeln, als Kriterien für physische Abhängigkeit gewertet. Differenziert wird zwischen metabolischer und zellulärer Toleranz.

• **Metabolische oder pharmakokinetische Toleranz** resultiert aus einer Abnahme der effektiven Konzentration einer Substanz am Rezeptor. Ein entscheidender Prozeß, der zu dieser Konzentrationsabnahme führt, ist die Induktion substanzabbauender Enzyme in der Leber. Vor allem hoch lipidlösliche Substanzen und Substanzen mit langer Verweildauer in der Leber bewirken die verstärkte Bildung (substanz-) spezifischer und unspezifischer Enzyme. Vermehrte Enzymbildung bedingt verstärkte Biotransformation, also verstärkten Abbau von Substanzen.

> **Enzyminduktion** durch Pharmaka kann z.B. über Proliferation (Sprossung) des endoplasmatischen Retikulums erfolgen. Eine Folgeerscheinung ist damit auch die Zunahme des Lebergewichtes. Pharmaka-abbauende Enzyme sind z.B. verschiedene Transferasen und Hydrolasen. Eine andere Form der Enzyminduktion ist die Synthese von Cytochrom P-448 über den 'Induktor' Methylcholanthen. Diese Form der Enzyminduktion kommt z.B. bei Umweltgiften wie Herbiziden oder aromatischen Kohlenwasserstoffen vor.

Bestimmte psychoaktive Substanzen (z.B. Alkohol) führen nicht nur zur Induktion spezifischer, sie selbst abbauender Enzyme, sondern auch zu unspezifischer Enzyminduktion, die verstärkten Abbau auch anderer Pharmaka und körpereigener Stoffe wie z.B. Steroidhormone oder Vitamine bewirkt. Unspezifische Enzyminduktion ist damit ein Faktor für die Entwicklung von Kreuztoleranz. Der Mangel an bestimmten Stoffen, wie beispielsweise der Mangel an Vitamin B bei Alkoholabhängigen, ist für viele Nebenwirkungen verantwortlich. Bei regelmäßiger Einnahme bestimmter Pharmaka wird Enzyminduktion bereits innerhalb von wenigen Tagen eingeleitet. Nach Absetzen der Substanz ist die Enzymreduktion reversibel, es bedarf aber Tage bis Wochen, bis die Enzyminduktion wieder aufgehoben ist. Metabolische Toleranz entwickelt sich natürlich nicht nur bei psychotropen Substanzen, sondern wird auch bei einer Reihe von anderen Pharmaka beobachtet.

Endogene und exogene Stoffe stimulieren in der Leber die Produktion der sie selbst abbauenden Katalysatoren, der Enzyme. Enzyminduktion ist ein wesentlicher Mechanismus der Toleranzentwicklung: Enzyminduktion erklärt,

- daß die Pharmakonwirkung bei gleichbleibender Dosis über die Zeit hinweg nachläßt, weil die Substanz verstärkt abgebaut wird,
- daß größere Mengen der Substanz benötigt werden, um die gleiche Wirkung zu erzielen, weil die Substanz verstärkt abgebaut wird,
- daß der Plasmaspiegel körpereigener Substanzen sinkt, weil neben dem spezifischen Pharmakon auch körpereigene Substanzen wie Hormone und Vitamine verstärkt abgebaut werden,
- daß es zu Kreuztoleranz und Kreuzabhängigkeit kommt, weil auch andere Pharmaka verstärkt abgebaut werden.

- **Zelluläre oder pharmakodynamische Toleranz** basiert auf Veränderungen am Rezeptor aufgrund wiederholter Substanzeinnahme. Diese Veränderungen können die Form veränderter **Rezeptorempfindlichkeit** und/oder veränderter **Rezeptordichte** haben. Beispielsweise beobachtet man nach chronischer Neuroleptika-Behandlung eine erhöhte Dichte von Bindungsstellen für D2-Rezeptor-Liganden (Kapitel 9). Chronische Einnahme von Antidepressiva hingegen führt zur Abnahme noradrenerger Rezeptoren (postsynaptischer und präsynaptischer Autorezeptoren) und Subsensitivität postsynaptischer β-Rezeptoren (Kapitel 11). Wie in Kapitel 8 ausgeführt und in Abb. 15.1 illustriert, nimmt man an, daß chronische Opiatzufuhr die Empfindlichkeit von Rezeptoren in der Schmerzbahn verändert. Wird die Substanz dann abgesetzt oder die Dosierung nicht weiter gesteigert, so werden die entsprechenden Rezeptoren nicht angemessen stimuliert, was adverse, z.B. überstarke Reaktionen zur Folge haben kann. Übermäßige Reaktion dopaminerger Rezeptoren wird z.B. für extrapyramidalmotorische Nebenwirkungen (Spätdyskinesien) verantwortlich gemacht. Im Opiatentzug trifft ungehemmte Substanz P wahrscheinlich auf überempfindliche Rezeptoren, was zu Hyperalgesie führt. Chronische Alkoholzufuhr erhöht die Dichte muskarinerger ACh-Rezeptoren. Darüber hinaus bedingt die enge Verzahnung zwischen Transmittersystemen, daß eine spezifische Substanz nicht nur mit einem spezifischen Transmitter interagiert, sondern daß auch andere Transmitter von der Substanz moduliert werden, deren adverse Reaktion nach Absetzen der Substanz Entzugssymptome mitbeeinflussen. Beispielsweise dämpft chronische Opiatzufuhr das noradrenerge System, so daß es im Entzug zu Überaktivität des noradrenergen Locus coeruleus kommt; Kapitel 8).

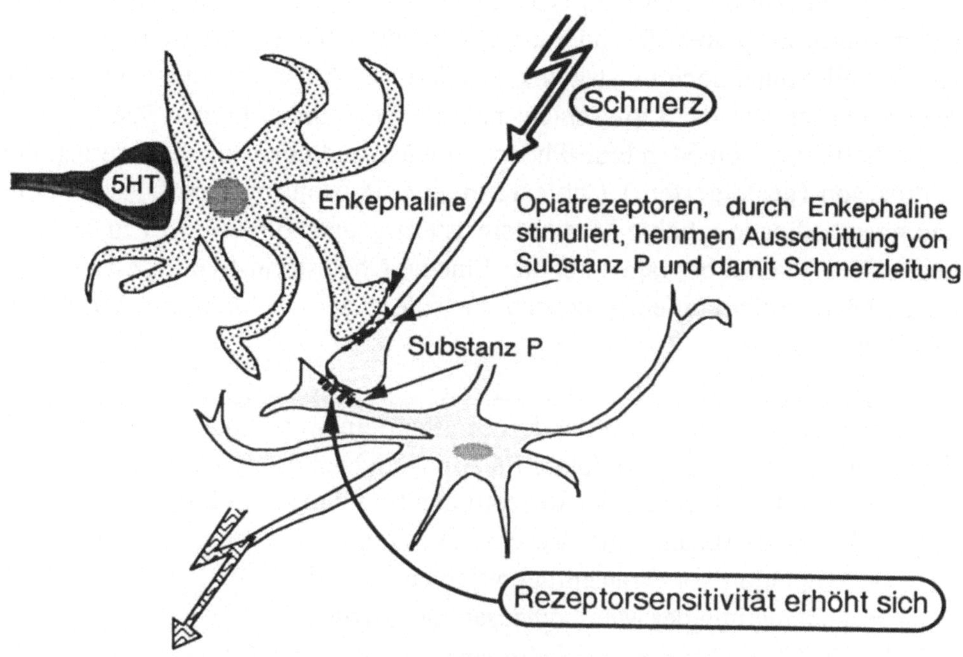

Abb. 15.1. Beispiel einer Toleranzentwicklung bei Morphinen: diese entfalten agonistische Wirkung an Endorphin-Rezeptoren, die Sekretion des 'Schmerzstoffes' Substanz P in der Schmerzbahn wird präsynaptisch blockiert. Werden Opiat-Rezeptoren durch wiederholte Morphinaufnahme dauerhaft agonistisch stimuliert, so ändern sich vermutlich Rezeptorensensitivitäten. Bei Absetzen von Morphin reduziert sich die präsynaptische Hemmung, es wird mehr Substanz P sezerniert, diese trifft aber nun auf vermutlich sensitivere Rezeptoren. Opiate hemmen auch die Noradrenalinfreisetzung, was eine erhöhte Empfindlichkeit noradrenerger Rezeptoren zur Folge hat. Entzugssymptome wie Zittern oder Hyperalgesie werden auf solche Effekte zurückgeführt (auch wenn der zelluläre Nachweis bisher nicht erbracht werden konnte)! Toleranz für einige Effekte von Opiaten (z.B. für euphorische, analgetische und sedative Wirkungen) entwickelt sich bereits nach einer Woche regelmäßiger Einnahme

Eine andere Form zellulärer Toleranz impliziert die Anpassung der Transmitterfreisetzung an chronische agonistische oder antagonistische Stimulation. So wird z.B. vermutet, daß mit chronischer Opiatzufuhr die Aktivität des endorphinergen Systems abnimmt. In ähnlicher Weise kann man sich eine Adaptation des GABAergen Systems an andauernde agonistische Stimulation vorstellen (siehe Kapitel 12 und 13): Erniedrigt sich bei andauernder Gabe von

Sedativa die GABA-Sekretion, so führt dies bei abruptem Entzug zur Gefahr epileptischer Anfälle innerhalb von 24 Stunden bis zu 8 Tagen. Eine wieder andere Form zellulärer Veränderungen wird für Alkohol diskutiert (ihr Nachweis ist allerdings noch umstritten): Wiederholte Äthanolzufuhr verändert die Zusammensetzung der Lipidschicht neuronaler Zellmembranen über eine erhöhte Sättigung von Membran-Phospholipiden und über ein verändertes Verhältnis von (gesteigertem) Cholesterin und Phospholipiden. Diese Veränderungen bedingen erhöhte Membranresistenz gegen Äthanol, was zu Toleranz gegenüber Alkohol beitragen könnte. Eine an Cholesterin-Synthese-Hemmern reiche Diät verhinderte entsprechend die Toleranzentwicklung für Alkohol bei den Versuchstieren.

Veränderungen am Rezeptor sind vermutlich ein wesentlicher Mechanismus der Toleranzentwicklung; zelluläre (pharmakodynamische) Toleranz bedeuten

- Zu- oder Abnahme der Rezeptorempfindlichkeit und/oder
- Zu- oder Abnahme der Rezeptorenzahl und/oder
- Adaptation von Transmittersystemen und/oder
- Veränderung der Membranzusammensetzung.

Zelluläre Toleranz kann reversibel oder irreversibel sein (hinsichtlich der Reversibilität pharmakodynamischer Toleranz besteht keine Übereinstimmung in der Literatur). Zelluläre Toleranz gilt als der größere Risikofaktor für dauerhafte physische Abhängigkeit.[1]

Als Kriterien für physische Abhängigkeit gelten, daß Kreuztoleranz zwischen Substituten einer Substanzklasse nachgewiesen werden kann und daß Substanzentzug und die Gabe von Antagonisten Entzugserscheinungen auslösen. (Dies wird auch tierexperimentell überprüft.) An physischer Abhängigkeit scheinen genetische Faktoren beteiligt zu sein[2]; dies wurde vor allem für Alkohol, Opiate und Barbiturate nachgewiesen. Generell lassen sich genetische Faktoren, Alter, Geschlecht, Rasse und konstitutionelle Bedingungen als biologische Faktoren anführen, die die Abhängigkeitsentwicklung beeinflussen. Ein Beispiel ist der unterschiedliche enzymatische Abbau von Alkohol bei Asiaten und Angehörigen europäischer Rassen (Kapitel 19). Beide Formen, zelluläre wie metabolische Toleranz, tragen zur Abhängigkeit bei, deren Entwicklung aus einer

[1] Stumpf, C.(1984) Neuropharmakologie. Berlin/Heidelberg, Springer-Verlag.

[2] Crabbe,J.C., McSwigan,J.D., Belknap,J.K. (1985) The role of genetics in substance abuse. In: M.Galizio, S.Maisto (Eds.) Determinants of Substance Abuse. New York, Plenum Press, S.13-64.

Theorie heraus verständlich werden sollte, die Ursprünge, Ursachen und Entwicklungswege von Abhängigkeit zu erklären vermag.

Psychologische Modelle der Abhängigkeitsentwicklung
Es scheint, als ob keine der bekannten Drogen unabdingbar in die Abhängigkeit führt. Weniger als 10% der Personen, die alkoholische Getränke konsumieren, werden alkoholabhängig, und selbst bei Heroin, einer der gefährlichsten Drogen, schnappt die Abhängigkeitsfalle bei nicht einmal der Hälfte der Personen zu, die den Stoff ausprobieren. Was sind Gründe für eine Abhängigkeitsentwicklung, was sind Prädiktoren? Es scheint wesentlich schwieriger zu sein, ein allgemeingültiges Modell für psychische Abhängigkeit zu formulieren, als Kriterien für physische Abhängigkeit zu bennenen. Dies läßt sich nur teilweise auf Meßprobleme, multiple Einflußfaktoren und drogenspezifische Abhängigkeitsprofile zurückführen. Zunächst kann nicht erstaunen, daß man ein positives Erlebnis wiederholen oder aus einem negativen Zustand befreit werden möchte.

Lerntheoretische Mechanismen spielen also eine bedeutsame Rolle bei der Entwicklung von Substanzmißbrauch. Durch Psychopharmaka induzierte angenehme, positive emotionale Zustände (wie z.B. bei Rauschdrogen, bei einigen Stimulantien und Alkohol) verstärken deren Einnahme positiv. Durch Psychopharmaka beendete oder reduzierte aversive Zustände (wie z.B. bei Anxiolytika, Beruhigungs- und Schlafmitteln, Analgetika) wirken negativ verstärkend auf die Einnahme dieser Substanzen. Wenn die erneute Einnahme einer Substanz Entzugssymptome reduziert, wird dies ebenfalls negativ verstärkt. In jedem Fall wird die Einnahme des Psychopharmakons durch dessen Wirkungen verstärkt und daher häufiger. Eine Vielzahl von Reizen während der Einnahme und Wirkung der Substanz (z.B. Umgebungsfaktoren, die soziale Situation, der psychische Zustand), möglicherweise auch interozeptive Reize, werden zu konditionierten diskriminativen oder Hinweisreizen für Substanzeinnahme. So greift man z.B. in geselliger Runde nach einem guten Essen zur Zigarette oder zum alkoholischen Getränk, so werden bestimmte Gruppensituationen und Treffpunkte so eindeutig mit der Aufnahme von Drogen assoziiert, daß man in diesen Umgebungen noch stärker das Bedürfnis danach verspürt (Beispiel in Kapitel 1). Auch Merkmale physischer Abhängigkeit, Toleranz und Entzugssymptome, werden lerntheoretisch erklärt, nämlich als klassisch konditionierte kompensatorische oder adaptive Reaktionen auf die Substanz. Diese CR können später antizipatorisch durch Hinweisreize bereits vor Einnahme der Substanz ausgelöst werden und dann entsprechend die Einnahme 'triggern'. Individuelle Unterschiede in Toleranzentwicklung und Abhängigkeit könnten auf unterschiedliche konditionierte Reize (CS) zurückgeführt werden.[1] Konditionierte (viszerale und externe) Hinweisreize spielen bei einigen Substanzen eine essentielle Rolle. Sie können z.B. bei Heroinabhängigen dazu führen, daß Verabreichung einer ungewohnten (niedrigeren oder höheren) Dosis zu lebensgefährlichen Reaktionen (Atemdepression oder Entzugserscheinungen) führen kann.

Schließlich verfügen Pharmaka selbst über **inhärente Verstärkereigenschaften**. Ein Beispiel wäre die agonistische Wirkung von Opiaten auf Rezeptoren im mesolimbischen System. Leider sind diese inhärenten Verstärkerwirkungen noch nicht befriedigend für alle psychoaktiven Substanzen spezifiziert. (Dies erfolgt tierexperimentell über Selbstverabreichung und Präferenz für Substitute.) Das Abhängigkeitspotential einer Substanz kann also auf drei Dimensionen bestimmt werden:

- den inhärenten Verstärkereigenschaften der Substanz,
- Variablen, die die Verstärkerqualität potenzieren (im Tierexperiment z.B. Nahrungsdeprivation oder Entzugssymptome),
- psychosoziale Bedingungen, unter denen eine Substanz verstärkend wirkt (gerade diese Bedingungen zu spezifizieren, ist jedoch extrem schwierig und noch unzureichend realisiert).[2]

Ein psychologisches Modell zur Abhängigkeitsentwicklung, das lerntheoretische Prinzipien berücksichtigt, stammt von R. Solomon.[3] Solomon sieht Abhängigkeit als Folge der Wechselwirkung zwischen emotionalen Prozessen unterschiedlicher Valenz und unterschiedlicher Konditionierbarkeit, aus der sich das 'erworbene Motiv' des Substanzkonsums ergibt. Die wesentlichen Aussagen der Theorie sind in Abb. 15.2 dargestellt. Die Umwandlung eines affektiven Zustands 'A' in sein Gegenteil 'B' läßt sich konsistent beobachten. Nach einem psychologischen Schockerlebnis kann die Erleichterung regelrecht zu Euphorie führen. Bei Untersuchungen an Fallschirmspringern zeigt sich, daß die Angst vor dem Sprung sich danach in ihr manisches Gegenteil, in rauschartige Euphorie während des Sprunges verwandelte. Umgekehrt fühlt man sich gerade nach einem besonders schönen Erlebnis plötzlich traurig.

---

[1] Hinson,R.E.(1985) Individual differences in tolerance and relapse: A Pavlovian conditioning perspective. In: M.Galizio, S.Maisto (Eds.) Determinants of Substance Abuse. New York, Plenum Press, S.101-124.

[2] Johanson,C.E., Wolverton,W.L., Schuster,C.R. (1987) Evaluating laboratory models of drug dependence. In: H.Meltzer (Ed.) Psychopharmacology. New York, Plenum Press, S. 1617-1626.

[3] Solomon,R. (1980) The opponent-process theory of acquired motivation. American Psychologist, 25, 691-712.

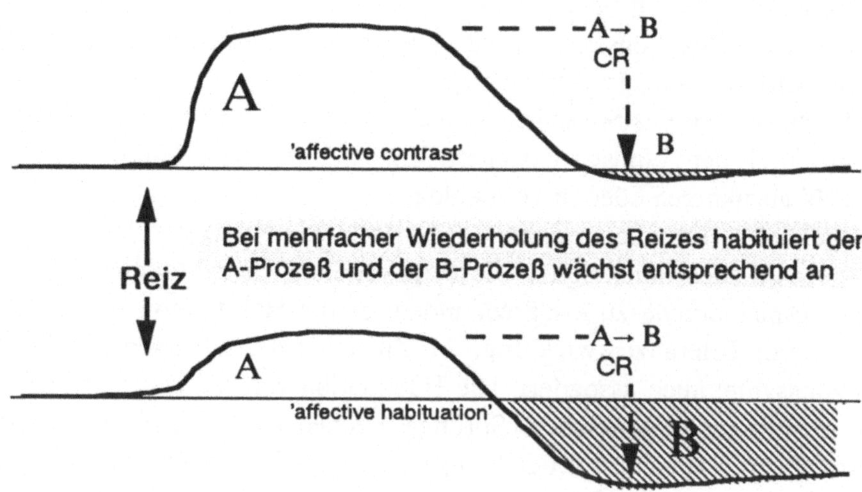

Abb 15.2. Zwei-Prozeß-Theorie nach Solomon:
(1) Jeder Reiz löst einen affektiven Kontrast aus, d.h. einen affektiven Zustand (´A´), der von einem entgegengesetzten affektiven Zustand (´B´) gefolgt wird;
(2) der primäre affektive Prozeß 'A' habituiert, nimmt also bei Reizwiederholung nicht zu, sondern ab, während Prozeß 'B' mit Reizwiederholung zunehmen kann;
(3) die Reaktionsstufe von 'A' nach 'B' ist klassisch konditioniert, so daß bei Reizwiederholung mit 'A' auch 'B' induziert wird;
(4) 'B' setzt mit Reizwiederholung zunehmend früher ein, ist stärker ausgeprägt und hält länger an, kann bereits bei Antizipation der Sequenz 'A'–'B' einsetzen oder durch konditionierte Hinweisreize ausgelöst werden;
(5) konditionierte Hinweisreize können in der Folge prinzipiell drei affektive Reaktionen auslösen: den Primäraffekt, den habituierten Primäraffekt, und das Überwiegen des Sekundäraffektes;
(6) das aktuelle Motiv, einen Reiz aufzusuchen, ist Funktion der Differenz zwischen 'A' und 'B'

Auf die Einnahme von Psychopharmaka übertragen sagt das Solomonsche Modell voraus:
- zunächst oder zu Beginn des Substanzgebrauchs wird ein Pharmakon oder eine Droge wegen seiner positiven Wirkungen eingenommen, um den Primäraffekt 'A' herbeizuführen;
- bereits zu Beginn des Substanzgebrauchs wird der Primäraffekt 'A' von dem Sekundäraffekt 'B' gefolgt (Nebenwirkungen, katerartige Symptome, Nachlassen der positiven Effekte);

- Primäraffekt 'A' nimmt über die Zeit hinweg ab, Sekundäraffekt 'B' nimmt jedoch zu, da die Reaktionsstufe A→B nicht so stark habituieren kann wie 'A' selbst; 'B' wird mit Entzugssymptomen assoziiert;
- in späteren Stadien des Substanzgebrauchs wird die Motivation zur Drogeneinnahme durch den Wunsch gesteuert, Zustand 'A' wiederherzustellen und Zustand 'B' abzukürzen oder zu vermeiden.

Dieses 'gelernte' Motiv kennzeichnet das Verhalten abhängiger Personen. Solomon versucht auch, im Rahmen dieses psychologischen Modells Toleranz- und Entzugsphänomene zu erklären, indem er die Habituation des Primäraffekts 'A' mit Toleranzentwicklung, die Zunahme des adversen Affekts 'B' mit Entzugssymptomen assoziiert. Die Habituation von 'A' bedeutet, daß der Fallschirmspringer risikoreichere Sprünge machen wird, um ein noch angenehmeres 'B' zu erlangen, daß der Drogenabhängige höhere Dosen einnehmen muß, um den gewünschten Rausch noch zu erreichen – und er handelt sich so immer negativere 'B'-Zustände ein. Diese Theorie erklärt allerdings nicht, warum immer nur ein bestimmter Bruchteil von Personen abhängig wird. Möglich ist allerdings, daß im Zustand 'A' bei einer Person die positiven, bei einer anderen die negativen Komponenten überwiegen. Wenn z.B. die Übelkeit oder der Hustenanfall nach der ersten Zigarette nicht durch das erhöhte Ansehen des Rauchers in der Bezugsgruppe wettgemacht werden kann, so wird der Betreffende vermutlich nicht so häufig wieder zur Zigarette greifen.

Psychosoziale Faktoren werden zwar von den meisten Autoren als bedeutsame Einflußfaktoren genannt, sind bisher experimentell jedoch noch nicht befriedigend spezifiziert. Als psychosoziale Faktoren kommen in Betracht:

- **Umgebung**, wobei zwischen 'Mikro-' und 'Makromodell' der Umgebung differenziert wird. Zu Variablen des 'Mikrokosmos' oder 'Mikrosettings' gehören die Verfügbarkeit der Substanz, die Bezugsgruppe ('peer group'), die Kindheitsgeschichte, Familien- und Sozialsituation, Modelle im Umgang mit der Substanz; Variablen des 'Makrosettings' wären die Legalität einer Substanz und soziokulturelle Umgangsformen bzw. Regeln zum Umgang mit der Substanz. Möglicherweise wurde bei den noramerikanischen Indianern Alkohol zum Problem, weil sie in kurzer Zeit von europäischen Einwanderern mit Alkohol überschwemmt wurden, ohne kulturelle Formen und Riten des Alkoholkonsums entwickeln zu können.

Nicht zu unterschätzen ist die **Verfügbarkeit von Drogen**. Über das Angebot sozial mehr oder weniger tolerierter Substanzen wie Alkohol, Nikotin, Haschisch kann ein Einstieg in den Konsum von Substanzen mit größerem Abhängigkeitspotential gefördert werden. Ein eindrucksvolles Beispiel für die

Wechselwirkung zwischen psychosozialen Bedingungen und der Verfügbarkeit von Drogen hatten wir in Kapitel 1 mit der Geschichte von Christiane F. ("Wir Kinder vom Bahnhof Zoo") kennengelernt. Die Verfügbarkeit psychoaktiver Substanzen in Wechselwirkung mit individuellen und psychosozialen Bedingungen wie erhöhter Streßbelastung, könnte auch eine Erklärung dafür liefern, daß Ärzte eine besondere Risikogruppe für Abhängigkeit bilden.

- **Sozioökonomischer Status:** Verschreibungen und Mißbrauch von psychoaktiven Substanzen sind am höchsten in niedrigeren sozioökonomischen Schichten. Der höchste Konsum an Sedativa wurde in übervölkerten, unterprivilegierten Gebieten mit hoher Armutsrate und niedrigem Bildungsniveau registriert. Amphetamine und Psychedelika werden dagegen vermehrt von Angehörigen der Mittel- und Oberschicht eingenommen.[1] Kokain galt lange Zeit als 'Nobeldroge', da es aufgrund seines Preises Reichen eher zugänglich war. Auch hier dürften schichtspezifische Verfügbarkeit, Modelle und Regeln zum Umgang mit der Substanz determinierende Faktoren sein.
- **Persönlichkeitsfaktoren:** Wiederholt ist behauptet worden, daß Personen, die abhängig werden, bereits prämorbid emotionale und/oder Verhaltensstörungen aufwiesen, daß die Entwicklung psychischer Abhängigkeit oder Gewohnheitsbildung durch emotionale und/oder Verhaltensstörungen gefördert wird, daß ein hoher Prozentsatz substanzabhängiger Personen nicht nur von einer, sondern von mehreren Substanzen abhängig ist.[1] Eine wesentliche Motivation für die Einnahme psychoaktiver Substanzen sei auch hohe Streßbelastung. Persönlichkeitsmerkmale wie Impulsivität, Unabhängigkeit, Sensations- und Abteuerlust, Enthemmung und Empfänglichkeit für Außenreize (nach den Skalen von Zuckermann) und Unabhängigkeit von sozialen Normen gelten als Risikomerkmale für Rückfall oder für langfristige Abhängigkeit, andererseits aber auch Ängstlichkeit. Solche Persönlichkeiten seien empfänglicher für Modelle, situative Hinweisreize für Substanzeinnahme und für die Befriedigung über psychoaktive Substanzen. Der Nachweis einer solchen 'Abhängigkeitspersönlichkeit' steht unseres Erachtens jedoch aus.
- **Kognitive Faktoren:** Hier läßt sich vor allem die Erwartung bestimmter Effekte, vor allem positiver, hedonischer Zustände, anführen. Die Bedeutung von Erwartungen auf die Einnahme psychoaktiver Substanzen wurde vor allem über Placebo-Effekte (z.B. bei Alkohol und Stimulantien) dokumentiert. Erwartungen sind jedoch ihrerseits wieder beeinflußt durch die individuelle Lerngeschichte, Modelle, Umgebungsfaktoren (das 'setting') und den soziokulturellen Umgang mit Substanzen.

---

[1] Leavitt,F.(1982) Drugs and Behavior. New York, Wiley.

Ge- und Mißbrauch von psychotropen Substanzen muß als Produkt der Wechselwirkung zwischen Substanz (inhärente Verstärkereigenschaft, Applikationsweg, Biotransformationsrate, pharmakodynamische Eigenschaften), Individuum ('Persönlichkeit', Lerngeschichte, Konstitution), familiärem, sozioökonomischem und soziokulturellem Hintergrund betrachtet werden. Vor allem zu Beginn des Substanz'usus' spielen psychosoziale Faktoren wie Verfügbarkeit, Bezugsgruppe und soziokultureller Umgang mit der Substanz eine bedeutende Rolle. Späterer Substanz'abusus' wird eher über die Verstärkereigenschaften der Substanz vermittelt oder dient der Kompensation adverser Folgeerscheinungen. Nicht zu vernachlässigen ist jedoch auch die Wechselwirkung zwischen konstitutionellen und biologischen (z.B. genetischen) Faktoren. Substanzabhängige bilden daher eine sehr heterogene Gruppe. Abhängige können aus allen sozioökonomischen Schichten, aus allen Berufen, aus allen Bildungsschichten kommen. Verbindendes Element könnte – mit aller Vorsicht – die Tendenz sein, bestimmte hedonische Zustände erzielen oder kennenlernen oder bestimmten emotional aversiven Zuständen (Streß, psychische Probleme, Schmerzen, Schlaflosigkeit, gesellschaftliche Unzufriedenheit) entfliehen zu wollen.

Immer wieder wird auf schleichende Übergänge zwischem dem Mißbrauch von 'sozialen' zu harten Drogen hingewiesen. Auch hier kann die Geschichte der "Kinder vom Bahnhof Zoo" als eindrückliches Beispiel angeführt werden. US-Statistiken weisen 25–50% der Heroinabhängigen auch als alkoholabhängig aus.[1] Oft gehen Alkohol- und Sedativa-Abusus Hand in Hand. **Mehrfach-Abhängigkeit** entsteht möglicherweise, um die Wirkung einer Substanz vermittels einer synergistisch wirkenden Substanz zu intensivieren, aversive Wirkungen der Primärsubstanz zu unterdrücken oder zu vermeiden, oder die Nichtverfügbarkeit der Primärsubstanz zu kompensieren.

Opiatabhängigkeit ist ein illustratives Beispiel für diese Wechselwirkungen bzw. die Untrennbarkeit von physischer (zellulärer und metabolischer Toleanz) und psychischer (Gewohnheitsbildung, Kompensation von Entzugssymptomen) Abhängigkeit, von psychosozialen Faktoren (Bedingungen der ersten Einnahme etc.) und Konditionierung (mit Hinweisreizen aus der Umgebung).

---

[1] Kreek,M.J. (1987) Multiple drug abuse patterns and medical consequences. In: H.Meltzer (Ed.) Psychopharmacology. New York, Raven Press, S.1598.

Abhängigkeitsprofile

Wie aus den Beispielen im vorangehenden Abschnitt deutlich wird, unterscheiden sich Psychopharmaka hinsichtlich der Art und Weise, wie sie zur Abhängigkeitsentwicklung beitragen. Entsprechend werden regelrecht Abhängigkeits'typen' beschrieben. Die spezifischen und hervorstechenden Merkmale einzelner Substanzklassen seien im folgenden noch einmal zusammengefaßt. Da auf die zentralnervösen Wirkungen, Nebenwirkungen und Entzugserscheinungen einzelner Substanzen ausführlich in den entsprechenden Kapiteln eingegangen wurde und wird, erfolgt dieser Überblick in kurzer, tabellarischer Form. Der Beurteilung eines Abhängigkeitpotentials liegen die Kriterien der Toleranzentwicklung (metabolische Toleranz, zelluläre Toleranz, Kreuztoleranz, Entzugssymptome), Gewohnheitsbildung, sowie körperlicher Schäden zugrunde. Anhand dieser Merkmale werden im allgemeinen **sechs Abhängigkeits-Typen** unterschieden: der Opiat- oder Morphin-Typ, der Akohol-Barbiturat-Tranquilizer-Typ, der Kokain-Typ, der Amphetamin-Typ, der Halluzinogen-Typ und der Marihuana (Cannabis)-Typ.

Tabelle 15.1. Charakteristika der sechs Abhängigkeits-Typen

Opiat-Typ

Toleranzentwicklung:	innerhalb einer Woche regelmäßiger Einnahme, Dosissteigerung innerhalb von 3 Wochen bis auf das Zehnfache notwendig
Kreuztoleranz:	innerhalb der Morphine, mit einigen Barbituraten
Metabolische Toleranz:	nicht nachgewiesen
Zelluläre Toleranz:	Überempfindlichkeit von μ-, κ- und NA-Rezeptoren, Überempfindlichkeit von NA-Rezeptoren aufgrund von Hemmung der Catecholaminsekretion, initiale Hemmung der Adenylatcyklase; reversibel nach Monaten, keine Zunahme von Rezeptoren oder Veränderung der Bindungseigenschaften; Adaptation des endorphinergen Systems?
Gewohnheitsbildung:	über euphorisierende Wirkung, Rauschzustände, sedative Wirkung, evtl. Analgesie, Konditionierung von Hinweisreizen; Reduktion von Entzugserscheinungen
Entzugssymptome:	vegetative Übererregung, Hyperalgesie, Zittern, Schlaflosigkeit, Ängste, Temperaturregulationsstörungen, Miosis, beginnen 6-12 Stunden nach der letzten Einnahme, sind in ihrer Intensität linear zur letzten Dosis, sind maximal 48-72 Stunden nach Absetzen, Dauer 1-2 Wochen

Körperliche Schäden: Toxizität; sekundäre Schäden bei Mangelernährung; hohe Mortalitätsrate und Entzugssymptome bei Säuglingen abhängiger Mütter

---

Alkohol-Barbiturat-Tranquilizer-Typ

Toleranzentwicklung: dosisabhängig ab 3 Tagen regelmäßiger Einnahme; bei Barbituraten nach 2 Wochen Wirkungsabnahme um 50%

Kreuztoleranz: innerhalb der Sedativa

Metabolische Toleranz: bei Alkohol und Barbituraten über Enzyminduktion

Zelluläre Toleranz: Alkohol verändert Membraneigenschaften, steigert cholinerge Rezeptordichte, Noradrenalin-Metabolismus und β-adrenerge Rezeptorempfindlichkeit; Barbiturate und Benzodiazepine hemmen Autoregulation von GABA-Sekretion; für Benzodiazepine scheint der genaue Mechanismus noch nicht spezifiziert

Gewohnheitsbildung: über euphorisierende und sedierende Wirkung, Anxiolyse Konfliktvermeidung, später Reduktion von Entzugssymptomen

Entzugssymptome: emotionale Labilität, Schlafstörungen, Erregung, Tremor, Ängste, Depression, Appetitverlust, Übelkeit, Überempfindlichkeit gegenüber sensorischen Reizen, Kopfschmerz, Krämpfe, Delirien; setzen je nach Dosierung und Abruptheit des Absetzens ein, bei Barbituraten nach 12-16 Stunden, Krämpfe treten nach 24 Stunden bis 7-8 Tagen auf, bei Benzodiazepinen nach 1-10 Tagen; Dauer der Entzugssymptome zwischen 5 Tagen und 4 Wochen, protrahierte Entzugserscheinungen bis zu 6 Monaten

Körperliche Schäden: Toxizität; bei Alkohol und Barbituraten organische Hirnschäden, bei Alkohol Leberschäden, Hautschäden, Neurodermatitis, Gefäßschäden

---

Amphetamin (Stimulantien)-Typ

Toleranzentwicklung: bei Amphetaminen rasches Nachlassen der psychotropen Wirkungen, bei Anorektika Nachlassen der appetitzügelnden Wirkungen; keine Toleranz gegenüber psychomotorisch stimulierenden Effekten, aber auch Sensitivierung, d.h. Zunahme der psychoaktiven Wirkungen wird beobachtet

Kreuztoleranz: mit anderen Stimulantien; Kreuztoleranz mit Kokain wird inkonsistent berichtet

Metabolische Toleranz: nicht nachgewiesen

Zelluläre Toleranz: unklar; vermutlich über Adaptation des noradrenergen Systems

Gewohnheitsbildung: über positive psychotrope Effekte

Entzugssymptome: bei Coffein Kopfschmerzen, bei Amphetaminen Müdigkeit, erhöhtes Schlafbedürfnis, depressive Zustände, REM-Rebound, Heißhunger; Dauer ungefähr eine Woche

Körperliche Schäden: sekundär, z.B. bei Anorektika Mangelernährung, Amphetamin-Psychose

---

Kokain-Typ

Toleranzentwicklung: bei hoher regelmäßiger Dosierung, Sensitivierung für psychotrope Effekte, Toleranz gegenüber kardiovaskulären, gastrointestinalen und appetitzügelnden Wirkungen, z.T. auch gegenüber euphorisierenden Wirkungen

Kreuztoleranz: vereinzelt mit Amphetaminen berichtet

Metabolische Toleranz: nicht nachgewiesen

Zelluläre Toleranz: nicht nachgewiesen

Gewohnheitsbildung: stark, über inhärente Verstärkereigenschaften, Euphorie und Rauschzustände, Reduktion von Entzugssymptomen

Entzugssymptome: vegetative Übererregung (Herzklopfen, Herzschwäche), Müdigkeit, Lethargie, Heißhunger

Körperliche Schäden: bei Inhalation Lungenschäden, Schleimhautreizungen, delirante und psychotische Symptome (Halluzinationen)

Halluzinogen-Typ

Toleranzentwicklung: bei regelmäßigem Konsum und hoher Dosierung innerhalb von 2-4 Tagen (LSD und PCP)

Kreuztoleranz: innerhalb der Halluzinogene, nicht zu Amphetaminen

Metabolische Toleranz: nicht nachgewiesen

Zelluläre Toleranz: nicht nachgewiesen, Veränderungen über den PCP/δ-Rezeptor sind möglich, aber noch nicht spezifiziert

Gewohnheitsbildung: über positiv verstärkende psychotrope Effekte

Entzugssymptome: bei LSD Gefühl psychischer Taubheit, bei PCP psychomotorische und vegetative Übererregbarkeit; Beginn ca. 8 Stunden nach Absetzen, Dauer ca. 24 Stunden

Körperliche Schäden:	höchstens sekundär, bei Intoxikation Panik, delirante und psychotische Symptome

Marihuana/Cannabis-Typ

Toleranzentwicklung:	bei täglicher Aufnahme von mehr als 5 'Joints', auch Sensitivierung vermutlich abhängig von sozialem Rahmen
Kreuztoleranz:	nicht bekannt
Metabolische Toleranz:	nicht nachgewiesen
Zelluläre Toleranz:	in milder Form angenommen, aber nicht spezifiziert, eher aus Entzugssymptomen geschlossen
Gewohnheitsbildung:	über psychotrope Wirkungen; starker Einfluß konditionierter Hinweisreize ('Setting' der Einnahme)
Entzugssymptome:	Unruhe, emotionale Labilität, Ängste, depressive Zustände, Schlafstörungen, Appetitlosigkeit, Schwitzen, Tremor, Übelkeit, Erbrechen, Diarrhoe; Einsetzen der Symptome ca. 10 Stunden nach dem letzten Joint, Dauer 2-3 Tage
Körperliche Schäden:	bronchiale Reizung, Tachykardie, beeinträchtigte Reproduktionsfähigkeit bei beiden Geschlechtern, beeinträchtigte fetale Entwicklung; bei Intoxikation delirante Zustände

(Es erscheint interessant, daß eine solche, in vielen Lehrbüchern aufgegriffene Aufzählung keinen 'Nikotin-Typ' enthält, obwohl viele Kriterien für eine Nikotin-Abhängigkeit zutreffen würden, z.B. deutliche Gewohnheitsbildung, Entzugssymptome und körperliche Schäden (Kapitel 18). Möglicherweise kommt hierin wieder die Klassifizierung von Drogen nach historischen und gesellschaftlichen Gesichtspunkten und weniger nach Aspekten der Gesundheitsschädigung zum Ausdruck.)

Abhängigkeit als gesellschaftliches Problem

Nahezu täglich erreichen uns Berichte über Drogenabusus, Drogenkriminalität und Drogentote. Einer Statistik des Bundeskriminalamtes zufolge wurde 1988 mit über 600 Drogentoten ein trauriger Rekord erreicht, die Zahl der Verstöße gegen das Betäubungsmittelgesetz ist in den letzten 20 Jahren auf nahezu 80 000 pro Jahr gestiegen.[1] Aber auch die Abhängigkeit von 'Alltagsdrogen'

[1] Reuband,K.-H. (1988) Drogenstatistik 1987. Infodienst '88 der Deutschen Hauptstelle gegen die Suchtgefahren, S.41.

nimmt zu: 1987 wurden 1,5 Millionen behandlungsbedürftige Alkoholabhängige und 100 000 Nikotinsüchtige, insgesamt 2,4 Millionen Abhängige geschätzt.[1]

Einen Überblick über das Ausmaß des Drogenkonsums zu geben ist schwierig, da gesicherte Statistiken landesspezifisch (USA, BRD) und nur unvollständig vorliegen. Vor allem erscheint es notwendig, zwischen "einmaliger Einnahme", "gelegentlichem Gebrauch" und "regelmäßigem Mißbrauch" zu unterscheiden. Eine solche Differenzierung wird in den für die BRD verfügbaren Statistiken oft nicht getroffen. Wir geben daher entsprechende Zahlen für die USA an. Quellen der Tabelle 15.2 sind für die USA der 'National Survey on Drug Abuse: 1979', by the *National Institute for Drug Abuse, NIDA* (1982) und für die BRD Infodienst '88 der Deutschen Hauptstelle gegen die Suchtgefahren, DHS und Zeitungsberichte. Die Prozentzahlen für die USA beziehen sich auf alle Personen von über 12 Jahren (dies entspricht 180 Millionen), und auf Personen über 14 Jahre für die BRD.

Tabelle 15.2: Überblick über den Drogenkonsum in der BRD und den USA

	jemals eingemommen		gegenwärtig regelmäßige Einnahme (Abhängigkeit?)	
Substanz	BRD	USA	BRD (1987)	USA (1979)
Alkohol	98%	90%	75%	61%
Zigaretten	81%	79%	34%	36%
Cannabis		30%	1%	13%
Heroin (Opiate)		1%	<0,5%	<0,5%
Barbiturate		6%		1%
Tranquilizer		5%		<0,5%
Kokain		8 %		2%
Stimulantien		6%		1%
Halluzinogene		9%		1%
Analegtika		5%		<0,5%

Welche Probleme sind mit Drogenabhängigkeit verbunden: Wie eingangs angesprochen, wird als definitorisches Merkmal für Abhängigkeit die Beeinträchtigung der Gesundheit und der psychosozialen Eingliederung gewertet. Mit Substanzabhängigkeit verknüpfte psychosoziale Probleme sind Ar-

[1] Zeitungsnotiz vom 30.5.1987.

beitsunfähigkeit, sozialer Abstieg, Drogenkriminalität und -prostitution. Gesundheitliche Probleme sind zunächst

- lebensbedrohliche Zustände aufgrund von Überdosierung, Mehrfach-Abusus, Entzugserscheinungen und verunreinigte Substanzen (der NIDA- Statistik von 1982 zufolge sind zwischen 25% und 71% von Notfalleinweisungen auf lebensbedrohliche Zustände infolge von Alkohol-, Heroin- oder Kokainabusus – allein oder in Kombination – zurückzuführen);
- geschwächte Infektionsabwehr, bedingt durch die Substanz selbst und/oder begleitende Fehlernährung und Fehlverhalten;
- teratogene Wirkungen: sehr viele Substanzen (z.B. Morphine, Alkohol, aber auch Nikotin) schädigen den Fetus; lipidlösliche Psychopharmaka überwinden sehr gut die 'Membran' Plazenta; Kinder heroinabhängiger Mütter leiden nach der Geburt an lebensbedrohlichen Entzugssymptomen.

Behandlung von Abhängigkeit

Eine angemessen ausführliche Behandlung dieser Frage bedürfte eines eigenen Buches. An dieser Stelle seien nur einige generelle Anmerkungen zur Behandlung von Abhängigkeitsproblemen angeführt. An erster Stelle steht im allgemeinen der **Entzug**. Probleme des Entzugs sind nicht nur die sehr aversiven, kurz- bis mittelfristigen Entzugssymptome, sondern auch bei vielen Psychopharmaka langfristige, protrahierte Entzugserscheinungen (z.B. bei Opiaten, Sedativa), die z.T. auf die erst langfristig reversiblen pharmakokinetischen und pharmakodynamischen Prozesse zurückzuführen sind. Zur Linderung der Entzugssymptome und zur Kompensation gesundheits- und lebensbedrohlicher adverser Körperreaktionen werden allerdings oft wieder Pharmaka eingesetzt (z.B. gegen Deliria, Krampfanfälle, kardiovaskuläre Übererregung). Als Möglichkeiten der Entzugstherapie stehen **abrupter**, vollständiger Entzug (z.B. bei Alkohol, Opiaten, Sedativa) oder **schrittweiser** Entzug (z.B. bei Barbituraten und Benzodiazepinen) zur Wahl. Bei abruptem Entzug besteht die Gefahr lebensbedrohlicher Entzugszustände mit zentralnervöser und kardiovaskulärer Übererregung. Bei Benzodiazepinen und Barbituraten erfolgt schrittweiser Entzug z.B. über die Verabreichung schwächer wirksamer Substanzen mit kürzeren Halbwertszeiten oder Dosisreduktion. Ziel des schrittweisen Entzugs ist eine Kontrolle der Entzugssymptome, um Rückfall aufgrund von Entzugssymptomen zu verhindern. Umstritten ist als Weg schrittweisen Opiatentzuges der Einsatz von Methadon (z.Zt. in der Bundesrepublik noch nicht zugelassen).

Bei dem Schmerzmittel **Methadon** (Methadon oder Levomethadon: 6-Dimethylamino-4,4-diphenyl-3-heptanon) handelt es sich um ein synthetisches Opiat mit psychotropen Wirkungen, die denen von Morphium und Heroin ähneln; allerdings sind die euphorisierenden Wirkungen bei Methadon wesentlich schwächer ausgeprägt als bei Heroin. Da Methadon weitgehend an Plasmaproteine gebunden ist, wird es nur sehr langsam abgebaut, weist also eine mittlere Halbwertszeit von 24–36 Stunden auf. Gegenüber Heroin kann es also in wesentlich größeren zeitlichen Abständen appliziert werden, ohne daß Entzugssymptome auftreten. 10–40 mg Methadon pro Tag verhindern Entzugssymptome. Ein weiterer Vorteil von Methadon ist seine orale Applikationsform; sie ermöglicht den Abbau konditionierter Hinweisreize für Opiataufnahme. Gegen den Einsatz von Methadon bei Opiatentzug wird eingewandt, daß ein totaler Entzug nur bei 40% der Behandelten gelingt. Außerdem wird ein hoher Prozentsatz von Alkoholabusus bei Methadon-Konsumenten berichtet.

Zur Unterstützung schrittweisen Entzuges werden auch Clonidin, das als α-adrenerger Agonist vor allem kardiovaskuläre Entzugssymptome reduziert, und Benzodiazepine zur Beruhigung bei Angstzuständen eingesetzt.

Aversionstherapien werden z.B. bei Alkoholismus eingesetzt, etwa über Disulfiram (Antabus, siehe Kapitel 19): Disulfiram verursacht aversive Nebenwirkungen von Alkohol wie Hypotonie, Herzrasen und Kopfschmerzen, so daß die alkohol-inhärente Verstärkereigenschaften blockiert werden. Allerdings wird keine Aversion gegen Alkohol konditioniert, so daß die Erfolgsquote eher gering ist.
Lerntheoretische und psychosoziale Faktoren der Toleranzentwicklung indizieren **psychotherapeutische** Vorgehensweisen in jedem Falle.

Vertiefende Literatur

Bassuk,E., Schoonover,S., Gelenberg,A. (1983) (Eds.) The Practinioner's Guide to Psychoactive Drugs (2nd ed.). New York, Plenum Medical Book Company.

Galizio,M. & Maisto,S. (1985) Determinants of Substance Abuse. New York, Plenum Press.

Leavitt,F. (1982) Drugs and Behavior, 2nd Ed. New York, Wiley, Kap. 5-7.

Wanke,K. & Täschner K.-L. (1985) Rauschmittel: Drogen - Medikamente - Alkohol. Stuttgart, Enke

Wichtige Anschriften

Deutsche Hauptstelle gegen die Suchtgefahren (DHS), Westring 2, 4700 Hamm 1, Telefon (02381) 25855/25269

Bundeszentrale für gesundheitliche Aufklärung, Ostmerheimer Straße 200, 5000 Köln 91, Telefon (0221) 89921

Anonyme Alkoholiker (AA), Postfach 422, 8000 München 1

16 Psychostimulantien: von Coffeïn und Kokain

Stimulantien sind **Drogen mit Weckeffekt**, sie machen wacher. Häufig verbessern sie die Stimmung und muntern den Geist auf. Diese psychoaktiven Effekte bedingen mit das Bestreben, Stimulantien immer mehr und immer häufiger einzunehmen und sind mit dafür verantwortlich, daß man von Stimulantien abhängig werden kann. Im folgenden Kapitel werden recht unterschiedliche Stimulantien vorgestellt. Kokain und Amphetamine wirken zwar in ähnlicher Weise wie die Xanthin-Derivate (z.B. Coffeïn) auf die Psyche, aber ganz unterschiedlich auf zentralnervöse Prozesse. Auch die Gefahr der Abhängigkeitsentwicklung unterscheidet sich: Coffeïn beispielsweise besitzt ein sehr viel geringeres Abhängigkeitspotential als Kokain oder Amphetamine, die stärkere euphorisierende Wirkungen haben. Die Behandlung aller dieser Substanzen in einem Kapitel erscheint deshalb etwas willkürlich. Den roten Faden bilden die stimulierenden Wirkungen aller im folgenden behandelten Substanzen. Manche Verhaltenseffekte ähneln sich deutlich in Abhängigkeit der Applikationsform, wenn also die Drogen nicht inhaliert oder in die Blutbahn injiziert werden, sondern, wenn sie oral aufgenommen und damit langsam absorbiert werden.

Die heiße Bohne – Coffeïn

Als 900 n.Ch. in der Nähe von Mocha im Südjemen die anregende Wirkung der Kaffeepflanze entdeckt wurde, entbrannte schon bald die Diskussion darüber, ob der Kaffee als Geschenk Allahs zu betrachten sei oder ob er unter das Rauschmittelverbot des Korans falle. In Form eines flüssigen Gastgeschenks von Sultan Mohammed IV. gelangte der Kaffee an den Hof des französischen Sonnenkönigs Louis XIV. Um den bitteren Geschmack zu mindern, süßten die Höflinge das Getränk mit Zucker und bereiteten so die Verbreitung des Kaffees in ganz Europa vor. "Ei wie schmeckt der Kaffee süße, lieblicher als tausend Küsse" dichtete 1732 Johann Sebastian Bach in seiner Kaffeekantate.

Heute trinken in der Bundesrepublik Deutschland schätzungsweise rund 14 Millionen Bürger ihren Kaffee, weltweit werden täglich mehrere Milliarden Tassen Kaffee konsumiert. Braut man aus 10 g Kaffeebohnen eine Tasse Kaffee, so enthält diese etwa 0,1 g Coffeïn. In den USA wird der jährliche Verbrauch an Coffeïn in Form von Kaffee auf etwa 50 g/Kopf geschätzt, was etwa 500 Tassen pro Person und Jahr entspricht.

Bei **Coffeïn** handelt es sich um eine von drei wichtigen Derivaten des Xanthins. Die beiden anderen Xanthin-Derivate sind **Theobromin**, das in der Kakaobohne vorkommt, und **Theophyllin**, das neben dem dort auch als Teïn bezeichneten Coffeïn in den Blättern des Teestrauches enthalten ist. Alle drei Substanzen sind Beispiele **nicht-selektiver Stimulantien**, d.h. sie wirken auf eine Vielzahl unterschiedlicher Zellen. Von diesen drei Substanzen wirkt Coffeïn am anregensten auf ZNS und Skelettmuskulatur. Kristallines Coffeïn besteht aus weißen, bitter schmeckenden Nadeln, die sich nur schwer in Wasser oder Alkohol lösen. Es kommt im Samen des Kaffeebaumes (Kaffeebohnen zu 1,2%), in Teeblättern (2–4%), im Maté (ca.1%), der Colanuß (2–4%) und im Guaranasamen (4–6%) vor.

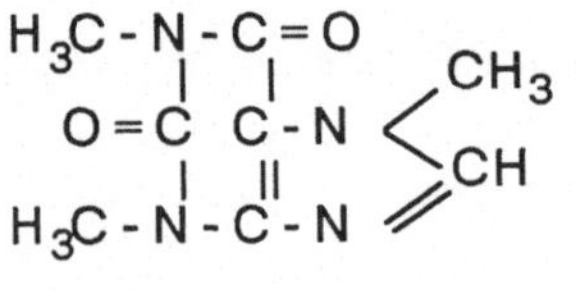

```
H3C - N - C = O
      |   |        CH3
  O = C   C - N  <
      |   ||       CH
H3C - N - C - N  //
```

Coffeïn:
1,3,7-Trimethyl-2,6-Dioxypurin

Eine Tasse Kaffee enthält durchschnittlich zwischen 100 und 150 mg Coffeïn (Instant-Kaffee etwa 75 mg davon), eine Tasse Tee 25–150 mg, 1/2 l eines Cola-haltigen Getränks enthält etwa 50–100 mg. Bekanntlich zeigen Kinder eine Vorliebe für Coca-Cola. Bedenkt man, daß Kinder oft nur die Hälfte des Körpergewichts von Erwachsenen haben, so entspricht bei Kindern ein Glas Coca-Cola, bezogen auf die Wirkungsmenge pro Körpergewicht, etwa einer Tasse Kaffee bei Erwachsenen. Auch eine Tasse kakaohaltiger Milch kann bis zu 50 mg an stimulierender Substanz enthalten und hat damit auf ein Kleinkind die äquivalente Wirkung wie eine Tasse Kaffee beim Erwachsenen. (Untersuchungen zur Wirkung von Coffeïn sind daher fast nur an Personen durchgeführt worden, die häufig seit langer Zeit ein gewisses Ausmaß an Gewöhnung aufwiesen.)

Bei oraler Aufnahme wird Coffeïn im Darm absorbiert; die Aufnahme erfolgt dabei langsamer, wenn das Coffeïn mit Milch oder Fett vermischt ist. Es verteilt sich praktisch gleichmäßig in allen Körperflüssigkeiten und dringt auch durch die Plazenta in den Fetus ein. Plasma-Konzentrationen erreichen ihr Maximum ca. 15–45 Minuten nach oraler Aufnahme, entsprechend setzen psychoaktive Wirkungen meist bereits nach 30 Minuten ein und erreichen ihre Spitze nach ungefähr zwei Stunden. Da Coffeïn im Körper nur langsam abgebaut und nur zu einem geringen Teil durch die Nieren ausgeschieden wird, hält die Wirkung meist mehrere (fünf bis sechs) Stunden an. Die Plasma-Halbwertszeit schwankt interindividuell zwischen 3 und 10 Stunden. (Variablen, die den Abbau von Coffeïn beeinflussen, sind z.B. Nikotin – das den Abbau aufgrund aktivierter Leberenzyme beschleunigt – oder Kontrazeptiva – die die Abbaugeschwindigkeit nahezu verdoppeln.)

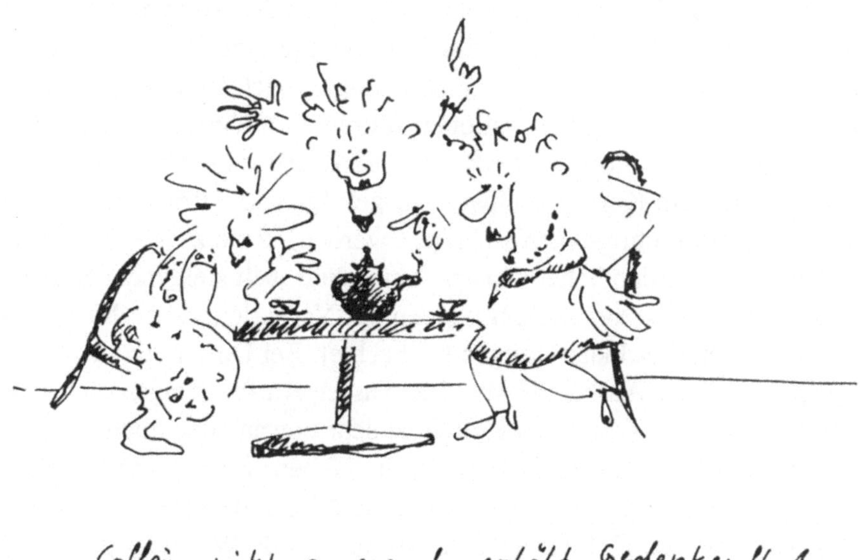

„... Coffein wirkt anregend .. erhöht Gedankenfluß und Produktivität ...“

Wirkungen auf Erleben und Verhalten: Wohl jeder hat sich schon einmal mit Kaffee wachzuhalten versucht. Coffeïn wirkt anregend, erhöht die Wachheit und wirkt Müdigkeit entgegen, erhöht die Klarheit des Geistes, Gedankenfluß und Produktivität, das Gefühl der Konzentrations- und Leistungsfähigkeit. Diese subjektiven Wirkungen lassen sich in Verhaltenstests bestätigen: Unter Coffeïn sinkt die Fehlerrate in Aufmerksamkeitstests; allerdings wirkt Coffeïn vor allem einer Abnahme der Vigilanz entgegen, steigert Aufmerksamkeit und intellektuelle Leistungsfähigkeit jedoch nicht über ein 'normales' Grundniveau hinaus. Der Abbau des Coffeïns bewirkt – im Sinne des Solomonschen B-Prozesses (Kapitel15) eine Dämpfung auf mentaler und Verhaltensebene. Eine zunächst unterdrückte Müdigkeit tritt schneller und verstärkt ein; dies führt vor allem bei aufmerksamkeitsfordernden aber monotonen Tätigkeiten, wie dem Lenken eines Fahrzeugs, zur erhöhten Gefahr plötzlichen Einschlafens.

Zentralnervöse Wirkungen: Bei einer Dosis von ca. 100 mg wird das ZNS auf mehr oder weniger allen Ebenen stimuliert. Die meisten Verhaltenseffekte können auf eine Coffeïn induzierte Erhöhung des zellulären Stoffwechsels zurückgeführt werden. Lange Zeit wurde diskutiert, daß Coffeïn das Enzym, das normalerweise cAMP zerlegt, inhibiert. Inzwischen wächst die Evidenz für einen spezifischen 'Adenosin-Rezeptor', der vor allem sedierende und antikonvulsive Effekte vermittelt, und auf den Benzodiazepine agonistisch, Coffeïn antagonistisch wirken. Coffeïn zeigt hohe Affinität zu den Adenosin-Rezeptoren und hemmt diese offensichtlich.[1] (Diese entgegengesetzten Effekte können erklären, warum Coffeïn die Entzugserscheinungen nach Benzodiazepinen verstärkt.[2]) Höhere cAMP-Konzentrationen führen zu mehr Glukose-Produktion und so zu größerer zellulärer Aktivität. Die deutlichste pharmakologische Wirkung läßt sich im Kortex nachweisen, gefolgt vom Hirnstamm (wo alkoholbedingte Beeinträchtigungen reduziert werden). Zuletzt wird das Rückenmark – bei ungewöhnlich hohen Dosen – stimuliert. Mit steigender Stimulation durch steigende Dosis von Coffeïn werden auf Verhaltensebene Ruhelosigkeit und Nervosität, auch Schlafstörungen beobachtet. Bei Dosen von mehr als 10 g (das entspräche einer Aufnahme von 100 Tassen Kaffee) zeigen sich krampfartige Erscheinungen. Tod durch Kaffee ist sehr unwahrscheinlich.

Peripher-physiologische Wirkungen: Neben direkten ZNS-Einflüssen wirkt Coffeïn auch auf Herz und Arterien, die Nieren und die Lungen in pharmakologischer Weise. Coffeïn hat eine stimulierende Wirkung auf das Herz, die zu erhöhter Schlagkraft und erhöhtem Herzminutenvolumen führt. Da sich gleichzeitig die Blutgefäße im Gehirn aber verengen, erniedrigt sich der zerebrale Blutfluß. Coffeïn kann daher Linderung bei einigen Formen von Migräne-Kopfschmerz bewirken und wird tatsächlich auch entsprechend eingesetzt. Coffeïn erhöht den Muskeltonus, was sich bei Überdosierung in Tremor äußert, und wirkt diuretisch auf die Nieren. Es stimuliert die Magensaftsekretion und kann daher bei anhaltender intensiver Zufuhr Magenschleimhautirritationen und Ulkusbildung fördern.

---

[1] Kenny,M. & Darragh,A. (1985) Central effects of caffeine in man. In: S.D.Iversen (Ed.) Psychopharmacology: Recent Advances and Future Prospects. Oxford, Oxford University Press, S.285/6.

[2] Proctor,A.W. & Greden,J.F. (1982) Caffeine and benzodiazepine use. Am.J. Psychiatry 139, 132.

Unerwünschte Wirkungen: Eine Reihe von unangenehmen Wirkungen treten vor allem nach Aufnahme größerer Mengen von Coffeïn, ab etwa 1 g, auf. Diese Menge, der 5–10 Tassen Kaffee entsprechen, ruft häufig nicht nur Schlaf- und Ruhelosigkeit, sondern auch sensorische Störungen wie Ohrenklingen und Lichtblitze, Muskelverspannung und Tremor sowie kardiale Unregelmäßigkeiten und Übelkeit hervor. Ab 600 mg/Tag schlagen Wohlgefühl und gehobene Stimmung in Dysphorie um. Manch ungeklärte Krankheit kann Folge extrem starken Kaffeekonsums sein, die Manifestationen extremen Kaffeekonsums können aber auch Diagnosen psychischer Störungen wie Angstzustände, Panikattacken, Erregungszustände oder atypische psychotische Depressionen fehlleiten.

Eine Reihe von Studien haben versucht, einen möglichen Zusammenhang regelmäßiger Coffeïn-Einnahme mit Herz-Kreislauf-Erkrankungen aufzuklären. In einer Untersuchung[1] wurden beispielsweise 276 Patienten, die Herzanfälle erlitten hatten, mit 1104 Patienten verglichen, die aus verschiedenen anderen Gründen im Krankenhaus zur stationären Behandlung aufgenommen worden waren. Die erstere Gruppe gab an, sehr viel mehr Kaffee zu trinken als die Kontrollgruppe. Aber insgesamt sind die Ergebnisse keineswegs klar; vor allem ist ja denkbar, daß die berichteten Korrelationen zwischen Herzanfällen und Kaffeeverbrauch überhaupt nicht kausaler Natur sind. Möglich wäre ja, daß aktivere Personen, die eher Typ-A Verhaltensmuster zeigen oder “Workaholics” sind, ihre Leistung durch mehr Kaffeekonsum aufrechterhalten, oder daß unter vermehrten, streßhafteren Anforderungen vermehrt Coffeïn aufgenommen wird. Das höhere Risiko kardiovaskulärer Erkrankungen dieser Personen könnte dann kaum durch Einschränkung des Kaffeekonsums reduziert werden. Schließlich muß bei Betrachtung solcher Studien bedacht werden, daß ja nur die Personen befragt werden konnten, die den Herzanfall überlebt haben. Wenn die daran verstorbenen Personen keinen Kaffee getrunken haben, könnte so ein Befund sogar anzeigen, daß Kaffeetrinken die Opfer eines Herzanfalls sogar schützt.[2] Dieses Beispiel soll zeigen, wie schwierig es ist, kausale Schlußfolgerungen aus korrelativen Daten, retrospektiven und Querschnittsstudien zu ziehen.

Coffeïn-Abhängigkeit? Viele Menschen würden wohl von sich behaupten, daß sie ohne Kaffee nicht leben können oder leiden sichtlich, wenn ihnen die gewohnte tägliche Kaffeemenge verwehrt ist. Gewohnheitsbildung ist zweifellos ein Grund für regelmäßigen Kaffeekonsum, und auch ‘Entzugserscheinungen’, z.B. Müdigkeit oder Kopfschmerzen, lassen sich über eine

---

[1] Boston Collaborative Drug Surveillance Program. Coffee drinking and acute myocardial infarction. *Lancet*, 1972, 2:1278-1281.

[2] Leavitt, F. (1982) Drugs and Behavior, 2nd edition, John Wiley & Sons, New York.

Konditionierung situativer Reize mit den physiologischen und behavioralen Effekten von Coffeïn erklären. Bei psychiatrischen Patienten wurde wiederholt beobachtet, daß sich 'Coffeïn-Abhängigkeit' aus dem Versuch entwickelte, mit Kaffee dämpfende Pharmakawirkungen zu kompensieren. Toleranz entwickelt sich hinsichtlich einiger Wirkungen, aber nicht bezüglich der zentral stimulierenden. Kopfschmerzen und Nervosität oder auch Müdigkeit, Lethargie, depressive Zustände und Konzentrationsstörungen stellen häufig beobachtete Entzugssymptome dar. Insbesondere bei Personen, die vor allem an Wochenenden über Kopfschmerz klagen, muß daher in Betracht gezogen werden, daß sie unter den Folgen des Coffeïn-Entzugs leiden, wenn sie während der Woche viel Kaffee trinken. Da metabolische oder zelluläre Veränderungen durch Coffeïn bisher nicht nachgewiesen wurden, ist 'Kaffee-Sucht' primär als Gewohnheitsbildung zu beschreiben. Interessanterweise korreliert Kaffeekonsum mit Zigarettenrauchen: Im Mittel rauchen Kaffeetrinker 8,7 Zigaretten pro Tag, Personen, die mehr als 7 Tassen Kaffee trinken dagegen 21,8 Zigaretten.

Der Haupteinsatz von Coffeïn liegt außerhalb klinischer Indikation. Aufgrund seiner konstriktorischen Eigenschaften auf intrakraniale Gefäße ist Coffeïn Bestandteil vieler Migränemittel. Aufgrund seiner stimulierenden Wirkungen auf Herz-Kreislauf-regulierende Zentren kann Coffeïn z.B. bei älteren, hypotonen Personen ungestörten Schlaf fördern. Die Gewöhnung an stimulierende Effekte von Kaffee kann zu Entzugssymptomen führen. Metabolische oder zelluläre Toleranz ließen sich nicht nachweisen. Coffeïn-Abhängigkeit und -Intoxikation kann die klinische Manifestation affektiver Störungen verschleiern.

Andere Xanthin-Derivate: Eine mit 1/3 Teelöffel schwarzen Teeblättern bereitete Tasse Tee enthält etwa 10–20 mg Coffeïn, daneben aber auch noch geringe Mengen Theophyllin (1,3-Dimethyl-Xanthin). Theophyllin und das im Kakao vorkommende Theobromin (3,7-Dimethyl-Xanthin) besitzen schwache, die Herzkranzgefäße erweiternde und harntreibende Wirkung. Im Gegensatz zu Coffeïn und Theophyllin wirkt Theobromin nicht erregend auf ZNS, Herz und Skelettmuskulatur.

Kokain

Kokain gilt als 'Mercedes-Benz' unter den illegalen Drogen, da es eine der wirkungsvollsten und teuersten Drogen ist. In den 80er Jahren nahm der Konsum von Kokain ständig zu, in den USA von 5,4 Millionen im Jahr 1974, die angaben, Kokain zu nehmen, auf 21,6 Millionen im Jahre 1982. In der BRD wurden 1974 nur 5 kg Kokain beschlagnahmt, 1982 schon 33 kg, und 1987 wurden schließlich 296 kg Kokain sichergestellt.[1] Es wird geschätzt, daß in den USA etwa vier Millionen Erwachsene wenigstens einmal im Monat Kokain schnupfen und daß mit Kokain ein Jahresumsatz von $ 40 Milliarden allein in den Vereinigten Staaten erzielt werden dürfte. Rund 80 % der weltweiten Produktion stammen aus Kolumbien, wo mehr als 10% der Bevölkerung an der Kokain-Produktion beteiligt sind. Kokain ist ein Alkaloid, das natürlich in den Blättern der Coca-Staude vorkommt, aber auch synthetisch hergestellt werden kann. Im Prinzip ruft das Kauen der Coca-Blätter den gleichen Effekt hervor wie die Aufnahme der reinen chemischen Substanz. Diese, ein kristalliner Puder, wird aber in der Regel inhaliert (geschnupft) oder injiziert. Diese Applikationsformen haben einen raschen Konzentrationsanstieg im Blut und damit rasches Einsetzen starker psychoaktiver Effekte zur Folge. Beim Kauen der Blätter erfolgt die Aufnahme der Droge vom Magen in den Blutkreislauf viel langsamer, entsprechend sind die psychotropen Wirkungen weniger intensiv und setzen nur allmählich ein.

$$\begin{array}{llll} H_2C - & CH & - & CHCO_2CH_3 \\ | & | & & | \\ | & NCH_3 & & CHOCO\text{-}C_6H_5 \\ | & | & & | \\ H_2C - & CH & - & CH_2 \end{array}$$

Mit 0,3-1,3% bildet Kokain das Hauptalkaloid der Coca-Blätter

Die **psychoaktiven Wirkungen** von Kokain sind seit über tausend Jahren bekannt. Die Indianer und Azteken der Inka-Kulturen in Peru setzten die Substrate der Coca-Pflanze bereits als Lokalanästhetikum und Rauschdroge bei Ritualen ein, bevor in der Mitte des 19. Jahrhunderts deren Blätter nach Europa eingeführt worden sind. Das Kauen der Coca-Blätter scheint nicht Abhängigkeit oder Mißbrauch zur Folge zu haben. Die Probleme begannen erst mit der Extraktion der Reinsubstanz und ihrer Injektion. Die Situation entspricht also der bei Opium, bei der Abhängigkeit auch erst nach der Verfügbarkeit von reinem Morphium und Heroin zu schlimmen Problemen führte.

Nachdem es dem Göttinger Wissenschaftler Albert Niemann 1860 gelungen war, Kokain aus den Blättern der Coca-Pflanze zu isolieren und die chemische

[1] Quelle: Bundeskriminalamt (1988), zitiert nach DHS Infodienst, 41.Jahrg. November 1988

Struktur von Kokain aufzuklären, begann auch das medizinische Studium dieser Substanz. Einer der beteiligten Forscher, der die Droge von der Firma Merck (Darmstadt) erhielt, war Sigmund Freud. Freud war kurze Zeit begeistert von Kokain als 'Wunderdroge' gegen Neurasthenie, Depressionen, aber auch gegen Opiumsucht und Alkoholismus. Er entdeckte bald, was den Indios seit Vorzeiten bekannt war: Wachheit, Energie, Wohlgefühl bis hin zur Euphorie sowie Appetitverlust sind die deutlichsten Wirkungen von Kokain. Ein euphorisches Glücksgefühl begleitet den raschen Konzentrationsanstieg im Gehirn bei Inhalation. Angenehme Wunschbilder, Gedankenreichtum, Ideenflucht und Überschätzung der eigenen Fähigkeiten sind Folgen der Kokaineinnahme. Das Selbstvertrauen wird gesteigert, vor allem durch ein Gefühl von muskulärer Stärke und Gleichgültigkeit gegenüber Schmerzen. Verglichen mit den Wirkungen von Amphetaminen halten die von Kokain weniger lang an. Eine einzige mäßige Dosis wirkt nur eine halbe Stunde, verglichen mit mehreren Stunden Wirkung bei Amphetaminen.

Ein korsischer Chemiker namens Angelo Mariani kreierte ein Coca-haltiges Getränk, den Vin Mariani. Er wurde als Allerheilmittel verkauft und inspirierte auch John Pemberton, einen Apotheker aus Georgia, Alabama, 1886 ein ähnliches Getränk auf den Markt zu bringen. Er schrieb seiner Mixtur vor allem kopfschmerzlindernde und stimulierende Wirkung zu. Ursprünglich enthielt Pembertons Rezept auch alkoholischen Wein, der später aber durch ein coffeïnhaltiges Extrakt aus der Cola-Nuß ersetzt wurde. Unter dem Namen Coca-Cola wurde dafür als "the intellectual beverage" geworben. 1888 setzte Pemberton dem Wasser Soda zu und erhielt so – bis auf den Kokaingehalt – ein den heutigen Cola-Getränken weitgehend ähnliches Gemisch. Die Rechte an seiner Mixtur verkaufte Pemberton 1892 an Asa Candler, der 1892 die Coca-Cola Company gründete.[1] Zu Beginn unseres Jahrhunderts wurde dann den Gefahren von Kokain Rechnung getragen, und es wurde im Coca Cola durch erhöhten Coffeïngehalt ersetzt. Das Getränk wurde auch zu einer Art Geheimwaffe der US-Armee; man nahm an, daß wie weit das Schlachtfeld auch von der Heimat entfernt sein würde, die Verfügbarkeit von Coca Cola dem amerikanischen Soldaten ein Gefühl von zuhause vermitteln würde. Während beider Weltkriege wurden so Coca-Cola-Fabriken in vielen Ländern errichtet, und das Getränk trat seinen Siegeszug um die Welt an, auch ohne Kokain zu enthalten.

Über die Beobachtung, daß beim Schnupfen von Kokain die Nasenschleimhaut unempfindlich wird, sich die Nase taub anfühlt, entdeckte man die **lokalanästhetische** Wirkung von Kokain. Diese ist darauf zurückzuführen, daß

[1] Nach Snyder, S. (1986) Drugs and the Brain. Scientific American Library; 18. W.H. Freeman and Company, New York.

Kokain Nervenendigungen in Schleimhäuten, z.B. Zahnfleisch, Nasenschleimhaut, Rachen, aber auch der Kopfhaut blockiert. Vor Entwicklung anderer Lokalanästhetika diente Kokain zur örtlichen Betäubung von Schleimhäuten, für Eingriffe an Ohr, Kehlkopf, Nase, Rachen, Kiefer. 2 1/2 Tonnen Kokain jährlich werden für rein medizinische Zwecke verwendet.

In einer Ausgabe von Psychology Today (1977) finden sich folgende Zitate von Personen mit Kokain-Erfahrung:
"Eine Illusion extremen Wohlseins und übermäßig gesteigertes Selbstvertrauen in die körperlichen und geistigen Fähigkeiten."
"Wie ein Rennpferd am Start, innerlich bebend."
"Unter Kokain fühle ich mich wie ein König."
Weitere Selbstbeschreibungen lauten:
"Man fühlt sich absolut fit", "kann stundenlang arbeiten", empfindet "keinerlei Schlafbedürfnis".

Zentralnervöse Wirkungen von Kokain: Die Wirkungen von Antagonisten und Selbstapplikationsversuche (im Tierexperiment) weisen darauf hin, daß die dopamin-stimulierenden und -agonistischen Effekte von Kokain entscheidend für dessen verstärkende Wirkung sind. Kokain stimuliert die Sekretion catecholaminerger Transmitter (Dopamin, Noradrenalin und Serotonin) und hemmt deren präsynaptische Wiederaufnahme. Stimulation α- und β-adrenerger Systeme vermittelt peripher-physiologische Effekte (s.u.).
Unerwünschte Wirkungen von Kokain: Freuds Enthusiasmus gegenüber Kokain wurde gedämpft, nachdem er auch die unangenehmen Nebenwirkungen kennengelernt hatte. Bedingt durch erhöhte sympathische Aktivität führt Kokain zu körperlichen Veränderungen wie erhöhter Herz- und Atemfrequenz, gesteigerter Körpertemperatur, erweiterten Pupillen, Schwitzen und Mundtrockenheit. Übermäßige zentralnervöse Stimulation nach einer Überdosierung von Kokain kann zu lebensgefährlichen Krämpfen, Herzarrhythmien, Atmungskollaps, Blutungen führen. Kokainschnupfen bedingt ferner starke Vasokonstriktion in der Nasenschleimhaut, was Entzündungen und Nasenbluten hervorruft. Bei fortgesetzter Anwendung ('Kokainismus') kommt es zu schwerer körperlicher und geistiger Zerrüttung. Die Kranken magern schnell ab, leiden unter Schlaflosigkeit, Abnahme des Gedächtnisses und der Willenskraft sowie psychischer Verwirrung, die schließlich in psychotischen Erscheinungen münden (s. Beschreibung der 'Amphetaminpsychose' im folgenden Abschnitt). Absetzen der Droge löst Herzklopfen, Herzschwäche,

Ohnmachtsanfälle und psychische Störungen aus. Wegen dieser Gefahren unterliegt Kokain dem Betäubungsmittelgesetz. Lebensgefährlich sind auch die Folgen von 'Mixturen', z.B. aus Kokain und Heroin oder Kokain und Barbituraten aufgrund ihrer geballten zentralnervösen Wirkungen.

> Das **Betäubungsmittelgesetz** (Opiumgesetz) umfaßt die gesetzlichen Bestimmungen und Verordnungen über den Verkehr mit Betäubungsmitteln. Unter das Gesetz fallen insbesondere Opium, Morphin, Kokain, indischer Hanf, aber auch über hundert weitere Substanzen. Diese Stoffe dürfen nur von Ärzten, Zahn- und Tierärzten verschrieben werden, und zwar nur dann, wenn dies medizinisch erforderlich und keine Alternative möglich ist.

Abhängigkeit von Kokain: Bei Selbst-Verabreichung zeigte sich, daß Versuchstiere sogar toxische Mengen von Kokain aufnahmen, was auf die extrem positiv verstärkenden Wirkungen der Droge zurückgeführt wurde. Toleranz wird vor allem für die anorektischen und auch für kardiovaskuläre Wirkungen von Kokain beobachtet, während die psychomotorischen und euphorisierenden Wirkungen bei anhaltendem Gebrauch sogar intensiviert werden können (Sensitivierungseffekt). Die positiv verstärkenden psychotropen Effekte, die relativ kurze Wirkungsdauer von Kokain sowie aversive Gefühlszustände nach Absetzen der Substanz dürften entscheidend für die Entwicklung von Kokain-Abhängigkeit im Sinne einer Gewohnheitsbildung sein: Kokain wird zunehmend häufiger geschnupft, um die positiven Effekte herbeizuführen und um Entzugssymptome zu reduzieren. Metabolische oder zelluläre Veränderungen, die auf physische Abhängigkeit hinweisen, sind bisher nicht berichtet worden, ebenso sind soziale Probleme oder körperliche Folgeerscheinungen des Kokainmißbrauchs selten. Für primär psychische Abhängigkeit spricht auch, daß viele Kokain-Schnupfer monatelang ohne Kokain auskommen können und sich nur hin und wieder intensivem Konsum hingeben. Kokain-Konsumenten werden daher gern als 'kontrolliert abhängig' beschrieben. Ein großes Abhängigkeitspotential und verheerende gesundheitliche Schäden haben dagegen die mit Chemikalien versetzten und gestreckten Kokain-'Verschnitte'.

> In letzter Zeit ist vor allem ein synthetischer Kokain-Abkömmling, '**Crack**' in die Schlagzeilen geraten. Crack entsteht, wenn Kokain mit Äther oder anderen Chemikalien erhitzt wird und die entstehenden Kokain-Dämpfe ('free-base') mit Backpulver und Wasser verbunden werden. Dieses 'gestreckte' Kokain ist natürlich wesentlich billiger. Da Crack – z.T. zusammen mit Tabak oder Marihuana – geraucht werden kann, wirkt es wesentlich intensiver als Kokain.

Und darin liegt seine Gefahr: Die intensiven psychotropen Wirkungen – Euphorie, Stimuliertheit, sexuelle Erregung –, die nachfolgenden, ebenso intensiven 'Gegen'effekte wie Depression, Lethargie, Schlaflosigkeit, Erregbarkeit, paranoide Zustände fördern die Abhängigkeitsentwicklung dramatisch. Intensive kardiovaskuläre Wirkungen und totale Appetitlosigkeit, die entsprechende Mangelerscheinungen nach sich ziehen, sind gesundheitsschädigend, oft sogar lebensgefährlich. Der Abhängige gerät oft in einen Circulus vitiosus aus Dysphorie und intensivstem Verlangen nach den positiven Effekten von Crack, wobei – möglicherweise aufgrund der zunehmenden Entleerung catecholaminerger 'Reserven' – Anhedonie und Depression zunehmend stärker werden. Entsprechend werden Abhängige zunehmend suizidgefährdeter, wächst die Gefahr von Unfällen und/oder lebensgefährlicher Überdosierung.[1]

Amphetamine

Im Gegensatz zu Kokain, das zunächst primär dem Konsumenten zu Vergnügungszwecken dienen sollte, wurden Amphetamine zu medizinisch-therapeutischen Zwecken entwickelt: Ziel war es, einen Abkömmling des Adrenalins zu entwickeln, der nicht im Magen-Darm-Trakt zerlegt werden kann, aber dennoch die bronchienerweiternde Wirkung von Adrenalin besitzt, um die Symptome bei Asthma bronchiale zu lindern. In den 30er und 40er Jahren unseres Jahrhunderts waren Amphetamine als Inhalationsmittel zur Behandlung von Asthma leicht erhältlich. Als Amphetamine dann in den 60er Jahren auch mit LSD gemischt wurden, um dessen Wirkungen zu steigern, wurde offenbar, daß eine intravenöse Injektion zu schneller intensiver Euphorie führt. Damit war aus Amphetamin eine Rauschdroge geworden. Da Amphetamin synthetisch hergestellt werden kann, wurde es ebenfalls seit Mitte der 80er Jahre zum 'Arme-Leute-Kokain'. Allerdings ist die Freude nicht ungetrübt: dem euphorischen Zustand folgt ein um so schlimmerer depressiver Zustand, wenn die Konzentration der Droge wieder sinkt.

Wirkungen vom Amphetaminen: Wie Kokain vermindern auch Amphetamine (Dextroamphetamin, d-l-Amphetamin und Metamphetamin: Pervitin®, Amphetaminil: AN 1®, oder Fenetyllin: Captagon®) bei ermüdeten Personen die Müdigkeit, erhöhen die geistige Wachheit. Sie werden daher auch als 'Weckamine' bezeichnet.

---

[1] Nach Insel,P. & Roth,W.T. (1988) Core Concepts of Health, 5th ed. Mountain View, Mayfield Publ. Co., S.244.

Amphetamine wirken
- auf das psychische **Erleben**: sie vermitteln gehobene Stimmung, Wohlgefühl, leichte bis intensive Euphorie, erhöhtes Selbstvertrauen,
- auf das **Aktivierungsniveau**: sie senken das Müdigkeitsgefühl, vermitteln Antriebssteigerung und erhöhte körperliche und geistige Leistungsbereitschaft und -fähigkeit, verhindern Leistungsabfall vor allem bei anhaltenden, monotonen, ermüdenden Aufgaben,
- auf den **Schlaf**: sie verringern Schlafbedürfnis und Schlafdauer und unterdrücken REM-Schlaf,
- auf die **Motorik**: in niedriger bis mittlerer Dosierung erhöhen Amphetamine die Reaktionsbereitschaft, in hoher Dosierung führen sie zu Stereotypien,
- auf Hungergefühl und **Appetit**; untrennbar mit der Antriebssteigerung verknüpft ist die Appetithemmung; Amphetamine werden infolgedessen als Appetitzügler, Anorektika, eingesetzt bzw. mißbraucht.

Amphetamine werden über den gastrointestinalen Trakt rasch in die Blutbahn aufgenommen, wobei Resorption und Verteilung bei saurem Milieu gefördert werden. Eine leichte Mahlzeit fördert die Absorption von Amphetaminen eher als daß sie sie hemmt. Wirkungen auf Bewußtsein und Verhalten treten ca. 1/2 bis 2 Stunden nach oraler Applikation ein, bei intravenöser Applikation entsprechend schneller. Amphetamine werden primär in der Leber hydroxyliert und über die Niere ausgeschieden. Auch die Halbwertszeit variiert mit dem pH-Wert; sie kann zwischen 2–7 Stunden und Tagen betragen. Einige Amphetamin-Metaboliten entfalten ebenfalls zentralnervöse Wirkungen.

Mit den psychoaktiven Wirkungen sind auch die Grundsteine für ein **Abhängigkeitspotential** gelegt. Als Ursache für Amphetaminmißbrauch wird primär die Suche nach den angenehmen, euphorischen Gefühlszuständen angenommen. Ähnlich wie für Kokain berichtet, entwickelt sich Toleranz für einige Effekte von Amphetaminen (z.B. die appetitzügelnde Wirkung und kardiovaskuläre Wirkungen), während hinsichtlich der anregenden und euphorisierenden Effekte Toleranz, aber auch Sensitivierung beobachtet werden. In vielen Fällen wurden Amphetamine zunächst in der Absicht eingenommen, Erschöpfung und Müdigkeit – z.B. bei Examensvorbereitung – entgegenzuwirken. Die Suche nach Wohlgefühl und die Vermeidung von Entzugserscheinungen hielten den Konsum aber dann aufrecht, auch nachdem der eigentliche Anlaß nicht mehr bestand. Toleranzentwicklung kann so weit gehen, daß der Abhängige sich alle zwei Stunden, rund um die Uhr und über mehrere Tage hinweg eine Injektion verabreicht. Während der ganzen Zeit bleibt er hellwach und erregt. Stellt sich endlich ein Zustand der Erschöpfung und Verwirrtheit ein, fällt der Abhängige in einen tagelangen tiefen Schlaf. Beim Wiederaufwachen stellt sich ein großes Hungergefühl ein, nachdem während der gesamten Zeit kaum Nahrung aufgenommen worden war. Da Nachlassen der Amphetaminwirkung oder Absetzen der Droge zu adversen Entzugssymptomen, vor allem Dysphorie, Müdigkeit, Lethargie, Depressivität, Kreislaufstörungen, führen, wächst das Bedürfnis nach der Droge bald wieder, um die Entzugssymptome zu lindern. Bereits nach drei bis vier Tagen beginnt der Abhängige mit dem nächsten Zyklus. Warum würde sich jemand solchen die Gesundheit zerstörenden 'Roßkuren' je selbst aussetzen wollen? Offensichtlich sucht er verzweifelt das Gefühl, das unmittelbar der i.v. Injektion folgt. Dieser 'A'-Prozeß mit überwältigendem Glücksgefühl und Rausch wird oft als eine Art Ganz-Körper-Orgasmus beschrieben. Die folgenden Injektionen dienen dann zunehmend der Vermeidung des vernichtenden 'B'-Prozesses mit seiner tiefen und quälenden Depression. Metabolische oder zelluläre Toleranz wurden bisher nicht nachgewiesen, wohl aber kommt es zu einer Veränderung in catecholaminergen Transmittersystemen (s.u.).

Neben dem unerwünschten Abhängigkeitspotential wird Amphetaminen eine sogenannte **sekundäre Toxizität** zugeschrieben: Mit wachsendem Selbstvertrauen, dem Gefühl gesteigerter körperlicher und geistiger Leistungsfähigkeit wächst die Gefahr der Selbstüberschätzung, aggressiven, destruktiven und realitätsfernen Verhaltens und damit die Gefahr von Unfällen. Nicht von ungefähr werden Amphetamine in den USA auch als 'speed pills' gekennzeichnet. Bei Überdosierung oder Abhängigkeit kann es zur **Amphetamin-Psychose** kommen. Im **peripher-physiologischen** Bereich erhöhen Amphetamine dosisabhängig Herzfrequenz und Blutdruck. Sie erweitern die Bronchien und wirken diuretisch. Sie senken die totale Schlafzeit und unterdrücken REM-Schlaf. Überdosierung oder Entzug lösen Kopfschmerz, Schwindel, kardiale Arrhythmien, Schlaflosigkeit, Angstzustände, paranoide Symptome, auch Mundtrockenheit, Harnverhaltung und gastrointestinale Beschwerden aus.

Amphetaminpsychose

Viele Drogen sind in der Lage, auf die eine oder andere Weise beängstigende oder gestörte geistige Zustände hervorzurufen. Die psychotischen Zustände, die sowohl durch Kokain als auch durch Amphetamin (sowie Metamphetamin, Methylphenidat, Phenmetrazin) hervorge-

rufen werden können, sind symptomatisch kaum voneinander zu unterscheiden, weichen aber deutlich von anderen drogeninduzierten Psychosen, vor allem den organischen Psychosen, ab.

In Kapitel 19 werden wir sehen, daß Alkoholiker, die Entzug nach ausgedehnter Alkoholeinnahme ausgesetzt sind, unter einer Reaktion leiden können, die als Delirium tremens bezeichnet wird. Die Patienten sind in diesem Zustand völlig verwirrt und desorientiert. Sie wissen nicht mehr, wo sie sind, welche Uhrzeit es ist, manchmal sogar nicht mehr, wer sie selbst sind. Wenn Halluzinationen auftreten, dann sind diese meist optischer Natur, d.h. die Patienten sehen lebhafte, meist furchterregende Bilder oder fabelhafte Tiere. Andere Ursachen einer solchen 'organischen Psychose' können Tumore oder Gehirnblutungen sein. Bei 'funktionellen Psychosen' wie der Schizophrenie oder der manischen Depression ist diese Art der Verwirrung im allgemeinen nicht zu beobachten.

Auch bei der Amphetaminpsychose beobachtet man im allgemeinen keine Bewußtseinstrübung, sie ähnelt eher den funktionellen Psychosen, insbesondere einer Paranoia: Die Opfer berichten akustische Halluzinationen, hören Stimmen. Bereits im Frühstadium entwickeln sie einen vagen Verdacht, daß alles mit ihnen in besonderem Bezug steht und für sie eine besondere Bedeutung hat. Selbst bei Nachrichten aus fernen Ländern kann der Patient glauben, daß die gegebenen Informationen spezielle Bedeutung gerade für ihn haben können. Bei Verschlimmerung des Zustandes glaubt der Patient, daß um ihn herum lauter Feinde sind, die geheime Pläne und Intrigen gegen ihn schmieden. Auch somatosensorische Halluzinationen treten auf, die mit einem Juckreiz und Brennen der Haut beginnen und dazu führen, daß der Patient sich kratzt und reibt, in der Hoffnung so Erleichterung zu finden. In seinem Wahn bildet sich das Opfer ein, daß kleine Tiere wie Läuse oder Würmer unter der Haut krabbelten. Die Psychose löst sich für gewöhnlich auf, wenn die Droge aus dem Körper ausgeschieden worden ist. Auffälligerweise bessern Neuroleptika – wie bei der Schizophrenie – die psychotische Symptomatik. Bei Schizophrenen verschlimmert sich die Symptomatik nach Einnahme von Amphetaminen. Die Amphetaminpsychose stellt eines der besten Tiermodelle dar, um die Wirkung antipsychotischer Pharmaka zu testen. Dazu wird untersucht, inwieweit eine neue Substanz in der Lage ist, die durch Amphetamin bedingten Verhaltensauffälligkeiten bei Ratten zu blockieren. Man könnte also der Meinung sein, bei der Amphetaminpsychose handle es sich um eine Art drogeninduzierter Schizophrenie; klinisch sind im Querschnitt beide auch kaum zu unterscheiden. Es gibt aber einige wesentliche Unterschiede: Im Gegensatz zu den schizophrenen Psychosen sind durch Stimulantien hervorgerufene Psychosen immer vom paranoiden Typ. Eine Pharmakobehandlung[1] erfolgt wie bei akuten Schüben der paranoiden Schizophrenie mit hohen Dosen von hochpotenten Neuroleptika, etwa Haloperidol, und mit primärer Ruhigstellung durch niederpotente, stark sedierende Neuroleptika (z.B. Chlorprothixen).

---

1 Kryspin-Exner,K. (1984) Psychopharmakatherapie bei Abhängigkeitsprozessen von Alkohol, Medikamenten und Drogen. In: G.Langer & H.Heimann (Hrsg.) Psychopharmaka. Berlin/Heidelberg, Springer-Verlag, S.506.

Anorektika
20–40% der Bevölkerung sind übergewichtig. Ursprünglich wurden Anorektika, z.B. Ephedrin, Fenfluramin (Ponderax®), Phentermin (Mirapront®) eingesetzt, um adipösen Patienten das Einhalten ihrer Diät zu erleichtern. Das Schlankheitsideal der 70er und 80er Jahre erweiterte den Markt für Anorektika jedoch in einer nicht vorhergesehenen und nicht beabsichtigten Weise. Da das Abnehmen mit Hilfe von Anorektika, die das Hungergefühl verringern, leicht gemacht wird und man sich aufgrund der stimulierenden und euphorisierenden Effekte von Amphetamin dabei auch noch äußerst wohlfühlt, ist leicht verständlich, daß der Übergang zwischen dem Einsatz von Anorektika zur Gewichtsreduktion und ihrem 'Mißbrauch' fließend ist. Inzwischen sind nahezu alle amphetamin-haltigen Appetitzügler vom Markt verschwunden, nachdem sich Abhängigkeitsentwicklungen in erschreckendem Maße zeigten. Gerade für die appetitzügelnde Wirkung von Amphetaminen besteht ja deutliche Toleranzentwicklung, und da während der Einnahme von Appetitzüglern das Eßverhalten meistens nicht aktiv geändert wurde, kam es ohne ständige Dosissteigerung oder nach Absetzen der Appetitzügler zu 'Freßattacken' und erneuter Gewichtszunahme aufgrund der alten Eßgewohnheiten. Dosissteigerungen von bis zu 100 mg/Tag wurden beobachtet. Zum anderen dürfte aber ein nicht unwesentlicher Beitrag zum Abhängigkeitspotential in der euphorisierenden Wirkung der Anorektika liegen, die immer wieder angestrebt wird. Wie alle Amphetamine, so haben jedoch auch Anorektika körperliche Nebenwirkungen, die auf ihre sympathomimetischen Effekte zurückzuführen sind. Hellhörig wurden die Gesundheitsbehörden jedoch erst, nachdem Todesfälle aufgrund pulmonaler Hypertonie nach Anorektikamißbrauch aufgetreten waren.

> Appetitzügler verhelfen nicht zu dauerhafter Gewichtsreduktion, weil sie keine Änderung des Eßverhaltens bewirken; sie verhelfen jedoch zu Abhängigkeit mit der langfristigen Gefahr tödlicher Intoxikation. Die appetithemmende und die antriebssteigernde Wirkung von Amphetaminen sind nicht trennbar.

Zur Wirkungsweise von Psychostimulantien

Die chemischen Strukturen von Kokain und Amphetamin sind deutlich verschieden, trotzdem kommt beiden annähernd gleiche psychische Wirkung zu.

Die Betrachtung der chemischen Strukturen zeigt die Ähnlichkeit von Amphetamin mit den Catecholaminen (Dopamin und Noradrenalin):

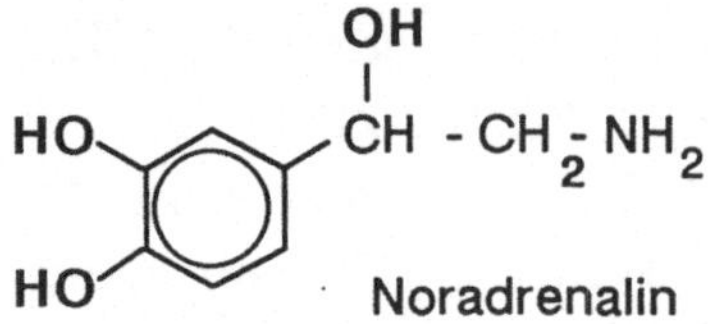

HO, HO, OH, $CH - CH_2 - NH_2$

Noradrenalin

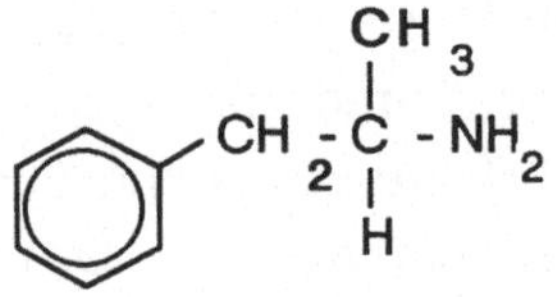

CH_3, $CH_2 - C - NH_2$, H

Amphetamin

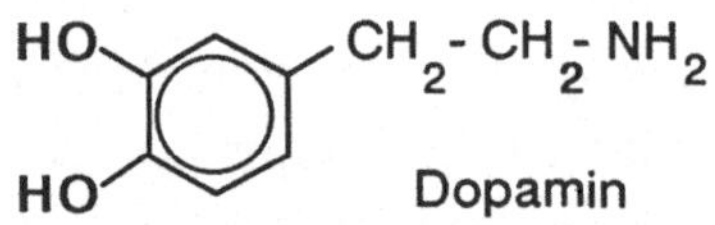

HO, HO, $CH_2 - CH_2 - NH_2$

Dopamin

Tatsächlich steigern beide, Kokain und Amphetamin, die Funktion dieser Transmittersysteme, möglicherweise aber auf unterschiedliche Art:

- Amphetamine verdrängen Dopamin, Noradrenalin und Serotonin aus den synaptischen Vesikeln, führen also dazu, daß die Neurotransmitter in den synaptischen Spalt strömen.
- Amphetamine hemmen den enzymatischen Abbau von Catecholaminen durch Monoaminooxidase.
- Amphetamine wirken agonistisch an Catecholamin- und Serotonin-Rezeptoren.
- Kokain wirkt möglicherweise genauso, die genauen molekularen Mechanismen sind aber noch nicht vollständig aufgeklärt.
- Sowohl Kokain als auch Amphetamin hemmen die 'Reuptake'-Pumpe, die normalerweise Noradrenalin und Dopamin inaktivieren. Diese Wirkung besitzen auch trizyklische Antidepressiva.

Allerdings nimmt man zumindest für Amphetamin an, daß die Blockade des Reuptake-Prozesses nicht die Hauptrolle spielt, sondern daß die Drogenwirkung in erster Linie darauf zurückzuführen ist, daß Amphetamin den Neurotransmitter in den synaptischen Spalt entläßt (siehe dazu auch die Abbildungen dopaminerger und noradrenerger Synapsen in Kapitel 9 und 11). Amphetamine sind hoch lipidlöslich und daher rasche und potente Catecholaminagonisten. Die überstarke Stimulation catecholaminerger – vor allem dopaminerger – Neurone könnte in den Symptomen der Amphetaminpsychose zum Ausdruck kommen. Andererseits bewirken bei anhaltender Amphetaminzufuhr Amphetamin-Metaboliten mit besonders langen Halbwertszeiten, daß es zu langfristiger Unterdrückung catecholaminerger Aktivität kommt, was sich möglicherweise in adversen Reaktionen (Entzugssymptome) manifestiert.

Erster Schritt bei der **Behandlung** von Stimulantienabhängigkeit ist der Entzug. Explizite Behandlungsprogramme liegen nicht vor, es wird vielmehr zu Flexibilität unterstützender Maßnahmen bei Entzug und Abstinenz geraten. Selbsthilfegruppen ähnlich den Anonymen Alkoholikern können ebenso wie individuelle Verhaltenstherapien dazu dienen, Gewohnheitsbildung rückgängig zu machen. Die geschilderten Entzugssymptome von Kokain und Amphetaminen sind zwar unangenehm, verschwinden in den meisten Fällen jedoch ohne medikamentöse Unterstützung innerhalb weniger Tage. Allerdings wird immer wieder auf eine hohe Rückfallrate und schlechte Prognose des Amphetaminentzugs hingewiesen.[1] In Einzelfällen haben sich trizyklische Antidepressiva auch zur Linderung der aversiven Zustände beim Entzug als hilfreich erwiesen; jedoch fehlt bisher die wissenschaftliche Grundlage einer Indikation von Antidepressiva. Wurden Stimulantien genommen, um affektive Störungen zu bekämpfen, z.B. depressive Verstimmungen, so wird zur pharmakologischen Behandlung der Primärstörung, z.B. mit Antidepressiva, geraten. Bei ausgeprägter Amphetamin-Intoxikation sollten Herz-Kreislauf-Störungen, Temperaturdysregulation oder Krampfanfälle behandelt werden. Während der Entzugsphase ist auf erhöhtes Suizidrisiko zu achten.

Klinische Anwendung von Stimulantien

Wie bereits erwähnt waren Amphetamine zu therapeutischen Zwecken entwickelt worden. Es gelang aber nicht, diese von den abhängig machenden und stimulierenden Effekten durch Entwicklung neuer Substanzen zu trennen. Ein immer noch aktuelles Einsatzfeld von Amphetaminen ist die Behandlung von **Narkolepsie.**

> Narkolepsie kennzeichnen unwiderstehliche Schlafanfälle, die ohne Vorwarnung, plötzlich auftreten können, unabhängig von Aktivitäten oder den Umständen, in denen der Patient sich gerade befindet. Oft verspürt der Narkoleptiker eine der Schlafattacke vorausgehende überwältigende Müdigkeit oder erlebt hypnagoge Zustände, Halluzinationen oder Traumbilder, meist unangenehmen Inhalts. Der Schlaf dauert zwischen 5 und 30 Minuten. Schläft er aber etwa für die Dauer von einer Viertelstunde, erwacht er danach erfrischt. Gefährlich ist die unmittelbar einsetzende Muskelatonie, Kataplexie, die den Patienten dort, wo er steht oder geht, umsinken läßt.

---

[1] Brookes,L.G. (1985) Central nervous system stimulants. In: S.Iversen (Ed.) Psychopharmacology - Recent Perspectives and Future Prospects. Oxford, Oxford University Press.

Die Ursachen der Narkolepsie sind letztendlich noch nicht geklärt. Tricyclika, die die präsynaptische Wiederaufnahme von Catecholaminen blockieren, verhindern Kataplexie, aber nicht die Schlafattacken. Amphetamine werden zwar mehr oder weniger erfolgreich gegen die unbezwingbare Müdigkeit eingesetzt, die Abhängigkeit und die Probleme des Entzugs sind aber die gleichen wie bei Normalpersonen.
Ein weiterer Einsatz von Stimulantien mutet auf den ersten Blick paradox an: Amphetamine beruhigen **hyperaktive Kinder** (siehe dazu auch Kapitel 14).

Die Kennzeichnung als hyperaktiv oder hyperkinetisch wird sowohl für das Syndrom **MCD**, **M**inimale **C**erebrale **D**ysfunktion) als auch einfach für **Aufmerksamkeitsstörungen** verwendet). Diese Namen weisen bereits auf die Verhaltensauffälligkeiten dieser Kinder, motorische Unruhe, geringe Konzentrationsfähigkeit und Aufmerksamkeitsspanne, Impulsivität, hin. Hyperaktive Kinder können sich nicht für längere Zeit konzentrieren, sie benötigen häufigen Reizwechsel in ihrer Umgebung, um ihr Erregungsniveau im mittleren Bereich zu halten.

Wird das Erregungsniveau nun mittels Amphetaminen (eingesetzt wird primär Methylphenidat, Ritalin®) aufrechterhalten, wird das Kind also wacher, kann es sich auch leichter auf eine Sache konzentrieren und benötigt die motorische Unruhe oder den Reizwechsel nicht mehr, um die Aktivation zu erhalten. Psychostimulantien erregen diese Kinder also nicht weniger, sondern tatsächlich mehr. Tierexperimentelle Befunde, die auf stereotypes Verhalten in der Folge überstarker Stimulation des Dopamin-Systems hinweisen, legen allerdings auch die Hypothese nahe, daß sich hinter der scheinbaren Beruhigung eben solches stereotypes Verhalten verbirgt.[1] Obwohl auf bessere Verträglichkeit und weniger Nebenwirkungen von Methylphenidat gegenüber anderen Amphetaminen hingewiesen wird, treten Appetitmangel, Schlaflosigkeit, Gewichtsverlust, Kopfschmerzen, Übelkeit und reduziertes Längenwachstum auch beim Kind als typische Nebenwirkungen in Erscheinung. Deshalb sollte gerade bei Kindern die Nutzung nicht-medikamentöser Behandlungsverfahren vermehrt erforscht werden. In einer Untersuchung[2] haben wir beispielsweise Kinder trainiert, langsame Hirnpotentiale, die Korrelate von Aufmerksamkeit und kortikaler Erregbarkeit darstellen, besser unter Kontrolle zu bringen. Es zeigte sich, daß aufmerksamkeitsgestörte Kinder erwartungsgemäß Defizite

---

1 Schmidt,W. (1984) L-dopa and apomorphine disrupt long - but not short - behavioural chains. Physiology & Behavior; und persönliche Mitteilung.

2 Rockstroh,B., Elbert,T., Lutzenberger,W., Birbaumer,N. (1989) Biofeedback: Evaluation and therapy in children with attentional dysfunctions. In: A. Rothenberger (Ed.) Brain and Behavior in Child Psychiatry. Berlin/Heidelberg, Springer-Verlag.

beim Erlernen der Selbstkontrolle aufweisen, daß aber auch durch nicht-medikamentöse Verfahren die Aufmerksamkeitsleistung der Kinder verbessert werden kann. Eine zweite Alternative zur Behandlung mit Methylphenidat basiert auf der Hypothese, daß Hyperaktivität und Aufmerksamkeitsstörungen auf einer verzögerten Entwicklung und Reifung zentralnervöser Bahnen zwischen Frontalkortex und Thalamus basieren, was die kontrollierte motorische Koordination und die Steuerung der Aufmerksamkeit behindert.[1] Diese Hypothese stützt den Rat, den viele Kinderärzte Eltern aus Erfahrung geben, nämlich die Pubertät abzuwarten, in der sich die Hyperaktivität in vielen Fällen 'verwächst'.

Vertiefende Literatur

Zu Coffeïn:

Kenny,M. & Darragh,A. (1985) Central effects of caffeine in man. In: S.D.Iversen (Ed.) Psychopharmacology: Recent Advances and Future Prospects. Oxford, Oxford University Press, S.278-288.

Zu Kokain und Amphetaminen:

Brookes,L.G. (1985) Central nervous system stimulants. In: S.D.Iversen (Ed.) Psychopharmacology: Recent Advances and Future Prospects. Oxford, Oxford University Press, S.264-277.

Fischman,M.W. (1987) Cocaine and the amphetamines. In: H.Meltzer (Ed.) Psychopharmacology. New York, Raven Press, S.1543-1553.

Mirin,S.M. & Weiss,R.D. (1983) Substance abuse. In: E.L.Bassuk, S.C.Schoonover & A.J. Gelenberg (Eds.) The Practitioner's Guide to Psychoactive Drugs., 2nd ed. New York, Plenum Medical Book Company, S.256-264.

---

[1] Stamm,J.S. & Kreder,S. (1979) Minimal brain dysfunction and neurophysiological disorders in hyperkinetic children. In: M.Gazzaniga (Ed.) Handbook of Behavioral Neurobiology, Vol.2. New York, Plenum Press, S.119-150.

17 Psychedelika

Psychedelika sind bewußtseinsverändernde Drogen. Der Terminus 'Psychedelika' bedeutet 'bewußtseinserweiternd', das Synonym Psychotomimetika wurde gewählt, weil diese Substanzen Illusionen, Halluzinationen,[1] Derealisationserscheinungen hervorrufen, also einen Psychose-ähnlichen Zustand hervorrufen, quasi ein Psychose nachahmen. Psychedelika bedingen aber selten wirkliche Halluzinationen, d.h. Wahrnehmungen ohne äußere Reize, eher verzerren sie die Wahrnehmung objektiv vorhandener Stimuli. Allerdings können Psychedelika auch psychotische Entwicklungen auslösen. Man könnte argumentieren, daß für Psychiater und Psychologen, die psychotische Symptome zu bekämpfen suchen, Substanzen, die das Gegenteil bewirken, nicht gerade besonders interessant sein können. Tatsächlich kann aber eine Betrachtung der Wirkungsweise von Psychedelika unser Verständnis über die 'Biochemie der Psyche und des Bewußtseins' erheblich verbessern und so auch zu mehr Einsichten über die Wirkung von Psychopharmaka führen. Nicht von ungefähr bezeichnet man solche, durch chemische Stoffe induzierte Psychosen als 'Modellpsychosen'. Ein weiterer Grund sich mit dieser Substanzklasse zu beschäftigen, erwächst aus dem Kampf gegen den illegalen Gebrauch von Drogen mit ihren verheerenden Wirkungen, was deren Kenntnis und Verständnis voraussetzt. Im folgenden Kapitel soll eine kurze Übersicht über die bekanntesten Psychedelika und deren Wirkungen gegeben werden:

Phenylethylamin-Derivate:	Meskalin Methoxyamphetamine (z.B. DOM, MDMA[2])
Indol-Derivate:	Lysergsäurediäthylamid (LSD) Psilocybin Phenylcyclidin (PCP)

[1] Daher im angloamerikanischen Sprachgebrauch oft als 'hallucinogenic substances' bezeichnet
[2] Auch als "Ecstasy" bezeichnet

"Ich weiß vor allem, daß ich nirgends verharren konnte. Sobald ich etwas anschaute, löste es sich auf. Mein Arm schrumpfte zu einer unansehnlichen Masse zusammen. Das Gesicht des Versuchsleiters löste sich in farbige Strukturen auf, sobald ich es länger als einen kurzen Augenblick betrachtete. Ein Wasserglas auf dem Tisch schmolz wie Wachs zusammen. Eine Tasse wurde plötzlich ganz klein. Dabei hatte ich das entsetzliche Gefühl, daß sich in mir alles ebenso auflöste wie die äußere Wahrnehmungswelt. Diese Qual wurde noch schlimmer durch das Bewußtsein, daß das alles nie aufhören werde."[1] (H.Heimann, Selbstversuch mit LSD 25)

Wirkungen auf Erleben und Verhalten

Die meisten Leser dürften aus Erfahrung wissen, daß die Empfindungen und Gefühle, die ein etwa durch alkoholische Getränke bedingter Rauschzustand hervorruft, von einer Reihe von Faktoren abhängt. So spielt natürlich die Art des Getränks, also etwa Bier, Wein oder Schnaps eine Rolle. Der Anstieg des Blutalkohols, der von der Magenfüllung, aber natürlich auch von der aufgenommenen Menge an Alkohol abhängt, bewirkt Unterschiede in den subjektiv erlebten Wirkungen. Schließlich nehmen die soziale Situation und der individuelle Zustand entscheidend Einfluß darauf, ob ein Rauschzustand in lustig heiterer oder in gedrückt depressiver Stimmung mündet. In ähnlicher Weise beeinflussen individuelle Variablen und insbesondere das Umfeld den durch Psychedelika hervorgerufenen Gefühls- und Bewußtseinszustand. Und in ähnlicher Weise sprechen erfahrene Drogenkonsumenten über die Unterschiede der Rauschzustände, die verschiedene Psychedelika hervorrufen können. Etwa wird von Meskalin oft berichtet, daß es zu ausgeprägteren visuell sinnlichen Erlebnissen führe, während beispielsweise LSD mehr die Selbstwahrnehmung verändere. Viele Wirkungen unterschiedlicher psychedelischer Substanzen sind aber einander nicht unähnlich. Meist stellt sich als erstes eine veränderte sensorische, vor allem veränderte visuelle Wahrnehmung ein.

Die Erfahrungsberichte von im Beobachten geschulten Wissenschaftlern mit Rauschdrogen erscheinen uns von besonderem Interesse. Wir möchten daher zwei bedeutende Forscher auf dem Gebiet psychotroper Substanzen zu Wort kommen lassen, nämlich den hervorragenden Lehrer und Psychiater Hans Heimann (Ärztlicher Direktor der Psychiatrischen Klinik und Poliklinik der Universität Tübingen) und Solomon Snyder (John Hopkins University Medical School, Baltimore), ebenfalls ein führender Forscher auf dem Gebiet der

[1] Heimann,H. (1963) Beobachtungen über gestörtes Zeiterleben in der Modellpsychose. Schweiz. Med. Wochenschr., 48, 1703-1705.

Biochemie des Gehirns und einer der Entdecker der Opiat-Rezeptoren.[1] Snyder berichtet von seinem Abenteuer mit LSD in einem der viktorianischen Häuser auf den Hügeln San Franciscos:

> "Zunächst war der einzig bemerkenswerte Unterschied das Auftreten eines leicht lilafarbigen Saums um die Gegenstände um mich herum. Dann erschien mir jeder Gegenstand, auf den ich meinen Blick richtete, drollig. Die Dächer und Fassaden der Häuser erinnerten mich an das Lebkuchenhaus in Hänsel und Gretel, was mich zum Kichern brachte. Während mich diese und andere visuelle Wahrnehmungen immer mehr in Entzückung versetzten, verwandelte sich der Drang zum Kichern allmählich in Ehrfurcht. Ich betrachtete die Gesichter der Menschen um mich herum und entdeckte Einzelheiten ihrer Physiognomie, die mir zuvor nie aufgefallen waren. Jede Pore in der Haut meines Gegenüber wurde sichtbar und jeder Gesichtsausdruck bedeutungsschwer." (Übersetzung der Verfasser)

Diese Schilderung zeigt, wie stark Gegebenheiten in der Umwelt, aber auch das soziale Umfeld den Verlauf des Rausches beeinflussen, ja sogar determinieren, ob der Drogenkonsument Angenehmes erlebt oder ob er sich auf einen 'bad trip' geschickt hat. Patienten, die in psychiatrischen Kliniken mit LSD behandelt worden waren, gaben auf Befragen mehrheitlich an, daß sie LSD freiwillig kein zweites Mal nehmen würden.[2] Eine der bemerkenswertesten Folgen dieser Drogen ist das Verschmelzen der Sinne. Berührung etwa kann als Geräusch, ein Ton als visueller Eindruck wahrgenommen werden. Snyder beschreibt dies wie folgt:

> "Ungefähr eine halbe Stunde nach Einnahme von LSD klatschte ich in meine Hände und sah Schallwellen vor meinen Augen vorbeiziehen. Klatschten zwei Personen mit unterschiedlicher Tonfrequenz, so sah ich zwei Wellenzüge unterschiedlicher Größe, die miteinander zu kollidieren schienen. Niemand hatte mir zuvor über diese Art der Verschmelzung ('synethesia') berichtet, ... es war also keine Erfahrung, auf deren Erwartung ich getrimmt war. Ich frage mich jedoch, ob ich die Schallwellen gesehen hätte, wenn ich in der Schulphysik nicht gelernt hätte, daß es sie gibt." (Übersetzung der Verfasser)

Nicht nur die visuellen und akustischen Sinne werden beeinflußt, sondern auch die Wahrnehmung von Raum und Zeit wird verändert. Heimann (a.a.O.):

---

[1] Snyder,S. (1986) Drugs and the Brain. Scientific American Books Inc., New York, S. 180f.

[2] Leavitt,F. (1982) Drugs and Behavior. New York, Wiley, S. 112.

"Einmal blickte ich voller Erwartung auf die Stoppuhr, weil für mich die Zeit stillstand. Ich wollte mir am Gang des Zeigers beweisen, daß die Zeit doch noch existiere. Der Zeiger blieb aber zu meinem Schrecken stehen, dann war er plötzlich an einer ganz anderen Stelle. Als der Versuchsleiter auf mich zukam, sah ich ihn zuerst sitzen, dann einen Augenblick später auf halbem Weg stehen, dann plötzlich neben mir. Er schien gar nicht mehr wirklich zu sein. ... Der Weg war endlos. Ich sah das Haus vor mir in der Abendsonne, und es bewegte sich mit mir fort, so daß ich einen Augenblick befürchtete, nie mehr dahin gelangen zu können. Auf der Straße sah ich vor mir eine Frau mit einem Kind. Auch diese kamen trotz meinem forschen Schreiten nicht näher, bis sie plötzlich vor mir standen. Unendliche Zeit schien verstrichen zu sein, bis ich endlich vor die Haustüre gelangte. Hier traf ich auf meine Frau, die sich gerade auf den Weg machte. Sie sagte, es seien nur wenige Minuten seit meinem Anruf vergangen."

Auch eine Änderung der Selbstwahrnehmung und der Vorstellung des eigenen Körpers tritt ein, die an die in Kapitel 9 besprochenen Risikofaktoren für psychotische Entwicklungen erinnern. Die Grenzen zwischen dem eigenen Körper, dem Ich und der Umwelt zerfließen, es ist, als ob man Eins mit dem Universum würde. Dies ist natürlich in gewisser Weise attraktiv, aber auch nicht ungefährlich, wenn man an die Vorboten psychotischen Zerfalls denkt. Immer wieder verhelfen LSD-bedingte Psychosen zum Durchbruch schizophrener Erkrankungen. Und tatsächlich ist die Möglichkeit, daß auch bereits eine einzige Dosis von LSD oder eines anderen Psychedelikums anhaltende psychiatrische Störungen auslösen kann, die größte Gefahr dieser Drogen. Ernstzunehmen sind auch die Gefahren der nicht seltenen 'bad trips' oder 'horror trips'. Panik, Terror, Delirien und Verwirrung haben dazu geführt, daß unter Drogen stehende Personen aus Fenstern in den Tod gesprungen sind.

Übersicht über die häufigsten Psychedelika

Meskalin: Bei Meskalin handelt es sich um ein Extrakt eines Kaktus, des Peyote, das seit Jahrhunderten in der Volksmedizin und in religiösen Riten der mexikanischen Indianer eingesetzt wird. Seine Wirkungen wurden bereits 1529 von dem spanischen Franziskanermönch de Sahagun beschrieben. 1896 wurde die psychoaktive Substanz, Meskalin, isoliert und gut 20 Jahre später in ihrer chemischen Struktur aufgeklärt. Der mittelamerikanische Kult wurde auch nach der Christianisierung beibehalten, es kam Anfang des 20. Jahrhunderts sogar zu einer Vermischung mit christlichen Kultelementen im Rahmen der 'Native American Church' in den USA.

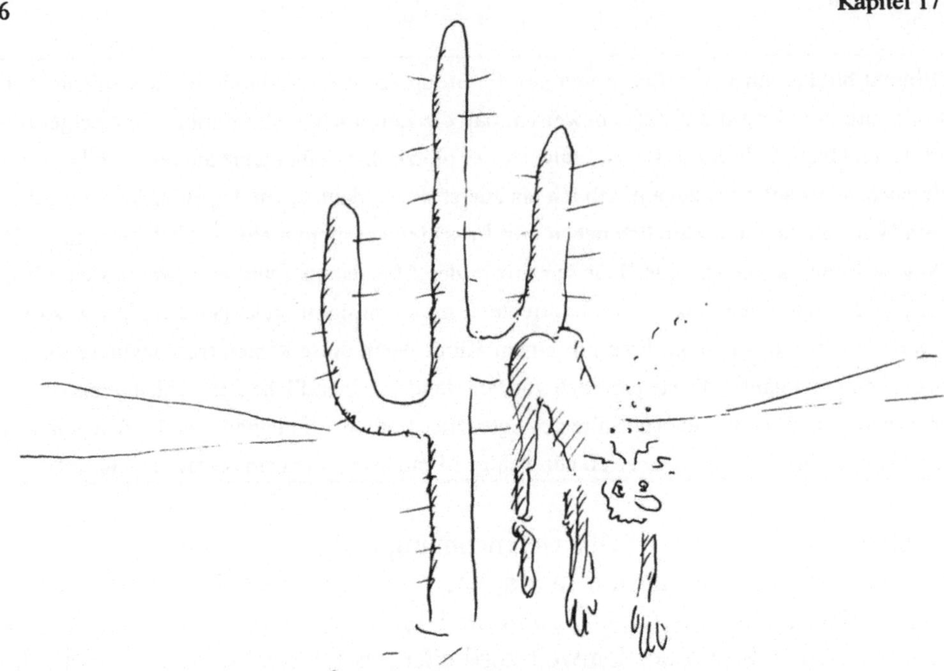

„erzählt der Franziskanermönch Bernhardino de Sahagun, daß bestimmte Kaktusformen genutzt werden, um Räusche zu erzeugen."

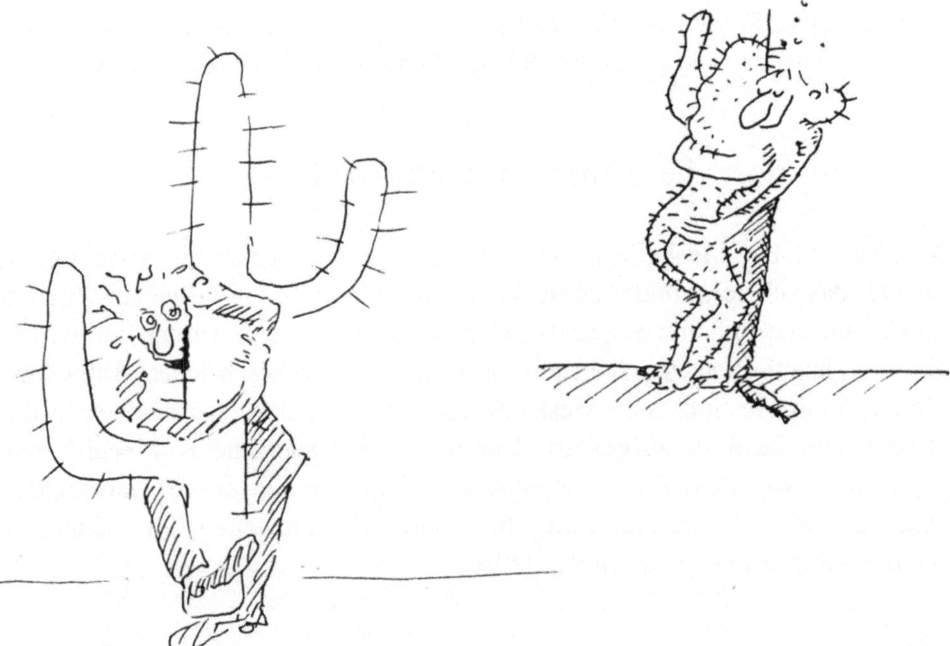

Meskalin ist aber nicht die einzig psychotrope Substanz des Peyote, er enthält noch ca. 60 weitere Alkaloide die zu einem relativ milden Rauschzustand beitragen. Meskalin selbst ist eine relativ schwache Droge, etwa 10 000mal weniger potent als LSD. 5–10 mg/kg Körpergewicht sind erforderlich, um einen Rauschzustand zu induzieren. Seine Einnahme führt nach ein bis zwei Stunden zunächst zu ausgesprochen unangenehmen Wirkungen, ähnlich denen eines Alkoholkaters. Übelkeit, Tremor und erhöhte Körpertemperatur treten auf, Herzrate und Blutdruck steigen an, Schweißausbrüche und erweiterte Pupillen weisen auf den generellen Anstieg sympathischer Aktivität hin. Erst danach kommt es zu lebhaften visuellen Eindrücken mit intensiven Farben, faszinierenden geometrischen Formen und Objekten, zu Euphorie und dem Gefühl der Stärke. Da für diese Art 'Show' aber im voraus bezahlt werden muß, kommen viele, die den Stoff einmal ausprobieren, zu dem Schluß, daß "das Erlebnis einmal einen solchen Kopfschmerz und eine solche Magenverstimmung wert sei, aber kein zweites Mal".[1]

Meskalin ist chemisch mit Noradrenalin verwandt, so daß seine zentralnervösen und vegetativen Effekte wohl auf noradrenalin-agonistische Effekte zurückzuführen sind.

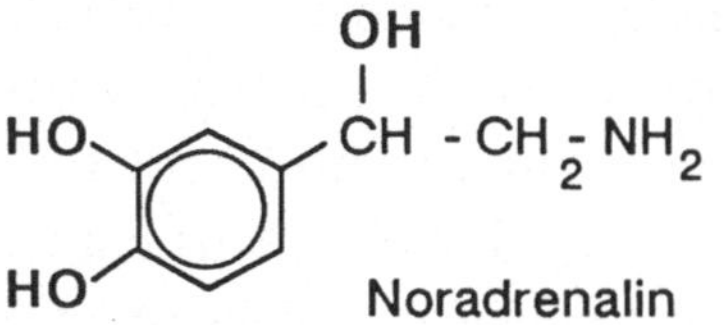

OH
HO
CH $- CH_2 - NH_2$
HO
Noradrenalin

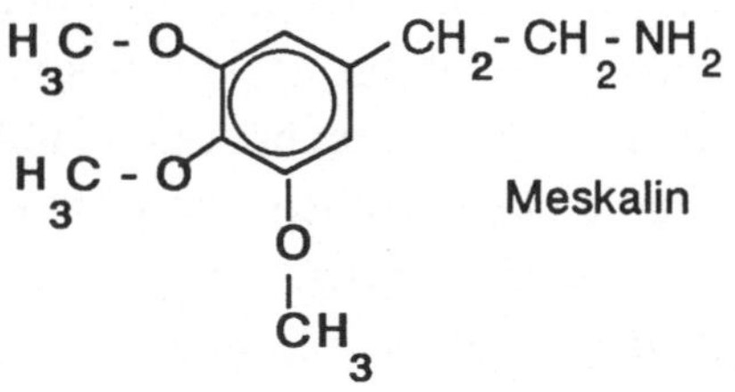

$H_3C - O$
$CH_2 - CH_2 - NH_2$
$H_3C - O$
O
CH_3
Meskalin

Methoxyamphetamine: Bei dem Versuch, durch Modifikation des Meskalinmoleküls dessen unangenehme Anfangseffekte zu verringern, wurde entdeckt, daß eine Methylgruppe den enzymatischen Abbau der Nitrogenseitenkette und damit den ersten Schritt in der Verstoffwechselung von Meskalin verhindert. Vor allem in den 60er Jahren, der 'Hippie-Ära', wurden Methoxyamphetamine in den USA in illegalen Laboratorien produziert und auf den Schwarzmarkt gebracht. In den 80er Jahren wurde dann **MDMA** (3,4-Methylendioxy-N-methylamphetamin) unter dem Namen "**Ecstasy**" (Ekstase) popu-

[1] Mitchell, zitiert von Leavitt,F. (1982) Drugs and Behavior, New York, Wiley, S. 116.

lär, da es angeblich Euphorie und tieferes Bewußtsein des Selbst bewirke, ohne psychotische Wirkungen hervorzurufen. Verglichen mit LSD wirkt MDMA schwach und kurzfristig psychedelisch, die Wirkungen von DOM (2,5-Dimethoxy-4-methylamphetamin) halten länger an (16–24 Stunden), was häufig zu Panikreaktionen beitragen kann.

LSD (Lysergsäurediäthylamid): Mutterkorn, ein Pilz, der auf Getreide (Roggen und Weizen) wächst und das Gift Ergot enthält. Lange Zeit wurden Extrakte des Mutterkorns, später Derivate des Stoffes, in der Frauenheilkunde eingesetzt (da es heftige und anhaltende Kontraktion des Uterus induziert, kann Blutungen nach der Geburt stoppen). Die vasokonstriktorischen Effekte von Mutterkornalkaloiden werden nach wie vor bei der Behandlung von Migräne genutzt. Albert Hoffman, der mit halbsynthetischem Ergot experimentierte, indem er Lysergsäure mit verschiedenen Aminen kombinierte, entdeckte LSD 1943.[1] Aber erst, als in den 60er Jahren Timothy Leary und andere Prediger einer 'chemischen Bewußtseinserweiterung' LSD populär machten, wurden die Folgen häufigen LSD-Konsums deutlich. Neben den bereits geschilderten Panik- und Terrorreaktionen und den möglichen Begünstigungen psychiatrischer Erkrankungen führt chronische LSD-Einnahme auch zu chromosomaler Schädigung und damit wahrscheinlich zu erhöhtem Krebsrisiko sowie zu Erbgutschädigung. Gesicherte Befunde liegen aber kaum vor, da zur Zeit wegen der möglichen Gefahren praktisch keine Humanexperimente mehr mit LSD durchgeführt werden. Pradham und Hollister[2] vermuten, daß höchstens ein bis zwei Promille der Personen, die LSD eingenommen haben, an anhaltenden – d.h. länger als 48 Stunden – psychotischen Reaktionen litten, und daß zwei Drittel davon bereits vor Einnahme der Drogen psychiatrisch erkrankt waren oder Anzeichen einer solchen Erkrankung aufwiesen.
LSD ist gegenüber den zuvor genannten Phenylethylamin-Derivaten wesentlich potenter, bereits Dosen von 50 µg reichen aus, um Rauschzustände (s.o.) zu erzeugen (verglichen z.B. mit 150 mg MDMA). Körperliche Symptome setzen bereits 20 Minuten nach Einnahme ein, z.B. Pupillenerweiterung, Hyperreflexie, Zittern, Übelkeit, Schwindel. Die psychedelischen Wirkungen erreichen ihr Maximum etwa nach 1–3 Stunden und halten ca. 8–12 Stunden an. Obwohl die psychotropen Effekte von LSD vor allem auf seine strukturelle Ähnlichkeit

[1] Hoffmann,A. (1980) LSD – Mein Problemkind. New York, McGraw-Hill Book Company.
[2] Pradham,S. & Hollister,L. (1977) Abuse of LSD and other hallucinogenic drugs. In: S.Pradham & L.Hollister (Eds.) Drug Abuse: Clinical Aspects and Basic Aspects. St. Louis, Mosby.

mit Serotonin zurückgeführt werden, lassen vegetative, sympathomimetische Wirkungen (z.B. Tachykardie, Blutdruckerhöhung, erhöhte Körpertemperatur) auf Effekte in oder Wechselwirkungen mit noradrenergen Systemen schließen.

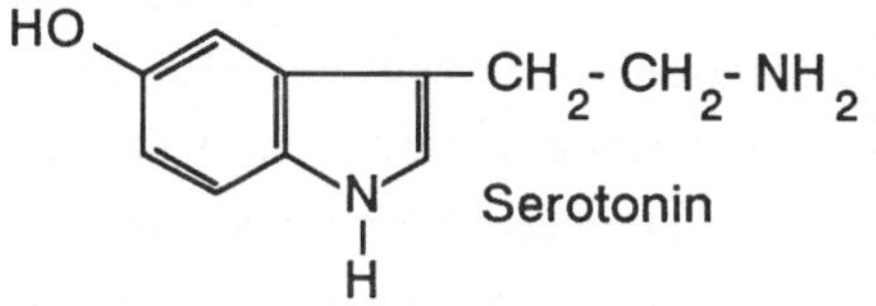

Das **Abhängigkeitspotential** von LSD ist umstritten. Toleranz gegenüber den psychedelischen Effekten stellt sich rasch ein; 'kluge' LSD-Konsumenten nehmen daher höchstens zweimal pro Woche LSD zu sich. Metabolische oder zelluläre Veränderungen, oder Entzugssymptome, die auf physische Abhängigkeit schließen lassen, wurden bisher nicht beobachtet. Zwischen Psychedelika, z.B. LSD, Meskalin und Psilocybin besteht Kreuztoleranz.

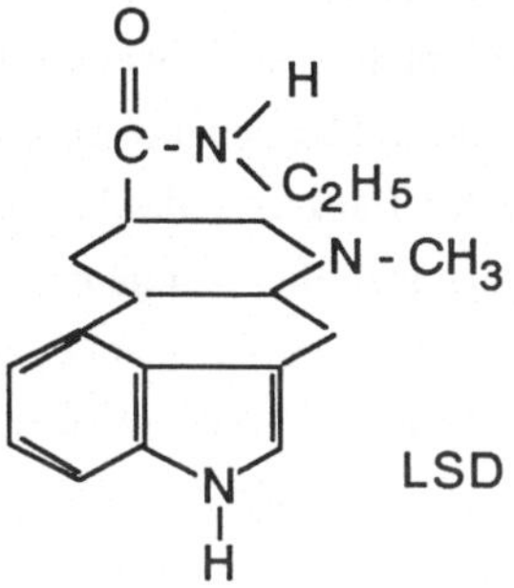

Psilocybin – Pilz- und Pflanzenextrakte: Ungefähr 80 verschiedene Pilzarten sind bekannt, die psychotrope Wirksubstanzen enthalten. In der Geschichte der Menschheit wurden viele davon immer wieder eingesetzt, um Bewußtseinserweiterungen herbeizuführen. Steinskulpturen aus der Zeit bis 500 v.Chr. in Mittelamerika können dies belegen. Auch die Mythen und Märchen, die die mittelalterlichen Hexen umgeben, haben häufig ihren Ursprung im Gebrauch psychotroper Pilze (etwa des Fliegenpilzes, Amanita muscaria) durch Kräuterweiblein. Hexensalben und giftige Mixturen wurden aus Tollkirsche, Bilsenkraut und Stechapfel hergestellt. Auf die Haut, die Schleimhäute der Genitalgegend, die Stirn oder in die Achselhöhlen gerieben, bewirkten solche Säfte und Salben Rauschzustände und Träume. Da die Betreffenden angeblich sexuelle Ausschweifungen von ungewöhnlicher Wirklichkeitsnähe erlebten, muß man sich nicht wundern, daß Papst Innozenz VIII. mit seiner berüchtigten Hexenbulle 1484 versuchte, dem 'Hexenunwesen' den Garaus zu machen. Das Gefühl der Leichtigkeit, des Fliegens, das in den Träumen ausgelöst wird, dürfte Ursprung der Sage sein, daß Hexen auf einem Besen durch die Luft reiten können. In moderner Zeit wurden mehrere Selbstversuche mit Hexensalben unternommen. Ferckel berichtet:[1]

> " Es vergingen nun keine fünf Minuten, bis mein Herz wie rasend zu schlagen anfing und mich ein starkes Schwindelgefühl überkam. Als ich zufällig in den Schlafzimmerspiegel blickte, erschrak ich fast; denn mein Gesicht war vollkommen entstellt: die Pupillen fast so groß wie die ganzen Augen, die Lippen bläulich und dick geschwollen und das ganze Gesicht kreideweiß mit abgegrenzten hochroten Backen. Jede Bewegung erhöhte mein Schwindelgefühl ins Unerträgliche. ...Plötzlich begannen die Wände und die Zimmerdecke sich wellenförmig zu bewegen und mit lautem Knall zusammenzuschlagen. Die harmlosesten Gegenstände nahmen etwas Drohendes und Drückendes an, und aus dem Bilderrahmen starrten mich böse Gesichter an, die sich mit unheimlicher Lautlosigkeit und Tücke bewegten.... Am nächsten Morgen, als das erste Licht in mein Zimmer kam, meinte ich, zu neuem Leben zu erwachen. Den ganzen Tag über schlug mein Herz noch sehr rasch, und es war mir unmöglich, etwas klar zu sehen."

Manche dieser Pilze enthalten Psilocybin. Psilocybin und Psilocin sind in ihrer chemischen Struktur dem Neurotransmitter Serotonin ähnlich.

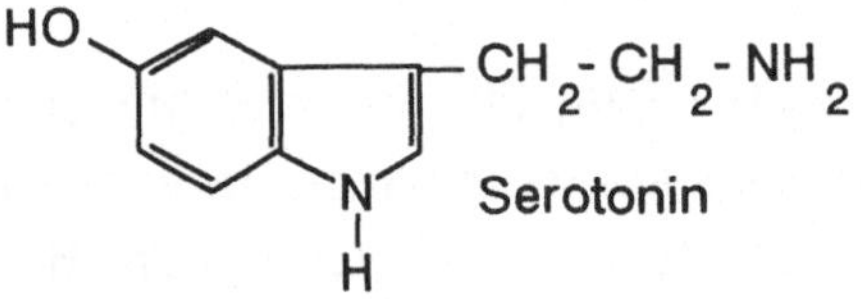

Serotonin

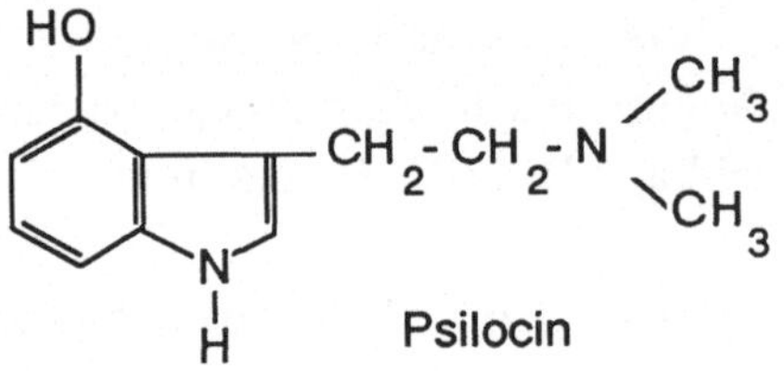

Psilocin

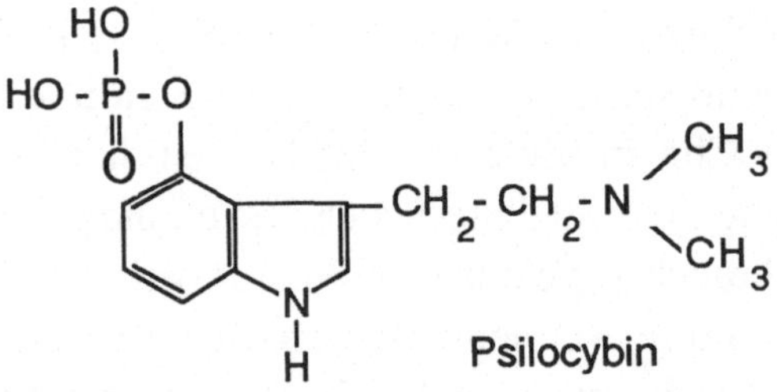

Psilocybin

Beim Menschen bewirken Dosen von 6–20 mg (bzw. 0,06–0,19 mg/kg KG) synthetischen Psilocybins oder Psilocins (oder 2–4 Pilze) Veränderungen, die typischerweise in drei Phasen ablaufen. In der ersten Phase (ca. 15–25 Minuten nach peroraler Applikation) werden vor allem Veränderungen der eigenen

[1] Ferckel S. (1954) Hexensalbe und ihre Wirkung. Kosmos 50. Jahrgang 8, S. 414-415, zitiert nach Löbsack, T. (1967) Die unheimlichen Möglichkeiten oder die manipulierte Seele. Düsseldorf/Wien, Econ-Verlag, S. 198/9.

Körperwahrnehmung erlebt, die Wahrnehmung ist auf die Beziehung zum eigenen Leib eingeengt, es kommt zu undeutlichen Sensationen, Parästhesien, Vibrieren, Schwere, Wärme, Scheinbewegungen. Die zweite Phase (eine halbe bis eine Stunde nach Einnahme) ist durch verändertes Erleben, vor allem optisches Erleben, der nahen Umwelt gekennzeichnet, durch erhöhte Empfindlichkeit für Farbkontraste, für Muster und Farbstrukturen; das Erleben ist affektbetont und ästhetisch; daneben kommt es zu Illusionen und sogar Halluzinationen. Das Erleben von Raum und Zeit verändert sich. In der dritten Phase, die bei höherer Dosierung nach ungefähr zwei Stunden eintritt, dominieren eine Versunkenheit, eine schlaffe Haltung und ein leerer Gesichtsausdruck, jedoch ohne Zeichen von Bewußtseinstrübung. Es treten auch Derealisations- und Depersonalisationsphänomene auf oder Spaltungserlebnisse. Der eigene Körper kann wie ein Automat erlebt werden, gewohnte Bezugssysteme erscheinen sinnlos und nebensächlich, menschliche Beziehungen werden sehr distanziert erlebt. Der erlebte Raum verliert seine klaren Konturen, die erlebte Zeit scheint still zu stehen; die Grenzen von Person und Situation werden fluktuierend. Heimann beschreibt den typischen phasenhaften Verlauf der Modellpsychose durch Psilocybin entsprechend mit (1) Wendung nach innen, (2) von der nahen Umgebung in Anspruch genommen, (3) Versunkenheit. Die Person wirkt abwesend und zerstreut, ist aber sofort präsent und kritikfähig, wenn man sie anspricht.[1] Die Wirkungen können einige Stunden anhalten. Ähnlich LSD, so bewirkt auch Psilocybin Übelkeit, Schwächegefühle, Pupillenerweiterung oder Mundtrockenheit.

PCP (Phenylcyclidin): PCP, im angloamerikanischen Raum als 'angel dust', 'crystal joint' oder 'rocket fuel' bekannt, wirkt sowohl zentralnervös dämpfend wie stimulierend. Die 1956 erstmals synthetisierte Substanz wurde ursprünglich als Beruhigungsmittel für Tiere und als Anästhetikum eingesetzt, seine psychedelische Wirkung wurde angesichts bizarrer Verhaltensweisen bei mit PCP anästhesierten Personen 'entdeckt' und dann vor allem durch Mischung mit Marihuana und LSD 'genutzt'.[2] PCP schränkt in charakteristischer Weise die Propriozeption, die Wahrnehmung der eigenen Gliedmaßen ein, bis hin zu einem Zustand sensorischer Deprivation. Seine psychedelischen Wirkungen

---

[1] Heimann,H. (1965) Die Wirkung von Ololiuqui im Unterschied zu Psilocybin. Neuropsychopharmacology, 4, 475; Heimann,H. (1961) Ausdrucksphänomenologie der Modellpsychosen (Psilocybin). Psychiatr. Neurol.,141, 69-100 und persönl. Mitteilung.

[2] Der erste Bericht über PCP-Mißbrauch stammt aus dem Jahr 1969; Balster,R.L. (1987) The behavioral pharmacology of Phencyclidine. In: H.Meltzer (Ed.) Psychopharmacology. New York, Raven Press, S. 1573.

ähneln denen von LSD, Gefühlszustände werden intensiviert, es entsteht das Gefühl, in eine Traumwelt zu entweichen. Rauschzustände können aber auch in Desorientierung und katatonen Zuständen münden, die Betroffenen fallen durch Sprachschwierigkeiten und Gedächtnisausfälle, aggressives Verhalten auf. Peripher physiologische Symptome eines PCP-Rausches sind Hypertonie, erhöhter Speichelfluß, Nystagmus und Ataxie. Bei Intoxikation infolge Überdosierung wirkt der Betroffene stuporös und komatös, auch PCP-Psychose (gekennzeichnet durch paranoide Symptome, Überaktivität, Schlaflosigkeit, Appetitlosigkeit, Erregung, Katalepsie), die über Tage hinweg anhalten kann, wird beobachtet. Chronischer PCP-Mißbrauch kann zu organischen Hirnsyndromen führen. Wiederholter PCP-Gebrauch führt zu Toleranz und deutlichen Entzugssymptomen (Bruxismus, okulomotorische Hyperaktivität, Diarrhoe, Zittern, Müdigkeit, Schwächegefühle). Es wird derzeit diskutiert, daß sich **physische Abhängigkeit** von PCP entwickelt, der Mechanismus dieser Abhängigkeit scheint jedoch noch nicht aufgeklärt.
Viele der psychotropen Wirkungen von PCP ähneln denen von Amphetaminen und lassen sich mit **dopaminergen** Effekten von PCP in Einklang bringen.[1] PCP scheint die präsynaptische Wiederaufnahme von Dopamin zu hemmen. Ein spezifischer PCP/δ-Rezeptor scheint dopaminerge Transmission in mesolimbischen Bahnen zu vermitteln. (Bisher ist allerdings noch nicht eindeutig geklärt, welche endogenen Liganden an diesen Rezeptor mit welchen Funktionen binden.) Aber auch Wechselwirkungen mit Serotonin, Noradrenalin und Acetylcholin werden diskutiert und derzeit intensiv untersucht.

Zur Wirkungsweise von Psychedelika

Alle genannten Psychedelika zeigen eine enge chemische Ähnlichkeit mit Catecholaminen. Zwei der vier Ringe in LSD gleichen Serotonin. In der Tat stimuliert LSD die Serotonin-Rezeptoren (teilweiser Agonist). Meskalin hat Ähnlichkeiten mit Noradrenalin und Dopamin, aber auch mit Serotonin. Trotz dieser Auffälligkeiten gestaltet sich aber der exakte Nachweis, auf welche Weise welche Psychedelika welche Neurotransmittersysteme beeinflussen, als recht schwierig und ist bei weitem noch nicht im einzelnen erbracht. Noch

---

[1] Balster,R.L. (1987) The behavioral pharmacology of Phencyclidine. In: H.Meltzer (Ed.) Psychopharmacology. New York, Raven Press, S. 1573-1579; und Johnson,K.M.Jr. (1987) Neurochemistry and neurophysiology of Phencyclidine. In: H.Meltzer, a.a.O., S.1581-1588.

relativ gut kennt man die Wirkung von LSD. Durch Einzelzellableitungen bei Ratten in und in der Nähe der Raphé-Kerne konnte man zeigen, daß LSD die Feuerung serotonerger Neurone bereits bei niedrigen Dosen unterbricht. Feuerraten benachbarter Neurone bleiben dagegen unbeeinflußt. Einige Drogen wie etwa Psilocin haben den gleichen Effekt, andere aber, z.B. Meskalin, dagegen nicht. Noch komplizierter wird die zelluläre Erklärung der psychotropen Wirkung dadurch, daß bestimmte LSD-Abkömmlinge keine psychotropen Effekte haben, obwohl sie genauso potent wie LSD die Feuerrate der Raphé-Zellen stoppen. Jede Art von sensorischer Reizung – Licht, Schall, Geruch, Geschmack oder Tastreize – erhöht bei Ratten das Feuern von Neuronen im Locus coeruleus. Unter LSD, aber auch unter Meskalin, erhöht sich dieser Anstieg der Entladungsrate beträchtlich. Nicht-psychedelisch wirkende Drogen wie Amphetamine oder Antidepressiva zeigen diese Wirkung nicht. Das gleiche scheint für LSD-verwandte Substanzen zu gelten, die keine psychedelische Wirkung aufweisen. Ratten, bei denen der Locus coeruleus stimuliert wird, scheinen in eine Art Panik versetzt zu werden. Sie reagieren übermäßig auf alle Umgebungsreize, ein Verhalten, das sich bei diesen Tieren auch nach Gabe von Psychedelika beobachten läßt. Psychedelika erhöhen die Feuerung des Locus coeruleus nicht direkt, sie haben auch keinen Effekt, wenn sie direkt im Locus coeruleus appliziert werden. Vielmehr beruht ein Teil ihrer Wirkung wahrscheinlich in der Modulation bzw. Intensivierung der Reaktion des Locus coeruleus auf sensorische Reizung. Es ist denkbar, daß diese Überreaktion dazu führt, daß Informationen aus den verschiedenen Sinneskanälen nicht mehr sauber getrennt werden und die Grenze zwischen den Modalitäten verschwimmt. Die hohen Entladungsraten der Locus-coeruleus-Neurone führen zu starker Noradrenalinausschüttung in weiten Bereichen, vor allem des Kortex.

Jüngere Forschungen zeigen, daß auch serotonerge Rezeptoren in mehrere Klassen zu unterteilen sind, in 5-HT_{1A}, 5-HT_{1B}, 5-HT_{1C}, 5-HT_2. Am 5-HT_2-Rezeptor wirken Psychedelika wie Serotonin. Ihre Potenz, diesen Rezeptor zu stimulieren, scheint derjenigen ihrer psychotropen Wirkung zu entsprechen. Ein Wirkungsweg scheint also durch den Einfluß psychedelischer Drogen auf die 5-HT_2-Rezeptoren zustande zu kommen, die mit ihren Verbindungen zum Locus coeruleus dessen Aktivität modulieren.

18 Nikotin und Rauchverhalten

> Einst waren nach einer langen Trockenheit die Pflanzen verdorrt. Da sandte der Große Geist ein nacktes Mädchen. Dort, wo sie mit ihrer rechten Hand die Erde berührte, wuchsen Kartoffeln, dort wo sie ihre linke Hand schweifen ließ, sproß Mais empor und dort, wo sie sich hingesetzt hatte, waren Tabakpflanzen zu finden.
>
> (Legende der Huron-Indianer)

Gesundheitliche Risiken des Tabakrauchens sind heute jedermann bekannt, Statistiken über Lungenkrebs, Herzinfarkt und Schlaganfälle bei Rauchern, über die Belastung des Gesundheitswesens durch Folgen des Rauchens erscheinen in regelmäßigen Abständen in Tages- oder Wochenzeitungen. Dennoch: 1987 wurden in der BRD 118 Milliarden Zigaretten verkauft; bezogen auf Personen im Alter über 15 Jahren bedeutet dies einen Verbrauch von 2300 Zigaretten pro Kopf;[1] umgerechnet auf die 34% Raucher 20 Zigaretten pro Tag. Und dies, obwohl 90% aller Befragten und 60–80% aller befragten Raucher das Rauchen für gesundheitsschädigend erachteten. Warum rauchen trotzdem über ein Drittel aller Erwachsenen regelmäßig, ein Viertel über eine Packung pro Tag? Warum geben 44% der Raucher an, mit ihrem Rauchen nicht zufrieden zu sein? Warum geben zwischen 23% (Männer) und 35% (Frauen) aller befragten Raucher an, mit dem Rauchen aufgehört zu haben, jedoch wieder rückfällig geworden zu sein, gegenüber nur 17%,[1] die das Rauchen vollständig aufgegeben haben? Diese Fragen sollen im folgenden Kapitel aus der Perspektive der psychoaktiven Wirkungen von Nikotin auf Erleben und Verhalten und anhand der zentralnervösen Wirkungen von Nikotin beantwortet werden. Tabakrauchen läßt sich jedoch nicht allein aus den Wirkungen von Nikotin heraus verstehen, denn Tabak ist eine 'soziale Droge', Rauchen oftmals ein vermittelnder Akt in sozialen Situationen, und konditionierte externe und interne Hinweisreize tragen wesentlich zur Aufrechterhaltung des Rauchverhaltens bei.

---

[1] Statistisches Jahrbuch 1988 für die Bundesrepublik Deutschland. Hrsg. Statistisches Bundesamt, Stuttgart, Kohlhammer, S.474. und Stumpfe, K.-D. (1988) Die Verbreitung des Rauchens in der Bundesrepublik Deutschland. Infodienst '88 der Deutschen Hauptstelle gegen die Suchtgefahren, S.6.

Tabakrauchen interessiert nicht nur unter psychopharmakologischem Aspekt. Anhand des Rauchverhaltens wurden Lerngesetze studiert, die meisten Untersuchungen zur kognitiven Dissonanz durchgeführt, und anhand der Geschichte des Tabakrauchs läßt sich auch die Entwicklung des Kapitalismus und die von Monopolgesellschaften studieren (es gibt ähnlich wie bei Öl oder Stahl weltweit sieben, den Markt beherrschende Zigaretten-Konzerne). Es läßt sich zeigen, wie protektive Zirkel politisch-ökonomischer Interessen effektive Maßnahmen und Gesetze selbst dann verhindern können, wenn es um gesundheitliche Risiken eines erheblichen Bevölkerungsteils geht. Die Darstellung solcher Bereiche würde den Rahmen des vorliegenden Buches sprengen. Der interessierte Leser findet Literaturhinweise auch zu diesen Bereichen am Ende dieses Kapitels.

Geschichte und Erforschung des Tabakkonsums

Die Tabakpflanze kommt ursprünglich aus Amerika und Australien. Bei vielen rituellen Handlungen waren Kräuter und Feuer im Spiel. Es verwundert also nicht, daß die Indianer dabei auch die Wirkungen des Tabakrauchens entdeckten und in ihre Rituale einfügten. Wird der Beginn des Tabakkonsums im Rahmen ritueller Handlungen bei den Indianerstämmen auf mindestens 2500 Jahre zurückdatiert, so läßt sich die Einführung des Tabaks in Europa etwas genauer bestimmen. Sie fällt mit der Entdeckung Amerikas durch Columbus zusammen, der bereits 1492 über die Gewohnheit der Indianer, Tabak zu rauchen, berichtete. Die weltweite Ausbreitung des Tabakrauchens zählt also neben der Entdeckung Amerikas und der Einfuhr der Syphilis zu den Konsequenzen von Columbus' eigensinnigen Reiseunternehmungen. Im 16. und 17. Jahrhundert erfolgte die Ausbreitung des Tabaks rasch auf der ganzen Welt, unabhängig von der gesetzlichen Billigung in den jeweiligen Ländern. Es ist interessant, daß nicht einmal die Verhängung der Todesstrafe auf Tabakkonsum (in der Türkei beispielsweise ab 1605, in Japan ab 1638, dort wurde Tabakrauchen mit Köpfen, Hängen und Vierteilen geahndet) dessen Verbreitung verzögern konnte. Die offensichtlich ungeheure Anziehungskraft von Tabak bzw. Tabakrauchen hat entsprechend früh Überlegungen und wissenschaftliche Forschung zur Wirkung des Tabakrauchens stimuliert. Betont wurde beispielsweise die immer wieder die Emotionen kontrollierende Wirkung des Tabakrauchens: Von großen Staatsmännern wie Bismarck und Churchill ist deren Auffassung überliefert, daß nichtrauchende Staatsmänner schlechtere Politiker seien, da sie ihre Emotionen schlechter kontrollieren könnten, momentanen Impulsen stärker ausgeliefert seien.

Die psychoanalytische Lehre deutete das Tabakrauchen im Rahmen oraler Triebbefriedigung, angeregt durch die phallische Form der Zigarette oder Zigarre, die orale Natur des Verhaltens, an der Zigarette oder Zigarre zu saugen wie an der Mutterbrust, die Symbolhaftigkeit des Feuers. (Sigmund Freud selbst beschäftigte sich wohl nicht von ungefähr mit der Lust und Sucht zum Rauchen, rauchte er doch selbst 20 Zigarren pro Tag und setzte dies auch später trotz Mundhöhlenkrebs fort.)
Die Entdeckung des Nikotins und seiner zentralnervösen Wirkungen im Jahre 1828 spielten im 19. Jahrhundert dagegen eine weniger wichtige Rolle für die Deutung der Anziehungskraft von Tabakrauchen. Seit den 30er Jahren dieses Jahrhunderts bekam die Forschung einen neuen Impuls und zusätzliche Ausrichtung: 1937 wurde die Entstehung von Krebs durch Zigarettenrauchen tierexperimentell nachgewiesen; 1938 wurde die kürzere Lebenserwartung von Rauchern gegenüber Nichtrauchern erstmals statistisch belegt; Anfang der 50er Jahre wurde der Nachweis erbracht, daß Rauchen Lungenkrebs fördert und daß weniger als ein Zehntel aller Lungenkrebspatienten Nichtraucher sind. Nikotinkonsum wurde als wesentlicher Risikofaktor für Bluthochdruck und koronare Herzkrankheiten erkannt. Hinweise über eine Gesundheitsschädlichkeit auch des Passivrauchens wurden zunehmend eindeutiger. Aber erst in jüngster Zeit sind – vor allem in den USA – deutlich rückläufige Tendenzen beim Tabakrauchen zu beobachten. Wie der Vergleich zwischen Nordamerika und europäischen Ländern zeigt, kann umfassende Aufklärung über die gesundheitlichen Risiken des Rauchens einen starken sozialen Druck bewirken, der dann auch gesamtgesellschaftliche Maßnahmen zur Folge hat, beispielsweise Rauchverbote in öffentlichen Gebäuden, Restaurants oder Kurzstreckenflügen und Einschränkung der Werbung.

Die Verbreitung des Rauchens

Die Verteilung in der Bevölkerung ergibt 1987 folgendes Bild für die BRD:
Raucher: 34%, Exraucher: 17%, Nieraucher 49%.[1]
Die Gruppe der Raucher kann man weiter danach unterteilen, wieviele Zigaretten pro Tag konsumiert werden (Abb.18.1). Nahezu die Hälfte der Raucher ist mit dem Rauchen nicht zufrieden und hat schon ein- oder mehrmals versucht mit dem Rauchen ganz aufzuhören.

1 Stumpfe K.-D. (1988) Tabakwaren 1987. DHS Infodienst' 88, a.a.O.

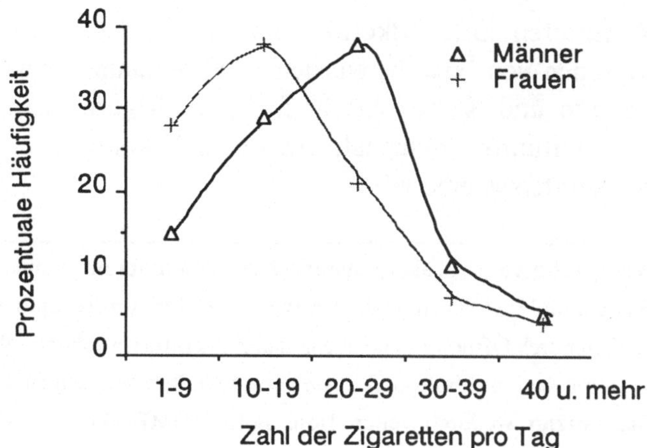

Abb. 18.1. Verteilung der Raucher in Häufigkeitsklassen nach der Zahl der Zigaretten, die pro Tag konsumiert werden. (Nicht dargestellt ist eine gewisse Altersabhängigkeit dieser Verteilung: Im Alter unter 30 Jahren ist die unterste Klasse relativ häufiger besetzt)[1]

Im Laufe der letzten Jahrzehnte verlagerte sich der Beginn des Rauchens immer mehr in die jüngeren Jahrgänge von 10–14 Jahre. Der Hauptteil beginnt das Rauchen in den Jahren 15–18. Bis zum 18. Lebensjahr haben heute 90–95% der Raucher mit dem Rauchen angefangen.

Wirkungsweise des Nikotins

Zigarettenrauch enthält über tausend verschiedene Inhaltsstoffe, die vor allem drei Gruppen von Giftstoffen zugeordnet werden können: **Nikotin, Kondensate** (im vorwissenschaftlichen Sprachgebrauch unter dem Oberbegriff 'Teer' zusammengefaßt) und **Kohlenmonoxid** (CO). Unklar ist gegenwärtig noch, inwieweit neben Nikotin weitere in den Kondensaten enthaltene Substanzen zu psychoaktiven Wirkungen von Zigaretten beitragen. Nikotin ist ein natürlich in der Tabakpflanze vorkommendes Alkaloid, das extrem toxisch wirkt. Bereits die in einer Zigarre enthaltene Nikotindosis (etwa 60 mg) würde nach intravenöser Injektion beim erwachsenen Menschen tödlich wirken. Nikotinmoleküle werden bei der Verbrennung des Tabakblattes freigesetzt, also mit dem Zigarettenrauch aufgenommen. Nikotin hat eine hohe Affinität zu acetylcholinergen Synapsen im Gehirn, wobei insbesondere eben die nikotinergen ACh-

---

[1] Stumpfe K.-D. (1988) Tabakwaren 1987. DHS Infodienst' 88, a.a.O.

Rezeptoren durch Nikotin beeinflußt werden. Die höchsten Bindungskonzentrationen von Nikotin wurden in Hirnstamm, Hypothalamus, Hippocampus, Septum und Kortex beobachtet, niedrigere Affinitäten in Amygdala und Cerebellum.[1] Unklar ist, inwieweit Nikotin auch direkt auf andere Neurotransmittersysteme wirkt.

Acetylcholin wirkt als exzitatorischer Transmitter im sympathischen und parasympathischen System und im Gehirn. **Nikotinerge** Acetylcholin-Rezeptoren sind exzitatorisch, ionotrop, wirken durch Öffnung von Ionenkanälen, vermitteln schnelle Wirkungen; **muskarinerge** Rezeptoren sind metabotrop, d.h. sie vermitteln ihre Wirkungen über eine Veränderung der Membranstruktur, wodurch weitere Botenstoffe (cGMP) aktiviert werden, die chemische Reaktionen auslösen; muskarinerge Rezeptoren vermitteln entsprechend langsamere Wirkungen (Kapitel 6).

In niedriger Konzentration stimuliert Nikotin die Freisetzung von ACh an präsynaptischen nikotinergen Rezeptoren und wirkt agonistisch auf postsynaptische nikotinerge ACh-Rezeptoren. Diese Wirkung wird aus der ähnlichen chemischen Struktur und Ladungsverteilung von Nikotinmolekül und ACh-Moleküls deutlich (siehe Abb.18.2). In höheren Konzentrationen (durch hohe Nikotindosen oder anhaltende Nikotinzufuhr) bewirkt Nikotin an präsynaptischen muskarinergen ACh-Rezeptoren eine Hemmung der ACh-Ausschüttung. Von Bedeutung ist, daß Nikotin den nikotinergen Rezeptor länger 'besetzt' als ACh, so daß ein Nikotin-Rezeptor-Komplex noch bestehen kann, wenn der nächste Impuls die Synapse erreicht. Sind auf diese Weise viele Rezeptoren durch Nikotin 'blockiert', können Nervenimpulse nicht mehr weitergeleitet werden. Dieser inhibitorische Effekt kann bei Überdosierung von Nikotin lebensgefährlich werden, wenn es zu totaler Blockade der Impulsleitung im Bereich des Atemzentrums kommt. Nikotin hat also eine **biphasische** Wirkung, die sich – wie im folgenden dargestellt – auch in biphasischen oder kontrastierenden Wirkungen auf Erleben und Verhalten niederschlägt.
Die Wirkungen von Nikotin auf acetylcholinerge Rezeptoren werden durch gleichzeitige Stimulation von Catecholaminen, Histaminen und Endorphinen verstärkt. Umgekehrt fördert nikotinerge Stimulation im Hirnstamm die Ausschüttung von Catecholaminen. Cholinerge Rezeptoren sind im Organismus weit verteilt, und da ACh der hauptsächliche Transmitter an der neuromuskulären Endplatte ist, wirkt Nikotin auch auf Skelettmuskulatur, Gefäßmuskulatur und Magen-Darm-Muskulatur.

---

[1] Morley,B. (1984) The properties of brain nicotine receptors. In: D.J. Balfour (Ed.) Nicotine and the Tobacco Smoking Habit. Oxford, Pergamon Press, S. 38.

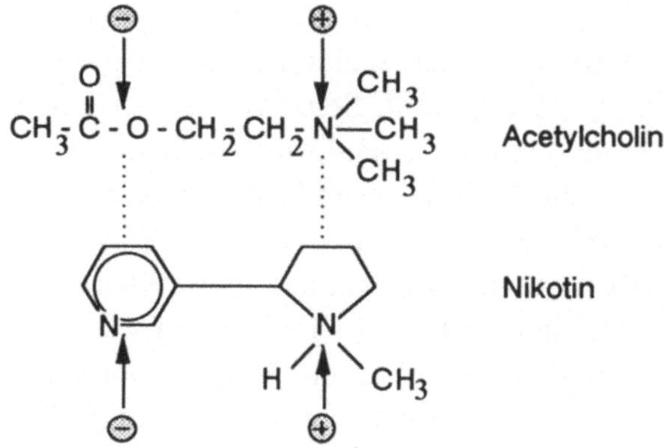

Acetylcholin

Nikotin

Abb. 18.2. Beim Vergleich der zunächst völlig unterschiedlich anmutenden Strukturen von Acetylcholin und Nikotin fällt auf, daß die positiven und negativen Ladungsschwerpunkte beider Moleküle sich in identischem Abstand befinden. Rezeptoren, bei denen dieser Abstand der 'Schlüssel' zur Bindung an eine Substanz darstellt, können daher nicht nur durch Acetylcholin, sondern auch durch Nikotin besetzt werden

Pharmakokinetik: Nikotin im Zigarettenrauch wird inhalatorisch über die Lungen oder bei oraler Applikation (Kautabak, nikotinhaltige Kaugummi) über den Magen-Darm-Trakt absorbiert. Dabei variiert die Wasser- bzw. Lipidlöslichkeit mit dem pH-Wert des umgebenden Mediums. Als schwache Base wird Nikotin im gleichfalls alkalischen Blut (pH 7,4) zu ca. 70% ionisiert. Das saure Milieu des Zigarettenrauches (pH 5,5) bedingt, daß Nikotin in den oberen Atemwegen und über die Mundschleimhaut nur in geringen Mengen absorbiert wird, während die Absorptionsrate bei Pfeifen- und Zigarrenrauch aufgrund des alkalischeren Milieus (pH 8,5) deutlich höher liegt. Zum größten Teil (80–90%) wird Nikotin über die ca. 70 m^2 Austauschfläche der Alveolen absorbiert. Der Nikotingehalt einer Zigarette kann zwischen 0,1 und 1,5 mg liegen. Davon werden insgesamt – je nach Inhalationstiefe und Rauchverhalten – über 10%, also etwa 0,1–0,3 mg pro Zigarette aufgenommen, was zu einem Anstieg der Plasma-Konzentration von etwa 5–30 ng/ml führt. (Orale Aufnahme führt erst nach Stunden – und dann gleichmäßig und nur langsam – zum Anstieg des Nikotin-Plasmaspiegels, da Nikotin wegen des sauren Milieus im Magen dort nicht leicht absorbiert wird.) Über den 'kurzen' Weg des Lungenkreislaufes gelangt Nikotin schnell, d.h. ungefähr 7 Sekunden nach Inhalation, ins Gehirn. Im Gehirn erreicht Nikotin innerhalb der ersten fünf Minuten nach Aufnahme maximale Konzentration; interessanterweise bleibt die Konzentration im Hippocampus länger – ca. 10 Minuten – besonders hoch (30% höher

als in anderen Strukturen). Aufgrund seiner hohen Affinität zu muskarinergen ACh-Rezeptoren der Skelettmuskulatur wird Nikotin darüber hinaus auch im Körpergewebe verteilt. Seine zentralnervösen Wirkungen werden daher eher durch die Verteilungs-Halbwertszeit (im Bereich von Minuten) als durch die Eliminations-Halbwertszeit (von 1–2 Stunden) determiniert. Insgesamt kommt es so nach dem Rauchen einer Zigarette zu einem schnellen Anstieg des Plasma-Nikotins und zu einem anschließenden Abfall mit einer Halbwertszeit von etwa 1/2 Stunde. Lipidlöslichkeit und Verteilungseigenschaften von Nikotin bedingen ferner, daß es die Plazenta durchdringt und auf den Fetus wirkt. Schließlich wird Nikotin in die Muttermilch abgegeben, so daß die Nikotin-Blut-Konzentration beim Säugling genauso hoch oder sogar noch höher liegen kann als die seiner rauchenden und stillenden Mutter.
Nikotin wird zu 70–90% in der Leber metabolisiert und zu 10–35% über den Urin ausgeschieden. Die beiden Hauptmetaboliten des Nikotins, Cotinin und Nikotin-l′-N-oxid, haben selbst den meisten Studien zufolge keine psychoaktiven Wirkungen. Die Exkretionsrate ist wiederum abhängig vom pH-Wert des Urins: bei saurem Urin kann die Exkretionsrate um bis zu 200% höher liegen als bei alkalischem Urin. Ein niedriger pH-Wert des Urins begünstigt infolgedessen weitere Nikotinzufuhr, da raschere Exkretion zu rascherem Bedürfnis nach der nächsten Zigarette und rascherem Einsetzen von Entzugssymptomen beiträgt. Bedingt durch diese Abhängigkeiten schwankt die Eliminations-Halbwertszeit von Nikotin zwischen einer und vier Stunden (im Mittel 2 Stunden). Aufgrund seiner Halbwertszeit von 17 Stunden dient die Cotinin-Konzentration im Urin als zumindest annäherndes Maß für die tägliche Nikotindosis. Wenn ein durchschnittlicher Raucher eine Zigarette in zehn Minuten und zehn Zügen raucht und pro Tag ein bis zwei Packungen Zigaretten raucht, so nimmt er innerhalb von 24 Stunden 200 bis 400 Einzeldosen Nikotin auf. Bei regelmäßigem Konsum akkumuliert die Nikotin-Konzentration im Plasma im Verlauf eines 16-Stunden-Tages auf 10–50 ng/ml (am späten Nachmittag) und sinkt entsprechend über Nacht wieder ab.

Wirkungen von Nikotin auf Erleben und Verhalten

Aus den molekularbiologischen Wirkungen lassen sich viele der anekdotisch berichteten Wirkungen des Rauchens auf Erleben und Verhalten erklären. Diese experimentell abzuklären ist allerdings oft nicht leicht: In der Regel werden nämlich Gruppen von Gewohnheitsrauchern verglichen, so daß sich eine positive Wirkung der Zigarette ja auch durch Beseitigung des Deprivationszustandes erklären läßt.Tatsächlich findet man in Studien, die eine Dosis-Wirkungkurve untersuchten, häufig eine U-förmige Beziehung dergestalt, daß sich beim Gewohnheitsraucher die Leistungen mit zunehmender Nikotindosis erst verbessern und dann wieder verschlechtern. Beispielsweise findet sich die kürzeste Reaktionsgeschwindigkeit in der Regel bei mittleren bis niederen Nikotindosen (Abb.18.3). Das Leistungsmaximum der Rauchergruppen liegt jedoch nicht unbedingt über dem einer Kontrollgruppe von Nichtrauchern. In den meisten Studien wurde aber auf den Aufwand verzichtet, eine solche Dosis-Wirkungsbeziehung zu erstellen.

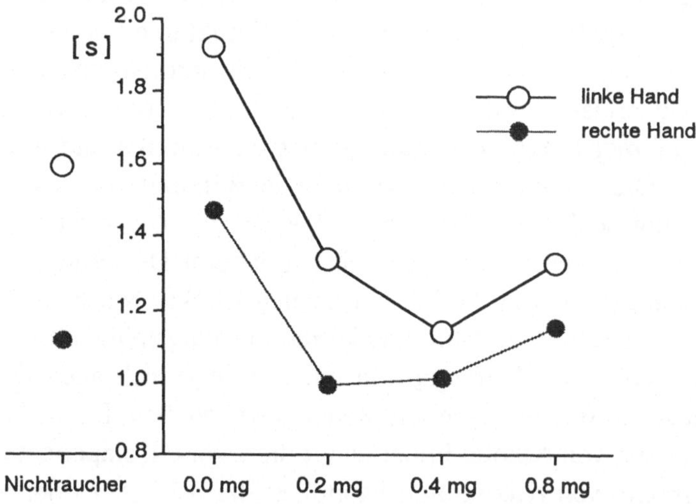

Abb.18.3. In einer Studie untersuchten wir Nichtraucher und Gewohnheitsraucher des mittleren Segments (0,8–1,2 mg Nikotin/Zigarette). Die Raucher wurden nach Zufall vier Gruppen zugeordnet. Jeder Raucher rauchte während des Experiments mehrere Zigaretten, die für die einzelnen Gruppen unterschiedlich stark waren (Abszisse). In der Doppelblindanordnung (d.h. weder Versuchsperson noch Versuchsleiter kannten die Dosis der gerauchten Zigaretten) wurde unter anderem die Reaktionsgeschwindigkeit gemessen: 6 Sekunden nach einem taktilen Warnreiz wurde ein zweiter Tastreiz präsentiert, auf den hin so schnell wie möglich ein Hebel betätigt werden sollte, in Abhängigkeit von Charakteristika dieses Reizes entweder nach rechts oder links. Ordinate:Median der Geschwindigkeit dieser Wahl-Reaktionsaufgabe[1]

---

[1] Elbert,T. & Birbaumer,N. (1987) Hemispheric differences in relation to smoking. In: A.Glass (Ed.) Individual Differences in Hemispheric Specialization. New York, Plenum Press, S.195-206.

Die folgenden Aussagen sind zu relativieren, da sie sich vor allem auf den Vergleich deprivierter zu nicht-deprivierten Rauchern beziehen.
Die zunächst **stimulierende**, zentralnervös aktivierende Wirkung von Nikotin äußert sich im subjektiven Erleben von Angeregtheit, Stimuliertheit, dem Gefühl erhöhter Wachheit und reduzierter Langeweile, ebenso wie in objektiven Verhaltenstests: Nikotin vermindert den Leistungsabfall über die Zeit in Vigilanztests, verbessert die Lernleistung, wenn es vor der entsprechenden Aufgabe verabreicht wird, verbessert die Behaltensleistung, wenn es nach der Präsentation des zu behaltenden Materials verabreicht wird, verbessert die Konzentrationsfähigkeit und erhöht die Reaktionsgeschwindigkeit bei einfachen Reaktionszeitaufgaben oder Signalerkennungsaufgaben (siehe Abb.18.3). Häufig zeigt sich ein U-förmiger Verlauf zwischen Nikotindosis und Leistung. Über cholinerge Rezeptoren in limbischen Strukturen, die den positiven Verstärkerstrukturen zugerechnet werden, kann ein intrinsischer positiver Verstärkungseffekt erklärt werden. Die stimulierende Wirkung von Nikotin manifestiert sich ferner in erhöhter lokomotorischer Aktivität und in EEG-Desynchronisation. Die stimulierende, aktivierende Wirkung von Nikotin wirkt schließlich alkohol-bedingter Dämpfung entgegen. Nikotin wirkt entspannend und sedierend, vor allem unter Streß und bei höherer Dosierung. Unter streßhaften Bedingungen wirken die inhibitorischen Effekte von Nikotin Übererregung entgegen und fördern damit wieder die Leistungsfähigkeit.[1]
Die sedierende Wirkung von Nikotin ist jedoch auch deutlich abhängig von situativen Bedingungen und Rauchgewohnheiten. Die sedierende, entspannende Wirkung von Nikotin bildet damit die zweite Komponente der **biphasischen** Wirkung von Nikotin und kann über die bei hoher oder anhaltender Nikotinzufuhr inhibitorischen Effekte (Blockade der ACh-Rezeptoren) erklärt werden. Da sich die inhibitorischen Wirkungen von Nikotin auch in **Muskelentspannung** (Blockade der neuromuskulären Übertragung) manifestieren, ist es möglich, daß das subjektive Gefühl der Entspannung beim bzw. nach dem Rauchen teilweise durch die Muskelentspannung vermittelt wird. Im EEG kommen die inhibitorischen Wirkungen von Nikotin in reduzierter Desynchronisation bzw. Verlangsamung zum Ausdruck.
Nikotin **moduliert emotionale Reaktionen**: In einer simulierten Verkehrssituation als Autofahrer zeigten deprivierte Raucher und Nichtraucher gegenüber Rauchern erhöhte Aggressivität. Aggressivität dämpfende Wirkun-

---

[1] Tierexperimentelle Befunde hierzu bei West,R.J. & Russell,M.A. (1985) Nicotine pharmacology and smoking dependence. In: S.D.Iversen (Ed.) Psychopharmacology: Recent Advances and Future Perspectives. Oxford, Oxford University Press, S.306.

gen von Nikotin wurden auch im Tierexperiment bestätigt. Man kann annehmen, daß die Blockade acetylcholinerger Synapsen in limbischen Strukturen zur Verringerung unangenehmer Emotionen wie Ärger, Furcht, Frustration beiträgt.

Entzugssymptome: Stoppt die Nikotinzufuhr, so erfährt ein Raucher eine Reihe unangenehmer Wirkungen, die teilweise spiegelbildlich zu den positiv erlebten, stimulierenden und entspannenden Effekten sind. Unerwünschte Effekte sind beispielsweise Unruhe, Erregbarkeit, Konzentrationsstörungen, Zittern, Hungergefühle, Schlafstörungen, Angstgefühle oder depressive Verstimmungen. Es ist umstritten, ob sich diese Wirkungen vor allem subjektiv bemerkbar machen, oder ob auch entsprechende Leistungseinbußen unumgänglich sind: Manche Studien kommen zu dem Ergebnis, daß sich deprivierte Raucher und Nichtraucher nicht in ihrer Leistung, z.B. in Aufmerksamkeitstest, unterscheiden, andere Studien belegen dagegen einen Leistungsabfall bei deprivierten Rauchern.[1]

Wirkungen von Nikotin auf Organsysteme

Nikotin wirkt auf acetylcholinerge Synapsen des sympathischen und parasympathischen Nervensystems. Sympathikotone Effekte führen im **kardiovaskulären System** zu Erhöhung der Herzfrequenz (Tachykardie) und Vasokonstriktion (Blutdruckerhöhung). Aber auch in kardiovaskulären Reaktionen zeigt sich eine biphasische Wirkung von Nikotin: Nikotin kann auch zu Herzfrequenz- und Blutdruckabfall führen, infolge einer Blockade sympathischer Ganglien und Freisetzung von Catecholaminen aus dem Nebennierenmark. Nikotin fördert ferner die Besetzung der Erythrozyten mit Kohlenmonoxid, so daß diese weniger Sauerstoff aufnehmen können. Folgeerscheinungen der Unterversorgung mit Sauerstoff äußern sich in ischämischen Reaktionen des Herzmuskels ebenso wie in mangelhafter peripherer Durchblutung (Raucherbein). Nikotin fördert die Blutplättchenaggregation (Plaque und Thrombusbildung) und beeinträchtigt dadurch die Gefäßelastizität und die Versorgung des Herzmuskels mit Sauerstoff. Im gastrointestinalen System bedingt die parasympathikotone Wirkung von Nikotin verstärkte Magensaftsekretion und Erhöhung des Tonus der Magen-Darm-Muskulatur. In hoher Dosierung be-

[1] Zusammenfassend in West,R.J. & Russell,M.A. (1985) Nicotine pharmacology and smoking dependence. In: S.D.Iversen (Ed.) Psychopharmacology: Recent Advances and Future Perspectives. Exford, Oxford University Press, S.309 ff.

wirkt Nikotin dagegen Tonusverminderung. Die Blockade neuromuskulärer Übertragung bei hoher oder anhaltender Nikotinzufuhr löst Muskeltremor und Zittern aus. Überdosierung oder Absetzen von Nikotin haben überschießende oder adverse Reaktionen in den entsprechenden physiologischen Systemen zur Folge, z.B. Herzjagen oder Blutdruckabfall, Zittern, Gänsehaut oder Schwitzen, Muskelkrämpfe und Magen-Darm-Krämpfe. Erhöhte Konzentrationen fettumwandelnder Enzyme (Lipoproteinlipase) bei Rauchern werden als kompensatorische Reaktion auf die Eigenschaft von Nikotin, das Körpergewicht zu reduzieren, interpretiert. Im Entzug führt diese kompensatorische Reaktion dann zu der bei abstinenten Rauchern häufig beobachteten Gewichtszunahme.

Tabakrauch - eine giftige Mischung

Man kann die Zigarette als kleine chemische Fabrik betrachten, in der eine komplexe Mischung von Gasen und Teer entsteht, die Hunderte von schädigenden chemischen Substanzen enthält. Neben Bestandteilen der Luft, Kohlendioxid und Kohlenmonoxid (ca. 4 Vol.%) finden sich u.a. Acetaldehyd, Isopren, Aceton, Blausäure (Zyanid) und eine ganze Reihe weiterer Gase im Rauch. Als 'Teer' wird die klebrige braune Masse bezeichnet, die zurückbleibt, wenn man Nikotin und Feuchtigkeit aus dem Kondensat entzogen hat. Sie besteht aus einer vielfältigen Mischung aromatischer Kohlenwasserstoffe (z.B. Phenole, Indole, Benzopyren). Viele dieser Substanzen erwiesen sich in Tierversuchen als krebserregend, andere als Co-Karzinogene. So sind die Phenole zwar selbst nicht eindeutig krebserregend, erhöhen aber die karzinogene Potenz von Benzopyren enorm. Bereits die einfache Beobachtung, daß Zigarren- und Pfeifenraucher (die den Rauch gewöhnlich nicht inhalieren) häufiger unter Krebserkrankungen der oberen Atem- und Verdauungswege leiden, während Lungenkrebs fast vollständig auf Zigarettenraucher beschränkt bleibt, verdeutlicht dies. Kondensate reduzieren ferner die Dehnungsfähigkeit der Lungen und damit das Lungenvolumen. Damit wird die Sauerstoffaufnahme zusätzlich zum Effekt von Nikotin weiter eingeschränkt.

Insgesamt beeinträchtigt Rauchen die Gesundheit wie keine andere Gewohnheit. Die Lebenserwartung liegt bei einem 25 Jahre alten Raucher, der 1-2 Packungen Zigaretten am Tag raucht, 8,3 Jahre unter der Lebenserwartung gleichaltriger Nichtraucher. Etwa 30% aller Todesfälle durch **Herzerkrankungen** und 30% aller **Krebs**toten gehen zu Lasten von Zigarettenrauchen. Neun von zehn an Lungenkrebs Erkrankten sind Raucher. Insgesamt liegen die durch Krebs bedingten Mortalitätsraten bei Rauchern etwa doppelt so hoch wie bei Nichtrauchern vergleichbaren Alters (Tabelle 18.1). Dabei liegt die Sterblichkeitsrate bei starken Rauchern, die mehr als eine Packung pro Tag rauchen, mehr als dreimal so hoch wie bei Nichtrauchern.

Tabelle 18.1. Verhältnis von Krebstoten bei männlichen Rauchern zu Nichtrauchern (verglichen mit einem Risiko von 1,0 für Männer, die niemals regelmäßig rauchten)[1]

	Alter 45-65	Alter 65-79 Jahre
Lunge	7,8	11,6
Mund, Pharynx	9,9	2,9
Larynx	6,1	9,0
Ösophagus	4,2	1,7
Blase	2,0	3,0
Nieren	1,4	1,6
Prostata	1,0	1,0
Pankreas	2,7	2,2
Summe aller Krebserkrankungen	**2,14**	**1,76**

Rauchen bildet aber nicht nur die Hauptursache für eine ganze Reihe von Krebserkrankungen, sondern auch für chronische Atemwegserkrankungen (COLD: chronic obstructive lung diseases). Raucher weisen ein 4- bis 25fach höheres Risiko auf als Nichtraucher, infolge chronischer Bronchitis oder Lungenemphyseme zu sterben. Gewebsschäden finden sich bereits in den Lungen junger Raucher. In der Regel verschwindet der 'Raucherhusten' schon innerhalb von Wochen nach Aufgabe des Rauchens, und die Lungenfunktionen können sich teilweise wieder verbessern. Schließlich weisen Kinder rauchender Mütter nicht nur ein verringertes Geburtsgewicht auf, sondern zeigen sich auch noch im Alter von sieben Jahren als körperlich und sozial unterentwickelt. Diese und ähnliche Befunde gehen aus zahlreichen sorgfältigen Studien

[1] American Cancer Society Survey, 1986, zitiert nach Insel,P.M. & Roth, W.T. (1988) Core Concepts in Health. Fifth Edition. Mayfield Publishing Company, Mountain View,CA, S.197.

hervor.[1] Die durch Rauchen bedingten wirtschaftlichen Folgekosten dürften allein in der Bundesrepublik 30 Milliarden DM pro Jahr übersteigen.[2]

Was erhält Rauchverhalten aufrecht?

Obwohl die Tabakindustrie nach wie vor Rauchen als persönliche, freie Entscheidung apostrophiert, die man jederzeit revidieren könnte, so fällt doch der hohe Prozentsatz von Rauchern (59% nach DMS III, 60% nach Jones[3]) auf, die diese Entscheidung zwar – einmal oder wiederholt – fällen, jedoch immer wieder rückfällig werden. Es ist heute wohl unumstritten, daß man vom Rauchen abhängig werden kann, d.h. entsprechend den in Kapitel 15 genannten Kriterien für Abhängigkeit verstärktes Bedürfnis nach Zigaretten verspürt, sein Verhalten an der Verfügbarkeit von Zigaretten orientiert, bei Nichtverfügbarkeit aversive psychische und körperliche Reaktionen verspürt, die man zu beenden oder zu vermeiden trachtet. Nikotinabhängigkeit erscheint erstmals im DSM III als durch psychotrope Substanzen bedingte Störung und wird definiert über (1) vergebliche Bemühungen, den Tabakkonsum einzustellen oder deutlich und dauerhaft zu reduzieren, (2) die Entwicklung eines Tabakentzuges oder (3) das Vorliegen einer schweren körperlichen Störung (Atemwegs- oder kardiovaskuläre Erkrankung), von welcher der Betroffene weiß, daß sie durch Tabakkonsum verschlechtert wird. Wie eingangs betont, muß Tabakrauchen als komplexes Verhalten betrachtet werden, zu dessen Erklärung verschiedene Prozesse herangezogen werden müssen bzw. verschiedene Modelle entwickelt wurden.

Toleranz wurde (tierexperimentell) nur für unmittelbar nach Nikotinzufuhr eintretende dämpfende Effekte beobachtet. **Entzugserscheinungen** müssen nicht bei jedem Raucher auftreten und können mehr oder weniger gravierend sein. Sie umfassen Unruhe und emotionale Labilität bis hin zu Angst- und Panikzuständen oder Halluzinationen, Kopfschmerzen, Zittern, Gänsehaut und Schweißausbrüche, gastrointestinale Beschwerden, Herzrasen, Hypotonie, star-

---

1 Zusammenfassend in den Jahresberichten 'The Health Consequences of Smoking' - A report of the Surgeon General, U.S.Department of Health and Human Services, Office on Smoking and Health, Rockville, Maryland 20857; siehe auch American Cancer Society, Dangers of Smoking, Benefits of Quitting & Relative Risks of Reduced Exposure, revised edition, S.8-9.

2 Übertragen von Ergebnissen einer Studie des US Congress Office of Technology Assessment.

3 Jones, R.T. (1987) Tobacco smoking. In: H.Meltzer (Ed.) Psychopharmacology. New York, Raven Press, S. 1590.

ke Hungergefühle und Gewichtszunahme. Entzugserscheinungen setzen innerhalb von zwei Stunden nach der letzten Nikotinaufnahme ein und erreichen maximale Intensität innerhalb der ersten 24 Stunden des Entzuges; sie können – allmählich in ihrer Intensität abnehmend – über Tage bis Wochen andauern. Vor allem körperliche Entzugserscheinungen weisen auf physische Abhängigkeit hin. Hinweise auf deutliche metabolische oder zelluläre Toleranzentwicklung liegen jedoch nicht vor. Gegen physische Abhängigkeit im Sinne dauerhafter Veränderungen am Rezeptor spricht auch, daß selbst starke Raucher unter bestimmten, sozial determinierten Gegebenheiten (z.B. Kino- oder Kirchenbesuch) durchaus für einige Stunden das Rauchen unterlassen können, ohne bewußt unter Entzugssymptomen zu leiden. Ein deutliches Beispiel liefern religiöse Juden, denen am Sabatt das Rauchen untersagt ist. Im Gegensatz zu den anderen Wochentagen treten unter der Deprivation am Sabatt meist keine vergleichbaren Entzugssymptome auf. Andererseits wäre durchaus denkbar, daß sich die Sensitivität nikotinerger Rezeptoren durch Konditionierung im Sinne des zustandsabhängigen Lernens 'phasisch' verstellen kann, so daß es zu Toleranz- und Entzugsphänomenen kommt, ohne daß sich 'tonisch' Veränderungen am Rezeptor (Sensitivität oder Dichte) messen lassen.

Psychische Abhängigkeit oder Gewohnheitsbildung sollte zum einen über die intrinsische Verstärkerwirkung einer Substanz erklärt werden können. Tatsächlich wurde ein intrinsischer Verstärkereffekt von Nikotin sowohl tierexperimentell wie in Humanstudien belegt. (Hierbei bedient man sich des Paradigmas der Selbstverabreichung einer Droge.) Im Humanexperiment ist jedoch die direkte, intrinsische Verstärkereigenschaft von Nikotin kaum von den verstärkenden Effekten der mit Nikotinaufnahme verknüpften Verhaltensweisen zu trennen.[1] Gewohnheitsraucher starker Zigaretten kompensieren beispielsweise den Effekt von Zigaretten mit niedrigem Nikotingehalt, indem sie schnellere und tiefere Züge nehmen, also das Rauchverhalten manipulieren, um die Nikotinkonzentration im Blut/Gehirn im gewohnten Bereich zu halten. Andererseits bemerken Raucher rasch, wenn Zigaretten kein Nikotin enthalten; Rauchverhalten kann die psychoaktiven Effekte von Nikotin also nicht ersetzen.

Auf diesen Beobachtungen basieren Überlegungen, daß Rauchverhalten ausgerichtet wird, um den Nikotingehalt im Körper in einem bestimmten optimalen

---

[1] Siehe West, R.J. & Russell,A.H. (1985) Nicotine pharmacology and smoking dependence. In: S.D.Iversen (Ed.) Psychopharmacology: Recent Advances and Future Perspectives. Oxford, Oxford University Press,S.303/4.

Bereich zu halten.[1] Während die Grenzen dieses Bereichs (nach oben hin zum toxischen oder mit aversiven körperlichen Nebenwirkungen verbundenen Bereich, nach unten hin zum unwirksamen oder mit Entzugssymptomen verbundenen Bereich) durch genetische und konstitutionelle Faktoren determiniert sind, interagieren im individuell 'optimalen' Bereich die psychoaktiven Effekte von Nikotin mit psychosozialen Faktoren. Eine Entwicklung psychischer Abhängigkeit von Nikotin läßt sich auch im Rahmen der Solomonschen Zwei-Prozeß-Theorie (Kapitel 15) erklären: Zunächst sucht und genießt der Raucher die stimulierenden und entspannenden Wirkungen der Zigarette. Wenn im Verlauf der Abhängigkeitsentwicklung das Beenden der Nikotinzufuhr zu Entzugssymptomen führt, so dient erneutes Rauchen der Reduktion der Entzugssymptome ebenso wie dem Aufsuchen der stimulierenden und entspannenden Effekte.

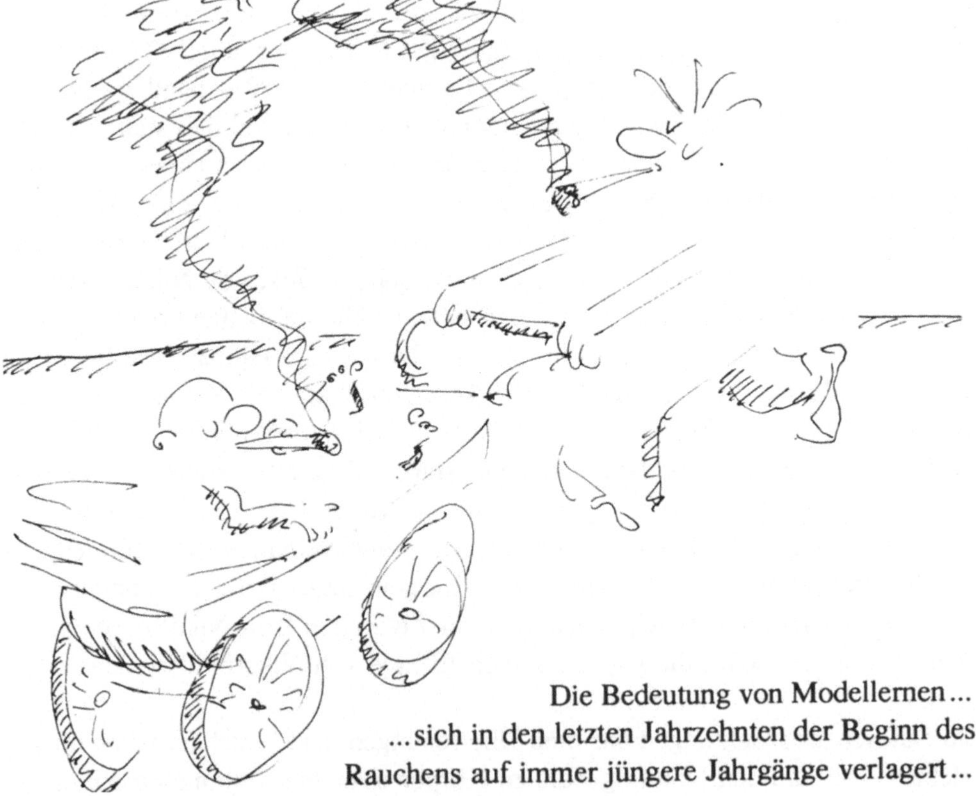

Die Bedeutung von Modellernen...
...sich in den letzten Jahrzehnten der Beginn des Rauchens auf immer jüngere Jahrgänge verlagert...

---

[1] Z.B. Schachter,S. (1978) Pharmacological and psychological determinants of smoking. Ann. Int. Med. 88, 104-114; Kozlowski,L.T. & Herman, C.P. (1984) J. Appl. Soc. Psychol. 14, 244-256, zitiert von Jones, R.T. (1987) a.a.O., S. 1593.

Die Bedeutung von Lernprozessen, beispielsweise **Modellernen** und **Konditionierung situativer Hinweisreize**, bei der Entwicklung von Nikotinabhängigkeit steht außer Frage. Kinder rauchender Eltern werden zu höherem Prozentsatz Raucher als Kinder, die in der Umgebung von Nichtrauchern aufwachsen. Vor allem aber wird Rauchen durch den Druck innerhalb der 'Peer'-Gruppe gefördert. Dies mag – neben der Verfügbarkeit und Werbung – dazu geführt haben, daß sich in den letzten Jahrzehnten der Beginn des Rauchens auf immer jüngere Jahrgänge (10–14 Jahre) verlagert und daß zunehmend mehr Frauen rauchen.[1] Das Anbieten einer Zigarette gehört zum Ritus der sozialen Kontaktaufnahme ähnlich wie die Einladung 'auf ein Glas' alkoholischen Getränkes. Rauchen ist ein gelerntes Verhaltensmuster. Es wird über die Zeit intermittierend verstärkt. Rauchen wird mit einer Reihe situativer und behavioraler Reize verknüpft, die dann als konditionierte Stimuli Rauchen als konditionierte Reaktion aufrechterhalten. Beispiele hierfür sind die Zigarette nach einer Mahlzeit, Rauchen, um etwas in der Hand haben, wenn man sich unsicher fühlt, das Anstecken der Zigarette, um Zeit zu gewinnen. Konditionierte Reize können auch Entzugssymptome verstärken. Die 'sozialen' Lernbedingungen mögen vor allem in frühen Stadien der Entwicklung zum Gewohnheitsraucher von besonderer Bedeutung sein, zumal die Reaktion auf die erste Zigarette meist eher aversiv ist. Später sind die Bedeutung der psychoaktiven Wirkungen von Nikotin, der konditionierten Reize und konditionierten Verhaltensabläufe für die Aufrechterhaltung des Rauchens kaum noch zu trennen.

Nikotin ist eine 'soziale Droge'. Seine biphasischen psychoaktiven Wirkungen, aktivierend ↔ entspannend, emotional ausgleichend, lassen sich über biphasische Wirkungen auf cholinerge Rezeptoren, vor allem in limbischen Strukturen und im ANS erklären. Diese 'intrinsischen' Verstärkereigenschaften, adverse Reaktionen auf Nikotinentzug wie emotionale Labilität, subjektive erlebte Leistungsminderung, körperliche Symptome, Gewichtszunahme, und Konditionierungsprozesse erhalten Rauchen aufrecht und fördern Nikotinabhängigkeit, ohne daß physische Abhängigkeit – definiert über metabolische und rezeptorspezifische Veränderungen – gegeben sein muß.

Behandlung von Nikotinabhängigkeit: Die Kenntnis über die gut dokumentierten gesundheitlichen Risiken des Rauchens, aber auch die tagtägliche Beeinträchtigung des Wohlbefindens und der körperlichen Leistungsfähigkeit, sowie sozialer Druck sind Ursachen dafür,

[1] Siehe Angaben bei Stumpfe,K.-D. (1988) Die Verbeitung des Rauchens in der Bundesrepublik Deutschland. DHS Infodienst '88, S.8.

daß die Mehrzahl der Raucher das Rauchen am liebsten erheblich reduzieren oder ganz einstellen möchte. Das Umsetzen einer freiwilligen Entscheidung zur Abstinenz gelingt aufgrund der Abhängigkeit aber oft nicht. Es wächst daher das Bedürfnis nach entsprechenden therapeutischen Hilfen. Personen, die sich das Rauchen ohne Hilfe durch formale Therapieprogramme abgewöhnen, zeichnen sich durch eine starke Motivation, gute Fähigkeiten zur Selbstkontrolle und starke soziale Unterstützung aus. Gemäß der Bedeutung, die lernpsychologischen Faktoren bei der Abhängigkeitsentwicklung beigemessen wird, dominieren verhaltenstherapeutisch orientierte Therapievorschläge. Selbstkontrollstrategien sollen dazu dienen, die Assoziation von Rauchen mit situativen und behavioralen konditionierten Stimuli zu unterbrechen. Bei der erfolgreichen Technik des exzessiven Rauchens ('rapid smoking') müssen in kürzester Zeit so viele Zigaretten schnell und intensiv geraucht werden, daß es zu toxischen Erscheinungen kommt, die mit Übelkeit, Herzrasen, Schwindel und anderen aversiven Empfindungen einhergehen. Mit diesem Verfahren soll die Assoziation des Tabakrauchens mit positiv verstärkenden Reaktionen unterbrochen werden und eine negative Reaktion auf Zigaretten konditioniert werden. Man macht sich hierbei den äußerst mächtigen Mechanismus des Geschmacksaversionslernens ('taste-aversion-learning') zunutze. Eine Unterbrechung der Assoziation von Nikotineffekten und Rauchverhalten wird auch über eine Substitution der Zigarette beispielsweise durch nikotinhaltige Kaugummi angestrebt. Da Nikotin ACh-agonistisch wirkt, können ferner die positiven Verstärkereffekte von Nikotin durch vorherige Gabe von ACh-Antagonisten verhindert werden.

Die meisten dieser Verfahren sind zunächst erfolgreich, 90% der Betroffenen hören mit dem Rauchen auf. Doch werden innerhalb eines Jahres 10–25% der Behandelten wieder rückfällig. Ferner wird eine Abbruchrate von 50% während der Behandlung berichtet. Interessanterweise gleichen diese Rückfall- und 'Drop-out'-Raten denen, die für Alkohol- oder Heroinentzug berichtet werden. Verstärkte präventive Bemühungen, vor allem um einen frühen Beginn einer Abhängigkeitsentwicklung, z.B. Rauchen im Schulalter zu verhindern, sind daher zu begrüßen und sollten ausgebaut werden. Nach dem 18.Lebensjahr haben von den 20- bis 29jährigen Rauchern nur noch 8% mit dem Zigarettenrauchen begonnen. Der politische Wille zu präventiven Maßnahmen, etwa die Verfügbarkeit von Zigaretten für Schüler und Jugendliche einzuschränken – z.B. Verbot von Zigarettenautomaten, Einschränkung der Werbung – scheint in der BRD bisher aber noch nicht mehrheitsfähig.

Vertiefende Literatur

Ashton,H. & Stepney,R. (1982) Smoking. Psychology and Pharmacology. London, New York, Tavistock Publications.

Balfour,D.J.K. (1984) Nicotine and the tobacco smoking habit. International Encyclopedia of Pharmacology and Therapeutics, Section 114. Oxford, Pergamon Press.

Smoking and Health. A report of the Surgeon General. 1986. Bethesda, MD: U.S. Department of Health and Human Services. *(In diesen regelmäßig erscheinenden Berichten werden sorgfältig die Belege für die Gesundheitsschädlichkeit des Passivrauchens zusammengefaßt).*

Taylor,P. (1984) Smoke Ring. The Politics of Tobacco. London, Sydney, Toronto, The Bodley Head.

West, R.J. & Russell, A.H. (1985) Nicotine pharmacology and smoking dependence. In: S.D. Iversen (Ed.) Psychopharmacology. Recent Advances and Future Perspectives. Oxford, Oxford University Press, S. 303-314.

19 Äthanol und Alkoholismus

Alkohol, genauer Äthylalkohol ist eine der am häufigsten als 'soziale Droge' konsumierte und auch mißbrauchte psychotrope Substanz. In diesem Kapitel werden die Wirkungsweisen von Alkohol auf Verhalten und Bewußtsein sowie auf zentralnervöse Prozesse dargestellt. Darauf bauen Erklärungsmodelle für Alkoholabhängigkeit und deren Entstehung auf.

Was ist Alkohol?

Der Terminus 'Alkohol' ist abgeleitet vom arabischen 'Arkul', was soviel wie 'das Feinste' oder 'Puder' bedeutet und zur Beschreibung eines feinen, unsichtbaren Puders gewählt wurde, der aufsteigt, wenn man Fermente aus Trauben o.ä. aufkocht. Die psychoaktive Hauptsubstanz alkoholischer Getränke, Äthylalkohol, auch als Äthanol bezeichnet, dient sieben verschiedenen Zwecken: Äthanol ist ein

• **Nahrungsmittel**: 1 g Alkohol enthält 7 kcal. Rechnet man die 12 l reinen Alkohols, die pro Kopf und Jahr etwa in Deutschland oder Italien konsumiert werden, auf die tägliche Kalorienzufuhr pro Einwohner um, so entspräche dies immerhin 200 kcal pro Tag und Einwohner. Über Alkohol wird also nahezu 10% des gesamten täglichen Kalorienbedarfs deutscher Erwachsener gedeckt!

• **Bestandteil vieler Getränke**:

	Vol. %	kcal/l
Export hell	4-6	500
Starkbier	6-9	1000
Wein	10-12	700
Most	3-12	500
Obstler	ca.40	3000
Whisky	ca.50	3500

Viele dieser Getränke werden wegen der nachfolgend beschriebenen Wirkungen von Alkohol zu sich genommen, viele (Bier, Most, Weinschorle) dienen dabei aber auch dazu, den Durst zu löschen.

• **Rauschmittel**: als **psychoaktive Substanz** besitzt Alkohol eine ganze Reihe von Wirkungen auf Bewußtsein und Verhalten, die eine Beschreibung als Rauschmittel rechtfertigen. In niedriger Dosierung ruft Äthanol meist Entspannung, Müdigkeit, ein Gefühl des Wohlbefindens, manchmal sogar leichte Euphorie, hervor. Soziale Hemmungen werden abgebaut. Daher kann Alkohol auch als

• **soziale Droge** beschrieben werden. In unserem Kulturkreis spielt Alkohol als sozialer Vermittler und Aufmunterer, beim Knüpfen von Bekanntschaften, bei Festen und Feiern oft eine zentrale Rolle. Alkohol ist neben Nikotin die am häufigsten "mißbrauchte" soziale Droge.

Holde Täuschung
Bei Nikotin und Alkohol
Fühlt sich der Mensch besonders wohl.
Und doch, es macht ihn nichts so hin,
Wie Alkohol und Nikotin

Eugen Roth

In hoher Dosierung kann Alkohol schließlich zum Tode führen, denn Äthanol ist ein

• **Gift**. Erreicht der Blutalkohol ein Niveau von mehr als etwa 1,2 Promille, muß sich der Trinker häufig übergeben. Dieses Sicherheitsventil funktioniert allerdings nicht, wenn der Blutalkohol langsam zunimmt; dann kann es zur Aufnahme stark toxisch wirkender Mengen kommen; Blutalkoholkonzentrationen von über 400 mg/dl (Dosis letalis) sind lebensbedrohlich. Bei 5–8 Promille sterben mehr als 90% der Betroffenen.

Die Hauptmengen an Alkohol werden aber keineswegs getrunken, sondern in verschiedensten Bereichen, etwa der chemischen Industrie, genutzt. Denn Alkohol ist auch ein

• **Lösungsmittel**; Alkohol löst sich in Wasser, ist also hyrdrophil, löst aber auch Fette. Wegen dieser Eigenschaften wird Alkohol daher auch als

• **Reinigungs- und Desinfektionsmittel** eingesetzt.

Wirkungen des Alkohols auf Bewußtsein und Verhalten

"... For the liquor of Miss Amelia has a special quality of its own. It is clean and sharp on the tongue, but once down a man it glows inside him for a long time afterward. And that is not all. It is known that if a message is written with lemon juice on a clean sheet of paper there will be no sign of it. But if the paper is held for a moment to the fire then the letter turns brown and the meaning becomes clear. Imagine that the whisky is the fire and that the message is known only in the soul of a man – then the worth of Miss Amelia's liquor can be understood. Things that have gone unnoticed, thoughts that have been harbored far back in the dark mind, are suddenly recognized and comprehended. A spinner who has thought only of the loom, the dinner pail, the bed, and then the loom again, – this spinner might drink some on a Sunday and come across a marsh lily. And in his palm he migth hold this flower, examining the golden dainty cup, and in him suddenly might come a sweetness keen as pain. A weaver might look up suddenly and see for the first time the dold weird radiance of midnight January sky, and a deep fright at his own smallness stop his heart. Such things as these, then, happen when a man has drunk Miss Amelia's liquor. He may suffer, or he may be spent with joy – but the experience has shown the truth; he has warmed his soul and seen the message hidden there."

(Aus: 'The Ballad of the Sad Café' von Carson McCullers)

Die Wirkungen von Alkohol auf Verhalten und Bewußtsein variieren deutlich mit der Blutkonzentration des Äthanols. In niedriger bis mittlerer Konzentration (0,8–1,2 Promille) wirkt Alkohol entspannend, aber auch stimulierend und bei ängstlichen, gehemmten Personen enthemmend. Alkohol bewirkt **Stimmungsänderungen**, z.B. Heiterkeit, aber auch erhöhte Frustrationstoleranz, eine Zunahme der Aggressivität, sowie generell den Abbau von Hemmungen ('in vino veritas'). Mit zunehmender Alkoholkonzentration im Blut zeigen sich Wirkungen auf die **intellektuelle Leistungsfähigkeit**: die Reaktionszeit verlangsamt sich, die Sprechgeschwindigkeit nimmt merklich ab, Assoziationsfähigkeit auf Stichwörter und Rechenleistung verschlechtern sich deutlich. (Mit einer Ausnahme: bei schwierigen und ungewöhnlichen Problemlöseaufgaben können kleine Dosen Alkohol die Leistung erhöhen, da sie eine gesteigerte Bereitschaft hervorrufen, neue bzw. unkonventionelle Lösungsmethoden zu versuchen. Allerdings ist auch bei geringen Dosen das logische Denkvermögen bereits herabgesetzt.) Gefährlich dabei ist, daß die eigene Leistungsfähigkeit überschätzt wird. Des weiteren beeinträchtigt Alkohol das Kurzzeitgedächtnis. Hohe Dosen verhindern die Speicherung von Inhalten ins Langzeitgedächtnis. Die Wirkungen von Alkohol auf Kurz- und Langzeitgedächtnis zeigen sich in dem Erleben des 'Filmriß': für bestimmte Phasen während eines Rausches besteht Amnesie. Auch die **sensorischen Leistungen** sind herabgesetzt, was z.B. vor allem bei Dunkelheit und Dämmerlicht zu drastischer Einschränkung der Verkehrstauglichkeit führt. Bereits bei einer Blutalkoholkonzentration unter 0,5 Promille beginnt die Fähigkeit zu räumlicher Distanzschätzung abzunehmen, die Konzentrationsfähigkeit nachzulassen, wird die Adaptationsfähigkeit der Augen (z.B. Hell–Dunkel) eingeschränkt. Bei steigendem Blutspiegel von Alkohol kommt es schließlich zu Schwierigkeiten in der **Motorkoordination**, zu Gleichgewichts- und Koordinationsstörungen, zu undeutlicher Sprache, drastisch eingeschränkter Aufmerksamkeitsspanne und Orientierung. Die zentralnervösen Wirkungen von Alkohol, wie sie in Verhaltens- und Bewußtseinsveränderungen zutage treten, sind bei ansteigendem Blutalkoholspiegel ausgeprägter als bei sinkendem.

Rausch und Intoxikation: Bereits bei Blutalkoholkonzentrationen zwischen 50 und 200 mg/dl kann man von leichter bis mittlerer Intoxikation sprechen. Ab etwa 3 Promille Blutalkohol handelt es sich um eine akute oder pathologische Intoxikation. Anzeichen sind Verwirrung, Desorientiertheit, Halluzinationen, eingeschränktes Bewußtsein, gesteigerte motorische Aktivität, Impulsivität, starke Stimmungsschwankungen und Aggressivität. Bei depressiven Personen steigt in dieser Phase das Suizidrisiko. Im allgemeinen dauern akute Rauschzustände zwei bis drei Stunden und enden in einem tiefen und langen Schlaf. Für die Phase der Intoxikation besteht Amnesie. Ab 4 Promille kann der Tod in Folge von Atemdepression, akuter Leberverfettung oder Unterkühlung eintreten.

Grob zusammengefaßt zeigen sich folgende Verhaltenseffekte bei entsprechenden Konzentrationen des Blutalkohols:

Promille	**Wirkung**
0,9 - 2,1	anregend
0,5	beschränkte Fahrtauglichkeit
1,5	fahruntauglich
2,0 - 3,0	Verwirrung, Ataxie, verschwommene Sprache
5,0 - 8,0	tödlich

Als besonders fatal erweisen sich die Auswirkungen von Alkohol tagtäglich für das Führen eines Fahrzeugs, gerade weil die **Fahrtauglichkeit** vom Fahrer meist subjektiv überschätzt wird. Niemand kann unter Alkoholeinfluß sicher fahren, auch der erfahrenste Trinker und der beste Fahrer nicht. An nahezu der Hälfte aller Verkehrsunfälle sind Fahrer unter Alkoholeinfluß beteiligt, jeder fünfte Verkehrstote ist Opfer alkoholbedingter Fahruntauglichkeit. Die Fahrtauglichkeit beginnt sich bereits ab einem halben Promille deutlich zu verschlechtern. So ist die Wahrscheinlichkeit für einen Fahrer mit 0,5 Promille Blutalkohol in einen Unfall verwickelt zu werden, bei dem mindestens ein Todesopfer zu beklagen ist, bereits doppelt so hoch wie die für einen nüchternen Fahrer.

Die Gefahr eines Fahrers in einen Unfall verwickelt zu werden vervielfacht sich bei einem Blutalkohol von	
0,5 Promille	mal 2
0,8	mal 4
1,5	mal 16

Es gibt Menschen, die sich im Alkoholrausch zu Prügeleien und Gewalttaten hinreißen lassen. Die Gefährlichsten sind aber vielleicht diejenigen, die sich ans Steuer ihres Wagens setzen und so zu einer tödlichen Bedrohung für sich und ihre Mitmenschen werden.

Wie entsteht Alkohol?

Bewahrt man beispielsweise frisch gepreßten Apfelsaft unter Ausschluß von Luftzufuhr in einem Faß auf, so setzen die allgegenwärtigen Hefepilze eine Gärung in Gang. Dabei werden Zucker (Disaccharide) durch die Enzyme der Hefe zu Hexosen (Glukose = Traubenzucker, Fruktose = Fruchtzucker) katalysiert. Glukose und Fruktose werden dann enzymatisch in Äthylalkohol und Kohlendioxid übergeführt:

$$C_6H_{12}O_6 \xrightarrow{\text{Zymase}} 2\ C_2H_5OH + 2\ CO_2 + \text{Energie}$$

Der aus Apfelsaft hergestellte vergorene Most oder der aus Traubensaft hergestellte Wein hat dementsprechend je nach Zuckergehalt des (unvergorenen) Süßmosts ungefähr 5–15% Alkohol. Da der Siedepunkt von Alkohol mit 78,3°C wesentlich von dem des Wassers verschieden ist, läßt sich Alkohol durch Destillation aus wäßriger Lösung konzentrieren.

```
    H  H
    |  |
H - C - C - OH
    |  |
    H  H
```

Äthylalkohol ist eine farblose, brennend schmeckende Flüssigkeit mit spezifischem Gewicht von ca. 0,8g/Vol%

```
    H
    |
H - C - OH
    |
    H
```

Der giftige **Methylalkohol** oder Methanol entsteht vor allem, wenn im Süßmost Holzteile (Kerne, Stiele) enthalten sind

```
       H
       |
Rest - C - OH
       |
       H
```

Jedes alkoholoische Getränk enthält auch höherwertige Alkohole (Begelitalkohole) die um so stärker toxisch wirken, je höher die Zahl der C-Atome ist

Pharmakokinetik des Alkohols

20% des Äthanols werden durch den Magen, der Rest durch den Dünndarm aufgenommen. Fettes Essen verlangsamt die Magenentleerung und daher die Aufnahme des Äthanols ins Blut. Rauchen und manche scharfen Gewürze können die Magenmotilität und damit ebenfalls die Aufnahmegeschwindigkeit für Alkohol hemmen. Werden abrupt sehr hohe Konzentrationen von Alkohol aufgenommen, so kommt es zu reflektorischem Pylorospasmus (Magenpförtnerkrampf mit Erbrechen), eine Art körpereigene ‘Notbremse’ gegen akute Intoxikation. Nach einer halben bis einer Stunde ist die höchste Konzentration im Blut erreicht; aufgrund seiner hydrophilen und lipophilen Eigenschaften verteilt sich der Alkohol über die Blutbahn schnell im Körper und im Gehirn. Circa ein- bis anderthalb Stunden nach Ende der Alkoholaufnahme wird die annähernd stabile relative Gesamtverteilung erreicht. Nur relativ geringe Mengen werden durch die Nieren (2%), die Lungen (5%) oder die Haut (5%) direkt ausgeschieden. Der Rest des Alkohols wird in der Leber vermittels Enzymen (z.B. Alkoholdehydrogenase) zu Acetaldehyd oxidiert und weiter zu Acetyl-Coenzym A umgebaut; der weitere Abbau erfolgt über den Zitronensäurezyklus oder anabole Reaktionen. Interessanterweise erfolgt der Abbau **linear mit der Zeit**. (Im Gegensatz dazu werden die meisten Stoffe zeitlich exponentiell abgebaut.) Die durchschnittliche Abbaurate von Alkohol in der Leber liegt bei 10 ml/Stunde.

$$C_2H_5OH \xrightarrow{\text{Alkohol-Dehydrogenase}} \text{Acetaldehyd} \rightarrow \text{Coenzym A} \Rightarrow \text{Zitronensäurezyklus}$$

Die Abbaurate liegt bei Männern mit 0,1 g/Stunde pro kg Körpergewicht höher als bei Frauen mit etwa 0,08 g/Stunde pro kg Körpergewicht. Ein 75 kg schwerer Mann baut also etwa 7,5 g/Stunde ab. Der Alkoholgehalt eines Liters Wein, etwa 120 g, wird entsprechend in etwa zehn Stunden abgebaut. Eine 50 kg leichte Frau braucht für die gleiche Menge fast doppelt so lange. Maximal können ungefähr 400 g pro Tag verstoffwechselt werden.
Die Verstoffwechslung des Alkohols erfolgt nicht nur für beide Geschlechter unterschiedlich schnell, sondern erweist sich auch als abhängig von den Erbanlagen und der menschlichen Rasse. (Liegt dies möglicherweise der Behauptung 'Bayern kinna mehr Saufa als Preissen' zugrunde?) Indianer, Eskimos und Asiaten verfügen z.B. über 30–50% weniger Aldehyddehydrogenase I als okzidentale Rassen. Infolge dieses Mangels führt Alkoholkonsum bei diesen Rassen zu erhöhtem Acetaldehydspiegel, was überstarke oder adverse Reaktionen, z.B. Übelkeit oder ein heißes, rotes Gesicht ('flush') bedingt (s.u.).

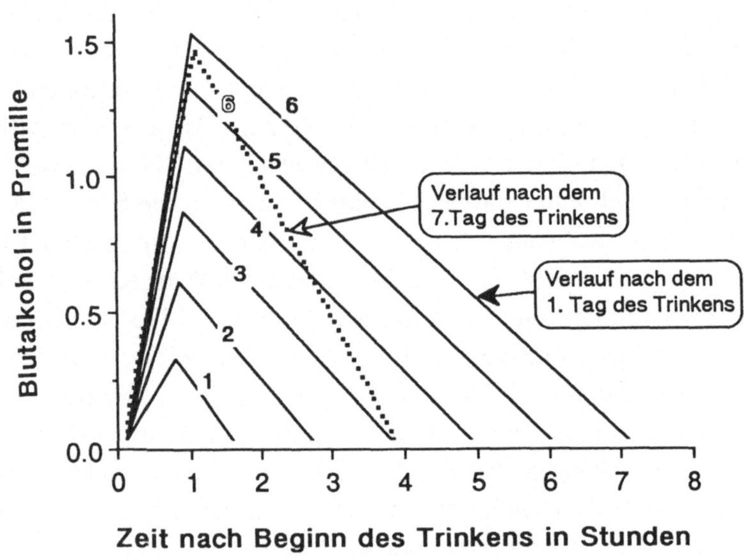

Abb. 19.1. Schematische Darstellung des Verlaufs der Alkoholkonzentration im Blut nach Einnahme der 1- bis 6fachen Menge an Alkohol, beispielsweise von 1,2,3 etc. Achtel leichten Weins. Natürlich hängen die genauen Verlaufswerte von vielen Faktoren wie Körpergewicht und Geschlecht ab, sowie von der metabolischen Toleranz. Letzteres ist durch die gepunktete Kurve veranschaulicht; bereits nach einer Woche regelmäßigen Trinkens wird Alkohol deutlich schneller abgebaut

Wird tage- und wochenlang viel Alkohol aufgenommen, so kommt es zu metabolischer Toleranz (s.u. und Abb.19.1). Die Abbaurate kann in einem starken Trinker um beinahe 50% größer sein als bei einer Person, die nicht oder nur gelegentlich alkoholische Getränke konsumiert.
Diese metabolische Toleranz ist jedoch reversibel: bereits nach ungefähr drei Wochen Abstinenz normalisiert sich die Abbaurate weitgehend auch bei Personen, die über lange Zeit hinweg viel getrunken haben.

Wirkungen von Alkohol im Zentralnervensystem

Generell hemmt Alkohol die Nervenleitung; daraus resultiert – ähnlich der Wirkung anderer Allgemeinanästhetika – eine anhaltend depressive Wirkung auf das ZNS. Aus dieser depressiven Wirkung lassen sich sedierende, aber auch enthemmende Effekte von Alkohol erklären. Man nimmt an, daß die zu beobachtende erhöhte Erregung durch Hemmung in Hirnregionen hervorgerufen wird, die normalerweise starker inhibitorischer Kontrolle anderer Zentren unterliegen. So wird die Retikulärformation eher gehemmt, die Müdigkeit kommt aber nicht notwendig zum Durchbruch, weil ein zweites Arousalsystem im limbischen Bereich aktiver wird. Gefühlsausbrüche werden entsprechend wahrscheinlicher. Auch kortikale Regionen, vor allem der Frontalkortex, werden gehemmt, was die Einschränkung frontokortikaler inhibitorischer Funktionen bedingt. Die α-Wellen im EEG verlangsamen sich, vermehrt tritt δ-Aktivität auf, die CNV (**c**ontingente **n**egative **V**ariation, ein Maß kortikaler Erregbarkeit) ist in ihrer Amplitude verringert. Die Wirkungen auf die Stimmung können teilweise ebenfalls durch frontale Hemmung (direkt) und limbische Enthemmung (durch retikuläre Hemmung) erklärt werden.
Alkohol wurde oft als 'Droge ohne Rezeptor' beschrieben, die Hemmung der Nervenleitung wurde primär über Veränderungen in der Membranzusammensetzung erklärt: bereits 25-200 mmol Äthanol führen zu einer deutlichen 'Verflüssigung' der Zellmembranlipide; das Ausmaß dieser Verflüssigung korreliert mit dem Ausmaß der äthanol-induzierten Sedierung. Festzuhalten ist aber, daß dauerhafte Veränderungen der Membranzusammensetzung oder deren Phospholipid- oder Cholesterol-Komposition nicht bestätigt werden konnten. Darüber hinaus lassen sich durchaus 'rezeptive' Areale für Alkohol an unterschiedlichen neuronalen Membranen bzw. 'Rezeptor-Effektor-Systeme' für Alkoholwirkungen spezifizieren, z.B.

• hemmt Äthanol die Bindungsfähigkeit für spezifische Chloridionen an den Cl^--Kanälen des GABA-Benzodiazepin-Barbiturat-Rezeptors (siehe Kapitel 12),
• hemmt Äthanol die Bindungsaffinität für Liganden am Opiatrezeptor vom δ-Typ, während κ-Rezeptoren äthanol-resistent scheinen,
• hemmt Äthanol die Aufnahme von Ca^{++}-Ionen und die intrazelluläre Ca^{++}-Mobilisierung, was sich in der Konsequenz inhibierend auf die Ausschüttung von Neurotransmittern auswirkt,
• aktiviert Äthanol membran-gebundene Enzyme, z.B. Na^+,K^+-ATPase oder Adenylatcyklase, letztere vor allem in deren Interaktion mit dem Rezeptor 'G' (guaninnukleotid-abhängiges Bindungsprotein); dagegen hemmt Äthanol die Aktivität von Monoaminooxidase B.

Die Spezifität neuronaler Reaktionen läßt vermuten, daß es zwar keinen spezifischen 'Äthanol-Rezeptor' gibt, jedoch selektive Wechselwirkungen mit spezifischen 'rezeptiven' Regionen auf Protein- oder Lipidmolekülen neuronaler Membranen, die die zentralnervösen Effekte von Äthanol vermitteln. Entsprechend stimmt die ursprüngliche 'Membranhypothese' zwar im Prinzip, muß aber erweitert werden unter Berücksichtigung der spezifischen Wirkungen an spezifischen Membranuntereinheiten. Im Kern führen alle diese spezifischen Wechselwirkungen zu einer Einschränkung von Transmitteraktionen, zu einem beschleunigten Abbau neuronaler Energiespender oder der Aktivierung inhibitorischer Rezeptoren, was die depressiven Effekte von Alkohol erklären könnte.

Peripher-physiologische Wirkungen von Äthanol

Alkohole beeinflussen die meisten peripher physiologischen Systeme:

• Im **kardiovaskulären System** zeigt sich primär eine Gefäßerweiterung. Vor allem die Überdehnung cerebraler Gefäße durch höherwertige Alkohole führt in der Folge zu Kopfschmerzen. Alkoholintoxikation kann gefährliche Blutfülle im Gehirn zur Folge haben. Aber auch eine erhöhte Durchlässigkeit der Blut-Hirn-Schranke, bedingt durch Alkohol, kann sich negativ auf das Gehirn auswirken. Bei anhaltendem hohen Alkoholkonsum (mehr als 80 g/Tag) kann der dilatatorische Effekt zu chronischer Herzinsuffizienz (Kardiomyopathie) führen. Vermehrte Durchblutung der Haut führt zu rascherer Wärmeabfuhr, senkt die Körpertemperatur und bedingt durch die gleichzeitige geringere Schmerz- und Kälteempfindlichkeit die Gefahr von Unterkühlungen und Erfrierungen.

• Alkohol stimuliert die **Atmung**, ab einem Blutalkoholspiegel von 4 Promille besteht jedoch die Gefahr der Atemlähmung.

• In den **Nieren** wird die tubuläre Rückresorption vermindert, also vermehrt Wasser ausgeschieden. Wird dies nicht durch Aufnahme großer Wassermengen rechtzeitig kompensiert, ist der 'Brand' beim Kater die bekannte Folge. Anhaltender Alkoholabusus beeinträchtigt die Nierenfunktionen, es kommt zu interstitiellen Ödemen, Fett-, Eiweiß- und Wasserzunahme in den Nieren.

• Im oberen Bereich des **Verdauungssystems** führt Alkohol zu Schleimhautdystrophie und bei anhaltendem Mißbrauch zu Schleimhautatrophien an Zunge, Larynx und Pharynx. Die chronischen Schleimhautläsionen können, evtl. in Wechselwirkung mit Nikotineffekten, die Genese von Karzinomen in diesen Organen fördern.

• Im **Magen-Darm-Trakt** erhöht Alkohol den Säureflux, so daß sich aufgrund anhaltender Übersäuerung (und oft in Zusammenwirken mit Fehl- oder Mangelernährung) Gastritis entwickelt. Alkohol-bedingter Anstieg des Eiweißgehaltes des Pankreassaftes bedingt Propfenbildung und Verstopfung des Abflusses von Pankreassekret, was zu Pankreatitis führen kann.

• Alkohol beeinträchtigt den **Glukosestoffwechsel**: Alkoholkonsum löst zwar initial eine Hyperglykämie aus (bedingt durch die Freisetzung von Leberglykogenreserven), der jedoch eine hypoglykämische Phase folgt, da Alkohol die Umwandlung von Glykogen in Glukose verhindert. Nicht selten sind dann beim abendlichen Gelegenheitstrinker nächtliche Freßüberfälle auf den Kühlschrank die Folge.

• Auf die **Leber** wirkt Alkohol direkt toxisch. Anhaltender Alkoholkonsum führt zu Fettleber, Hepatitis und Leberzirrhose (s. Infokasten nächste Seite).

• Alkohol verändert das **Blutbild**: verringerte Thrombozytenbildung, im Entzug überschießende Thrombozytenbildung, veränderte Leukozytenfunktion und verminderte Phagozytose weisen auf eine eingeschränkte Funktionstüchtigkeit des Immunsystems hin.

• Alkohol wirkt auf die **Haut** durch Gefäßdilatation und Hyperplasie der Talgdrüsen und des Bindegewebes; sichtbarer Ausdruck dieser Effekte ist die 'Knollennase' des chronischen Alkoholkonsumenten. Weitere Hautveränderungen sind auf alkoholbedingte Leberkrankheiten, Vitaminmangel oder Ernährungsstörungen zurückzuführen.

• Alkohol schädigt am **Muskel** die Membranen und beeinträchigt den Energiestoffwechsel. Folgen sind Muskelnekrosen und Myoglobinurie, die sich z.B. mit Schmerzen, Muskelkrämpfen oder Muskelschwund bemerkbar machen.

• Alkohol beeinträchtigt die **Sexualfunktionen**: er hemmt die Testosteronsynthese, schädigt das Hodengewebe und verändert dadurch die Spermiogenese; Alkohol führt zu Testikelatrophie, Anovulation, Amenorrhoe.
• **Teratogene** Eigenschaften von Alkohol bzw. chronischem Alkoholabusus zeigen sich unter anderem in Minderwuchs, Mißbildungen, Retardierung und Hyperaktivität von Kindern alkoholabhängiger Mütter.
Schließlich hemmt Alkohol die Fähigkeit der Zellen zu Reparaturen und erhöht so auch chromosomale Aberrationen.

Leben kommt von Leber

Die Leber verwandelt Nahrung in Energie: Aus Kohlenhydraten macht die Leber Glykogen, speichert es und spaltet es bedarfsweise in Zucker auf. Über die Leber baut der Körper seine Fettreserven auf. Mittels der Leber verwandelt der Körper den Reststickstoff in Harnstoff, speichert Vitamine (u.a. zur Blutbildung), stimmt Sexualhormone ab, wandelt Aminosäuren in Albumin um und ermöglicht so den lebenswichtigen Ausgleich zwischen Wasser und Salz. Durch die von Leberzellen abgesonderte Galle regelt die Leber die Darmtätigkeit, verhindert so die Vergiftung durch die eigenen Verdauungsprodukte. Die Leber steuert die Blutgerinnung, bekämpft Viren- und Bakteriengifte und entgiftet generell den Organismus. Durch den beständigen Kampf im Abbau toxischer Substanzen - wie Äthanol - kann die Leber wichtige Funktionen nicht mehr erfüllen.
Alle diese Aufgaben bewältigt die Leber mit einer einzigen Zellart. Sterben diese Zellen schneller ab, als sie sich erneuern können, so bildet sich massenhaft verhärtetes, faserreiches Bindegewebe. Die Leber vergrößert sich und kann den Bluteiweißspiegel nicht mehr auf der erforderlichen Höhe halten. Beides sind Merkmale der gefürchteten **Leberzirrhose.** Im Gesicht und an den Schultern treten dann feinverästelte Blutgefäße hervor, sog. **Spinnenmale.**
30–50% aller Leberzirrhosen werden auf Alkoholabusus zurückgeführt, bei 10–20% Alkoholabhängiger kommt es zur Leberzirrhose. Alkohol begünstigt ferner die Entwicklung einer **Fettleber**, da Alkohol die sympathischen Nervenendigungen in den Fettdepots und damit Fettgewebslipase und Lipolyse stimuliert, da Alkohol in den Leberzellen zu Acetyl-Coenzym A oxidiert wird und die Leberzellen aus diesem Enzym und dem anfallenden Wasserstoff Fettsäuren aufbaut, da Alkohol die Oxidation von Fettsäuren in der Leber reduziert, da Alkohol zu Übergewicht und damit Überangebot an Fettsäuren beiträgt, da Alkoholabusus zu einem Mangel an Trägerproteinen für die Elimination von Triglyzeriden führt. Die Entwicklung einer Fettleber wird durch Vitamin-B-Mangel begünstigt. Eine entsprechende Diät kann die Mortalitätsrate von 50% auf 15% senken.

Abhängigkeit von Alkohol, Alkoholismus

Wohl die größten Probleme bereitet die 'unerwünschte' Wirkung von Alkohol, die Entwicklung von Alkoholabhängigkeit. Alkoholabhängigkeit steht an erster Stelle in der Rangreihe der (lebenslangen) Prävalenz psychiatrischer Störungen und stellt heute eines der größten Gesundheitsprobleme der Welt dar. Aufgrund uneinheitlicher Definitionen läßt sich die Prävalenz nur schwer in Zahlen fassen. Übereinstimmung besteht dahingehend, daß 9% aller Männer und 5% aller Frauen ein erhöhtes Risiko für die Entwicklung von Alkoholabhängigkeit aufweisen. Alkoholabhängigkeit oder Alkoholismus gelten als Endstadium des Alkoholmißbrauchs. Nach den Richtlinien der WHO gilt folgende Definition von Alkoholabhängigkeit:

Unter einem Alkoholkranken versteht man einen exzessiven Trinker, dessen Abhängigkeit vom Alkohol einen solchen Grad erreicht hat, daß deutliche geistige Störungen in seiner körperlichen und geistigen Gesundheit, seinen mitmenschlichen Beziehungen, seinen sozialen und wirtschaftlichen Funktionen auftreten oder Prodrome (Vorläufer) auf eine solche Entwicklung hinweisen.

Das DSM III nennt als Hauptmerkmale der Alkoholabhängigkeit Zeichen pathologischer Anwendung von Alkohol für mindestens einen Monat, das Nachlassen der sozialen und beruflichen Leistungen, bedingt durch Alkohol, sowie Toleranz und Entzugserscheinungen. Häufig wird auch als Kriterium herangezogen, ob die Person ihre Kontrolle über den Alkoholkonsum verloren hat, oder ob ein Schaden für die Person und/oder die Gesellschaft zu befürchten steht oder bereits eingetreten ist. Typische Zeichen von Alkoholabhängigkeit sind Einengung des Verhaltensrepertoirs, Vorherrschen von Verhaltensweisen, die auf die Suche und den Konsum von Alkohol ausgerichtet sind, Toleranz, Entzugssymptome, sowie das subjektive Erleben eines Zwanges zum Alkoholkonsum.

Vom Gebrauch des Begriffs 'Alkoholiker' ist eher abzuraten, da damit einerseits eine Stigmatisierung verbunden ist und andererseits dem eher fließenden Übergang vom Gesunden zum Alkoholkranken nicht Rechnung getragen wird. Eine 'Alkoholpersönlichkeit' kann nicht nachgewiesen werden.

Auf Jellinek[1] geht der Versuch einer Typologisierung zurück:

Den α-Alkoholismus kennzeichnet eine starke **psychologische** Anfälligkeit. Es findet sich jedoch noch kein Kontrollverlust ('Konflikttrinker').

Beim β-Alkoholismus spielen **soziokulturelle** Elemente eine wesentliche Rolle für die Entstehung ('Gelegenheitstrinker').

Erst beim γ-Alkoholismus, der sich aus dem α-Alkoholismus entwickeln kann, tritt psychische und **physische Abhängigkeit** in den Vordergrund. Der Kontrollverlust ist entsprechend ausgeprägt, der Alkoholismus progressiv ('Alkoholabhängiger').

δ-Alkoholismus entwickelt sich bevorzugt aus dem β-Alkoholismus. Große Mengen von Alkohol werden über den Tage verteilt konsumiert. Die Fähigkeit, sich des Trinkens zu enthalten, geht verloren, eine physische Abhängigkeit steht im Vordergrund ('**stark abhängig**er Trinker'). Nach Jellinek ist γ- und δ-Alkoholismus als Krankheit im eigentlichen Sinne aufzufassen.

Beim ε-Alkoholismus, den episodischer Alkoholabusus auszeichnet, spricht man auch vom 'Quartalssäufer'.

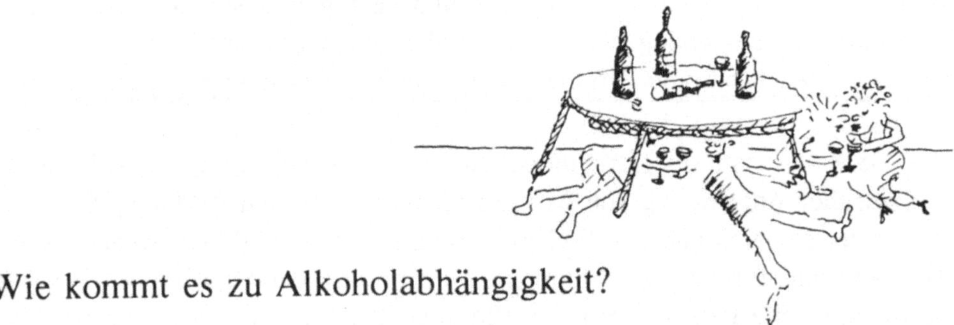

Wie kommt es zu Alkoholabhängigkeit?

Es liegt eine Reihe von Modellen zur Entstehung des Alkoholismus vor, die jedoch – jedes für sich – keine endgültige, befriedigende Erklärung für die Entstehung von Alkoholabhängigkeit bieten.[2] An der Entwicklung von Alkoholabhängigkeit sind vermutlich sehr viele Faktoren beteiligt, z.B.

• **Pharmakologische Verstärkereigenschaften** des Alkohols:

In der Leber wird Alkohol zu Acetaldehyd oxydiert. Durch Kondensation von Acetaldehyd entstehen aus den biogenen Aminen morphinähnliche Substanzen, die möglicherweise im Sinne positiver Verstärker an der Entwicklung von Abhängigkeit beteiligt sein können. Opiatantagonisten interferieren mit der Präferenz für Alkohol.

---

[1] Jellinek, E.M. (1960) Alcoholism, a genus and some of its species. Canad. Med. Ass. J. 1341

[2] Zusammenfassend siehe z.B. Feuerlein,W. (1979) Alkoholismus – Mißbrauch und Abhängigkeit. Stuttgart, Thieme-Verlag.

• **Toleranz**: Chronischer Alkoholkonsum führt zu metabolischer und zellulärer Toleranz und Entzugssymptomen. Die neurophysiologischen und biochemischen Mechanismen der Abhängigkeitsentwicklung sind bisher nicht geklärt.

Metabolische Toleranz ist determiniert über die verstärkte Produktion alkohol-abbauender Leberenzyme, z.B. Alkoholdehydrogenase. Diese Enzyminduktion erreicht jedoch rasch eine obere Grenze und nimmt danach nicht mehr zu. Alkoholkonsum bestimmter Mengen führt nach Toleranzentwicklung nicht zu Intoxikation. Metabolische Toleranz ist reversibel; die Enzymproduktion normalisiert sich innerhalb von drei Wochen nach Alkoholentzug.
Zelluläre Toleranz wird hypothetisch zum einen damit erklärt, daß die bei initialer Alkoholzufuhr veränderten neuronalen Membranstrukturen bei chronischer Alkoholzufuhr rigide und damit unempfindlicher für niedrigere Alkoholkonzentrationen werden; zum anderen wurden alkohol-rezeptive Membranstrukturen (Kapitel 13) entdeckt, an denen Alkohol möglicherweise zu Veränderungen im Sinne zellulärer Toleranz führen kann. Es besteht **Kreuztoleranz** mit anderen zentralnervös sedierenden Substanzen, z.B. Barbituraten, was möglicherweise mit der Wirkung von Alkohol auf den GABA-Benzodiazepin-Barbiturat-Rezeptor und bestimmte Opiatrezeptoren erklärt werden kann. Alkoholtoleranz entwickelt sich nur bei intaktem, optimal aktivem Noradrenalin- und **Serotonin**system; bei chemisch induziertem Serotoninmangel entwickelt sich im Tierexperiment Alkoholtoleranz langsamer. Versuchstiere zeigen keine Präferenz für Alkohol, wenn die Serotonin-Verfügbarkeit am postsynaptischen Rezeptor durch Serotonin-Wiederaufnahme-hemmende Substanzen erhöht wurde. Arginin-Vasopressin verlängert Toleranzphänomene auch nach Abbruch der Alkoholzufuhr, während Vasopressin-Antagonisten den Toleranzabbau beschleunigen; Rattenstämme mit genetisch bedingtem Vasopressin-Defizit (Brattleboro) zeigen keine Alkoholtoleranzphänomene; der Effekt von Vasopressin ist jedoch wiederum abhängig von intakten Monoamin-Systemen.
Alkoholtoleranz ist konditionierbar, wobei die Konditionierung wiederum von optimaler Aktivität der Monoamin-Systeme abhängt. Die molekulare Vermittlung der Konditionierung ist bisher nicht geklärt.

• **Positiv verstärkende** Verhaltens- und Bewußtseinseffekte von Alkohol, Entspannung, Sedierung, Stimulation, Enthemmung.
• **Negative Verstärkung** der Alkoholzufuhr durch die Reduktion aversiver Entzugssymptome.

• **Konditionierung** von situativen Reizen an Alkoholeffekte:
Alkoholmißbrauch und -abhängigkeit entwickeln sich wahrscheinlich schneller und stärker, wenn in den unterschiedlichsten situativen Kontexten getrunken wird, als wenn nur in bestimmter Umgebung und in bestimmten Situationen getrunken wird.

Entzugssymptome

Den meisten sind die unangenehmen Folgeerscheinungen eines Rausches, der 'Kater', bekannt. Solche kurzfristigen Entzugssymptome verschwinden meist innerhalb eines Tages oder lassen sich mit einem 'kräftigen Schluck' bekämpfen. Stoppt der Alkoholabhängige die Aufnahme von Äthylalkohol, treten abhängig von Trinkgewohnheit und -dauer Entzugssymptome auf, die vom Schwächezustand bis zum Delirium tremens reichen können. Typische Symptome sind:

- Übelkeit, Erbrechen, Diarrhoe, Sehstörungen, Muskelschmerzen;
- Halluzinationen (Folgen kortikaler Fehlfunktionen);
- Tremor, Schweißausbrüche, Depression, Angst (Folgen limbischer Defizite);
- Störungen der Bewußtseinslage und des Ganges (teilweise Folgen der Beeinträchtigung des Hirnstamms).

Die schlimmste Stufe des Entzugssyndroms, das **Alkoholdelir** (Delirium tremens) tritt bei ca. 15% der Alkoholkranken auf und bildet somit die häufigste Form von psychotischen Zuständen. Diese ('organischen') Psychosen sind durch eine örtliche, zeitliche und situative Desorientiertheit gekennzeichnet, d.h. die Patienten wissen nicht mehr, wo sie sind und welche Zeit es ist. In der Regel besteht aber keine persönliche Desorientierung. Wenn Halluzinationen auftreten, dann sind diese meist optischer Natur, d.h. die Patienten sehen lebhafte, meist furchterregende Bilder oder fabelhafte Tiere. Angst, schwankende Stimmung, psychomotorische Unruhe sind typische Begleiterscheinungen, ebenso wie vegetative Störungen, insbesondere Schlaflosigkeit, Schweißausbrüche, Tachykardie, Fieber und grobschlägiger Tremor. Nicht selten kommt es zu epileptischen Anfällen vom Grand-mal-Typ. Nach 4–10 Tagen endet das Delirium tremens mit einem tiefen Schlaf. Ohne Behandlung ist jedoch der Ausgang in 1/6–1/3 der Fälle tödlich, wobei Versagen der Temperaturregulation (Hyperthermie), Herzversagen oder Kreislaufkollaps die direkten Todesursachen ausmachen.

Während leichte Formen des Alkoholentzugs nach 2 Tagen verschwinden, können schwerere mit Halluzinationen, Krampfanfällen und Verwirrtheit 2–5 Tage andauern. Parallel zu Entzugssymptomen wurden eine Zunahme der Zahl muskarinerger Acetylcholin-Rezeptoren, gesteigerter Noradrenalinabbau im Striatum und in kortikalen Arealen sowie eine veränderte Aktivität β-adrenerger Rezeptoren berichtet. Diese Veränderungen sind mit dem Abklingen der Entzugssymptome reversibel.

• **Umgebungsfaktoren** wie die soziale Erwartung an Alkoholkonsum und Trinkfestigkeit, Modelle in Familie und 'Peer group':

Modellernen und Gruppendruck mögen einen Teil der hohen familiären Häufung von Alkoholabhängigkeit erklären; Kinder alkoholabhängiger Eltern haben ein viermal höheres Risiko für Alkoholmißbrauch als Kinder nicht-abhängiger Eltern. Zwei britische Studien[1] wiesen eindrucksvoll nach, daß 40% einer Stichprobe 6jähriger Alkohol am Geruch identifizieren konnten, daß 92% einer Stichprobe 14jähriger bereits Alkohol versucht hatten, daß Jugendliche Alkohol primär konsumierten, weil es ihre Freunde taten und es das Ansehen förderte.

• **Soziokultureller Umgang** mit Alkohol:

In sogenannten 'Abstinenzkulturen' (Islam, Hinduismus) oder Subkulturen wie anglikanischen oder puritanischen Gruppen in den USA oder England ist Alkoholmißbrauch weniger verbreitet als in sog. 'Permissiv-Kulturen'. Die Einführung von Alkohol bei Indianern und Eskimos, bei denen keine kulturellen Umgangsformen mit Alkohol, z.B. Trinken in Gesellschaft, bestanden, hatte verheerende Folgen. Alkoholkonsum im Zusammenhang mit Riten muß nicht zu Mißbrauch führen.

• **Verfügbarkeit** von Alkohol:

Der Prozentsatz Alkoholabhängiger liegt bei Angehörigen von 'Alkoholberufen' höher als der Prozentsatz bei der Gesamtheit der werktätigen Bevölkerung.

• **Genetische** und konstitutionelle Bedingungen:

Die familiäre Häufung von Alkoholismus, signifikant höhere Konkordanzraten bei monozygoten Zwillingen als bei Geschwistern, ein drei- bis vierfach höheres Risiko für Alkoholismus bei adoptierten Kindern alkoholabhängiger Eltern beleben die Diskussion um eine genetische Komponente des Alkoholismus immer wieder neu. Söhne alkoholabhängiger Väter stuften z.B. ihre Reaktion auf mittlere Alkoholdosen geringer ein als Söhne nicht-alkoholabhängiger Väter. Die Schwierigkeit, den Einfluß von Umgebungsbedingungen in Humanstudien von der genetischen Komponente zu differenzieren sowie ein Mangel gültiger Tiermodelle erschweren die Beurteilung eines ererbten Risikos für Alkoholabhängigkeit. Biologische 'Marker' stellten sich häufiger als 'state' denn als 'trait marker' heraus. Als potentielle biologische 'Marker' für Alkoholpräferenz erwiesen sich im Tierexperiment z.B. der Monoaminspiegel (Noradrenalin und Dopamin möglicherweise als Transmitter sogenannter Verstärkerbahnen; hoher Serotoninspiegel wirkte Alkohol-Selbstverabreichung entgegen) sowie dem Alkohol-Abbau dienende Isoenzyme. Bei sogenannten Risikogruppen, also Angehörigen Alkoholabhängiger, wurde fer-

---

[1] Zusammengefaßt bei Curson,D. (1985) Alcohol. In: S.D. Iversen (Ed.) Psychopharmacology – Recent Advances and Future Prospects. Oxford, Oxford University Press, S.254-263.

ner ein geringeres Ausmaß an α-Aktivität im Spontan-EEG berichtet; dies, so wird hypothetisch angenommen, würde Alkoholkonsum zur Steigerung der α-Aktivität, die mit Entspannung und Wohlgefühl assoziiert wird, stimulieren. Ebenso wurde aus einer bei Risikopersonen reduzierten P300 (im EEG) auf eine geringere Sensitivität für bestimmte Reize – z.B. Alkoholeffekte – geschlossen. Insgesamt wird jedoch der bisherige Nachweis biologischer 'Marker', die eine genetische Determination von Alkoholismus fundieren, als nicht überzeugend bewertet.[1]

Spielt Methanol eine Rolle?

Die bisherigen Forschungen zur Alkoholabhängigkeit haben sich nahezu ausschließlich auf Äthanol und sein Oxidationsprodukt Acetaldehyd konzentriert. In alkoholischen Getränken sind aber immer auch andere aliphatische Alkohole enthalten, Methanol praktisch immer. Sein Metabolit Formaldehyd ist ein potenter Reaktionspartner mit endogenen Aminen für die Synthese von Tetrahydroisocholin- und Tetrahydro-β-Carbolin-Alkaloiden. Diese sind möglicherweise an der Ätiologie der Abhängigkeit beteiligt: Bei Gesunden verringert sich die Methanolkonzentration im Blut erst, wenn der Äthanolspiegel unter 2–5 Promille abgesunken ist. Der Methanolabbau wird nämlich durch Äthanol aufgrund kompetitiver Inhibiton verhindert, da Äthanol eine höhere Affinität zur Alkoholdehydrogenase besitzt. Der Teil des 'Katers', der durch Anreicherung von Formaldehyd am nächsten Morgen entsteht, kann also durch erneutes Trinken unterbunden werden; eine vielen Trinkern bekannte Erfahrung. Lesch und Mitarbeiter an der Universität Wien[2] haben festgestellt, daß chronische Alkoholiker im Gegensatz zu Gesunden Methanol trotz hoher Äthanolspiegel verstoffwechseln können und so kontinuierlich Formaldehyd bilden. Dessen Wirkung auf endogene Amine spielt eine möglicherweise wichtige Rolle in der Pathophysiologie und Ätiologie von Alkoholabhängigkeit, die allerdings noch der eingehenden Klärung bedarf.

In Japan, China oder Korea gibt es weit weniger Alkoholiker als in europäischen Ländern, wahrscheinlich deshalb, weil von einem größeren Teil der Bevölkerung mongolischen Ursprungs Alkohol nur schlecht vertragen wird. Bereits nach der Aufnahme geringer Mengen werden sogenannte Flushing-Symptome beobachtet, etwa Erweiterung der Blutgefäße (Gesichtsrötung),

[1] Mello,N.K. (1987) Alcohol abuse and alcoholism: 1978-1987. In: H. Meltzer (Ed.) Psychopharmacology. New York, Raven Press, S. 1515-1520.

[2] Sprung,R., Bonte,W., Lesch,O.M. (1988) Methanol ein bisher verkannter Bestandteil aller alkoholischen Getränke, eine neue biochemische Annäherung an das Problem des chronischen Alkoholismus. Wien. Klin. Wochenschr., 79.

Anstieg der Herzfrequenz und Unterleibsbeschwerden. Die toxische Wirkung wird durch mangelnde Entgiftung des Acetaldehyds hervorgerufen. Dies bewirkt eine Freisetzung von Adrenalin oder Catecholaminen und in der Folge autonome Reaktionen. Die Ursache dürfte ein Enzymdefekt sein, nämlich ein Mangel eines der zwei Hauptisoenzyme der Leber-Aldehyddehydrogenase (ALDH-I). Diese ALDH-I-Defizienz spielt für die im Körper ablaufenden Stoffwechselreaktionen erst dann eine Rolle, wenn ein Fremdstoff, wie Äthanol, zugeführt wird. Bei einer Gruppe japanischer Alkoholabhängiger fanden Goedde und Agarwal von der Universität Hamburg nur zwei Prozent ALDH-I-Defiziente gegenüber 40–50% mit dieser Stoffwechseleigenschaft in den Kontrollgruppen der nicht an Alkoholismus Erkrankten. Innerhalb der Population der mongolischen Rasse dürften so 30–50% gegen Alkoholmißbrauch geschützt sein.[1]

Verfügbarkeit von Alkohol und Ausmaß des Alkoholkonsums

Die jährliche Einnahme von (umgerechnet) reinem Alkohol lag 1987 in der BRD bei 7137 l, entsprechend 12 l pro Einwohner, das sind etwa 10 kg oder 70 000 kcal/Jahr/Kopf. Dafür werden insgesamt etwa 33 Milliarden Mark (pro Kopf 529 DM) ausgegeben.[2] Der Verbrauch liegt damit etwa gleich hoch wie in Italien. Frankreich hat mit 16 l pro Jahr und Einwohner den höchsten Verbrauch, in den meisten Ländern liegt der Verbrauch unter 10 l, so in den USA. bei 8 l.

Aus der Mortalitätsrate der Leberzirrhose und einer angenommenen log-Normalverteilung des Alkoholkonsums läßt sich die Zahl der Konsumenten von mehr als 150 g reinen Alkohols/Tag abschätzen (dem entsprächen etwa zwei 3/4 l Flaschen Weins oder fünf bis sechs Halbe Bier):

Land	Anteil der Erwachsenen (mit einem Alkoholkonsum von mehr als 150g/Tag)
Frankreich	9%
Italien	6%
BRD	4%
USA	2%
Norwegen	1%

[1] Goedde, H.W. & Agarwal D.P. (1988) Warum Asiaten keinen Alkohol vertragen. Forschung – Mitteilungen der DFG 4/88, S. 22-26.

[2] Genußmittelstatistik 1987; Infodienst '88 der Deutschen Hauptstelle gegen die Suchtgefahren, S. 2-4.

Der Vergleich zeigt, daß in den skandinavischen Ländern, in denen die Verfügbarkeit alkoholischer Getränke – vor allem aufgrund des Preises – sehr viel eingeschränkter ist, der Alkoholkonsum deutlich niedriger liegt. Ebenso liegt der Prozentsatz alkoholabhängiger Jugendlicher in den USA, wo Alkohol nicht an Personen unter 21 Jahren ausgeschenkt werden darf, unter dem Prozentsatz alkohol-konsumierender Jugendlicher in Europa, wo z.B. Bierdosen aus dem Automaten gezogen werden können. Schätzungsweise sind in Deutschland etwa 5% der erwachsenen Männer und 2% der Frauen alkoholabhängig, also immerhin 1–2 Millionen Bundesbürger! Der Frauenanteil stieg dabei von etwa 10% vor 20 Jahren auf heute 30%. Im einzelnen teilt sich die Erwachsenenbevölkerung etwa wie folgt auf:

5%	leben völlig abstinent
20%	trinken nur unter sozialem Druck
40%	trinken häufig aber wenig
30%	trinken häufig aber viel
5%	nehmen mehr als 100 g/Tag auf
1%	konsumieren mehr als 200 g/Tag

Alkoholabhängigkeit ist ein Gesundheitsrisiko

Die Obergrenze der Alkoholverträglichkeit liegt bei Männern bei ca. 60 g/Tag und bei Frauen bei 20 g/Tag. Bei Überschreitung dieser Dosis für mehr als fünf Jahre werden aufgrund der lebertoxischen Wirkung von Alkohol Alkoholfettleber, Alkoholhepatitis oder Leberzirrhose wahrscheinlich. Alkoholkranke haben eine um 15% (also fast zehn Jahre) verringerte Lebenserwartung. Einige **Todesursachen** treten bei Alkoholkranken wesentlich häufiger auf als im Bevölkerungsdurchschnitt und zwar

Leberzirrhosen	9 mal
Krebs des Magens und der oberen Verdauungswege	12 mal
Selbstmord	8 - 75 mal
Unfälle	3 mal

Alkoholismus ist entsprechend ein Risikofaktor ohne spezifische Todesursache. Alkoholabhängigkeit zieht eine ganze Reihe von **Folgeerkrankungen** und Leistungsminderungen nach sich:

- **Internistisch:** Pankreatitis und gastrointestinale Beschwerden allgemein, Erkrankungen des Herzens und Veränderung des Blutbildes, Erhöhung des Blutdrucks, Austrockung der Haut, Beeinträchtigung der endokrinen Systeme und des Genitalsystems.
- **Psychisch:** Beeinträchtigung der Merkfähigkeit, der Aufmerksamkeit, der Urteils- und Kritikfähigkeit, Reduktion des Vorstellungsschatzes, Affektlabilität, Wahnideen, Schlafstörungen.
- **Neurologisch:** Atrophische Veränderungen im Frontal- und Parietallappen, Ventrikelerweiterungen, in etwa 20% der Fälle Polyneuropathie (Kribbeln, Taubheitsgefühl, Schmerzen als Folge einer Demyelinisierung, bedingt durch Vitamin-B-Mangel und toxische Einflüsse), Tremor (in späten Stadien irreversibel), epileptische Erkrankungen. Bei 3–5% der Alkoholkranken kommt es zum Wernicke-Korsakow-Syndrom, das wahrscheinlich Folge eines chronischen Mangels an B-Vitaminen ist. (Die Metabolisierung der Kohlenhydratkalorien benötigt zusätzliches Vitamin B, Alkoholkonsum begünstigt aber wegen der darin enthaltenen Kalorien eine Fehlernährung.) Die Krankheit, die gehäuft im 5.–6. Lebensjahrzehnt auftritt, beginnt oft mit Augenmuskel- und Blicklähmungen und ist durch Verlust des Langzeitgedächtnisses gekennzeichnet, verbunden mit der Unfähigkeit, sich neue Gedächtnisinhalte einzuprägen.

Behandlung von Alkoholabhängigkeit

Letztendlich ist **Alkoholentzug** die entscheidende, wenn nicht sogar einzig wirksame Behandlungsmethode bei Alkoholabhängigkeit. Der Einsatz von Psychopharmaka bei der Behandlung von Alkoholabhängigkeit ist unter bestimmten Bedingungen indiziert. Zumindest für die schweren Formen des akuten Alkoholabstinenzsyndroms ist der Einsatz von Psychopharmaka allgemein akzeptiert, auch wenn bisher noch keine kausale Therapie des Delirium tremens gefunden wurde. Ziele der Behandlung sind die Dämpfung zentralnervöser Übererregung (z.B. durch Benzodiazepine, Antiepileptika), Verhinderung kardiovaskulärer Erschöpfungszustände und Ausgleich von Flüssigkeits- und Elektrolytungleichgewicht. Daneben gilt es, von den Patienten sehr aversiv erlebte Halluzinationen und Wahnvorstellungen zu lindern (z.B. mit Neuroleptika). Neben Sedativa mit Kreuztoleranz, Benzodiazepinen und niederpotenten Neuroleptika wird häufig die Gabe von Clomethiazol empfohlen. Dabei handelt es sich aber um ein synthetisches Produkt, das selbst ein starkes

Abhängigkeitspotential besitzt. Deshalb und wegen starker Nebenwirkungen (Blutdruckabfall, Atemdepression, Husten, Niesen, bronchiale Hypersekretion) kann es aber nur kurzfristig (2–3 Wochen) eingesetzt werden.
Pharmaka werden ferner zur Unterstützung des Entzugs eingesetzt, und zwar solche, die eine pharmakogene Aversion gegen Alkohol hervorrufen (z.B. Emetika, Apomorphin), und solche die eine pharmakogene Alkoholintoleranz (z.B. Disulfiram, Calcium-Carbamid-Citrat) erzeugen.

Apomorphin und Emetika sollen dazu dienen, durch aversive Konditionierung (Assoziation von Alkoholgeruch und -geschmack mit negativen Empfindungen, Übelkeit etc.) das Verlangen nach Alkohol zu reduzieren.

Disulfiram hemmt den Abbau des Alkohols auf der Acetaldehydstufe (durch Blockade des Enzyms Acetylaldehyddehydrogenase und Hemmung der Dopamin-β-Hydroxylase), so daß es bei gleichzeitiger Alkoholeinnahme zu einer Reihe von Mißempfindungen kommt. Ab ca. 0,1 Promille Blutalkohol steigt der Acetaldehydspiegel rasch an, 10-30 Minuten nach Alkoholkonsum kommt es zur Acetaldehydintoxikation mit Symptomen wie Übelkeit, Schwindel, Blutdruckabfall, Anstieg des Pulses, Kopfschmerz, Rötung der Haut, Angst, Engegefühle in Kehle und Brust, Schmerzen, Husten und Atembeschwerden. Diese Wirkungen dauern bis zu mehreren Tagen. Ziel auch dieser Behandlung ist eine Dekonditionierung von Alkoholkonsum und positiven Effekten von Alkohol.

Beide Therapieformen scheinen nur kurzfristig zu Alkoholabstinenz zu führen. Etwa zeigte sich in einer Studie, daß von den mit Disulfiram behandelten Patienten nach einem Jahr nur 23% noch abstinent waren, gegenüber 12% einer Placebogruppe. Die Behandlung mit Disulfiram oder Calcium-Carbamid-Citrat scheint also nur in Kombination mit Langzeit-Psychotherapie erfolgversprechend. Alle positiven Ergebnisse, die von dieser Behandlung berichtet werden, lassen sich wahrscheinlich auf die Wirkung unspezifischer Faktoren zurückführen, z.B. Motivation und die positive Compliance des Patienten, und es ist daher fraglich ob der Einsatz von Disulfiram zweckmäßig ist.[1]
Sowohl klinische Erfahrung als auch einige systematische Studien zeigen, daß manche Alkoholiker trinken, um ihre depressiven Stimmungen zu 'ertränken'. In diesen Fällen muß die Behandlung der Depression im Vordergrund stehen.

---

[1] Siehe dazu Mirin,S. & Weiss,R. (1983) Substance abuse. In: E.Bassuk, S.Schoonover, A. Gelenberg (Eds.) The Practitioner's Guide to Psychoactive Drugs. (2nd ed.) New York, Plenum Medical Book Company, S.252ff. oder Kryspin-Exner,K. (1984) Psychopharmakotherapie bei Abhängigkeitsprozessen von Alkohol, Medikamenten und Drogen. In: G. Langer & H. Heimann (Hrsg.) Psychopharmaka. Berlin/Heidelberg, Springer, S.500ff.

Nicht zu überschätzende und zum Teil ungelöste Probleme bietet die sehr häufig auftretende multiple Abhängigkeit (z.B. Mißbrauch von Alkohol, Nikotin, Rauschmitteln, Beruhigungsmitteln gegen protrahierte Entzugssymptome etc.). Um diese multiple Abhängigkeit nicht zu fördern, wird z.B. von Langzeitbehandlung mit Benzodiazepinen beim protrahierten Entzugssyndrom abgeraten und können eigentlich nur umfassende Entzugs- und Verhaltenstherapien erfolgversprechend sein.

Eine Reihe **psychotherapeutischer Maßnahmen** lassen sich einsetzen, z.B. Kontingenzmanagement, kontrolliertes Trinken mit Diskrimination des Blutalkoholspiegels, Training sozialer Fertigkeiten, um sich gegen sozialen Druck zum Alkoholkonsum durchzusetzen, Training alternativen Problemlöseverhaltens. Im Einzelfall mögen diese Techniken erfolgreich sein, es fehlen jedoch kontrollierte Studien, die eine Bewertung der therapeutischen Effizienz einzelner psychotherapeutischer Maßnahmen oder Therapiepakete gestatten.

Nachweislich erfolgreich, um dauerhafte Abstinenz zu erreichen, sind die Selbsthilfemaßnahmen der *Anonymen Alkoholiker (AA)*. Diese weltweit organisierten Selbsthilfegruppen Betroffener, also ehemaliger Alkoholabhängiger, versuchen durch gegenseitige Unterstützung und Verstärkung der Abstinenz, Austausch von Erfahrungen und Verständnis, gegenseitiger Kontrolle und gegenseitiger Hilfe bei Problemen, sowie Möglichkeiten zur Katharsis, dauerhafte Abstinenz zu erzielen, dies meist ohne professionelle Hilfen. Die den AA angeschlossene Selbsthilfegruppe für Angehörige Abhängiger (Alanon) vermittelt Informationen und Unterstützung für den Umgang mit Abhängigen oder bei Rückfällen (Anschrift am Ende von Kapitel 15).

Ein Verzeichnis von Einrichtungen zur Beratung, Behandlung und Wiedereingliederung von Alkoholabhängigen kann beim Bundesministerium für Jugend, Familie und Gesundheit (Postfach 200490, 53 Bonn 2) angefordert werden.

Vertiefende Literatur

Adesso,V. (1985) Cognitive factors in acohol and drug abuse. In: M.Galizio & S. Maisto (Eds.) Determinants of Substance Abuse. New York, Plenum Press, S.179-208.

Curson,D. (1985) Alcohol. In: S.Iversen (Ed.) Psychopharmacology - Recent Advances and Future Prospects. Oxford, Oxford University Press, S.254-263.

Feuerlein,W. (1979) Alkoholismus - Mißbrauch und Abhängigkeit. Stuttgart, Thieme-Verlag.

Kryspin-Exner,K. (1984) Psychopharmakotherapie bei Abhängigkeitsprozessen von Alkohol, Medikamenten und Drogen. In: G.Langer & H.Heimann (Hrsg.) Psychopharmaka. Berlin/-Heidelberg, Springer, S. 491-514.

20 Früchte des indischen Hanfs: Marihuana und Haschisch

In diesem Kapitel werden psychoaktive Produkte des Hanfs vorgestellt, deren Wirkungen und Nebenwirkungen, sowie deren Verbreitung als Rauschdroge. Marihuana wird durch Trocknung der Blätter und Blüten, Haschisch durch Extraktion des Harzes aus der indischen Hanfpflanze gewonnen. Nicht immer entspricht der Sprachgebrauch dieser Trennung. Hinsichtlich der Intensität seiner psychoaktiven Wirkung, seinem Abhängigkeitspotential und in seinen biochemischen Wirkungen ist Marihuana unserer Meinung nach von den Psychodelika abzugrenzen. Es ähnelt unter diesen Gesichtspunkten eher psychoaktiven Substanzen, deren Gefährlichkeit z.T. durch gesellschaftliche Regeln und durch Selbstkontrolle in Maßen gehalten werden kann, wie etwa Coffeïn, manche Tabakprodukte und in bestimmten Grenzen auch Alkohol. Die Möglichkeit, den Gebrauch von Marihuana über gesellschaftliche Regeln zu kontrollieren, zeigte sich beispielsweise in östlichen Kulturkreisen. Wir wollen Marihuana entsprechend der Kategorie der 'sozialen Drogen' zuordnen. Um diese Abgrenzung als 'soziale Drogen' von Psychedelika deutlich zu machen und weil der Gebrauch von Marihuana und Haschisch relativ verbreitet ist, sei diesen Produkten ein gesondertes Kapitel gewidmet.

Geschichte und Herstellung der Cannabisprodukte

Geschichte: Bereits die 6000jährige Geschichte[1] könnte die heutigen Gesetzgeber lehren, daß gesetzliche Verbote nicht zum Verschwinden des – heute unter den beiden Namen, Haschisch und Marihuana bekannten – Genußmittels führen konnten. Der Gebrauch von Produkten des Hanfs war schon aus dem frühen chinesischen Kulturkreis bekannt und spielte im arabischen Kulturkreis eine beträchtliche Rolle. (Davon zeugt nicht zuletzt der Terminus 'Haschisch',

---

[1] Wittern, R (1983) Die Geschichte psychotroper Drogen vor der Ära der modernen Psychopharmaka. In: Langer G & Heimann H (Hrsg.) Psychopharmaka. Berlin/Heidelberg, Springer-Verlag.

der vom arabischen Wort für 'Gras', 'Stroh' oder 'Heu' abgeleitet wurde.) Der Versuch, nach dem Sieg des Islam den Haschischkonsum mit drakonischen Strafen einzuschränken, förderte im arabischen Kulturkreis jedoch nur das Entstehen von Sekten und Untergrundorganisationen. Ein bekanntes Zeugnis für die Verbreitung des Haschischs sind die vielfachen Erwähnungen in den Märchenerzählungen "Tausendundeine Nacht", darunter besonders der Traum des Haschischessers aus der 143. Nacht. Interessant erscheint, daß sich wohl in jedem Kulturkreis eine solche 'soziale Droge' finden läßt: Traditionell spielt der Gebrauch von Haschisch im Orient und fernen Osten eine größere Rolle als 'soziale Droge', während im Westen Alkohol diese Stellung einnimmt:

> "To drink is a Christian diversion, unknown to the Turk or Persian.".

Vorkommen und Herstellung: Marihuana wird aus den Blättern, Stielen, Blütenspitzen und Samen der indischen Hanfpflanze *Cannabis sativa* gewonnen. Haschisch erhält man durch Extraktion des Harzes, das aus den Drüsenhaaren an den jungen Knospen der weiblichen Hanfplanzen austritt. Haschisch enthält ungefähr 5- bis10 mal mehr psychoaktive Stoffe als Marihuana. Die Menge der Wirksubstanz hängt davon ab, wo die Pflanze wächst (z.B. in welcher Umgebungstemperatur) und mit welcher Dauer und bei welcher Temperatur Cannabis weiterverarbeitet wird. Die größte Ausbeute für Marihuana erhält man, wenn man die Pflanze etwa 16 Stunden bei einer Temperatur von etwa 65°C trocknet. Für Haschisch bereitet man aus dem klebrigen Harz eine knetbare Masse, aus der durch Kochen und Abschöpfen der oben schwimmenden Teilchen die wirksame Substanz extrahiert wird. Obwohl manchmal behauptet wird, daß männliche Pflanzen annähernd die gleiche Menge an Wirksubstanzen enthielten wie weibliche Pflanzen, kann davon ausgegangen werden, daß der Anbau weiblicher Pflanzen lohnender ist.

Wird die Hanfplanze in warmen Gegenden angebaut, so enthält sie annähernd 400 identifizierbare Komponenten und mehr als zwanzig psychoaktiv wirksame Substanzen. Als Substanz mit den stärksten psychoaktiven Wirkungen gilt das **Delta-9-tetrahydrocannabinol (THC)**. Reines THC ist entsprechend teuer und daher auf dem illegalen Markt praktisch nicht erhältlich. Bei Drogen, die unter diesem Namen verkauft werden, handelt es sich meist um Metamphetamin (siehe Kapitel 16). Marihuana-Zigaretten (bekannt als 'Joints') enthalten im allgemeinen ungefähr 0,5-1 g Marihuana mit einem mittleren Anteil von 1-2% (5-20 mg) THC. Die THC-Konzentration im Haschisch liegt bei 8-12% des Gewichts, 'Haschisch-Öl', ein lipidlöslicher Pflanzenextrakt, kann dagegen THC-Konzentrationen von 25-60% enthalten.

Pharmakokinetik des Delta-9-tetrahydrocannabinol (THC)

Marihuana wird gewöhnlich in der Wasserpfeife oder mit Tabak vermischt geraucht. Es kann aber auch gegessen werden. THC wird durch die Lungen schnell absorbiert und verteilt sich aus den Blutbahnen zu etwa 2/3 rasch im Körpergewebe. Die Absorptionsrate kann während des Rauchens deutlich schwanken, man kann jedoch davon ausgehen, daß ungefähr die Hälfte der inhalierten Dosis ins Blut aufgenommen wird. Bedingt durch die rasche Aufnahme erreichen Wirkungen (s.u.) innerhalb von 30 Minuten ihr Maximum. Der Plasma-THC-Spiegel sinkt etwa eine Stunde nach Aufnahme wieder ab, die meisten psychischen Wirkungen sind etwa 3 Stunden nach dem letzten 'Joint' abgeklungen. Bei oraler Aufnahme von Marihuana gelangen nur 20-30% des THC in die Blutbahn; die Wirkungen auf Bewußtsein und Erleben setzen entsprechend verzögert nach etwa 30-60 Minuten ein, dauern jedoch bis zu 3-5 Stunden an. THC wird hauptsächlich in der Leber verstoffwechselt. Sowohl THC als auch seine Metabolite werden zum Teil (zu 70%) im Fettgewebe gespeichert, zum Teil an Plasma-Proteine gebunden; beides führt zu sehr langsamer Ausscheidung, die weitgehend über den Darm, zu geringerem Teil über die Nieren erfolgt. Die Leber kann nur das in den Blutbahnen vorhandene THC abbauen, und das im Körpergewebe enthaltene THC kehrt extrem langsam ins Blutplasma zurück. Entsprechend läßt sich THC im Plasma noch 6 Tage nach dem letzten 'Joint' nachweisen, Metabolite im Urin sogar noch nach einem Monat. Daraus läßt sich die Gefahr der Kumulation ableiten; Kumulation z.B. des kritischen Metabolits 11-nor-COOH-THC (9-carboxy-THC) wird als Ursache für anhaltende physiologische und adverse Reaktionen vermutet.

Wirkungen auf Erleben und Verhalten

Hanfprodukte können sowohl sedierend wie stimulierend wirken. Bei niedriger bis mittlerer Dosierung (1-3 'Joints') erhöhen sie die soziale Umgänglichkeit und führen zu einer ganzen Reihe psychischer Änderungen: Ausgelassenheit bis hin zur Albernheit, Euphorie, Intensivierung sensorischer Erlebnisse, verändertes Zeitgefühl und eine entspannte 'Laissez-faire' Haltung. Manchmal stellt sich eine Illusion tiefer Einsichten ein. Das Gefallen an Musik und Farben erhöht sich z.T. enorm. Bewohner orientalischer Länder berichten außerdem erotische Träume unter Marihuana. Wie für einige Rauschdrogen bereits berichtet, so gilt auch für die Hanfprodukte, daß ihre Wirkungen stark von den

Erwartungen und Erfahrungen des Konsumenten und dem Umfeld der Einnahme abhängt.
Bereits bei mäßiger Dosierung stellen sich aber auch gelegentlich Angst, Ruhelosigkeit und Verwirrung ein, vor allem beim unerfahrenen Konsumenten. Es kommt zu Konzentrationsschwierigkeiten, Gedankenflucht und Verzerrungen des Raum- und Zeitgefühls, Beeinträchtigung des Kurzzeitgedächtnisses. Denkprozesse sind verlangsamt, und obwohl die Umgebung besonders klar wahrgenommen wird, ist die Fähigkeit zur Kommunikation eingeschränkt. Laborexperimentelle Untersuchungen zeigen, daß sowohl intellektuelle wie psychomotorische Leistungen unter THC-Einfluß reduziert sind, beispielsweise sind Größen- und Entfernungswahrnehmung verändert, nehmen Reaktionsgeschwindigkeit und akustische Signalentdeckungsleistung ab. Die beeinträchtigenden Wirkungen von THC fallen vor allem bei 'naiven' Konsumenten, die zum ersten Mal oder sehr selten Haschisch rauchen, ins Gewicht, sie können von 'erfahrenen' Konsumenten zumindest teilweise kompensiert werden.
Eine klare positive Korrelation besteht zwischen dem Marihuanakonsum und dem Grad der Fahruntauglichkeit. Die Fahrtauglichkeit ist vor allem aufgrund von Fehleinschätzungen der Geschwindigkeit und aufgrund verlangsamter Reaktionen (z.B. beim Bremsen) eingeschränkt. Mit der Unfähigkeit zum Führen eines Fahrzeugs muß auch mehrere Stunden nach dem letzten 'Joint' noch gerechnet werden. Beeinträchtigungen als Konsequenz eines 'Marihuanakaters', etwa in der Fahrleistung oder in der Flugleistung bei Piloten, wurden selbst nach 24 Stunden noch beobachtet!

"In einem verschwommenen Lichte flatterten in unendlichem Gewimmel Milliarden von Schmetterlingen, deren Flügel wie Fächer rauschten. Riesenhafte Blumen mit Kristallkelchen, gewaltige Stockrosen, silberne und goldene Lilien stiegen vor mir auf und entfalteten sich mit einem Geprassel, das an das Platzen von Feuerwerkskörpern erinnerte. Mein Gehör hatte sich wunderbar entwickelt; ich hörte den Klang der Farben; grüne, rote, blaue, gelbe Töne kamen in deutlich unterscheidbaren Wellen zu mir. Das Geräusch, das ein umgeworfenes Glas verursachte, das Knistern eines Lehnstuhls, ein geflüstertes Wort dröhnten in mir wie Donnergrollen; meine eigene Stimme erschien mir so stark, daß ich nicht zu sprechen wagte, aus Angst, die Mauern könnten einstürzen oder ich könnte wie eine Bombe explodieren. Mehr als fünfhundert Pendeluhren sangen mir die Zeit in silbernen Flöten- oder strahlenden Trompetenstimmen zu. Jeder Gegenstand, den ich berührte, gab den Ton einer Glasharmonika oder einer Aeolsharfe von sich. Ich schwamm in einem Ozean von Tönen..."[1]

[1] Théophile Gautier (1811-1872), circa 1840, zitiert von Löbsack, T. (1967) Die Unheimlichen Möglichkeiten. Düsseldorf, Econ-Verlag, S. 147-148.

Bei hoher bis sehr hoher Dosis werden die Effekte zunehmend durch die Droge selbst und kaum noch von Umfeld und Einstellung bestimmt. Es kommt zu einem Gefühl der Depersonalisierung, bei dem der Cannabis-Konsument glaubt, daß sein Geist sich vom Körper trenne, ebenso zu verändertem Körpergefühl, etwa dem Gefühl, der Körper sei sehr leicht. Personen mit wenig Erfahrung mit Drogen fürchten dann manchmal, wahnsinnig zu werden und geraten in Angst- oder gar Panikzustände. Solche Panikzustände können an akute psychotische Zustände erinnern, im Gegensatz zu letzterer Entwicklung ist bei einem Panikzustand unter THC jedoch die Realitätswahrnehmung intakt, der Betroffene halluziniert nicht und ist meist auch nicht desorientiert. Im Extremfall kann Überdosierung von THC zu delirartigen Zuständen führen, die mit Verwirrung, Wahnvorstellungen, Halluzinationen, Dysphorie einhergehen. Solche Zustände, die den für LSD berichteten 'Horrotrips' ähneln, sind – verglichen mit LSD – jedoch seltener, schwächer ausgeprägt und kürzer, sie klingen im allgemeinen ohne die Notwendigkeit äußeren Eingreifens nach einigen Stunden bis Tagen ab – parallel zur sinkenden THC-Blutkonzentration.

Unerwünschte Wirkungen

Körperlich: Wohl eines der konsistentesten Ergebnisse ist eine Beschleunigung der Herzfrequenz unter THC; im EKG zeigen sich eine erhöhte P- sowie eine flachere T-Welle. Da sich vorübergehend auch die Kontraktionskraft des Herzmuskels abschwächt, kann die Droge bei Patienten mit Herzerkrankungen gefährlich werden. THC führt außerdem zu Mundtrockenheit, Muskelschwäche, erniedrigter Hauttemperatur und erniedrigtem Augeninnendruck. Bei hoher Dosierung kann es zu orthostatischer Hypotonie kommen. Mögliche Langzeiteffekte des Drogenkonsums liegen noch weitgehend im Dunkeln. Bei Inhalation löst THC akut Bronchodilatation aus, bei chronischem Haschisch-Rauchen droht die Gefahr von Krankheiten der Atemwege ähnlich wie bei chronischem Zigarettenrauchen. Der REM-Schlaf ist nach THC-Konsum deutlich reduziert, die Gesamtschlafzeit sowie Tiefschlafstadium 4 nehmen dagegen zu.

Deutliche Wirkungen von Marihuana werden schließlich auf weibliche Sexualhormone beobachtet; so ist die Sekretion von LH (luteinisierendes Hormon) gehemmt, was optimalen Bedingungen für eine Schwangerschaft entgegensteht. Bleibt eine Schwangerschaft dennoch erhalten, so sind die Kinder marihuanarauchender Mütter häufiger untergewichtig und zeigen vermehrt Symptome wie Tremor und Schreckreaktionen. Teratogene Effekte sind bisher umstritten.[1]

Unerwünschte neurologische und psychiatrische Wirkungen: In einigen Fällen wurde berichtet, daß Haschisch-Konsum psychiatrische Störungen verschlimmerte oder zum Ausbruch brachte. Neurologische oder hirnorganische Veränderungen wurden bisher nicht beobachtet.

Zentralnervöse Effekte von THC

Die genauen molekularbiologischen Wirkungen von THC sind noch weitgehend ungeklärt. Aus ähnlichen behavioralen und pharmakologischen Wirkungen zwischen Marihuana und anticholinergen Substanzen, etwa Scopolamin, wird auf einen acetylcholin-blockierenden Effekt von Marihuana geschlossen. Scopolamin unterdrückt hippocampale Aktivität, möglicherweise gilt dies auch für Marihuana. Ähnliche Leistungs- und Gedächtniseffekte wurden im Tierexperiment nach Hippocampus-Läsionen, Scopolamin und Marihuana beobachtet.[2]

Abhängigkeit von Marihuana und Haschisch

Entgegen früherer Berichte, daß gewohnheitsmäßige Marihuana-Raucher eher sensitiver gegenüber den Wirkungen von THC werden, kommt es bei dauerhafter Zufuhr von Marihuana, beispielsweise von mehr als fünf Joints pro Tag oder nach Zufuhr von 3,2mg/kg Körpergewicht pro Tag für drei aufeinanderfolgende Wochen,[3] zu **Toleranzentwicklung**. Aus **Entzugssymptomen** wie Unruhe, Erregbarkeit, Schlafstörungen, Appetitverlust, Übelkeit, Erbrechen und Diarrhoe, Schwitzen, Zittern, Dysphorie wird zwar manchmal auf die Entwicklung physischer Abhängigkeit geschlossen, doch konnten bisher keine metabolischen oder zellulären Veränderungen nachgewiesen werden. Diese Entzugssymptome treten etwa 10 Stunden nach der letzten THC-Zufuhr ein und sind 48 Stunden nach der letzten Dosis am stärksten. Toleranz und Entzugssymptome dürften Marihuana-Abhängigkeit im Sinne von **Gewohnheitsbildung** fördern. Denkbar wäre auch die Konditionierung phasischer zentral-

---

[1] Leavitt,F. (1982) Drugs and Behavior. New York, Wiley, S.148.

[2] Drew,W. & Miller,L. (1974) Cannabis: Neural mechanisms & behavior - a theoretical review. Pharmacology, 11, 112-132.

[3] Mendelson,J.H. (1987) Marijuana. In: H.Meltzer (Ed.) Psychopharmacology. New York, Raven Press, S.1567

nervöser Reaktionen auf Marihuana im Sinne eines 'zustandsabhängigen Lernens', die eine Art physische Abhängigkeit vermittelt. Zur genaueren Erklärung von Toleranz- und Abhängigkeitsentwicklung wäre jedoch Wissen um die zentralnervösen Wirkungsmechanismen von THC vonnöten. Es ist anzunehmen, daß vor allem das Aufsuchen der positiven Wirkungen von THC zur Gewohnheitsbildung führt. Bei mäßigem Gebrauch von Marihuana treten kaum Entzugserscheinungen auf. Überdosierung ist seltener ein Problem, wenn Marihuana geraucht wird, da die Wirkungen sehr schnell verspürt werden und die Marihuana-Zufuhr daraufhin reduziert oder eingestellt wird. Die Kehle und Lunge reizende Wirkung von Marihuana-Rauch hemmt wohl ebenfalls ein ständiges Steigern von Rauchfrequenz und -dosis. Dennoch beobachtet man derartige Entwicklungen. Die Droge und die um die Wirkung herum gebaute 'Philosophie' kann zum Lebenszentrum werden und so zum Ausschluß anderer Aktivitäten führen. Wird – wie häufig – Haschisch mit Tabak gemischt, so ist Übelkeit oft eher die Folge des Tabaks als ein Effekt des THC. Immer wieder zeigt sich auch, daß der Konsum einer Droge mit dem Gebrauch weiterer verknüpft ist. So findet sich bei Cannabiskonsumenten auch häufiger als im Bevölkerungsdurchschnitt exzessiver Zigaretten- und Alkoholkonsum und Mißbrauch anderer, gefährlicherer Drogen.

Chronischer Marihuana-Abusus kann in seltenen Fällen zu psychotischen Erscheinungen mit Halluzinationen, Paranoia, Panikzuständen führen. Häufiger wird bei chronischen Marihuana-Konsumenten ein sogenanntes 'amotivationales Syndrom' beobachtet, das durch völlige Antriebslosigkeit, eingeschränkte Konzentrationsfähigkeit und Aufmerksamkeitsspanne, Ablenkbarkeit, eingeschränktes Urteilsvermögen, reduzierte Kommunikationsfähigkeit und Fertigkeiten in zwischenmenschlichen Situationen gekennzeichnet ist. Die Betroffenen wirken apathisch, ziel- und planlos, zurückgezogen bis antisozial.

Verbreitung von Marihuana und Haschisch

Hanfprodukte wurden zeitweise auch medizinisch verschrieben, beispielsweise gegen starke Übelkeit und Erbrechen, bei Asthma, Muskelspasmen, Schlaflosigkeit, Migräne, Depression und Epilepsie. Bei keiner dieser Anwendungen konnte jedoch ein Erfolg durchgängig und fundiert nachgewiesen werden. In den USA wird zur Zeit untersucht, inwieweit bei der Chemotherapie von Krebs THC die auftretende Übelkeit zu reduzieren vermag und den Appetitverlust bekämpfen kann.

Der wesentliche 'Einsatz' für Haschisch und Marihuana dürfte damit im Konsum als 'soziale Droge' liegen. Man schätzt, daß ca. 50 Millionen Nordamerikaner Marihuana wenigstens einmal in ihrem Leben versucht haben, also ungefähr ein Fünftel. Für die Altersgruppe der 18- bis 25jährigen liegt der Prozentsatz bei etwa 60-70%.[1] Damit machen solche 'Experimentierer' etwa 60% der Gesamtzahl der Marihuana-Konsumenten aus. In den USA konsumieren etwa 15 Millionen Menschen (35%, 1/3 bei den 18- bis 25jährigen) Marihuana regelmäßig, d.h. wenigstens einmal die Woche, mit einem mittleren Verbrauch von 30 g pro Woche. Dies entspricht immerhin im Mittel etwa 40-50 Zigaretten pro Person und Woche. 5% konsumieren Marihuana regelmäßig mehrmals in der Woche oder sogar täglich. 'Gelegenheitsraucher' unterscheiden sich weder in psychologischen noch in psychomotorischen Tests von Personen, die niemals Haschisch zu sich genommen haben.

Entgegen immer wieder laut werdenden Vermutungen konnte bisher nicht nachgewiesen werden, daß Haschisch/Marihuana aufgrund seiner psychotropen Effekte als 'Einstiegsdroge' für 'härtere' Drogen wirkt – es sei denn, Marihuana wurde für den Konsumenten unwissentlich mit härteren Drogen gemischt. Dieser Befund stellt den Versuch, ausschließlich über gesetzliche Verbote den Konsum von Haschisch zu regeln, einmal mehr in Frage.

Mach' Dir Dein Verhalten, Deine Gefühle klar, **erforsche Dich selbst!**
Du bist zu einer Party eingeladen. Bei Bier und lauter Musik wird getanzt und gelacht. Im Nebenraum ruht man sich aus, flirtet und schmust auch ein bißchen. Jemand zieht einen Beutel Gras aus der Tasche, dreht einen Joint und bietet auch Dir einen Zug an. Wie wirst Du Dich verhalten? Was wirst Du sagen? Würde sich die Beziehung zu Deinem Freund/ Deiner Freundin anders gestalten, je nachdem, ob Du das Angebot annimmst oder ablehnst?
Wo beginnt für Dich Drogenmißbrauch? Befrage ältere und jüngere Bekannte darüber! Sind Unterschiede in der Beantwortung festzustellen, wenn ja warum?
Führe für einige Wochen ein Tagebuch über den Konsum psychoaktiver Substanzen. Vergiß Coffeïn dabei nicht! Notiere die Gründe, warum Du die jeweilige Droge genommen hast und mache eine Kosten-Nutzen-Analyse für den Beobachtungszeitraum.

[1] National Survey on Drug Abuse: 1979, the National Institute on Drug Abuse.

Entsprechend der vergleichsweise hohen Rate 'kontrolliert abhängiger' Marihuana-Konsumenten liegen kaum gezielte **Behandlungsprogramme** für Marihuana-Abusus vor. Die wenigsten Betroffenen suchen therapeutische Hilfe auf. Voraussetzung jeder therapeutischen Maßnahme ist der Entzug. Flexible therapeutische Maßnahmen zur Ergründung der Motivation zum Abusus oder – vor allem bei Mehrfach-Abusus – zum Abbau konditionierter Hinweisreize werden empfohlen. Bei fortgeschrittenem chronischen Abusus mit 'amotivationalem Syndrom' sind soziale Rehabilitierungsmaßnahmen angeraten.

Soziokultureller Hintergrund des Konsums 'sozialer Drogen'

Vier verschiedene psychoaktive Wirksubstanzen spielten und spielen als 'soziale Drogen' in unserem Kulturkreis eine größere Rolle:

Alkohol	Coffeïn	Nikotin	Marihuana
sedativ	stimulierend	cholinerg-nikotinerg	anticholinerg

Der Gebrauch dieser 'sozialen Drogen' ist zum Teil durch gesellschaftliche Regeln und Gesetze bestimmt, die historisch gewachsen sind und nicht immer den Gefahren und Vorzügen der jeweiligen Droge Rechnung tragen. So fällt beispielsweise Marihuana unter das Betäubungsmittelgesetz, Alkohol dagegen nicht. Diese Zuordnung läßt sich mit den tatsächlichen Gefahren der beiden Drogen für Gesundheit, Handlungsfähigkeit (etwa Verkehrstauglichkeit) und Arbeitsfähigkeit allein wohl kaum erklären. Beim Studium der Geschichte der Verbreitung 'sozialer Drogen' erkennt man bald, daß gesellschaftliche Regeln und sozialer Druck oft effektiver waren als gesetzliche Maßnahmen, wenn es galt, den Drogenkonsum zu kontrollieren und Gefahren zu begrenzen. Gesetzliche Verbote oder Beschränkungen des Drogenkonsums werden meist von einem Teil der Bevölkerung nicht eingesehen und daher nicht anerkannt, gesellschaftliche Regeln und Umgangsformen mit einer 'Droge' erlauben dagegen einen persönlichen Spielraum und auch negative Erfahrungen, die Beschränkungen leichter einsehbar werden lassen. Allerdings lassen sich gesellschaftliche Regeln nicht verordnen, sie müssen historisch wachsen. Dies läßt sich am Beispiel der Ausbreitung des Tabakrauchens im 17. Jahrhundert illustrieren: auch die härtesten Maßnahmen wie etwa die Todesstrafe in der Türkei oder in Japan konnten die Geschwindigkeit, mit der sich das Rauchen verbreitete, nicht bremsen. Möglicherweise wuchs mit den drohenden Strafen in gleichem Maße auch die Neugier der Menschen auf die verbotenen Wirkungen. Dagegen zeigt sich heute mehr und mehr, daß eine zunehmende gesellschaftliche Mißachtung des Rauchens, die vor allem aus Einsichten über dessen Gesundheitsschädlichkeit geboren ist, zu einer Zurückdrängung des Zigarettenrauchens führt; dies fällt zur Zeit besonders deutlich in Nordamerika auf – und dort in den mittleren und oberen sozialen Schichten. Wahrscheinlich bereitete erst die soziale Mißachtung den Boden für gesetzliche und administrative Maßnahmen, etwa Rauchverbote in öffentlichen Gebäuden oder Einschränkung der Werbung. Andererseits scheiterten für andere psychoaktive Substanzen, etwa Alkohol, bisher alle Versuche, Verbote mit gesetzlichen Mitteln durchzusetzen, möglicherweise weil dessen gesundheitsschädigende Wirkung von der Gesellschaft noch nicht anerkannt wird.

Ähnliches gilt für den Marihuana- bzw. Haschischkonsum. Da Verbote nicht geeignet sind, Einsichten in die Gefahren unkontrollierten Marihuanakonsums zu vermitteln, sondern einen 'Blick in die verbotene Kammer' eher stimulieren, beschaffen sich viele Menschen diese Substanz auf dem illegalen Markt. Einmal vertraut mit solchen Möglichkeiten der Beschaffung, ist aber auch der Schritt zur anderen, 'härteren' Droge möglich. Überdies versetzen Drogenhändler Haschisch immer wieder mit 'härteren' Drogen, so daß der Konsument unfreiwillig zu deren Gebrauch und Abhängigkeit verführt wird. Obwohl Marihuana nur illegal zu beschaffen ist, kommen Befragungen aus den letzten zehn Jahren regelmäßig zu dem Ergebnis, daß in den USA nahezu 60% der Jugendlichen zwischen 18 und 25 Jahren Haschisch wenigstens einmal versucht haben, daß nahezu jeder 20. Oberschüler in den USA regelmäßig Haschisch raucht.[1] In der BRD liegen die Zahlen niedriger. 1976 gaben noch 36% der befragten Jugendlichen zwischen 14 und 25 Jahren an, man könnte Haschisch ruhig mal probieren. Dieser Prozentsatz sank 1986 auf 19% (gegenüber 13% die Marihuana, 5% die Kokain und 1%, die Heroin ausprobieren würden).[2] Die Befragungsergebnisse weisen auf ein gewisses gesellschaftliches Bewußtsein für das Gefahrenpotential unterschiedlicher Rauschdrogen hin: 50% der Befragten im Alter zwischen 18 und 29 Jahren sahen 1987 ein mittleres bis großes Gefahrenpotential in 1- bis 2maliger Einnahme von Haschisch, 81% in mehrmaliger Einnahme pro Woche; dagegen waren sich 90-100% aller Befragten in ihrer Einschätzung des großes Gefahrenpotentials ein- bis mehrmaliger Einnahme von Heroin einig.[2] Der Journalist Leonhardt[3] bemerkte, daß "die gesellschaftliche Behandlung von Rauschgiften als ein Musterbeispiel dafür dienen kann, daß Sitte und Moral, die der Gesetzgeber stützen möchte, angesiedelt sind in einem phantastischen Jedermannsland lokaler und temporärer Zufälligkeiten, zwischen Vernunft und Unvernunft,

[1] Siehe z.B. Mendelson,J. (1987) Marijuana. In: H.Meltzer (Ed.) Psychopharmacology. New York, Raven Press, S. 1565.

[2] Reuband,K.-H. (1988) Drogenstatistik 1987. Infodienst '88 der Deutschen Hauptstelle gegen die Suchtgefahren, S.39/40.

[3] Leonhardt , R.W. (1969) Haschisch, Himmel und Hölle. Die Zeit Nr.3 v. 17.2.69, S.40.

zwischen Sinn und Unsinn, zwischen Ost und West, zwischen gestern und morgen. Müßte ich nicht damit rechnen, daß die Gifte des Rausches ein kurzes Leben noch kürzer machen: ich könnte hoffen, es noch mitzuerleben wie die 1969 gültige Rauschgift-Gesetzgebung spätestens 1989 als unhaltbar zusammenfällt". Wie wir heute wissen, hat sich diese Hoffnung nicht erfüllt, obwohl sich die bestehenden Gesetze als wenig tauglich erwiesen haben, die Zunahme von Drogenproblemen, Mißbrauch und Abhänigkeiten zu verhindern. Die Unsicherheit, Grenzen zwischen Gebrauch und Mißbrauch zu ziehen, werden durch den Sprachgebrauch verraten, bei dem der 'Rausch' eine innige Verbindung mit dem 'Gift' eingegangen ist: im Deutschen spricht man von **Rauschgift**, das englische 'intoxication' läßt sich sowohl mit 'Rausch' wie mit 'Vergiftung' übersetzen.

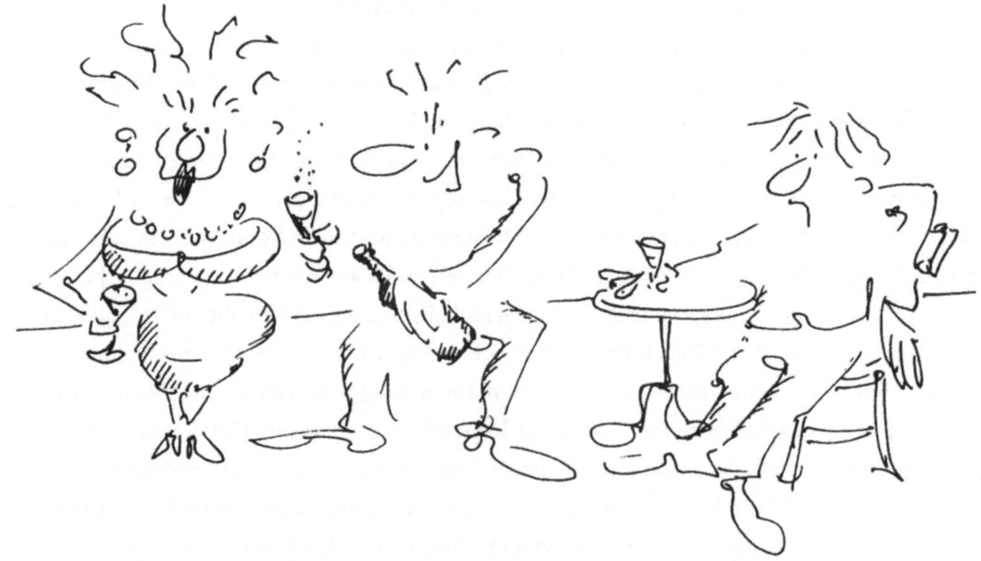

„...nimmt die soziale Situation entscheidend Einfluß,
ob ein Rauschzustand in lustig heitere Stimmung mündet
oder in Depression ..."

"That humanity at large will ever be able to dispense with Artificial Paradises seems very unlikely. Most men and women lead lives at the worst so painful, at the best so monotonous, poor, and limited that the urge to escape, the longing to transcend themselves if only for a few moments, is and has always been one of the principal appetites of the soul. Art and religion, carnivals and saturnalia, dancing and listening to oratory - all these have served, in H.G.Well's phrase, as Doors in the Wall. And for private, for everyday use, there have always been chemical intoxicants. All the vegetable, sedatives and narcotics, all the euphorics that grow on trees, the hallucinogens that are in in berries or can be squeezed from roots - all, without exception, have been known and systematically used by human beings from time immemorial. And to these natural modifiers of consciousness modern science has added its quota of synthetics - chloral, for example, and benzedrine, the bromides, and the barbiturates. Most of these modifiers of consciousness cannot now be taken except under doctor's orders, or else illegaly and at considerably risk. For unrestricted use the West has permitted only alcohol and tobacco. All the other chemical Doors in the Wall are labelled Dope, and their unauthorized takers are Fiends.

We now spend a good deal more on drink and smoke than we spend on education. This, of course, is not surprising. The urge to escape from selfhood and the environment is in almost everyone almost at all time. The urge to do something for the young is strong only in parents, and in them only for the few years during which their children go to school. Equally unsurprising is the current attitude towards drink and smoke. In spite of the growing army of hopeless alcoholics, in spite of the hundreds of thousands of persons annually maimed or killed by drunken drivers, popular comedians still crack jokes about alcohol and its addicts. And in spite of the evidence linking cigarettes with lung cancer, practically everybody regards tobacco smoking as being hardly less normal and natural than eating. From the point of view of the rationalist utilitarian this may seem odd. For the historian, it is exactly what you would expect. A firm conviction of the material reality of Hell never prevented medieval Christians from doing what their ambition, lust, or covetousness suggested. Lung cancer, traffic accidents, and the millions of miserable and misery-creating alcoholics are facts even more certain than was, in Dante's day, the fact of the Inferno. But all such facts are remote and unsubstantial compared with the near, felt fact of a craving, here and now, for release or sedation, for a drink or a smoke.

Ours is the age, among other things, of the automobile and of rocketing population. Alcohol is incompatible with safety on the roads, and its production, like that of tobacco, condemns to virtual sterility many millions of acres of the most fertile soil. The problems raised by alcohol and tobacco cannot, it goes without saying, be solved by prohibition. The universal and ever-present urge to self-transcendence is not to be abolished by slamming the currently popular Doors in the Wall. The only reasonable policy is to open other, better doors in the hope of inducing men and women to exchange their old habits for new and less harmful ones. Some of these other, better doors will be social and technological in nature, others religious or psychological, others dietetic, educational, athletic. But the need for frequent chemical vacations from intolerable selfhood and repulsive surroundings will undoubtedly remain. What is needed is a new drug which will relieve and console our suffering species without doing more harm in the long run than it does good in the short. Such a drug must be potent in minute doses and synthesizable. If it does not possess these qualities, its production, like that of wine, beer, spirits, and tobacco will interfere with the raising of indispensable food and fibres. It must be less toxic than opium or cocaine, less likely to produce undesirable social consequences than alcohol or barbiturates, less inimical to heart and lungs than the tars and nicotine of cigarettes. And, on the positive side, it should produce changes in consciousness more interesting, more intrinsically valuable than mere sedation or dreaminess, delusions or omnipotence, or release from inhibition."

Aldous Huxley (1961) The Doors of Perception and Heaven and Hell. Harmondsworth, Middlesex, Penguin Books, S.51-54.

Sachverzeichnis